健康・栄養科学シリーズ

応用栄養学

改訂 **第7版**

監修 国立研究開発法人 **医薬基盤・健康・栄養研究所**

編集 **渡邊令子 / 伊藤節子 / 瀧本秀美**

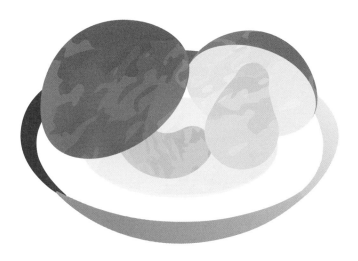

南江堂

編　集

渡邊　令子	わたなべ　れいこ	新潟県立大学名誉教授
伊藤　節子	いとう　せつこ	同志社女子大学大学名誉教授
瀧本　秀美	たきもと　ひでみ	国立研究開発法人 医薬基盤・健康・栄養研究所栄養疫学・食育研究部部長

執筆者一覧（執筆順）

鈴木志保子	すずき　しほこ	神奈川県立保健福祉大学保健福祉学部栄養学科教授
倉貫　早智	くらぬき　さち	神奈川県立保健福祉大学保健福祉学部栄養学科教授
五味　郁子	ごみ　いくこ	神奈川県立保健福祉大学保健福祉学部栄養学科准教授
中村　丁次	なかむら　ていじ	神奈川県立保健福祉大学学長
佐々木　敏	ささき　さとし	東京大学大学院医学系研究科教授
上西　一弘	うえにし　かずひろ	女子栄養大学栄養学部教授
吉池　信男	よしいけ　のぶお	青森県立保健大学健康科学部栄養学科教授
瀧本　秀美	たきもと　ひでみ	国立研究開発法人 医薬基盤・健康・栄養研究所栄養疫学・食育研究部部長
水野　克己	みずの　かつみ	昭和大学医学部小児科学講座主任教授
東海林宏道	しょうじ　ひろみち	順天堂大学医学部小児科准教授
板橋家頭夫	いたばし　かずお	愛正会記念茨城福祉医療センターセンター長／昭和大学名誉教授
伊藤　節子	いとう　せつこ	同志社女子大学大学名誉教授
原　光彦	はら　みつひこ	和洋女子大学家政学部健康栄養学科教授
飯田　薫子	いいだ　かおるこ	お茶の水女子大学基幹研究院自然科学系教授
海老沢秀道	えびさわ　ひでみち	前昭和女子大学生活科学部管理栄養学科教授
目加田優子	めかた　ゆうこ	文教大学健康栄養学部管理栄養学科准教授
川野　因	かわの　ゆかり	東京農業大学名誉教授
渡邊　令子	わたなべ　れいこ	新潟県立大学名誉教授

〝健康・栄養科学シリーズ〟監修のことば

世界ではじめて国立の栄養研究所が創設された4年後の1924(大正13)年に栄養学校が創設され，その第一期生が卒業した1926(大正15)年が日本における栄養士の始まりとなる．どちらも日本の「栄養学の父」と称される佐伯矩博士の功績である．その後，栄養士は1947(昭和22)年の栄養士法の制定をもって正式に法的根拠のあるものになった．さらに，傷病者，健康の保持増進のための栄養指導，病院・学校等における給食管理などの高度な栄養指導を担う管理栄養士の制度が1962(昭和37)年に設けられた．そして，2000(平成12)年4月の栄養士法改正で管理栄養士は医療専門職の国家免許資格として定められた．

栄養士が最初に取り組んだのは，当時の国民病であった脚気を代表とする栄養失調の克服を目指した栄養指導であった．一方，近年，中高年を中心としたメタボリックシンドロームだけでなく，高齢者のフレイルティやサルコペニア，そして若年女性のやせと低体重新生児の問題など，多様な栄養課題が混在し，栄養リテラシーの重要性が叫ばれている．また，インスタント食品やファストフードの蔓延などは，過食や運動不足に起因する疾病の増加と同様に喫緊の課題となっている．これに立ち向かうべくなされている，管理栄養士による，エビデンスに基づいた健康弁当，健康レシピの開発などの取り組みは，今後さらに重要な役割を果たすものと期待される．栄養学，医学，保健科学の専門的知識と技術を備えた管理栄養士の活躍なくして，栄養リテラシーに関する社会的課題を解決することは不可能であろう．

国家免許資格となった管理栄養士の資質を確保するために，2002(平成14)年8月に管理栄養士国家試験出題基準が大幅に改定され，2005(平成17)年度の第20回管理栄養士国家試験から適用された．本〝健康・栄養科学シリーズ〟は，このような背景に沿い，国立健康・栄養研究所の監修として，元理事長 田中平三先生のもとに立ち上げられた．そして国家試験出題基準準拠の教科書として，管理栄養士養成教育に大きな役割を果たし，好評と信頼に応え改訂を重ねてきた．

管理栄養士国家試験出題基準は2019(平成31)年3月，学術の進歩やこの間の法・制度の改正と導入に対応し，「管理栄養士としての第一歩を踏み出し，その職務を果たすのに必要な基本的知識及び技能」を問うものとして内容を精査した改定がなされた．そこで本シリーズもこれまでの改訂に重ねて改定国家試験出題基準準拠を継続するかたちで順次改訂しているところである．各科目の重要事項をおさえた教科書，国家試験受験対策書，さらに免許取得後の座右の書として最良の図書であると確信し，推奨する．なお，本シリーズの特徴である，①出題基準の大項目，中項目，小項目のすべてを網羅する，②最適の編集者と執筆者を厳選する，③出題基準項目のうち重要事項は充実させる，④最新情報に即応する，という従来の編集方針は，引き続き踏襲した．

管理栄養士を目指す学生諸君が，本シリーズを精読して管理栄養士国家資格を取得し，多岐にわたる実践現場において患者ならびに健常者の求めに応え，保健・医療専門職として活躍し，国民のQOL(生活の質，人生の質)の保持増進に貢献することを祈念する．

2019年6月

国立研究開発法人 医薬基盤・健康・栄養研究所
理事　阿部　圭一

改訂第7版の序

新型コロナウイルス感染症(COVID-19)が瞬く間に地球規模の脅威となって，私たちの日常生活は激変し，意識改革を余儀なくされています．国外への移動，医療，経済，教育，文化など，あらゆる分野への影響は想像をはるかに超えた状況で，コロナ禍での現代社会のさまざまな問題点が浮き彫りになりました．栄養学的にも，全国一斉休校による児童生徒の給食休止に伴う健康への影響をはじめ，不適切な食生活や活動量の低下による肥満や生活習慣病のリスクの増加，ストレスによる健康障害など，多様な課題が生じています．さらに食事提供や会食のあり方なども含め，あらためて「食と栄養」について考える機会となっています．

さて，本年3月に前版(第6版)が刊行されてからわずか半年ではありますが，このたび改訂第7版の刊行に至りました．その理由は，前版では本書の内容に大きく関わる「日本人の食事摂取基準(2020版)」の引用元を「(案)」で対応せざるを得なかったためです．改訂第7版では，特に2020年1月21日に公表された「日本人の食事摂取基準(2020版)」に基づき，全体にわたって内容を精査しました．

改訂第7版の編集方針は前版に準じ，2019年3月に発表された管理栄養士国家試験出題基準(ガイドライン)の内容を網羅し，管理栄養士養成課程教育の教科書としての位置づけを強く意識しました．本シリーズのリニューアル方針に従った新しい紙面デザインと，①各章の学習目標を示し，②各項目に結論記述型の小見出しをつけて読みやすい文章を心がけ，③欄外に重要語を示すなど，内容の理解が深まるような工夫は前版を踏襲しました．また，本書の内容に関連する新知見や諸種のガイドラインおよび統計データ等も最新版とし，管理栄養士養成課程教育に相応しい信頼に足る教科書になったと確信しております．

「応用栄養学」の内容は管理栄養士の実践活動の根幹をなすものですから，本書が管理栄養士・栄養士を目指す学生の教科書としてだけでなく，さまざまな対象者に向き合い第一線で活躍されている管理栄養士・栄養士の座右の書としても活用いただけることを願っております．そして，今後も新しい潮流を見据えて本書を改訂していくために，皆様から忌憚のないご意見やご指摘をいただけたら幸いです．

最後に，前版から引き続いて改訂作業にご尽力をいただきました執筆者の先生方，そして本書の刊行にあたってご協力をいただきました南江堂出版部に深謝申し上げます．

2020年9月

編集者を代表して
渡邊令子

初版の序

1911年に米国から帰朝した佐伯 矩（ただす）は日本人の栄養改善(低栄養状態からの脱却)が重要であるとの視点から栄養研究と栄養指導の重要性を訴え，自ら栄養士教育の実践に当たった．爾来，九十余年の歳月を経てわが国の栄養士教育は大きな変換点を迎えている．

2002年4月から新しい改正栄養士法が施行され，21世紀を担う栄養士・管理栄養士の教育カリキュラムが展開されている．さらに，2002年8月末に策定された管理栄養士国家試験出題基準では，人体の構造と機能を理解して個別の傷病者に対して適合する栄養処方が実践できる能力を求めている．

応用栄養学は，身体状況や栄養状態に応じた栄養管理の考え方を理解することを目的としている．具体的には，妊娠や発育，加齢など人体の構造や機能の変化に伴う栄養状態の推移について十分に理解し，この知識を背景として栄養状態の評価と判定(栄養アセスメント)の基礎的な考え方を修得する．さらに，健康増進や疾病予防に寄与する栄養の機能を理解し，健康への影響に関わるリスク管理の基本的な考え方や方法について理解することとしている．

換言すると，応用栄養学は管理栄養士の実践活動の根幹をなすものであり，臨床栄養学における個別病態の栄養管理，公衆栄養学における栄養実践活動のあり方，さらには栄養教育論における個別栄養指導の根拠は，いずれもが応用栄養学を基盤として展開される．

本書では，基本的には2002年8月に提示された管理栄養士国家試験出題基準(ガイドライン)の内容を網羅し，管理栄養士教育の基準的教科書としての立場を意識し，その編集に当たった．執筆をご担当いただいた各位にはこの目的に添った内容とするために，膨大な資料の収集と必要な知識の抽出作業をお願いした．このような多くの労を賜ったことに対し，記して感謝申し上げる．

その一方で，日進月歩する関連領域の情報を網羅することにも努めた．具体的なエビデンスとして，「日本人の食事摂取基準(2005年版)」や「食事バランスガイド」など，最新の内容を含めた．その結果，当初予定をかなり超過する内容となった．しかし，十分に満足できる教科書として体裁を整えることができたと自負している．

今後，より多くの方々からの本書に対するご批判やご意見をいただきたいと考える．
文末にあたり，企画から制作にいたるまでに多大なご援助と寛容の精神でお付き合いをいただいた南江堂出版部の諸氏に対して深甚な感謝を申し上げる．

2005年文月

編集者を代表して
戸谷誠之

目　次

コラム

1 栄養ケア・マネジメント

学習目標

1. 栄養ケア・マネジメントの定義と過程を説明できる
2. 栄養アセスメントの方法を説明できる
3. 栄養ケア計画の作成手順を説明できる.
4. 栄養ケアのモニタリングと評価の意義や方法を説明できる.

A 栄養ケア・マネジメントの概念

1 栄養ケア・マネジメントの定義

栄養管理(栄養ケア)は, 栄養状態の最適化によって健康の保持・増進や体力の保持・向上や, 栄養状態の改善によって解決できる課題や問題を目的に実施される. 個人や集団の栄養管理を効率よく進めるためには,機能や方法・手順を定めてシステム化することが求められる. また, 栄養管理を組織の業務として機能させるためにマネジメントの概念を導入することにより, 組織として栄養管理業務の成果(アウトカム)を明確にするとともに, 栄養管理業務を評価し, 今後に向けた業務の質を向上することができる. そこで, 栄養管理業務は, **栄養ケア・マネジメント**(nutrition care and management, NCM)の概念を軸に実施するようになった.

◉栄養ケア・マネジメント

近年, わが国では高齢者の介護現場において栄養ケア・マネジメントの概念の必要性が認識されるようになり,「栄養ケア・マネジメントは, ヘルスケアサービスの一環として個々人に最適な栄養ケアを行い, その実務遂行上の機能や方法・手順を効率的に行うためのシステムである」と定義された.

栄養ケア・マネジメントの具体的な運用は, さまざまな栄養管理業務の現場に合わせた形で行われている.

2 栄養ケア・マネジメントの過程

PDCAサイクルに栄養管理の効率化のための項目を加えて構成される

◉PDCAサイクル

PDCA サイクル(☞図 2-9, 42 頁)は, **Plan(計画)→ Do(実行)→ Check(評価)→ Act(Action)(改善)**のサイクルを繰り返すことにより, 業務の改善を継続的に実施することができるシステムである.

栄養管理に PDCA サイクルを概念としたシステム(栄養ケア・マネジメン

ト)を用いる目的は，栄養管理の質の向上と効率化を継続して進めることにより，栄養管理およびその業務の評価を高めることである．

栄養ケア・マネジメントは，目的と期間を定めた上でシステム化して実施する．**図 1-1** は，その基本的な流れを示している．

1)　栄養ケア・マネジメントの目的

栄養ケア・マネジメントの目的は，栄養状態の最適化による健康の保持・増進や体力(健康に関連する体力と競技などに関連する体力を含む)の保持・向上と，栄養状態の改善によって解決できる身体の課題や問題の大きく２つに分けることができる．健康の保持・増進や，体力の保持・向上を目的とした栄養管理は，栄養状態に応じて最適化することにより，目的を達成することができる．また，低栄養や疾病の改善・回復を目的とした栄養管理は，主にリスクマネジメントであるといえ，栄養状態の改善により目的を達成することができる．

目的の達成は，低栄養のように指標となる数値が決まっている場合には指標がゴールとなるが，減量などのように個人で目標となる数値が違う場合には，ゴールとなる数値を個人目標として設定しなければならない．

2)　栄養ケア・マネジメントの期間

栄養ケア・マネジメントの期間は，目的により異なる．たとえば，減量のようにマネジメント期間を決めて期間満了をもってマネジメントを終了する場合や，低栄養の改善の目的のように，低栄養が改善されるまで期間を延長していく場合もある．

3)　栄養スクリーニング

●栄養スクリーニング

栄養スクリーニングとは，目的ごとに栄養ケア・マネジメントの対象者を抽出することである．スクリーニングは目的に応じた指標を用いて行い，非侵襲的で簡便に実施できる方法で得られるデータを指標として設定する．栄

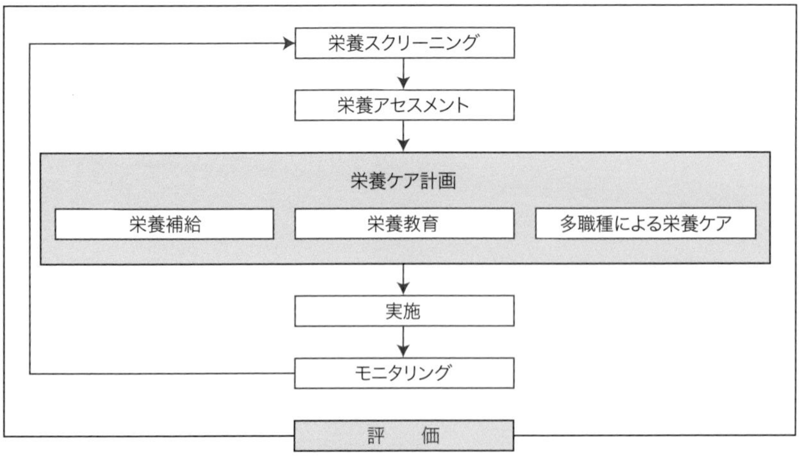

図 1-1　栄養ケア・マネジメント

[国立医療・病院管理研究所：高齢者の栄養管理サービスに関する研究　報告書，1999 より引用(管理栄養士国家試験出題基準(ガイドライン)に合わせて用語を改変してある)]

養スクリーニングを定期的に実施することで，対象者を見逃すことがなくなる.

4） 栄養アセスメント

栄養アセスメントは，現状把握と，その現状から導かれる目的に応じた課題・問題点の抽出である．現状把握は，栄養ケア計画作成に必要な情報を得るために行い，抽出した課題や問題点は，栄養ケア計画の根拠となる.

目的のゴールとなる指標を個人で設定する場合には，アセスメントの結果を用いてゴールとなる数値である個人目標を設定する.

5） 栄養ケア計画

栄養ケア計画では，目的を達成するための計画を「栄養補給」「栄養教育」「多職種による栄養ケア」の３つに分けて立てる.

栄養補給計画の根拠は，栄養アセスメントによって抽出された課題・問題点であり，栄養教育計画では栄養補給計画を確実に遂行するために必要な教育を計画する．多職種による栄養ケアでは，目的の達成のために多職種との連携について計画を立てる.

6） 実施・モニタリング（再アセスメント）

モニタリングでは，栄養ケア計画の実施中に，実行状況や身体・栄養状況を定期的に確認する．確認の結果，問題がある場合には，計画などを変更・修正して目的達成に向けて進める．モニタリングの項目はアセスメントと同様とすることから,モニタリングの頻度はアセスメントの項目により異なる.

モニタリングの結果，目的の指標となるデータがゴールに達した場合や，個人の目標を達成した場合には，栄養ケアは終了となる．特定保健指導のようなマネジメントでは，実施中にチェック項目を設けて定期的に状況確認を行い，その状況に合わせて必要に応じて計画を変更・修正し，期間終了時にモニタリングを行い，終了時点の現状把握と課題・問題点を抽出し，その結果から個人目標の達成やその評価を行う場合もある.

7） 評　　価

栄養ケア・マネジメントの評価は，目的達成から導く成果の評価（アウトカム評価），栄養ケアの一連の手順に対する評価（プロセス評価，経過評価），栄養ケアを展開する上での組織構造的な評価（ストラクチャー評価，構造評価）で構成される.

栄養ケアをシステム化しマネジメントすることの利点は，評価を行うことによって，より質の高い栄養管理業務となるよう改善を続けることができる点である.

3 さまざまな分野における栄養ケア・マネジメント

さまざまな分野の業務に合わせて実施される

a 医療分野におけるマネジメント

医療分野では，栄養ケア・マネジメントにおける個人の栄養ケアについて，

栄養ケアプロセス(**栄養管理プロセス**，nutrition care process，**NCP**)として方法や手順がシステム化されている(☞コラム「栄養ケアプロセス(栄養管理プロセス)」，21頁)．

一定期間(たとえば年度ごと)に実施された栄養ケアプロセスで得られた個人の栄養ケアの結果は，目的(疾患)別にまとめられている．それによって栄養ケア・マネジメントの評価対象である成果(アウトカム)を明確にするとともに，栄養管理業務の改善を行うことで，より質の高い栄養ケアが常に実施されるしくみとなっている．

b 特定保健指導分野におけるマネジメント

特定保健指導分野におけるマネジメントは，**図1-2**に示す流れに従って進められている．

特定保健指導では，目的は体重や腹囲の減少，期間はマネジメント実施前に決められている．スクリーニングは，メタボリックシンドロームリスクの支援階層を見つけだすことであり，初回面談において栄養アセスメントを実施，栄養ケア計画を作成するとともに行動計画を立てる．実施中は，定期的に状況を確認して継続支援を行い，期間終了時に個人評価を行う．また，組織として1年間の特定保健指導について評価を行う．

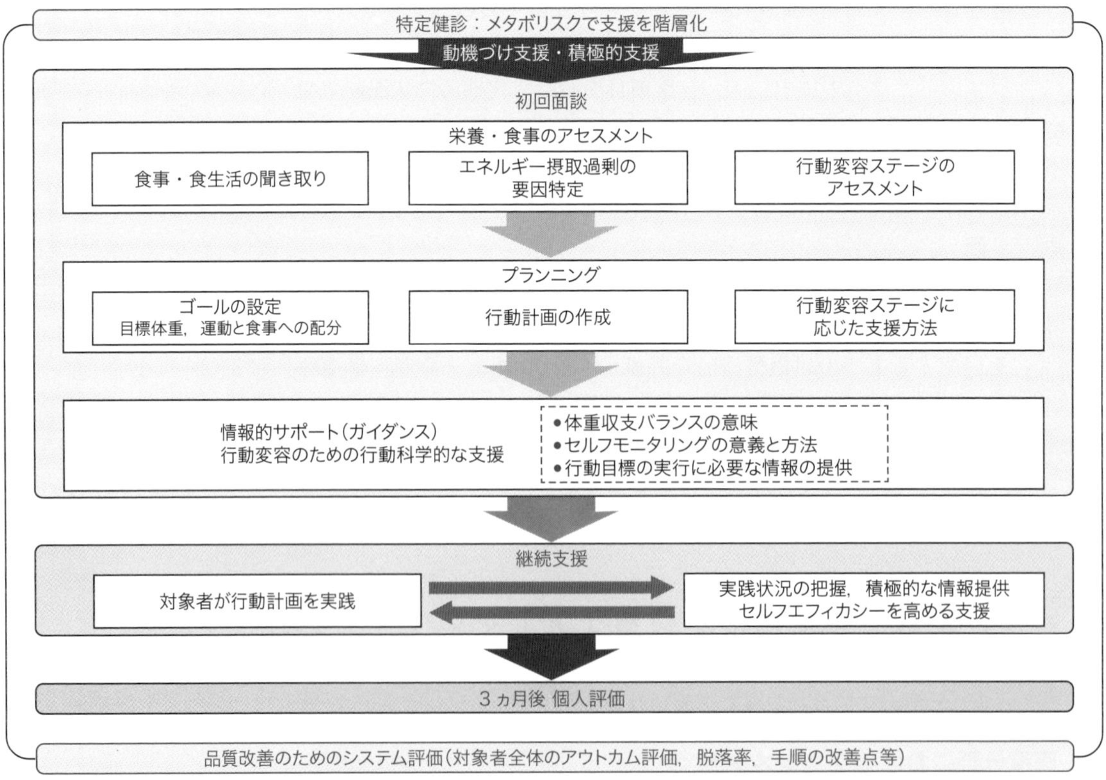

図1-2 特定保健指導(食生活指導)のフレーム

C 健康・スポーツ分野におけるマネジメント

健康・スポーツ分野の特徴を加味した「スポーツ栄養マネジメント」が用いられている(**図 1-3**).

その特徴は，目的のゴールが指標として示されていないことが多く，アセスメントの結果から個人目標を設定することである．そのためマネジメントの道程に個人目標の設定が明示されている．また，対象者が栄養補給計画を実行することになるため，栄養ケア計画に栄養補給計画を根拠とした行動計画が加えられている．実施中は定期的に行動計画の実行状況や身体状況を確認し，マネジメント期間終了時に再アセスメントを行って現状把握とその時点での課題・問題点の抽出を行い，その結果から個人評価を行う．

なお，在宅で栄養管理をする対象者にも，スポーツ栄養マネジメントの活用が有効である．

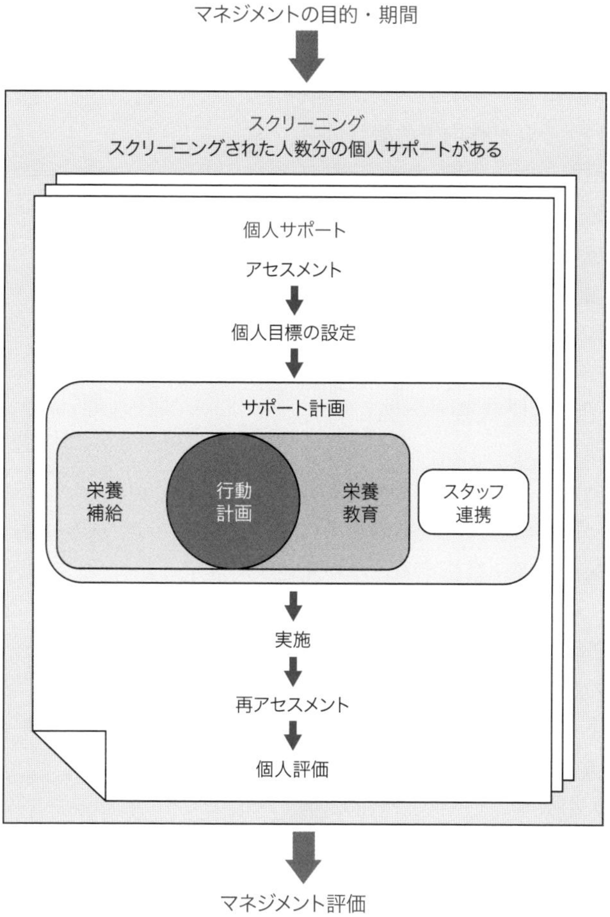

図 1-3 健康・スポーツ分野において活用しているスポーツ栄養マネジメントの過程

栄養ケア・マネジメントのケアとマネジメントの間に「・」が入ることは、「個人に対する栄養ケア」を実施した人数分まとめてマネジメントするという意味がある.

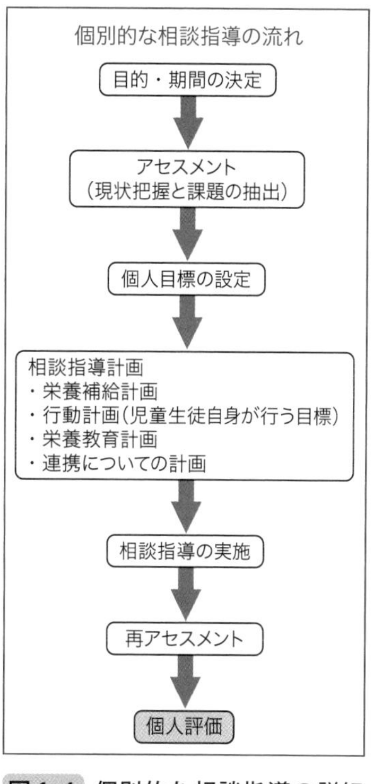

図 1-4 個別的な相談指導の詳細な方法(例)

[文部科学省：食に関する指導の手引(第二次改訂版)，2019 より引用]

d 学校分野におけるマネジメント

学校では，偏食のある児童生徒，肥満・やせ傾向にある児童生徒，食物アレルギーを有する児童生徒，スポーツをしている児童生徒，食行動に問題を抱える児童生徒を対象とした個別的な相談指導が想定されており，栄養教諭が主体となって指導を行うこととしている．

「食に関する指導の手引き(第二次改訂版)」では，PDCA サイクルをさらに詳細にした方法として，個別的な相談指導の詳細な方法を示している(**図1-4**)．この方法を活用することで，児童生徒への指導が明確化され，実施中の事故などの発生を予防して指導後の評価まで確実に実施することができるようになる．

B 栄養アセスメント

1 栄養アセスメントの意義と目的

個人や集団の栄養状態を評価・判定する

人は，食べ物に含まれる栄養素を消化・吸収し，それを体内で代謝して生命活動を営んでいる．このように，生体が外部から必要な物質(栄養素)を取り入れて利用し，生命を営み，不要なものを外部へ排泄することを栄養という．私たちの身体では常に代謝が行われているが，滞りなく進行していることもあれば，歪みが生じることもある．この代謝の状態が栄養状態である．身体に必要な栄養素が必要量体内に取り入れられ，代謝が円滑に進行していれば，栄養状態は適正となる．

食事からの特定の栄養素の供給が不十分な場合は欠乏状態となり，一方，特定の栄養素の摂取が過剰になれば，過剰症となる．近年では，ある栄養素は過剰であっても他の栄養素は欠乏がみられるという，過剰と欠乏の両方のリスクをもつ者がいることが問題となっている．健康の保持・増進のためには，食事から適正な栄養素を摂取し，よりよい栄養状態を維持することが重要である．

わが国では，5年ごとに「日本人の食事摂取基準」が策定されており，健康な個人および集団を対象として，国民の健康の保持・増進，生活習慣病発症予防を目的として，性・年齢階級別にエネルギーおよび栄養素の摂取量の基準が示されている．しかしそれは，すべての人に100%あてはまる値ではない．なぜなら，必要とされる栄養素量は，個人の栄養状態や，遺伝的素因などによって変わるからである．このため同じ栄養素量を摂取していたとしても，栄養素の消化・吸収能や代謝能により，栄養状態に差異が生じることがある．そこで，各個人の栄養状態を評価・判定することが必要になる．この栄養状態の評価・判定が**栄養アセスメント**である．

なお，栄養アセスメントには**静的アセスメント**と**動的アセスメント**があり，前者は栄養素の摂取状況および代謝，貯蔵状態を一時点で評価・判定するこ

◉栄養アセスメント
◉静的アセスメント
◉動的アセスメント

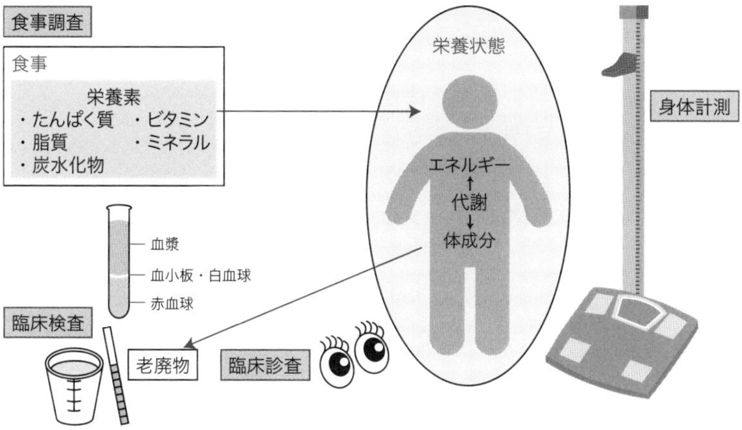

図 1-5　栄養アセスメントのための方法

とであり，後者は，栄養補給等の介入を行った際の栄養状態の変化を観察することである．栄養状態は，直接評価法（臨床診査，臨床検査，身体計測）と間接的評価法（食事調査）を用いて判定される（図 1-5）．

2 栄養アセスメントの方法

栄養状態に関係したパラメータを組み合わせ，総合的に判定を行う

栄養状態に関係したパラメータとは，具体的には，

①**身体計測**

②**臨床検査**（生理・生化学検査）

③**臨床診査**（問診・理学的所見）

④**食事調査**（食事アセスメント）

である．各パラメータは評価対象が異なるため，それぞれがどのような栄養状態を示すのかを理解して評価する必要がある．

a 身体計測

骨，筋肉，体脂肪などは，組織や臓器としての特有の生理機能を有しながら栄養素の貯蔵庫にもなっている．したがって，体構成成分の状態を評価することで，栄養状態を知ることができる．

たとえば，エネルギー摂取量がエネルギー消費量に比べて多ければ，体脂肪の合成が亢進し，体重が増加する．反対に，エネルギー摂取量がエネルギー消費量に比べて不足していれば，体内では糖質（グリコーゲン），脂質（トリグリセリド），筋肉を構成するたんぱく質がエネルギー源として動員される．このようなエネルギー不足状態が継続すると，体脂肪量の減少とともに筋肉量も減少し，結果として体重が減少する．

体構成成分を直接測定することは困難であるが，各種身体計測により体構成成分を推定することができる．身長と体重からの各種体格指数，皮下脂肪

厚，体脂肪率，上腕周囲長，ウエスト周囲長などが一般に用いられている．

1）　身長と体重

身体計測のなかでもっとも一般に用いられるのが，**身長と体重**である．身長と体重から対象者の年齢に応じたBMIを算出し（乳児ならびに小児では体格指数に代わり成長曲線を用いて），栄養状態や肥満度の判定を行う．また，標準体重との比，体重の経時的変化と減少率または増加率，またその変化の期間を考慮し，栄養状態を判定する．

i）BMI（body mass index）

◉BMI

成人の肥満判定に用いられる指標である．BMI ＝体重（kg）/ 身長（m）^{2}で算出される．わが国では**BMI ＝ 22 kg/m^2**が目標とすべき体格とされ（☞第2章B2f，31頁），日本肥満学会の定義では，BMIが18.5 kg/m^{2}未満を低体重，18.5～25 kg/m^{2}未満を普通体重，25 kg/m^{2}以上を肥満と判定する．

ii）身長体重曲線

幼児，学童については，体重と身長の関係から肥満度を示した身長体重曲線が作成されている．それぞれの肥満の判定については，第6章，第7章を参照．

2）　皮下脂肪厚，体脂肪率

i）皮下脂肪厚

皮下脂肪厚は，体内総脂肪量およびエネルギー蓄積量との相関がある．測定部位は上腕三頭筋部と肩甲骨下部であり，皮下脂肪部分をつまんでキャリパーでその厚みを測定する（**図1-6**）．皮下脂肪厚の測定は，決められたルールに従って，訓練された測定者が行うことが望ましい．なお，上腕三頭筋皮下脂肪厚（triceps skinfold thickness，TSF）は，肩甲骨肩峰突起と尺骨肘頭突起の中間点から1 cm離れた皮膚を脂肪層と筋肉部分を分離するように，上腕に対して平行につまみ上げ，キャリパーで測定する．肩甲骨下部皮下脂肪厚（subscapular skinfold thickness，SSF）は，肩と腕の力を抜き両腕を下げ，被験者の後ろから肩甲骨下端の真下1～2 cmの部位をキャリパーで挟んで測定を行う．

◉上腕三頭筋皮下脂肪厚（TSF）

ii）体脂肪率

体脂肪の測定方法として，コンピュータ断層撮影法（computed tomography，CT），核磁気共鳴画像法（magnetic resonance imaging，MRI），二重エネルギーX線吸収法（dual energy X-ray absorptiometry，DEXA）が臨床におけるゴールドスタンダードとなっているが，測定にはコストや施設の制約がある．そこで，簡便かつ非侵襲的に測定が可能な**生体電気インピーダンス法**（bioelectrical impedance analysis，BIA）が一般的に用いられている．脂肪組織は電気伝導性が低く，電気抵抗性が大きい．一方で除脂肪組織は水分を多く含むので電気伝導性が高く，電気抵抗が小さい．BIAは生体に微弱な電流を流し，その電気抵抗の差を求めて，体脂肪率をはじめとした体構成成分を推測する方法である．

CTにより腹部の内臓脂肪と皮下脂肪は**図1-7**のように描出される．

3)　上腕周囲長，上腕筋囲，上腕筋面積

i) 上腕周囲長(AC)

上腕周囲長(arm circumference，AC)は，筋たんぱく質量，エネルギー摂取状況を反映する．上腕周囲長の測定は，上腕三頭筋皮下脂肪厚の測定でマークした肩甲骨肩峰突起と尺骨肘頭突起の中間点の部分で，インサーテープを用いて測定する(**図 1-8**).

ii) 上腕筋囲(AMC)，上腕筋面積(AMA)

筋のたんぱく質量の指標となる．上腕筋囲(arm muscle circumference，AMC)および上腕筋面積(midupper arm muscle area，AMA)は，次式で算出する．

上腕筋囲(cm) = 上腕周囲長(cm) − π ×上腕三頭筋皮下脂肪厚(cm)

上腕筋面積(cm^2) = ［上腕筋囲(cm)］^{2} ／ 4 π

これらの基準値として，日本栄養アセスメント研究会が作成したJARD2001 が一般的に用いられる(**表 1-1**).

4)　ウエスト周囲長(腹囲)

へその位置における横断面に沿った周囲径を測定することで，内臓脂肪蓄積量を推定することができる．ウエスト周囲長が男性で 85 cm 以上，女性で 90 cm 以上の場合は，内臓脂肪型肥満とされる．

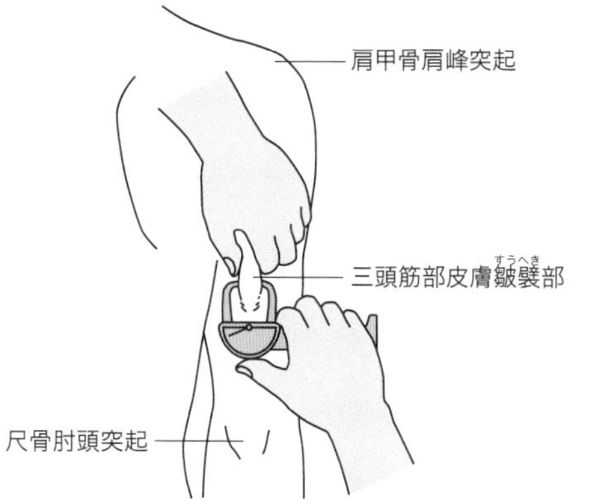

図 1-6　上腕三頭筋部皮下脂肪厚測定時のキャリパーのあて方
目的に応じて利き手かそうでない手を選択する．

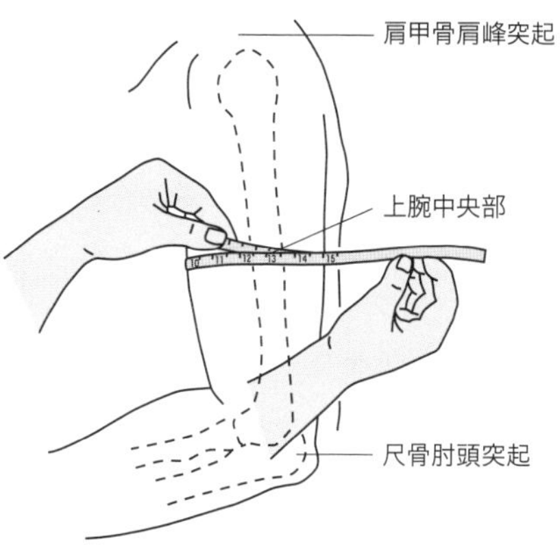

図 1-8　上腕周囲長の計測部位
目的に応じて利き手かそうでない手を選択する．

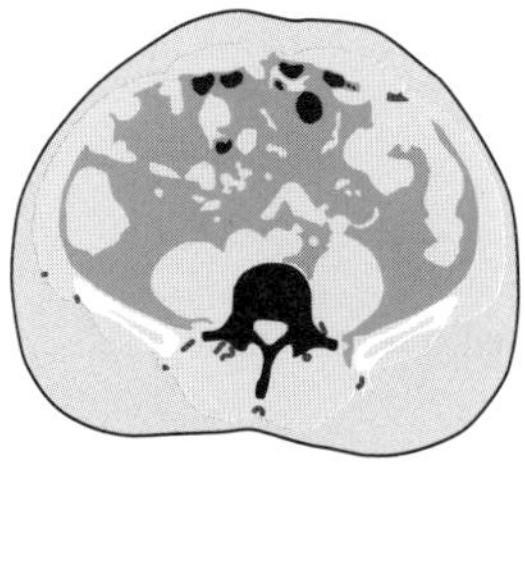

図 1-7　腹部の内臓脂肪と皮下脂肪
内臓脂肪領域を▇，皮下脂肪領域を□で示した．

表 1-1　日本人の新身体計測基準値(中央値)

年齢(歳)	男性			女性		
	上腕三頭筋皮下脂肪厚(mm)	上腕囲(cm)	上腕筋囲(cm)	上腕三頭筋皮下脂肪厚(mm)	上腕囲(cm)	上腕筋囲(cm)
18～24	10.00	27.00	23.23	14.00	24.60	19.90
25～29	11.00	27.35	23.69	14.00	24.25	19.47
30～34	13.00	28.60	24.41	14.00	24.30	19.90
35～39	12.00	28.00	24.10	15.00	25.00	20.23
40～44	11.00	27.98	24.36	15.50	26.40	21.09
45～49	10.17	27.80	24.00	16.00	26.00	20.60
50～54	10.00	27.60	23.82	14.50	25.60	20.78
55～59	9.00	27.00	23.68	16.00	26.20	20.52
60～64	9.00	26.75	23.35	15.10	25.70	20.56
65～69	10.00	27.50	24.04	20.00	26.20	20.08
70～74	10.00	26.80	23.57	16.00	25.60	20.28
75～79	9.25	26.20	22.86	14.00	24.78	20.16
80～84	10.00	25.00	21.80	12.50	24.00	19.96
85～	8.00	24.00	21.43	10.00	22.60	19.25
計(total)	10.00	27.20	23.73	15.00	25.20	20.18

[日本人の新身体計測基準値，JARD2001．栄養評価と治療 19：52，56，60，2002 より引用]

b 臨床検査

体内代謝の変動をよく反映する血液成分と，尿成分の測定を行うことで，対象者の栄養状態について客観的な評価を行う．

1) 血液検査(表 1-2)

末梢血液分析により，赤血球数，ヘモグロビン濃度，ヘマトクリット値，白血球数および血小板数の測定が可能である．

血液生化学検査として，たんぱく質については，血清総たんぱく質，血清アルブミン，トランスフェリン，レチノール結合たんぱく質などが測定される．血清アルブミン濃度は，栄養の指標の1つとして利用されている．糖質関連では，血糖，ヘモグロビン A1c，脂質関連では血清トリグリセリド，総コレステロール，LDL-コレステロール，HDL-コレステロールなどが測定される．

また，各代謝産物や胆汁色素，各種酵素活性などや無機質やビタミンなども測定される場合がある．

2) 尿検査(表 1-3)

尿中には代謝産物(老廃物)が排出されるので，尿成分を分析・測定することで体内代謝を推測することができる．クレアチニンの尿中排泄は，全身の筋肉量と相関し，3-メチルヒスチジンは骨格筋の分解の指標として用いられている．

c 臨床診査

臨床診査(問診・理学的所見)は，対象者の既往歴，現病歴，体重歴，さらに臨床症状をみることにより栄養状態を評価する方法である．栄養状態に関係する自他覚症状の観察であり，重要な意味をもつ(**表 1-4**)．

表 1-2　主な血液生化学検査項目

大項目	項目	略号	基準値
一般検査(血算)	赤血球数(万/μL)	RBC	男 435 ～ 555 女 386 ～ 492
	ヘモグロビン(g/dL)	Hb	男 13.7 ～ 16.8 女 11.6 ～ 14.8
	ヘマトクリット(%)	Ht	男 40.7 ～ 50.1 女 35.1 ～ 44.4
	平均赤血球ヘモグロビン量(fL)	MCV	83.6 ～ 98.2
	平均赤血球ヘモグロビン濃度(g/dL)	MCHC	31.7 ～ 35.3
たんぱく代謝	総たんぱく質(g/dL)	TP	6.6 ～ 8.1
	アルブミン(g/dL)	Alb	4.2 ～ 5.1
脂質代謝	総コレステロール(mg/dL)	TC	120 ～ 220
	HDL コレステロール(mg/dL)	HDL-C	男 40 ～ 70 女 45 ～ 75
	トリグリセリド(中性脂肪)(mg/dL)	TG	30 ～ 150
糖質代謝	血糖(mg/dL)	BS, GLU	70 ～ 109
	糖化ヘモグロビン(%)	HbA1c	4.6 ～ 6.2
その他	アスパラギン酸アミノトランスフェラーゼ(U/L)	AST(GOT)	10 ～ 40
	アラニンアミノトランスフェラーゼ(U/L)	ALT(GPT)	4 ～ 40
	γ-グルタミルトランスペプチダーゼ(U/L)	γ-GT	男 70 以下 女 30 以下
	コリンエステラーゼ(U/L)	ChE	男 242 ～ 495 女 200 ～ 459
	尿酸(mg/dL)	UA	男 3.5 ～ 7.0 女 2.5 ～ 7.0
	血中尿素窒素(mg/dL)	BUN	8 ～ 20
	クレアチニン(mg/dL)	Cr	男 0.61 ～ 1.04 女 0.47 ～ 0.79

[基準値は，櫻林郁之介(監)：今日の臨床検査 2019-2020，南江堂，2019 より引用]

表 1-3　尿一般検査

項目	基準値
蛋白	(－)
糖	(－)
潜血	(－)
ビリルビン	(－)
ウロビリノーゲン	(±)

d　食事調査

食事調査(食事アセスメント)は，エネルギーおよび栄養素の摂取量を知るために，食物摂取状況調査として行われる．調査方法には，食事記録法，24 時間食事思い出し法，陰膳法，食物摂取頻度調査法，食事歴法などがある．それぞれ特徴が異なるので，対象者の特性や調査目的に合わせて方法を選択することが大切である(☞第 2 章 C3，43 頁)．

1)　食事記録法

摂取した食物を調査対象者が自分で調査票に記録する方法である．重量を

表 1-4　栄養状態に関係した身体所見など

身体の部位	栄養状態の所見
皮膚	栄養状態が悪いと，血色が悪く，皮脂腺分泌が少ないので乾燥し，光沢や弾力を失う．ビタミン A 欠乏では皮膚乾燥，角化症，ビタミン B_2 欠乏では脂漏性皮膚炎，ナイアシン欠乏では紅斑，摩擦疹を生じる．ビタミン C，ビタミン K の欠乏では，出血傾向となる．
皮下脂肪	皮下脂肪の状態は，上腕三頭筋部あるいは腹部をつまんで体脂肪のつき具合を判断する．
筋肉	三角筋や大腿四頭筋などを触診して減少の有無を判断する．栄養不良の筋肉は弛緩して緊張が低下している．
毛髪	重度のたんぱく質・エネルギー欠乏状態では，毛髪のちぢれや，退色・赤色化，脱毛をきたす．
眼	ビタミン A が欠乏すると夜盲症，角膜乾燥症，角膜軟化症などを生じる．ビタミン B_2 欠乏では，角膜周辺部や眼瞼(がんけん)に炎症を起こす．
舌および口唇	ビタミン B_2 欠乏では，口唇に亀裂，びらんと口角炎を生じる．口腔粘膜や舌は，脱水で乾燥する．鉄欠乏性貧血では，舌乳頭が萎縮するため，表面が平滑になる．ビタミン C 欠乏により歯茎の出血や炎症がみられる．
浮腫	浮腫の要因として，ビタミン B_1 欠乏による脚気，エネルギー欠乏による飢餓浮腫があげられる．
骨	カルシウムの摂取不足や低たんぱく質状態では，骨の発育は低下する．ビタミン D 欠乏では，O 脚や X 脚，骨軟化症などが生じる
脈拍	栄養失調になると脈拍数が低下し，1 分間に 40 以下，ときには 30 以下になることもある．感染症などの場合は早くなる．精神的・心理的にも変動する．
爪	鉄欠乏性貧血では，爪が薄く弱くなり，高度になると匙状爪(spoon nail)となる．
月経異常	極端な食事制限により低栄養状態となり，生殖機能が低下し無月経になることがある．

測定して摂取量を求める「秤量記録法」と，食品を個，本，切れ，枚など目安で記録する「目安記録法」がある．日本食品標準成分表(7 訂)を用いて栄養素摂取量を計算する．

2)　24 時間食事思い出し法

前日の食事，または調査時点からさかのぼって 24 時間分の食物摂取を，調査員が対象者に問診する方法である．フードモデルや写真を使って目安量の聞き取りを行う．日本食品標準成分表を用いて，栄養素摂取量を計算する．

3)　陰 膳 法

摂取した食物の実物と同じものを，同量集める．食物試料を化学分析して，栄養素摂取量を計算する方法である．

4)　食物摂取頻度法

数十～百数十項目の食品リストを作成し，食品リストにあげられた食品のある一定期間内の摂取頻度を質問する方法である．

5)　食事歴法

過去の食事を報告させる食事評価法を意味する．日常摂取している食品の目安量と頻度および食事様式など食生活全般(欠食，夜食，間食，飲酒の有無，摂取時間，平日・休日摂取パターンなど)に関する情報を収集する．

上記1)～5)のほかに，調査対象者が摂取したすべての食事内容を写真に撮り，写真画像から管理栄養士などの専門家が食品と重量に変換する写真法なども用いられている．

3 栄養アセスメント結果からの現状把握と課題抽出

栄養状態に関係したパラメータに基づき栄養診断を行う

身体計測，臨床検査，臨床診査，食事調査で把握した情報を総合して，栄養状態の問題点を整理する．整理のポイントは，①優先して解決すべき課題の抽出(Problems)，②課題の要因(Etiology)，③根拠となる検査値や症状(Sign/Symptoms)の特定である．このプロセスを**栄養診断**といい，英語ではこの3点をProblems related to Etiology as Evidenced by Sign and Symptoms(**PES**)と記述する．日本語では「**Sの根拠に基づいて，Eが原因となった，Pの栄養状態**」という記述になる．

◉栄養診断

PESによる整理は，栄養ケア計画に展開することができる．栄養・食事の課題(P)をもたらした要因(E)に介入すれば，検査値や症状(S)は改善し，栄養･食事の課題(P)も改善･解決する，という見立てになる．よって，栄養･食事の課題(P)の改善・解決が栄養ケアの目標に，要因(E)への介入が栄養ケア，検査値や症状(S)がモニタリング指標となる．栄養アセスメントおよび栄養診断の記載例を**図1-9**に示す．PESは栄養アセスメントにおける課題抽出の方法の1つで，臨床栄養分野で用いられているが，新生児，乳幼児，学童，青年，成人，妊産婦，高齢者，アスリート，身体障害者など，対象を問わない．

栄養アセスメントにおける課題の抽出のプロセスでは，クリニカル・シンキング(臨床的思考)が必要である．検査値の正常・異常の判断や臨床所見の

小学生(6歳)，肥満男児の栄養アセスメント	
食物/栄養関連の履歴	朝食：ドーナツや蒸しパン1個，牛乳 昼食：学校給食(野菜の量は減らして盛りつけしてもらうが，残さず食べる) おやつ：スナック菓子，チョコレート，アイス，牛乳 夕食：ごはん100 g，コロッケ・唐揚げ(しゅうまい・餃子を含む)，豚丼なども好み，肉料理が主，牛乳 エネルギー摂取量は約2200 kcal/日[うち，おやつ500～700 kcal，牛乳700 kcal(0.8～1 L)] 甘いお菓子類，しょっぱい加工食品の味に慣れている．
身体計測	身長117 cm，体重30 kg、ローレル指数187.3(太りすぎ) 4歳頃から太りぎみが気になるようになってきた．
栄養に焦点をあてた身体所見	便通2～3日に1回 味つけの濃いものや水分の少ないものを食べるせいか，喉が渇く．
家庭，生活の状況	父(標準体型)，母(肥満傾向BMI：27)，妹(3歳)4人家族． 小学校が終わった後は学童保育で過ごす．食事の支度は母親が担当しているが，日中フルタイムで会社勤めしているため料理の時間はかけられず，惣菜などを利用し，栄養バランスよりも子どもが好むものを重視している． 身体活動は，ほかの小学生と同じレベル．
栄養診断	
P：problems(問題)	エネルギー摂取量の過剰，肥満
E：etiology(要因)	おやつや牛乳の摂取量が多い，エネルギー摂取にかかわる食物・栄養に関連した知識不足
S：sign/symptoms(症状・徴候)	体重30 kg，ローレル指数187.3，エネルギー摂取量2200 kcal/日
体重30 kg，ローレル指数187.3，1日あたりのエネルギー摂取量が2200 kcalと推定されることから，食物・栄養に関連した知識不足，おやつと牛乳の摂取量が多いことによるエネルギー摂取量の過剰，肥満	

図1-9 肥満男児(6歳)の栄養アセスメントおよび栄養診断の記載例

ローレル指数については巻末の参考資料表2(☞317頁)を参照(図中のローレル指数187.3は肥満度では39.2%(中等度肥満))．

把握，栄養量の計算にとどまらず，各種検査値の動向や臨床所見は複数の栄養状態に当てはまるなか，栄養の課題，要因，根拠となる検査値や症状を見抜く能力は，管理栄養士の真骨頂といえる．

栄養・食事の課題は，主に次の4点に大別される．

a 低栄養，栄養摂取不足，水分摂取不足

栄養アセスメントデータで低栄養の程度とエネルギーおよびたんぱく質摂取量を確認する．栄養摂取量が極端に不足した飢餓状態，半飢餓状態の場合には，各種ビタミン・ミネラル，さらに水分摂取不足を伴うこともあるので，関連する欠乏症，血液検査値，脱水の程度と水分摂取量も確認する．乳幼児の成長不良は，低栄養や栄養摂取不足が関係することがある．

b エネルギー，たんぱく質必要量の亢進

ある程度の食事，栄養が摂取されているにもかかわらず，意図しない体重減少がみられることがある．小児で成長不良がみられる場合には，エネルギー代謝の亢進，消化管における栄養素の消化・吸収不良が考えられる．身体活動量，不随意運動，炎症による異化亢進，外傷や疾患による侵襲などの要因を特定する．

c 栄養摂取量の過剰

浮腫や腹水といった体水分の貯留状態を除いて，体重増加をもとにエネルギー摂取量とエネルギー消費量のバランスを評価する．食事調査からエネルギー摂取量を推算し，さらに食生活や嗜好，血液検査値を参考にして，炭水化物あるいは脂質由来のエネルギーの過剰摂取がどの食品に由来しているかを把握する．

エネルギー摂取量が過剰であっても，偏った食生活によって各種ビタミン・ミネラルが不足していることもある．関連する食品群の習慣的な摂取状況を把握する．

食事療法として炭水化物，脂質，たんぱく質，食塩（ナトリウム），カリウム，リンなどの摂取量を制限する場合にも，関連する食品群の習慣的な摂取状況を把握する．

d 食べること，食行動の問題

通常の食事摂取がむずかしい場合，食べ物の口への取り込み状況，飲み込みまでにかかる時間や様子，食事介助の具体的範囲，経管栄養時の様子などが根拠となる症状（S）である．また，食事摂取が困難な状況が，低栄養や栄養摂取不足の問題（P）をもたらす要因（E）となることもある．

欠食，偏った食事，夜遅い食事，外食，食塩の多い食事，菓子類・嗜好食品が多いといった食行動も，その食行動が問題（P）となるのか，あるいは，その食行動が肥満や生活習慣病リスクという問題（P）をもたらす要因（E）となっているのかを整理する．

4 目的達成のための個人目標の設定

長期目標と短期目標をそれぞれ設定する

栄養ケア計画の作成に先立ち，**長期目標**と**短期目標**を設定する．長期目標は，食生活や栄養状態に限定せず，対象者がどのような生活を望んでいるかが示され，多職種で共有しやすい内容である．短期目標は，栄養ケアによって変化が期待される対象者の知識・行動(食行動)・態度，栄養状態の指標が用いられる．

理想や期待ではなく，実現可能な目標を設定する．数値目標を設定すると，達成を評価しやすい．

また，ケース目標とケア目標の区別をする．ケース目標とは，栄養状態や食行動を指標としたもので，対象者が達成する目標をいう．一方，ケア目標とは，対象者のケース目標を達成するためにケアスタッフが実施するケアや業務についての内容をいう．

C 栄養ケア計画の実施，モニタリング

1 栄養ケア計画の作成

栄養診断に基づき，個別に栄養ケア計画を作成する

◉栄養ケア計画

栄養ケア計画は，①**栄養補給**(栄養補給量，栄養補給ルート)，②**栄養教育**，③**多職種による栄養ケア**，という3本柱(☞図 1-1，2頁)で考案する．誰が，何を(栄養ケアの詳細)，いつ(頻度を含む)実施するのかを示す．医療や介護における栄養ケア計画書は，患者・家族に提示され，同意を得て実施される．そのため，栄養ケア計画書は，誰がみても理解できるように簡潔に記される必要がある．

また，栄養ケア計画と合わせてモニタリング・評価の計画も作成し，モニタリング指標と，指標ごとに「次回，○月○日チェック」あるいは，毎食，毎日，週1回，毎月などチェックの頻度を明示する．

a 栄養補給

栄養アセスメントに基づいて，エネルギーやたんぱく質の必要量の増加や栄養摂取の過不足に応じて，栄養素必要量を推算する．

栄養補給では，必要な栄養量を食事から摂取するのが原則である．必要に応じて，食事回数を4～6回に増やす，食事形態の調整，強化食品やサプリメント，栄養補助食品の利用について計画する．

傷病者では，通常の経口摂取が困難になることがある．経鼻管栄養法，胃瘻・腸瘻，末梢静脈栄養法，中心静脈栄養法，これらの併用と多様化してきている．

1)　エネルギー

エネルギー必要量とは，すなわちエネルギー消費量のことで，1日あたりの総エネルギー量(kcal/日)で示す．エネルギー消費量は，基礎代謝量(便宜的に，安静時エネルギー消費量)と身体活動によるエネルギー消費量の総和として考える．さらに，成長あるいは低栄養改善による蓄積量を加算したり，減量相当分を減じて調整する．

エネルギー消費量は，間接熱量計を用いて呼気ガスを分析し実測することもできるが，一般的には推算式を用いて算出する．

i）基礎代謝基準値から算出

日本人の食事摂取基準(2020年版)に示される性・年齢階級別基礎代謝基準値(kcal/kg体重/日)から基礎代謝量を算出し，身体活動レベルを乗じて，推定エネルギー必要量(kcal/日)とする．身体活動レベルは，成人(18～64歳)では低い1.50，ふつう1.75，高い2.00，高齢者(65～74歳)ではそれぞれ1.45，1.70，1.95と設定されている．

ii）傷病者

疾病・病態に応じて，栄養療法ガイドラインに準じて指示栄養量が決められる．体重変化や代謝変動のモニタリングをふまえて，増減の調整をする．

iii）障害者

腕や脚の切断部位のある障害者では，欠損部位の分，エネルギー必要量は少なくなる．筋不随意運動があるとエネルギー消費量は亢進する．筋肉の萎縮や身体活動量の低下もエネルギー消費量に影響する．個別のアセスメントをもとにエネルギー必要量を推定し，実際の補給とモニタリングで調整・確認することが必要である．

2)　たんぱく質

体重1kgあたり0.66g/日(良質の動物たんぱく質を前提とする)が，最低限，体内のたんぱく質を維持するには必要であり(☞第2章D2，49頁)，日常の食事で動物性食品以外からもたんぱく質を摂取していること，成長に伴う蓄積量，妊娠期・授乳期の付加量，などを考慮して補給量を決める．疾患や運動により筋肉の異化が亢進している場合には，その侵襲(ストレス)や強度に応じて，体重1kgあたり1.1～2.0g/日に増やして算出する．また，高齢者の低栄養を改善するためには，体重1kgあたり1.2～1.5g/日に増やす．

たんぱく質摂取量は，低すぎても高すぎても他のエネルギー産生栄養素とのバランスに影響をもたらすことから，たんぱく質は49歳までは13～20%エネルギー(%E)，50～64歳は14～20%E，65歳以上は15～20%Eが目標量とされている．健常者は，必要量以上に摂取されたたんぱく質は尿中に排泄されるが，腎機能低下や肝機能低下のリスクがある人は，たんぱく質の摂りすぎに注意が必要である．

3)　炭水化物・脂質

炭水化物は50～65%Eが，目標とするエネルギー産生栄養素バランスである．

さらに，どの食品を組み合わせて摂取するか食事を計画する．炭水化物では消化・吸収の速いグルコース(ブドウ糖)やスクロース(ショ糖), あるいはデンプン, 難消化性多糖類, 脂質では飽和脂肪酸, n-3系脂肪酸, n-6系脂肪酸, 中鎖脂肪酸, 必須脂肪酸, コレステロールなど, たんぱく質では不可欠アミノ酸(必須アミノ酸)など, 各栄養素の「質」にも留意する.

4) ビタミン, ミネラル

補給量は, 日本人の食事摂取基準(2020年版)に準じる. また, 栄養アセスメントで不足があれば"多めに摂る", 疾病により"制限する"といった調整をする.

5) 水　分

水分の出納は, 健全な状態では補給量と排泄量は同量であり, 1日あたり約2.5 Lである. 水分摂取量は食事に含まれる水(約1.0 L)と飲料水(1.0～1.5 L)で, 代謝水は200～300 mLである. 一方, 排泄(喪失)量は, 尿が約1.5 L, 糞便として約100 mL, 皮膚・呼気からの不感蒸泄として約900 mLである.

脱水のリスクがある人は, 脱水のアセスメントに基づいて, 水分補給計画を作成する.

b 栄養教育

栄養教育は, 栄養指導, 栄養食事指導, 栄養カウンセリング, 栄養教室などの言い方もある. 食育も, もちろん栄養教育である. 栄養教育は, 栄養ケアの一環として行われる. 対象者のニーズに合わせて計画し, 実施する(**表1-5**).

c 多職種による栄養ケア

栄養ケア・マネジメントは, 入院患者や在宅療養者, 高齢者の低栄養の問題などを解決するために導入された. 低栄養にかかわる栄養や食事の課題は, 対象者を中心として医師, 看護師, 管理栄養士, 薬剤師, 理学療法士, ケア

表1-5 栄養教育計画の例

①対象	個人, グループ, 集団, 不特定多数
②目的(ニーズ)	例：離乳食のすすめ方, 介護予防のための食生活, 学童期のバランスのよい食事の考え方　など
③目標	〔学習目標〕対象者の知識, 態度, スキルをどの程度まで変えるか 〔アウトカム目標〕対象者が学習内容をふまえて栄養・食生活の改善に取り組んだ結果として得られる状態.〔行動目標〕〔環境目標〕も設定する 〔実施目標〕栄養教育プログラムの出席状況や対象者の満足度
③いつ	期間, 時期, 時間, 頻度について計画する
④学習形態	面談, 講義, グループ学習, 体験学習, 問題解決型学習 メールや電話といった遠隔栄養教育
⑤教材	リーフレット, パネル, ワークシート, フードモデル, テキスト, 映写資料など
⑥予算	謝金, 人件費, 旅費, 消耗品費, 印刷費, 通信運搬費, 会場費などの経費見積, 資金調達
⑦評価	企画評価, 結果評価(目標の達成度), 影響評価, 結果評価 評価材料, 評価方法, 評価メンバーなどを計画する

マネジャーなどさまざまな専門職が連携して問題解決にあたる．

栄養ケア・マネジメントによるチームアプローチは，生活習慣病の発症予防・重症化予防，スポーツ栄養，食物アレルギー，障害者などに拡がっている．地域連携には，行政，医療機関，教育機関，民間サービス，ボランティアなどが関与する．これらの関連機関との調整も必要に応じて行う．

多職種連携は，職種間の円滑なコミュニケーションや良好な関係性が土台となって，それぞれの専門職の知識や技術が活かされる．カンファレンス等の場面以外でも，対象者の様子や変化について他の専門職間で日常的に情報交換して共有し，相談(コンサルテーション)が行われるのが望ましい．

2 モニタリングと個人評価

栄養ケアを実施する際には同時にモニタリングを行う

a 栄養ケアの実施とモニタリング

栄養ケア計画に沿って栄養補給，栄養教育，各専門職の栄養ケアを実施する際は，それによって栄養や食事の課題がスムーズに解決に向かうか，経過を把握する．これをモニタリングという．

◉モニタリング

経過に問題がなければケアを継続するが，何らかの問題が生じることもありうる．その場合は速やかにその状況と原因を確認し，栄養ケア計画の修正を行う．

1) エネルギーおよび栄養素摂取量のモニタリングと対応

健康な人でも日々の栄養素摂取量は異なるため，栄養素摂取量を厳密にモニタリングすることは，あまり意味がない．モニタリングの対象となる項目は，栄養ケアの目的に応じて選択する．

成長不良の子ども，貧血や低栄養傾向の成人・高齢者などに栄養素摂取量の改善がみられない場合には，その理由について速やかに確認し，対応を検討する(計画の修正)．

2) 栄養教育のモニタリング

栄養教育の実施後，対象者が学習目標のとおりに必要な知識・スキル・態度を習得し，食生活のなかで実践しているかをモニタリングする．栄養教育後に栄養ケア計画(栄養教育の計画)に示したとおりにフォローし，食生活改善の実践状況として食行動や栄養素摂取量，結果として体重や身体所見，学習者本人の発言内容から意識や認識の変化を記録する．

継続して栄養教育を実施する場合には，モニタリングの結果をふまえて栄養教育内容をアレンジする．対象者の知識・スキルの不足や，行動変容の必要性についての認識・動機づけが不十分な場合には，認知的なアプローチが必要とされる．最近は，行動変容ステージ(トランスセオレティカルモデル)を利用した支援方法が拡がっている．対象者の行動変容に対する意欲(無関心期，関心期，準備期，実行期，維持期)を栄養教育のたびにアセスメント・モニタリングし，対応した支援を行う．

3）**個人評価**

個別の栄養ケアが展開されると，モニタリングしたデータが集積される．集積データをもとに，栄養ケア計画時の短期目標が達成されたかを評価する．目標として示した期間で**個人評価**する場合には，そのモニタリングを再アセスメントといい，栄養アセスメントした際のデータと比較して変化を評価する．

栄養ケア計画の実施期間が終了したら，あるいは短期目標を達成したら，栄養ケアはいったん終了となる．

D 栄養ケアの評価，フィードバック

栄養ケア（栄養スクリーニング，栄養アセスメント，栄養ケア計画，栄養ケアの実施，モニタリング）の一連のプロセスが適切に，効果的に実施されたかを**評価**する．評価をもとに改善点と対応策を検討し，栄養ケアの品質改善に**フィードバック**することを「マネジメント」という．これはPDCAサイクルのCheckとActionに相当する．

対象者別の栄養ケアについてPDCAサイクル（計画，実施，モニタリング，計画修正）が回せていたとしても，集団やプログラムとして栄養ケアを評価し，フィードバックしなければ，栄養ケアをマネジメントしたことにはならない．

栄養ケアの評価は，**アウトカム評価**，**プロセス評価**，**ストラクチャー評価**の3点から行う（**図1-10**）．

❶ アウトカム評価（結果評価）

個別の栄養ケアのデータを集積し，集団やプログラムごとに目標が達成されたかを評価する．主アウトカム，副アウトカムとなる指標の前後データの比較や，カテゴリーデータの割合を比較する．アウトカム指標には，栄養状

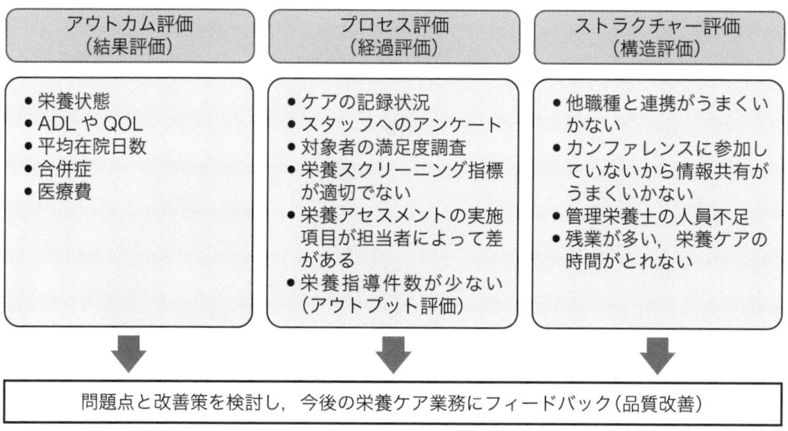

図1-10　栄養ケアの評価と品質改善

態や健康状態，QOL の指標が用いられる．医療費も指標としてみなされることがあり，経済評価もアウトカム評価に含まれる．

得たい結果(アウトカム)をベースに，栄養ケアの各プロセスを統制することをアウトカム・マネジメントという．

2 プロセス評価(経過評価)

栄養スクリーニングからモニタリングに至る一連の手順が適切に実施されたかを評価する．ケアの記録状況の確認や，スタッフへのアンケートによる実施状況についての主観的な情報，対象者の栄養ケア(プログラム)に対する満足度調査などがプロセス評価の材料となる．

たとえば，個別の栄養アセスメントの精度が管理栄養士の経験年数によって差が生じている問題が把握されたら，栄養アセスメントシートの項目を見直したり，スタッフの技術トレーニングをするといった品質改善を行う．そのためには，栄養ケアの手順をマニュアル化，標準化することが必要である．

3 ストラクチャー評価(構造評価)

栄養ケアを実施する上での組織構造的な問題がないかを評価する．評価の結果，把握された以下のような問題に対して改善策を検討する．

①他職種との連携の問題：カンファレンスの運営方法を再検討する，親睦会に参加するなど

②管理栄養士の人員不足：業務実績や根拠を示し，人員増の必要性をアピールするなど

③残業が多い，栄養ケアの時間がとれない：業務時間調査を行い，業務を見直すなど

栄養ケアを評価し，問題点と改善策を検討する委員会が設置されているかどうかも，ストラクチャー評価の一要因となる．

コラム　栄養ケアプロセス（栄養管理プロセス）

1．栄養ケアプロセスの必要性

欧米では 1990 年頃より，患者個々の栄養状態に基づいた臨床栄養管理の重要性が叫ばれるようになり，栄養療法，栄養アセスメント，栄養補給法，NST（nutrition support team）等が検討された．しかし，その方法は各医療機関や国家間で異なり混乱状態が続いていた．この状況を打破するために，1998 年，米国の栄養と食事のアカデミー（Academy of Nutrition and Dietetics：AND，元アメリカ栄養士会）の Polly Fitz 元会長は，Health Services Research に栄養管理に関するプロジェクトチームを立ち上げ，2001 年から栄養管理の標準化に関する本格的な検討をはじめた．2003 年，AND はその成果をもとに栄養ケアプロセス（NCP）の導入を公表した．栄養管理の方法を標準化しなければ，栄養療法や食事療法が混乱して不確かなものになり，国民や患者から信頼されず，結局，人々に不利益をもたらすからである．つまり，NCP は，AND が保健，医療，福祉における栄養の公益性を第一に考えて作成したものであった．

NCP は，①栄養アセスメント（nutrition assessment），②栄養診断（nutrition diagnosis），③栄養介入（nutrition intervention），④栄養モニタリングと評価（nutrition monitoring and evaluation）から構成された，質の高い栄養管理を提供するためのシステムアプローチである（**図**）．しかし，NCP はフレームワークを標準化したものであり，その中身は個々の対象者別に作成するために，すべての患者や相談者に同じ栄養・食事療法が実施されるわけではない．

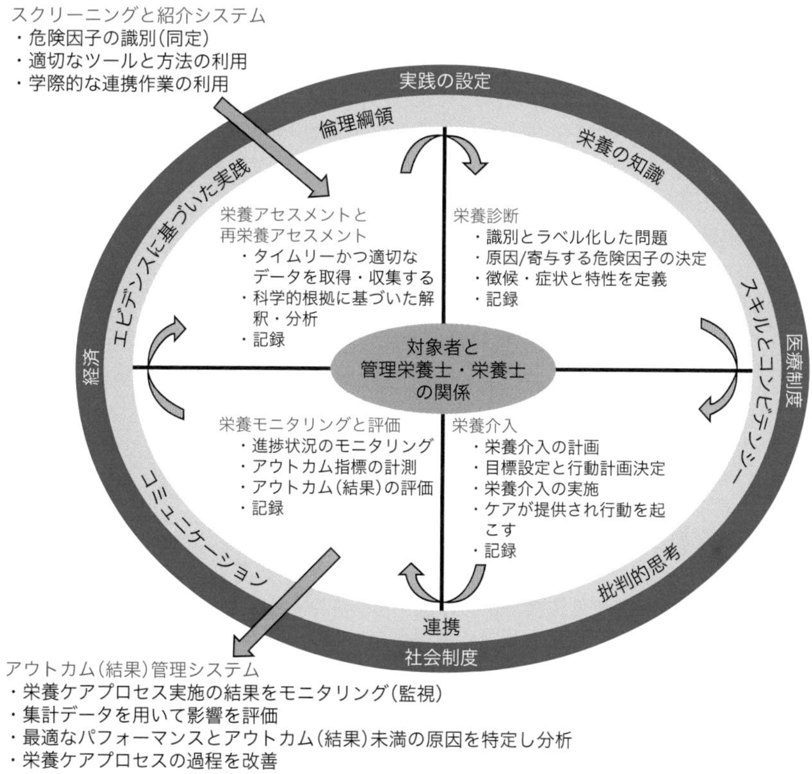

図　栄養ケアプロセスとモデル

［日本栄養士会（監訳）：国際標準化のための栄養ケアプロセスマニュアル，第一出版，2012 をもとに作成］

2. 栄養診断の重要性

NCPは，個々のニーズと特徴を考慮して科学的エビデンスに基づいて行うことになるが，その鍵を握るのが栄養診断(nutrition diagnosis)である．栄養診断は，栄養アセスメントをもとに対象者の栄養状態を診断することであり，栄養介入により解決・改善すべき特異的な課題を明確化することになる．つまり，栄養アセスメントが，栄養に関係する問題，原因，さらに栄養管理の意義を認識するために必要な各種のデータを収得，解明，さらに検証する作業であるのに対して，栄養診断は，これらのデータをもとに，対象者がもつ栄養に関する特異的な課題を明確化することである．すなわち，栄養アセスメントにおいて，食物/栄養摂取状況，生化学データ，医学的検査・処置，身体計測，身体徴候，治療歴等の各項目をそれぞれ評価し，栄養診断ではこれらの評価をもとに総合的な判定を行うことになる．

たとえば医師が，それぞれの患者の問診，身体徴候，自他覚症状，さらに臨床検査等を総合的に評価して，最終的に「○○病」と病名を診断するように，栄養診断は，栄養アセスメント結果から「栄養の課題を一言で表現する」作業といってよい．この場合重要なことは，栄養診断は医師が病気を診断する医療診断(medical diagnosis)とは異なり，栄養領域に限定された状態や現象を診断することであり，栄養療法の介入により改善できることが前提になる．たとえば「エネルギー・たんぱく質欠乏症」や「脚気」は，医師が行う病気の診断であり，栄養診断は「エネルギーやたんぱく質の不足状態」や「ビタミンB_1摂取不足状態」と表現することになる．ANDは70種におよぶ栄養の診断基準を作成しており，各診断基準は下記の3つの項目から構成されている．

①摂取量：食物や栄養素が，実際の必要量や推定必要量に比べて過剰か過少な摂取状態
②臨床栄養：病態や身体状況に関係した栄養問題
③行動・環境：対象者の知識，態度，信念，身体を取り巻く環境，食物のアクセス，食物の安全性の問題

3. 栄養管理プロセスの記述

栄養診断は，標準化されたPESと呼ばれる方法で記述する．P(Problem or nutrition diagnosis label)とは，問題や栄養診断の表示を示し，患者や相談者が改善すべき内容をいい，E(Etiology)とは栄養状態を悪化させている原因や誘因を示し，S(Sign/Symptoms)とは，対象者の症状や徴候であり，栄養診断を導く栄養アセスメント上のデータである．そして栄養診断の内容は，「Sの根拠に基づき，Eが原因や関係した，Pと診断できる」と一文により記述する．このように表現すれば，医療関係者は栄養診断の根拠や栄養状態を悪化させた要因を共通して理解でき，栄養管理上重要な栄養障害の内容を瞬時に知ることがでる．

たとえば，Sで「4週間の摂食量が少なく，体重が5 kg減少し，摂取エネルギー不足である」ことがわかり，Eで「合わない入れ歯と便秘による食欲低下」が原因で摂取量が減少しており，Pの栄養診断名は「経口摂取量不足」となり，PESによる記載は「4週間の摂食率が平均3割減少して体重が5 kg減少していることから(S)，合わない入れ歯と便秘による食欲低下による(E)経口摂取量不足である(P)」となる．このように表現すれば，次の過程である栄養介入では，Eを解決するために食事や栄養補給上をどのように修正，改善すべきかの栄養計画を策定することになる．

栄養計画には，治療上の計画(therapeutic plan)と教育上の計画(educational plan)があり，対象者の状態とニーズに合わせた適切な栄養介入の計画を作成することが必要になる．その成果を評価するモニターでは，Sがどの程度改善されたかを評価する．

わが国でも，この方法が2005(平成17)年の改正介護保険に「栄養ケア・マネジメント」として位置づけられ，2006(平成18)年の診療報酬改定には「入院栄養管理実施加算」として導入された．ただし，栄養ケア・マネジメント(nutrition care and management，NCM)では，当時栄養診断という言葉が一般化していなかったことから，「栄養アセスメント」を栄養状態の評価，「栄養診断」を栄養状態の判定と表現している．

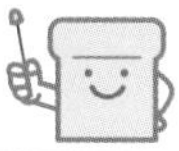

練習問題

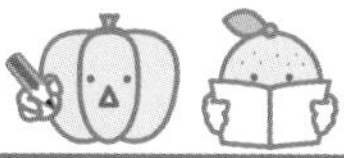

以下の問題について，正しいものには○，誤っているものには×をつけなさい．

(1) 栄養ケア・マネジメントの目的は，疾病の治療のための栄養管理のみである．
(2) 栄養スクリーニングの項目は，できるだけ多くの項目を設定する方がよい．
(3) 栄養アセスメントは，現状把握と，その現状から導かれる目的に応じた課題・問題点の抽出である．
(4) 栄養ケアプランは，目的を達成するための計画を「栄養補給計画」「栄養教育計画」の 2 つに分けて立てる．
(5) 栄養アセスメントは，栄養状態を評価・判定する．
(6) 栄養アセスメントには，問診は含まれない．
(7) ウエスト周囲長により，内臓脂肪面積が推定される．
(8) 血清総コレステロール値は，静的アセスメントの指標である．
(9) PES は傷病者の栄養アセスメントに用いられ，妊産婦，高齢者，障害者を対象に活用できない．
(10) PES の P は Purpose(目的)，E は Education(教育)，S は System(システム)である．
(11) 体重減少の要因は，栄養摂取不足である．
(12) 栄養摂取量が極端に低下した飢餓状態では，ビタミン・ミネラル，および水分の摂取不足を伴う．
(13) エネルギー摂取過剰であれば，ビタミン・ミネラルの摂取不足は起こりえない．
(14) 栄養摂取量のアセスメントは，過不足の評価ではなく，過不足の程度と要因を把握する．
(15) 摂食嚥下障害は，解決すべき栄養問題にもなるし，摂取不足の要因にもなる．
(16) 栄養ケア計画書は，管理栄養士が主にみるため専門用語や略語を用いて端的に記述する．
(17) 栄養ケア計画の長期目標は，ケア目標(ケアスタッフが実施する内容)とする．
(18) 栄養ケア計画の短期目標は，指標を用いて数値で示す．
(19) 栄養ケア計画には，必要栄養量と食事計画あるいは栄養補給法について記される．
(20) 栄養ケア計画には，栄養教育計画，モニタリング計画も記される．
(21) 栄養ケアの評価は，評価を報告書にまとめると終了する．
(22) 他職種との連携体制や栄養士の人員不足の評価は，プロセス評価である．

2 食事摂取基準の基礎的理解

学習目標

❶ 数値ではなく，食事摂取基準の考え方を理解し，説明できる

日本人の食事摂取基準(2020 年版)を中心に，食事摂取基準の概要を説明する．なお，本章はあくまでも概説であるため，日本人の食事摂取基準(2020年版)を熟読することを強く勧める．日本人の食事摂取基準(2020 年版)の正式名称は，「日本人の食事摂取基準(2020 年版)策定検討会報告書」である．厚生労働省のウェブサイトからダウンロードができる(https://www.mhlw.go.jp/content/10904750/000586553.pdf)．

◉日本人の食事摂取基準(2020年版)

A 食事摂取基準の意義

❶ 意　　義

食事摂取基準(Dietary Reference Intakes，DRIs)は，かっては栄養所要量と呼ばれていたもので，厚生労働省から出されているエネルギーと栄養素の摂取量に関する唯一の包括的なガイドラインである．その他の公的なガイドラインや規則は，食事摂取基準を参照して作成される．また，集団給食施設(学校，施設，病院など)における給食や，健康診断後の栄養指導なども，食事摂取基準に書かれている内容に基づいて計画が立てられたり，指導方針が決められたりする．さらに病院等医療機関において，主要な生活習慣病に対する食事指導や栄養管理においても利用される．

❷ 概　　要

健康の保持・増進，生活習慣病の発症・重症化予防のために参照するべき基準である

世の中に食べ物は無数にあり，日本人が通常食べている食品に限っても数千種類にのぼる．栄養素もとてもたくさんある．日本人の食事摂取基準(2020年版)では，エネルギーと 34 種類の栄養素に限定して，摂取すべき量が定められ，その科学的根拠が説明されている(そのうち 1 種類は摂取すべき量は示されていない)．そこで，「なぜ栄養素であって食品でないのか？」と「なぜ栄養素は34 種類に限られているのか？」という 2つの疑問が生じるだろう．

a なぜ栄養素であって食品でないのか

人(生物はすべて)は栄養素で生きているのであり，たとえれば食品は栄養素を運ぶクルマ(車体)である．ビタミン B_1 という栄養素があるが，ビタミン B_1 は鶏肉から摂っても豆腐から摂っても，身体は同じようにビタミン B_1 として利用する．つまり，身体にとって必要な(摂取すべき)量は，食品の量(たとえば野菜を 1 日あたり何 g)ではなく，栄養素の量(たとえばビタミン B_1 を 1 日あたり何 mg)として決まる．そのために，食事摂取基準といいながら，食品ではなく栄養素の量で定められている．

b なぜ栄養素は 34 種類に限られているのか

栄養素とは，「生物が代謝する目的で外界から摂り入れる物質」であり，さらに限定すれば,「健康を維持するために食事から摂り入れる成分」である．この定義を満たす栄養素はたくさんあるが，食事摂取基準ではさらに，「どの程度摂取すべきかの数値(摂取量)が明らかになっている栄養素」という条件を設けている．この条件を満たす，または満たすと予想される栄養素が 34 種類ということである．なお，この数は時代や国ごとに見解がやや異なるため，時代によっても国によっても少しずつ違う．

c 生活習慣病の発症予防と重症化予防

食事摂取基準が扱っているのは食事，すなわち経口摂取するものである．健康管理において,食事は治療よりも予防において大きな役割を担っている．予防は，**発症予防**と**重症化予防**に分けられ，前者は健康な人が何らかの疾患(健康障害)を発症するのを防ぐことであり，後者はすでに何らかの疾患をもっている人がその疾患の重症化を防ぐことである．したがって，後者は一般的には治療に含まれることになる．なお，発症予防には健康な人の健康保持・増進や，乳幼児，学童生徒が健全な成長をとげることも含まれ，**一次予防**とも呼ばれる．

◉発症予防

◉重症化予防

重症化予防は，本来は数多くの疾患に対して設定されるべきであるが，現在の日本人にとって対策を急ぐべき重要な生活習慣病のうち，食習慣との関連が深く，かつ，十分な研究結果がそろっているものに限って設定されている．具体的には高血圧，脂質異常症，糖尿病，慢性腎臓病である．なお，超高齢社会を迎えたわが国において，その対策が急がれる**フレイル**(frailty)についても，日本人の食事摂取基準(2020 年版)では栄養との関連が解説されている．

d 摂取すべき量とは

発症予防に対しては，摂取すべきエネルギーと各栄養素の量が性別・年齢区分別に定められている．さらに，摂取すべきエネルギー量は身体の動かし方(身体活動レベル)によっても異なる．そのため，性・年齢階級・身体活動レベル(3 段階)別に摂取すべき量が定められている．また，妊婦や授乳婦のように摂取量に特別の配慮が必要な人たちがいる．そのために，エネルギー

コラム　食事摂取基準の歴史

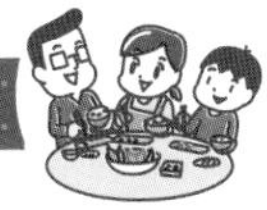

食事摂取基準は国民の健康を支えるために不可欠のガイドラインである．そのために，以前から国は類似のガイドラインを策定し，活用してきた．わが国では，その歴史は1887(明治20)年にまでさかのぼる，とする考えがある(島薗順雄著「栄養学の歴史」より)．しかしながら当時は，エネルギー，たんぱく質，脂質，炭水化物に限られていた．その後，1941(昭和16)年に厚生科学研究所国民栄養部が「日本人栄養要求量標準」を作成している．

第二次世界大戦後の1946(昭和21)年に，「国民食糧及び栄養対策審議会資料」として，ミネラルやビタミンがそれぞれ数種類含まれた現在の形に近いものが作成されている．そして，1959(昭和34)年に「栄養所要量」という呼び方がはじめて用いられた．この呼び名は，1999(平成11)年に策定された「第6次日本人の栄養所要量」まで続いた．第二次世界大戦後における食事摂取基準(栄養所要量)の流れを**表**に示した．

ところで，経済成長後のわが国は，栄養素の欠乏・不足だけでなく，それよりもむしろ複数の栄養素が複雑に絡み合い，その発症に関与する生活習慣病の問題が大きくなってきた．「所要」は「必要」と同じ意味をもっている．しかし，「所要」という用語が時代にそぐわなくなってしまっていた．そこで，2005(平成17)年の改定をもって，「食事摂取基準」と改められた．その後の改定を経て，2020(令和2)年度から5年間用いるものとして日本人の食事摂取基準(2020年版)に至っている．

表　第二次世界大戦後における食事摂取基準(栄養所要量)の流れ

発表年次	1946[1)] (昭和21)	1952[2)] (昭和27)	1960[3)] (昭和35)	1969[3)] (昭和44)	1975[3)] (昭和50)	1979[3)] (昭和54)	1984[4)] (昭和59)
適要	平均所要量	昭和25年 人口による 基準量	昭和45年 目途基準量	昭和50年 目途基準量	昭和55年 推計平均 所要量	昭和60年 推計平均 所要量	昭和65年 推計平均 所要量
熱量(kcal)	2150	2180	2200	2150	2100	2000	2000
たんぱく質(g)	75	73*	71	70	70	65	65
脂肪(g)	25	**		48			
カルシウム(g)	1	1.0	0.6	0.610	0.7	0.7	0.6
鉄(mg)	10	10	10	11	11	11	11
食塩(g)	15	13	13			***	***
ビタミンA(IU)	3000	3700	1900	2000	1800	1800	1800
ビタミン B_1(mg)	1	1.2	1.2	1.0	0.9	0.8	0.8
ビタミン B_2(mg)	1	1.2	1.2	1.1	1.1	1.1	1.1
ナイアシン(mg)	–	12	12		14	13	13
ビタミンC(mg)	45	60	63	50	50	50	50
ビタミンD(IU)	–	400	400		200	150	150

* 動物性たんぱく質は全たんぱく質の30%以上．
** 脂肪30gを目標とする．
*** 食塩摂取量10g以下にすることが望ましい．

1) 国民食糧及び栄養対策審議会資料［昭和22(1947)年4月］による．
2) 総理府資源調査会報告「日本人の栄養基準量」[昭和29(1954)年1月]による．
3) 厚生省公衆衛生局栄養課編(栄養審議会，公衆衛生審議会答申)による．
4) 厚生省保健医療局健康増進栄養課編(公衆衛生審議会答申)による．

[島薗順雄：栄養学の歴史，朝倉書店，1989より引用]

やたんぱく質，鉄などでは，妊婦や授乳婦向けに数値が決められている．

「摂取すべき」といってもその目的は1つではない．

食事摂取基準では，エネルギーについては「体重を維持できる量」としていて，指標としては**推定エネルギー必要量**の1つだけであるが，栄養素については，次の3つの指標を設定している．1つ目は，不足にならないためにこれ以上摂取すべき量，2つ目は，過剰にならないようにこれ以上摂取すべきでない量，最後は，生活習慣病の発症を予防するために摂取したい量，である．それぞれに対して，①**推定平均必要量・推奨量・目安量**(3つあり，それぞれ意味と利用目的が異なる)，②**耐容上限量**，③**目標量**という指標が定められている．このように，食事摂取基準は各栄養素の摂取すべき量が3種類に分けられ，性・年齢階級別に定められている．

B 食事摂取基準の基礎的理解

1 基本的事項

活用においては，目的，対象，摂取源，摂取期間に留意する

a 目　的

食事摂取基準はさまざまな目的に用いられる．主なものとして食事改善(食事指導を含む)と給食管理の2つがある．

食事改善は，食事摂取状態の評価，それに基づく食事改善計画の立案，そして食事改善(食事指導を含む)の実施から構成される．さらに，対象者を個人として扱う場合と集団として扱う場合では，その活用上の理論が異なるため，両者は分けて取り扱われる．目の前に複数の人がいても，摂取状態の評価や食事指導などを個別に行う場合は「個人」として扱うので，注意を要する．給食管理とは，ここでは特定の集団に対する栄養計画と継続的な食事の提供および摂取状況等の評価を意味する．

いずれの目的においても，食事摂取基準に示された数値は，「めざすべきもの」であり，必ずしもすぐに実現しなければならないものでないことに注意したい．そのほかには，食習慣や栄養素摂取に関連する他のガイドラインを作成するための基礎資料として用いる場合などがある．

b 対象者・対象集団

食事摂取基準を適用する対象は，従来，健康な個人ならびに健康な人を中心として構成されている集団とされてきたが，2010年の改定時に，「保健指導レベルの高血圧，脂質異常，高血糖，腎機能低下に関するリスクを有している者」を含むことになった．さらに，2015年の改定において，生活習慣病の重症化予防という視点が加えられ，特別の食事指導，食事療法，食事制限が適用されたり推奨されたりする疾患を有する者に対しても，食事摂取基準におけるエネルギーおよび栄養素の摂取に関する基本的な考え方を適用することになった．食事摂取基準を十分に理解した上で，それぞれの疾患に関連する治療ガイドライン等の栄養管理指針を用いることが勧められている．

c 摂取源

食事として経口摂取される食べ物などに含まれるエネルギーと栄養素を対象とする．通常の食品以外に，いわゆるドリンク剤，栄養剤，栄養素を強化された食品(強化食品)，特定保健用食品，栄養機能食品など，疾患の治療を目的とせず健康増進の目的で摂取される食品に含まれるエネルギーと栄養素も含んでいる．

d 摂取期間

食事摂取基準は，習慣的な摂取量の基準を与えるもので，それを「1日あたり」を単位として表現したものである．短期間(たとえば1日間)の食事の基準を示すものではない．栄養素摂取量は日間変動(後述，☞45頁)が大きいことに加え，食事摂取基準で扱っている健康障害がエネルギーならびに栄養素の習慣的な摂取量の過不足によって発生するものであるという理由に基づく．栄養素の過不足が健康障害をまねくまでに要する期間は，栄養素や健康障害の種類によって大きく異なる．特に，目標量は生活習慣病の発症予防を目的としており，この場合は数年から数十年にわたる摂取期間を想定していることに留意すべきである．

しかしながら，栄養素等の摂取特性，すなわち日間変動の点からも「習慣的な摂取」の期間を具体的に示すのは困難である．ある程度の測定誤差，個人差を容認し，さらに日間変動が非常に大きい一部の栄養素を除けば，「習慣的な摂取」を把握したり管理するために必要な期間はおおむね「1ヵ月間程度」と考えられる．

2 エネルギー

エネルギー収支バランスの指標としてBMIを用いる

a 基本的な考え方

エネルギーの過不足は，エネルギー摂取量またはエネルギー消費量の測定ではなく，体重の変化で評価するとされている．その要点は次の3つである．

①「エネルギーの過不足＝体重の変化」という基本的な考え方の重要性が強調されている．

②成人においては，望ましい体格が年齢区分別に体格指数(body mass index，BMI)でその範囲が示されている．

③食事摂取状況のアセスメントで得られるエネルギー摂取量，ならびにエネルギー必要量を推定する式で得られるエネルギー必要量の信頼性に関して詳細な記述がなされ，測定誤差に関する強い注意喚起がなされている．

なお，エネルギーのことをわが国ではカロリーと呼ぶことがあるが，栄養学では，アメリカを除いて，カロリーはエネルギーの単位としてのみ用いており，エネルギーの代理用語ではない．食事摂取基準もこの国際的な習慣に従いエネルギーと呼んでいる．日本語では熱量である．

b エネルギー必要量の求め方

体重が変化しない健康な集団を対象として，**二重標識水法**＊によって測定した一定期間（2 週間程度）のエネルギー消費量に等しいと考えて，集団の代表値を求め，それを**推定エネルギー必要量**（EER）としている．エネルギー必要量を測定した研究は世界各国に多数あり，その代表例をまとめた結果が**図 2-1** である．

＊**二重標識水法** 重水素と重酸素からなる水［($^{2}H_{2}{}^{18}O$，二重標識水(doubly labeled water, DLW)］を約10 mL飲み，約6時間後と14日後の2回採尿し，二重標識水の濃度を測定してエネルギー消費量を求める方法．日常生活を拘束することなく，理想的な方法であるが，高価で特殊な技術が必要である．

c エネルギーの過不足の評価

エネルギーの過不足は体重の変化で判定し，食事調査で得られるエネルギー摂取量は用いない．しかし，体重の変化はあくまでもエネルギー摂取量とエネルギー消費量の差である．体重の変化を測ってもエネルギー摂取量そのものはわからない．わかるのはあくまでもエネルギー収支のバランスである．体重が増えていたら，その間エネルギー摂取量がエネルギー消費量よりも多かったと考えられる．

このようにエネルギー摂取量そのものはわからないので，体重の変化は不完全な代替指標である．それにもかかわらず，「体重の変化を用いること」とされているのはエネルギー必要量を測るのがとてもむずかしいからである．エネルギー摂取量が使いにくい理由，エネルギー推定式が使いにくい理由を 2 つの観点から次に説明する．

d エネルギー摂取量測定における測定誤差

従来，エネルギー摂取量の測定は食事調査（食事アセスメント）を行い，栄養価計算をしてきた．体重が変わらない状態ならば，エネルギー消費量も同じであり，エネルギー必要量とも同じになるはずである．一方，とても高価ではあるが，エネルギー消費量をもっとも正確に測れるのは二重標識水法である．したがって，体重が変わらない状態では，二重標識水法と食事調査の両方を同じ人に行って比較すれば，食事調査の精度がわかる．このようなことを調べた研究結果が**図 2-2** であり，この図はとても重要である．

その理由は，**過小申告**があるということである．食べている人を第三者が観察するという方法以外は，どの方法を用いてもエネルギー摂取量が少なめに見積もられてしまうのである．図から BMI が 23 kg/m^2 程度の標準的な体格の人でおよそ 15％の過小申告率であることがわかる．さらに，肥満度が高くなるほど過小に申告することもわかる．

e エネルギー必要量推定式の信頼度

性別，年齢，身長，体重，およその身体の動かし方（**身体活動レベル**）からエネルギー必要量を算出する式（推定式）がいくつか提案され，用いられている．それらのほとんどは，基礎代謝量×身体活動レベルとして計算する．**基礎代謝量**は性別，年齢，身長，体重などを用いて推定する式がいくつか提案

◉基礎代謝量

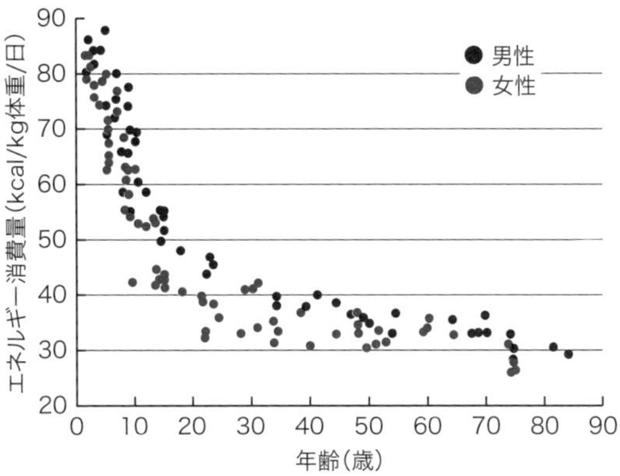

図 2-1　年齢別にみたエネルギー消費量(集団代表値)

集団ごとに，エネルギー消費量の平均値が kcal/ 日で示され，体重の平均値が別に報告されている場合は，エネルギー消費量を体重の平均値で除してエネルギー消費量(kcal/kg体重/日)の代表値とした．
二重標識水法を用いた 139 の研究のまとめ．次の研究は除外した：開発途上国で行われた研究，妊娠中の女性や授乳中の女性を対象とした研究，集団の BMI の平均値が 18.5 未満または 30 kg/m² 以上であった研究，集団の身体活動レベル(PAL)の平均値が 2.0 以上であった研究，性別が不明な研究．

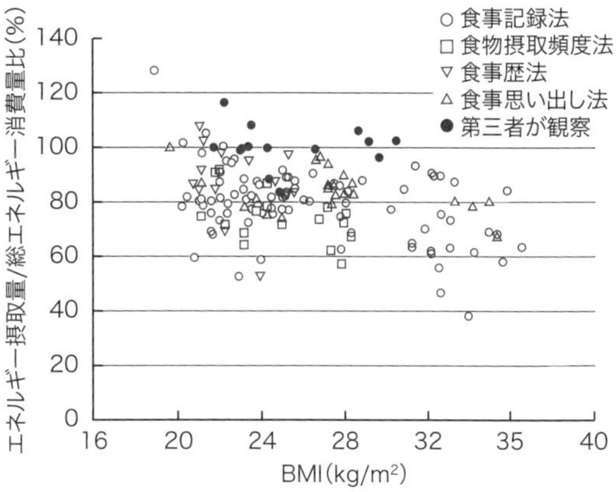

図 2-2　食事調査(食事アセスメント)の過小評価

健康人を対象として食事アセスメントによって得られたエネルギー摂取量と二重標識水法によって測定された総エネルギー消費量を評価した 81 の研究における BMI(kg/m²)とエネルギー摂取量/総エネルギー消費量比(%)の関連．

されている．あくまでも推定であるために誤差は存在する．むしろ，どのようにして身体活動レベルを推定するかの方が課題は大きい．身体活動レベルを推定する方法に関する研究は乏しく，現実的に栄養業務の現場で使えるものはないといえる．

最近，性別，年齢，身長，体重，およその身体の動かし方(身体活動レベル)を入力すれば，エネルギー必要量(適切なエネルギー摂取量)を計算してくれるアプリやウェブサイトがインターネット上に相当数あるようだが，これらはあくまでも対象者の自己教育用のツールであり，少なくとも現時点では，専門職(管理栄養士・栄養士)が用いるものではないと考えておくべきであろう．

f　目標とすべき体格(BMI)

上記のような理由により，エネルギーの過不足は体重の変化で測るのがもっとも正確である．しかしながら，どのくらいの体重(体格)が望ましいのかをあらかじめ決めておかなければならない．そこで，「目標とする BMI」が決められている．このために，どのような体格が望ましいのかという定義を設けなくてはならない．日本人の食事摂取基準(2020 年版)では「総死亡率がもっとも低い BMI」と定義されているが，これは最低レベルの健康状態である．

図 2-3a は 40 ～ 59 歳の健康な男女におけるその後 10 年間における総死亡率を，BMI が 24 kg/m² 付近であった人たちの総死亡率と比較したものである．男性では 24 kg/m² 付近，女性では 20 ～ 24 kg/m² 付近がもっとも望ましい BMI であることがわかる．**図 2-3b** は 65 ～ 79 歳の男女のその後 11

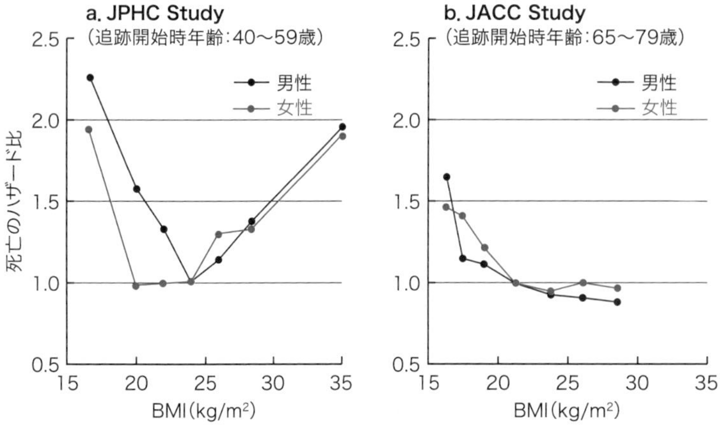

図 2-3 健常者を中心としたわが国の代表的な 2 つのコホート研究における、追跡開始時の BMI（kg/m²）とその後、およそ 10 年間における総死亡率との関連

JPHC：Japan Public Health Center-based Prospective Study，JACC：Japan Collaborative Cohort Study for Evaluation of Cancer Risk Sponsored by Monbusho

表 2-1 観察疫学研究において報告された総死亡率がもっとも低かった BMI の範囲と目標とする範囲（18 歳以上）[1,2]

年齢（歳）	死亡率がもっとも低かった BMI（kg/m²）	目標とする BMI（kg/m²）
18～49	18.5～24.9	18.5～24.9
50～64	20.0～24.9	20.0～24.9
65～74[3]	22.5～27.4	21.5～24.9
75 以上[3]	22.5～27.4	21.5～24.9

[1] 男女共通．あくまでも参考として使用すべきである．
[2] 観察疫学研究において報告された総死亡率がもっとも低かった BMI をもとに，疾患別の発症率と BMI の関連，死因と BMI との関連，喫煙や疾患の合併による BMI や死亡リスクへの影響，日本人の BMI の実態に配慮し，総合的に判断し目標とする範囲を設定．
[3] 高齢者では，フレイルの予防および生活習慣病の発症予防の両者に配慮する必要があることもふまえ，当面目標とする BMI の範囲を 21.5～24.9 kg/m² とした．

年間における総死亡率を，BMI が 22 kg/m² 付近だった人たちの総死亡率と比較したものである．男女ともに 22 kg/m² 付近以上が望ましい BMI であることがわかる．このような研究結果を比較検討した結果，**表 2-1** のような BMI が望ましいことが明らかとなった．

高齢者においては，やや考え方が変わってくる．肥満はそれだけで高血圧，脂質異常症，高血糖（糖尿病）のリスクであるために，肥満者はこれらの疾病をもち，治療を受けながら生きる可能性が高いことが予想される．しかし，**図 2-3b** からわかるように，肥満者の余命（寿命）は BMI が 22 kg/m² 付近の人たちと同じである．同じ寿命なら，上記のような生活習慣病をもたずに生きる方が望ましいのは当然である．このような理由により，高齢者における望ましい BMI の上限は 25 kg/m² 付近にすべきだと考えられる．

次は下限である．やせている人に「もっと太ろう」と勧めたらどうするだろうか．この人たちがもっと運動をして筋肉を増やして体重を増やすならばよいが，動かずにただ食べて，皮下脂肪や内臓脂肪だけを増やしてしまえば総死亡率の低下にはつながらない．このような問題を避けるために，食事摂取基準の値としては，その下限を少し上げておく方が安全だと推測される．

以上のことから，「エネルギーの過不足は体重の変化で測る」「体重は望ましいBMIの範囲内にとどめる」というのがエネルギーの考え方であり，使い方である．つまり，エネルギーについてのアセスメントや管理の単位は，事実上，「kcal」ではなく「kg」である．

3 栄養素の摂取不足からの回避を目的とした指標

指標は，推定平均必要量，推奨量，目安量の3つである．

栄養素の摂取不足によって健康がおびやかされることがある．代表例はビタミン B_1 不足によるビタミン B_1 欠乏症(脚気(かっけ))やビタミンC不足によるビタミンC欠乏症(壊血病)であろう．ここでいう不足とは，ある栄養素特有のはたらきによって保たれている健康状態が，その栄養素の摂取量が足りないために損われて健康障害が起こることをいう．この場合，代わりに別の栄養素を摂取しても解決しない．これは後ほど述べる「耐容上限量」とは共通しているが，「目標量」とは決定的に異なる特徴である．

a 推定平均必要量と推奨量

栄養欠乏症は生命にかかわる重大な疾病であるから，何があっても避けなくてはならない．そのため，2つの指標が設定されている(**図2-4**)．1つ目が**推定平均必要量**(estimated average requirement，**EAR**)である．必要量は個人によって異なり，それを知ることはできない．そのために，予測値(活用の場合は，代替値)として推定平均必要量として示されている．予測値であるため，推定平均必要量を摂取しているだけでは安心はできない．そこで，**推奨量**(recommended dietary allowance，**RDA**)が設定されている．推奨量は，どんな人でもおそらく不足が起こりえないと予想される摂取量である．では，推奨量以上を食べてはいけないのか．別にかまわない．「食べても別に悪くないけれど，そんなにがんばらなくてもよい」となる．このように，推奨量は絶対的な線引きのためにつくられた指標ではないことを知っておくべきである．

◉推定平均必要量(EAR)

◉推奨量(RDA)

摂取不足による健康障害を未然に防ぐことは食事摂取基準のなかでもっとも大切な目的である．したがって，推定平均必要量と推奨量は，他のどの指標よりも重要である．

食事評価にあたっては，まずはじめに習慣的な摂取量と推定平均必要量を比べる．推定平均必要量以上を摂取していれば不足する確率は50%よりも少なく，摂取量が増えるにつれて摂取不足による健康障害が起こる確率は低くなる．しかし，個人の場合は推定平均必要量よりも摂取量が少ないと，充足の確率よりも不足の確率が高いと判断されるため，かなり大きなリスクを

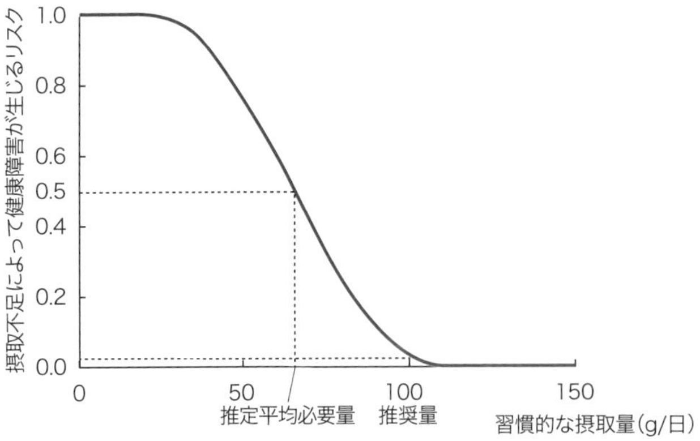

図 2-4 推定平均必要量と推奨量の考え方
横軸は習慣的な摂取量(g/日). 縦軸は不足によって健康障害が生じるリスク.
推定平均必要量が 70 g/日, 推奨量が 100 g/日の場合.

もっていることになる.

習慣的な摂取量が推奨量に近づけば不足する危険はきわめて低いと考えられ, 好ましい食べ方であると判断される. 推奨量付近か推奨量以上に食べれば不足する確率はほとんどゼロになる. 不足による健康障害を未然に防ぐという目的からいえば, 推奨量付近か推奨量以上がいわば究極の安全な食べ方といえる. しかしながら, 推奨量に満たなくても不足の確率が急に上がるわけではないので, その判断は現場にいる管理栄養士・栄養士に任されるべきである.

推定平均必要量と推奨量は**出納試験***または**要因加算法***によって算定される. 推定平均必要量と推奨量が算定される方法が異なるように, どのような状態をもって充足とするかについても栄養素によって異なり, 次の 4 つに大きく分けられる.

①集団内の半数の人に不足または欠乏の症状が現れうる摂取量をもって推定平均必要量とした栄養素

②集団内の半数の人で体内量が維持される摂取量をもって推定平均必要量とした栄養素

③集団内の半数の人で体内量が飽和している摂取量をもって推定平均必要量とした栄養素

④上記以外の方法で推定平均必要量が定められた栄養素

*出納試験 対象とする栄養素の含有量が異なる試験食を被験者に摂取させ, 摂取量と排泄量の両方を測定し, 両者のバランスがとれる摂取量を必要量とすることによって, 必要量を求める方法.

*要因加算法 対象とする栄養素が身体の中でどのように使われているかを考え, 使われている要素ごとに必要であろうと思われる値を計算して, それらを足し合わせて必要量とする方法.

b 目安量

適切な研究方法が知られていないために, 推定平均必要量を算定できない栄養素がある. このような場合には疫学研究, 特に観察研究によって推定平均必要量や推奨量に代わる数値を決める. これが**目安量**(adequate intake, AI)である.

◉目安量(AI)

目安量を算定するための基本的な方法は, 注目している栄養素が不足していないことが明らかな集団を用いて, その集団における注目している栄養素

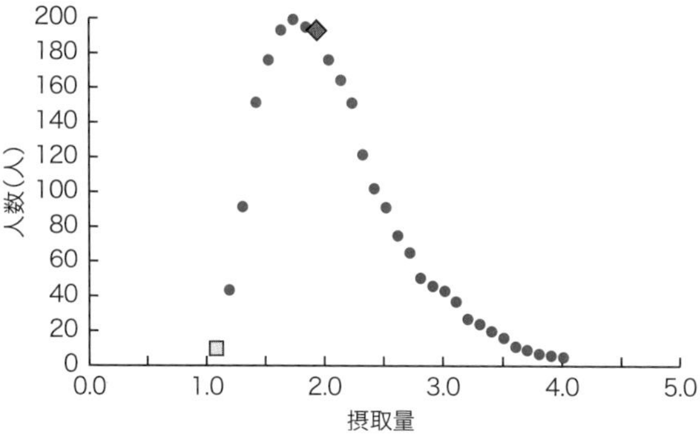

図 2-5　目安量を求めるための方法の概念図：摂取不足が起こっていない人たち(集団)を対象として習慣的な摂取量を調べたときの仮想分布

横軸は習慣的な摂取量．縦軸はそれぞれの摂取量を示した対象者の人数．四角(□)はもっとも摂取量が低かった対象者．丸(●)はそれぞれの摂取量を示した対象者の人数．ひし形(◆)は中央値を示す摂取量にいる対象者．この摂取量が目安量である．

の摂取量の分布を観察し，その摂取量の中央値を用いることである(**図 2-5**)．中央値は最低値より必ずかなり大きいはずであり，目安量を摂取していれば不足している人はほぼないと考えられ，結果として推奨値に似た数値であると考えられる．

実際にはこのように厳密な観察研究によって決められた目安量はわずかであり，多くは他の方法を用いている．また，乳児についてはすべての栄養素が目安量で決められている．これは，健康な乳児が摂取する母乳の質と量は乳児の栄養状態にとって望ましいものと考えられるという理由に基づくもので，上述のものとはまったく異なる．

以上の理由によって，目安量付近かそれ以上を習慣的に摂取していれば不足のリスクはほとんどないと考えられる．一方，習慣的な摂取量が目安量よりも低くても「不足している可能性が高い」とはいえない．目安量は，不足していない(充足している)ことを確認するための値だからである．習慣的な摂取量が目安量に満たない人たちは，不足している人たちと充足している人たちで構成されていることに注意したい．

❹ 栄養素の過剰摂取からの回避を目的とした指標

指標は，耐容上限量である

過剰摂取も単一栄養素によって起こる健康障害である．したがって，摂取不足による健康障害とは対称形の関係にある．幸いなことにサプリメントや栄養強化食品を用法以上に摂取しない限り，つまり，通常の食べ物だけを食べている限り，過剰摂取によって健康が害されることはほとんどありえない．事実上，例外はヨウ素だけと考えてよいであろう．

サプリメントや栄養強化食品を使えば大量に1つの栄養素を摂取すること

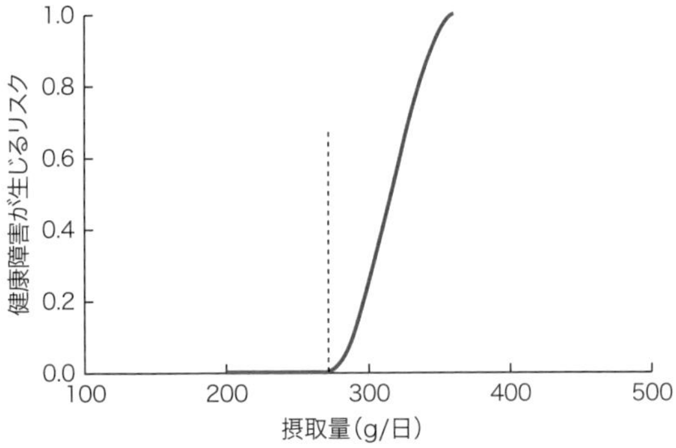

図 2-6　耐容上限量の概念図

横軸は習慣的な摂取量(g/日). 縦軸は過剰摂取によって健康障害が生じるリスク.
破線の摂取量を超えると過剰摂取による健康障害が生じうることがわかる. この量が耐容上限量となる.

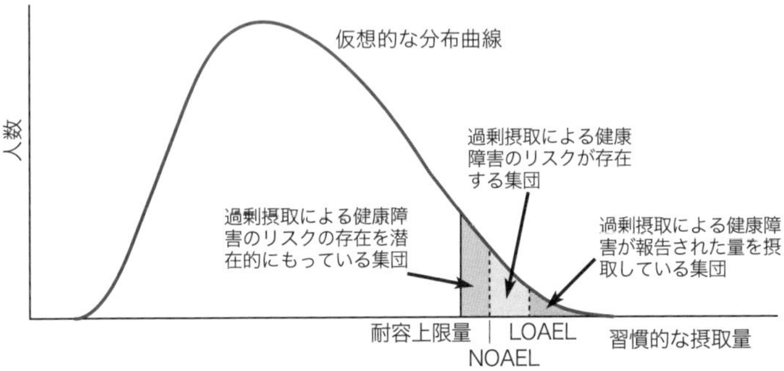

図 2-7　過剰摂取による健康障害のリスクをもっている集団を理解するための概念図

LOAEL：最低健康障害発現量(実際に健康障害が生じたもっとも低い摂取量)
NOAEL：健康障害非発現量(健康障害が生じた報告がないもっとも高い摂取量)
曲線はある集団における仮想的な摂取量の分布を示す. 縦軸は人数または集団内でその摂取量を示した者の割合である. 耐容上限量以上を習慣的に摂取している人は摂取過剰による健康障害のリスクを潜在的にもっていることになる.
耐容上限量は, NOAEL と LOAEL の間にあると考える. しかし, さらに低い摂取量で健康障害が生じるかもしれない. 耐容量が極端に低い人がいるかもしれないからである. そこで, この不確実性を考え, 多くの場合 LOAEL よりもさらに低い値を耐容上限量とする.
[資料　日本人の食事摂取基準(2010 年版)]

◉耐容上限量(UL)

は比較的容易である. そのために**耐容上限量**(tolerable upper intake level, **UL**)がある. 習慣的な摂取量と耐容上限量の関係は**図 2-6** のようになる. また, 摂取量分布の観点から集団に対しての耐容上限量の考え方を示すと**図 2-7** のようになる.

どれくらい大量に食べるとその栄養素によって健康がおびやかされるのかの実験を人で行うことはできない. たまたま何かの間違いで, その栄養素を長期間にわたって大量に摂取した症例報告によって決められたものが多い. そのため, 耐容上限量の数値の信頼度は他の指標よりも低いと考えるのが適切であろう.

耐容上限量は確率で考えるものではない. わずか 1 人でも問題が起これば

それ以上食べてはいけないと考える．すなわち，リスクはゼロ(0)にしなければいけない．なぜなら，通常の食品を食べていれば起こりえなかったリスクだからである．このように耐容上限量の使い方は，推定平均必要量，推奨量，目安量とはまったく違うことに注意したい．一方，サプリメントや強化食品などを使っていない場合には，ヨウ素などのわずかな例外を除いて，耐容上限量は考えなくてよい．

⑤ 生活習慣病の発症予防を目的とした指標

指標は，目標量である

生活習慣病*とは，主として生活習慣の乱れが原因となって起こる疾病の総称である．一般的に，循環器疾患（脳卒中と心筋梗塞，その他に分類される），がん，糖尿病，骨折の一部などが含まれる．日本人の食事摂取基準（2020年版）ではこれらに高齢者におけるフレイルが加えられた．生活習慣病の原因は，必ずしも生活習慣だけではない．ほぼすべての疾病が加齢によって発症しやすくなるものであり，加齢は大きな原因の1つであり，個人差も大きい．

＊生活習慣病　1996（平成8）年末に公衆衛生審議会の意見具申「生活習慣に着目した疾病対策の基本的方向性について」を受けて，厚生省（当時）が従来の「成人病」に代わって新たに提唱した疾病の一次予防を目指した概念．食習慣，運動習慣，休養，喫煙，飲酒などの生活習慣が，その発症，進行に関与する疾患群であり，ほとんどすべての成人期に多い疾患が含まれる．

生活習慣病が多くの原因の結果として起こるとしても，それぞれの原因と疾病との関係を明らかにして，どのようにすればそれぞれの原因に対して効果的に対処できるのかを示しておく必要がある．主な生活習慣病に関連する主な栄養素について，発症予防のために摂取すべき量を示したのが**目標量**（tentative dietary goal for preventing life-style related diseases，**DG**）である．

◉目標量（DG）

しかし，目標量を厳格に守っても他の原因への対処がおろそかであれば，そちらが原因となって生活習慣病が発症するであろう．このように，目標量と生活習慣病との関連は他の指標で予想される健康障害との関連とは根本的に異なる．

生活習慣病に関連する栄養素は多数あるが，食事摂取基準で**目標量が示されている栄養素等は7種類に限定**されている*．7種類なのは，数多くの研究で確認され，その信頼度が非常に高い栄養素に限っているからである．それでも，推定平均必要量や推奨量に比べると，目標量の信頼度は低いと考えるべきである．その理由は，生活習慣病の発症や悪化の程度が他の多くの原因の影響を受けるために，注目している栄養素の摂取量との関連を，他の要因を排除して検討した上で目標量を決めるのがむずかしいからである．

＊エネルギー産生栄養素バランスにおける目標量　各エネルギー産生栄養素で定められた目標量と重複するため，ここには含めなかった．

目標量を正しく使うための要点は次の2つに集約される．1つは，考えるべき摂取期間が数年から数十年という長期間であることである．「発症予防」だから当然であるが，目標量は生活習慣病を治すための摂取量を示したものではない．したがって，何十年も先に起こるかもしれない生活習慣病を起こさないように気をつけるのが目標量であり，この意味から目標量は高齢者よりもむしろ若年者で大切といえる．もう1つの要点は，生活習慣病が1種類の栄養素だけでなく，他の栄養素の摂取量や栄養以外のさまざまな生活習慣

表 2-2　目標量の算定に付したエビデンスレベル [1,2]

エビデンスレベル	数値の算定に用いられた根拠	栄養素
D1	介入研究またはコホート研究のメタ・アナリシス，ならびにその他の介入研究またはコホート研究に基づく	たんぱく質，飽和脂肪酸，食物繊維，ナトリウム（食塩相当量），カリウム
D2	複数の介入研究またはコホート研究に基づく	−
D3	日本人の摂取量等分布に関する観察研究（記述疫学研究）に基づく	脂質
D4	他の国・団体の食事摂取基準またはそれに類似する基準に基づく	−
D5	その他	炭水化物 [3]

[1] 複数のエビデンスレベルが該当する場合は上位のレベルとする．
[2] 目標量は食事摂取基準として十分な科学的根拠がある栄養素について策定するものであり，エビデンスレベルはあくまでも参考情報である点に留意すべきである．
[3] 炭水化物の目標量は，総エネルギー摂取量（100 %エネルギー）のうち，たんぱく質および脂質が占めるべき割合を差し引いた値である．

の影響を受けて発症することである．たとえば，厳格に減塩しても高血圧になることはある．高血圧の原因には，大量飲酒，肥満，運動不足，遺伝的な背景もある．高血圧の発症予防でナトリウム（食塩相当量）の目標量をどう扱うかは高血圧の発症予防全体のなかで決められるべきものである．

このように，生活習慣病は 1 種類の栄養素によって発症したり予防できるものではない．多数の栄養素ならびに栄養素以外の諸要因が複雑に絡んでいる．日本人の食事摂取基準（2020 年版）の「生活習慣病とエネルギー・栄養素との関連」において，**主な栄養素摂取と主な生活習慣病との関連が，高血圧，脂質異常症，糖尿病，慢性腎臓病（CKD）の 4 つの疾患について図示**されているので，参照されたい．

食事摂取基準は定量的ガイドラインである点で，他の疾病治療ガイドラインと大きく異なる．後者が「○○を強く勧める」といった記述が中心であるのに対して，食事摂取基準は「目標量は○○ g/ 日未満」といったように数値を示すことを目的としている．

ところで，科学的な根拠に基づく限り，根拠の量と質によってガイドラインで示される記述や数値の信頼度や推奨度は異なる．これがエビデンスレベルである．食事摂取基準ではこれまでエビデンスレベルが示されていなかった．これは，定量的な数値にエビデンスレベルを付すことは，定性的な記述に対してエビデンスレベルを付すことよりもむずかしいからである．しかし，エビデンスレベルは活用においては有用であり必要である．そこで，日本人の食事摂取基準（2020 年版）では目標量に限ってエビデンスレベルが付された（**表 2-2**）．今後のエビデンスの集積とエビデンスレベルの信頼度の向上を期待したい．

6 策定における基本的留意事項

必須栄養素について，性・年齢階級別に数値を策定している

a 栄養素の選択基準

基本的には**必須栄養素**を扱っている．必須栄養素とは生きていくために必ず摂取しなくてはならない栄養素のことで，日本人の食事摂取基準(2020年版)では31種類としている．選ばれている栄養素で必須栄養素でないものは飽和脂肪酸とコレステロール，食物繊維の3種類であり，ともに生活習慣病の発症予防に関係している．なお，必須栄養素か否かがまだ十分に明らかになっていない栄養素もあり，その見解は国や専門家によって少しずつ異なる．

b 性・年齢・身体活動レベル

摂取すべきエネルギー量や栄養素量は性・年齢・身体活動レベルによって異なる．他にも影響を与える要因はたくさんあるが，この3つが基本である．そこで，食事摂取基準ではこの3つで個人や集団を分けて，それぞれの場合について「どの栄養素をどれくらい摂取するのが望ましいか」が示されている．年齢は，1歳ごとではなく年齢区分が使われている．これは，食事摂取基準で示されている値の精度と必要量の個人差を考慮してのことである．

c 参照体位

食事摂取基準では，**参照体位**(参照身長と参照体重)が性・年齢階級別に示されている．参照体位とは，その性・年齢階級にいる人を代表する体位である．エネルギーとそれぞれの栄養素の望ましい摂取量は，性と年齢階級だけでなく，体格(体位)によっても異なる．そのために，望ましいエネルギーとそれぞれの栄養素の摂取量を示すためには，参照となる身長，体重を性・年齢階級別に示さなくてはならない．これが参照体位である．

参照体位には平成28(2016)年国民健康・栄養調査で得られた中央値が使われている．「望ましい体位」ではなく「現状の体位」である点に留意したい．したがって，この参照体位から著しく離れた体格の人やそのような人が多数を占める集団に対しては，食事摂取基準は使いにくいという弱点をもっている．

d 確　率

必要な摂取量は個人によって異なる．ところが，研究目的で用いられる特殊な場合を除けば，エネルギーや各栄養素の必要量を個人ごとに測定する方法はなく，必要量は**確率**的にしか知りえない．したがって，食事摂取基準で示されている量を絶対的なものと信じるのではなく，「1つの値を示さなくてはならない場合にもっとも確からしい値」と考えて扱うべきである．

e 科学的根拠

「科学的根拠とは何か」を理解するのはむずかしいが，科学的な手順をふんで行われた研究成果のことと考えてよい．むしろ逆に，科学的根拠に基づかないで何かを決めることを想像する方がわかりやすい．このような典型例として，1人または少数人の意見や感覚や経験によって決める，というものがある．

それに対して，食事摂取基準は数多くの研究成果のまとめとして策定されたものである．その選択基準は「好ましい結果」ではなく，「信頼できる質をもった方法で行われた研究」である．これらを網羅的，系統的に収集し，客観的に整理し，結論を得る．この方法を**系統的レビュー**と呼ぶ．数量的にまとめる場合，特にメタ・アナリシスと呼ぶこともある．これは信頼度が高いことを示すと同時に，新たな研究成果が明らかになれば修正されることも同時に示している．したがって，食事摂取基準で示されている数値や考え方は現時点におけるもっとも信頼できるものではあるが，究極的な真実を示すものではないことにも留意すべきである．

C 食事摂取基準活用の基礎理論

1 食事摂取基準における reference の意味

実摂取量と食事摂取基準の数値を比較することである

Reference を英和辞典で引くと「1. 言及，論究，2. 参照，参考」と説明されている．国語辞典では，「参照」は「照らし合わせてみること，引き比べて参考にすること」と説明されている．ここから「食事摂取基準は何かと比べることを前提としている」ことがわかる．その何かとは「現在の摂取量」である．「現在の摂取量」と食事摂取基準に記載されている「望ましい摂取量」を照らし合わせ，その結果を栄養業務の参考にするようにという意味である．ここでの摂取量とは，対象者（対象集団）による自由摂取の場合も，食事を提供して摂取させる場合も含んでいる．なお後者は，提供量ではなく摂取量なので注意したい［提供されたが摂取しなかった分（残食）は照らし合わせる数値から除外しなければならない］．

また，1日のうち一部分の食事を提供するような場合は，「提供する食事に含まれ，そこから摂取した栄養素量」が照らし合わせる対象ではない．対象者（対象集団）が，「提供する食事に含まれ，そこから摂取した栄養素量」も含めて，1日全体に摂取した栄養素量が照らし合わせる対象である．なぜなら，食事摂取基準は特定の食事に対して用いるべきものではないからである．

2 活用のポイント

PDCAサイクルは食事アセスメントからはじまる

a 比較(照らし合わせる)

食事摂取基準の活用における最大のポイントを図2-8に示した．この図でもっとも重要なのは，右側の枠の下に書かれた「それぞれの絶対量よりも，両者の差が重要である」という補足文である．それは次の例から容易に理解できるだろう．

「たんぱく質は1日あたり65 gくらい摂ってください」という指導と「たんぱく質は1日あたり10 gくらい今より多めに摂ってください」という指導では，対象者はどちらが実行しやすいだろうか？　両方とも，食品モデルを見せたり，モデル献立を提案して指導したりするものとする．同様に，「エネルギーは1日あたり1,800 kcalくらい摂ってください」という指導と「エネルギー摂取量を1日あたり200 kcalくらい今より少なめにしましょう」という指導ならどうだろうか．

これらの例からわかるように，前者は食事アセスメントをしなくてよい分だけ栄養士の負担は少なく，後者ではその分だけ栄養士の負担は大きい．逆に，対象者にとって前者は理解も把握もしにくく，実行もむずかしい(ただし，食事アセスメントを行うには対象者側の協力や作業も必要である)．

全体として対象者にメリットがあるかデメリットの方が大きいかは，どのような食事アセスメントを行うか，その食事アセスメントは役立つか，それによって対象者への指導効果，予防効果，治療効果は本当に上がるかなど，多くの要素について吟味し，総合的に判断しなくてはならない．現在，医療分野や公衆衛生分野ではそのような方法が推奨されており，その代表例がPDCA(Plan，Do，Check，Act)サイクルである．

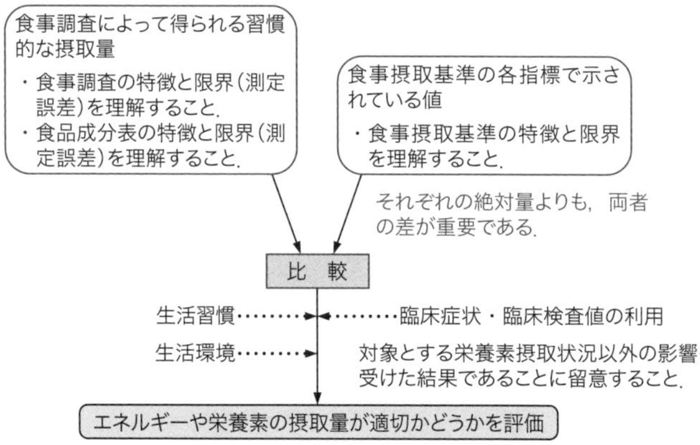

図2-8　食事摂取基準を用いた食事摂取状況のアセスメントの概要

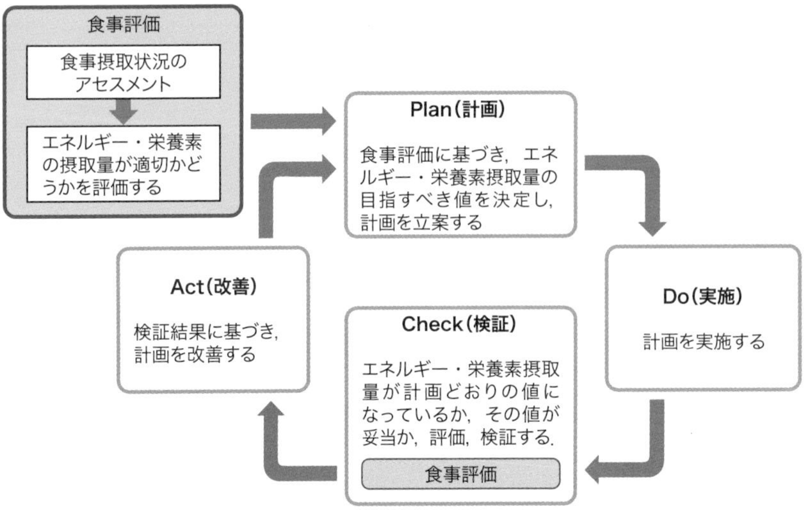

図 2-9　食事摂取基準の活用と PDCA サイクル

b　PDCA サイクル

「照らし合わせる」を栄養業務に合わせ，静的にではなく，動的に示したものが**図 2-9** である．これは栄養業務のあるべきプロセスを示している．まず，食事摂取状況のアセスメント（**食事アセスメント**）を行う．つまり，「食事調査によって得られる習慣的な摂取量」と「食事摂取基準の各指標で示されている値」を比較する．これによって両者の差がわかる．これが解決すべき課題である．

この解決すべき課題に対して，**計画**（**Plan**）を立てる．この計画に従って業務を**実施**（**Do**）する．栄養業務を実施したら**評価**（**Check**）を行う．具体的には，もう一度，食事摂取状況のアセスメントを行う．そして，最初に計画（Plan）を立てる前に行ったのと同様の食事摂取状況のアセスメントを行って，その差を求める．これが改善すべき課題である．どのようにすればこの課題を解決できるかを考えるのが**改善**（**Act**）である．ここで出された課題に基づいて，もう一度計画（Plan）を立てる．その後，このサイクルを回して栄養業務の質をらせん状に向上させてゆこうとする基本的な考え方，これが PDCA サイクルである．P のためにアセスメント（A）が必要だから，A-PDCA サイクルと呼ぶ方が正しいかもしれない．

食事摂取基準だけを知っていれば栄養業務が滞りなくできるわけではない．食事摂取基準と同様に食事摂取状況のアセスメント（食事摂取状況に関する調査方法，食事アセスメント，食事調査）に精通しなくてならない．

3 食事調査（食事アセスメント）

食事調査法の長所と短所を理解して使い分ける

a 食事調査法(食事アセスメント)とその特徴

食事調査法(食事アセスメント)には複数の方法があり，それぞれの長所と短所を知って使い分けなければならない．主な食事調査法とその特徴(長所，短所)を**表 2-3** に示した．

食事摂取基準の活用を考えれば，もっとも望ましいのは数日間以上の**食事記録法**か**食事思い出し法**を数回繰り返して行うことである．日数が長ければ長いほどよいが，実施可能性を十分に考慮して決めなくてはならない．実際には，たとえ3日間，場合によっては1日間でも，食事摂取基準で活用できるくらいに精度の高い食事記録法や食事思い出し法を現場で使うのは困難なことが多い．高い問題意識をもった人や動機づけがされた人でないとなかなか応じてもらえない，得られた情報を整理して栄養価計算をするのに管理栄養士・栄養士にかなりの負担が生じる，という2つの問題がその主な理由としてあげられる．糖尿病の教育入院など，特殊な場面では可能なこともあるが，保健管理センターでの食事指導や病院の外来診療などではむずかしいであろう．

食事記録法や食事思い出し法に代わる方法としてあげられるのが，**食物摂取頻度法**や**食事歴法**である．これらの方法は習慣的な摂取状態を把握できる方法なので魅力的だが，おぼろげな記憶に頼って答えてもらうことや，あらかじめ準備した質問についてしか情報が得られないこと，得られる結果から実際の食事の情景を想像しにくいことなど，数多くの弱点があり，安易な利用は慎みたいものである．

b 申告誤差(過小申告，過大申告)

測定には必ず測定誤差がつきまとう．対象者が自己申告するタイプの食事アセスメントでは，申告誤差(過小申告，過大申告)という測定誤差が特に問題となる．

ほとんどの種類の食事アセスメントで摂取量は少なめに見積もられてしまうことが知られている．これを**過小申告**と呼ぶ．過小申告はていねいに行われた食事記録法でも起こりうるために注意が必要である．

たとえば，2016(平成28)年に行われた国民健康・栄養調査で報告された年齢階級別のエネルギー摂取量の平均値を同じ年齢区分の推定エネルギー必要量(身体活動レベルⅡ)と比べると**図 2-10** のようになる．成人では，男女ともに，推定エネルギー必要量がエネルギー摂取量(平均値)を上まわっていることがわかる．特に20～49歳ではこの差は大きく，男性ではおよそ500 kcal/日，女性ではおよそ300 kcal/日になっている．つまり，集団平均値として，かなり深刻な過小申告が生じていることをこの結果は示している．過小申告はさまざまな原因によって起こると考えられているが，肥満傾向が

表 2-3　食事摂取状況に関する調査法のまとめ

調査法	概要	長所	短所	習慣的な摂取量を評価できるか	利用にあたって特に留意すべき点
食事記録法	摂取した食物を調査対象者が自分で調査票に記入する. 重量を測定する場合(秤量法)と, 目安量を記入する場合がある(目安量法). 食品成分表を用いて栄養素摂取量を計算する.	・対象者の記憶に依存しない. ・ていねいに実施できれば精度が高い.	・対象者の負担が大きい. ・対象者のやる気や能力に結果が依存しやすい. ・調査期間中の食事が, 通常と異なる可能性がある. ・データ整理に手間がかかり, 技術を要する. ・食品成分表の精度に依存する.	・多くの栄養素で長期間の調査を行わないと不可能.	・データ整理能力に結果が依存する. ・習慣的な摂取量を把握するには適さない. ・対象者の負担が大きい.
24時間食事思い出し法	前日の食事, または調査時点からさかのぼって24時間分の食物摂取を, 調査員が対象者に問診する. フードモデルや写真を使って, 目安量をたずねる. 食品成分表を用いて, 栄養素摂取量を計算する.	・対象者の負担は, 比較的小さい. ・比較的高い参加率を得られる.	・熟練した調査員が必要. ・対象者の記憶に依存する. ・データ整理に時間がかかり, 技術を要する. ・食品成分表の精度に依存する.	・多くの栄養素で複数回の調査を行わないと不可能.	・聞き取り者に特別の訓練を要する. ・データ整理能力に結果が依存する. ・習慣的な摂取量を把握するには適さない.
陰膳法	摂取した食物の実物と同じものを, 同量集める. 食物試料を化学分析して, 栄養素摂取量を計算する.	・対象者の記憶に依存しない. ・食品成分表の精度に依存しない.	・対象者の負担が大きい. ・調査期間中の食事が通常と異なる可能性がある. ・実際に摂取した食品のサンプルを, 全部集められない可能性がある. ・試料の分析に, 手間と費用がかかる.		・習慣的な摂取量を把握する能力は乏しい.
食物摂取頻度法	数十～百数十項目の食品の摂取頻度を, 質問票を用いてたずねる. その回答をもとに, 食品成分表を用いて栄養素摂取量を計算する.	・対象者1人あたりのコストが安い. ・データ処理に要する時間と労力が少ない. ・標準化に長けている.	・対象者の漠然とした記憶に依存する. ・得られる結果は質問項目や選択肢に依存する. ・食品成分表の精度に依存する. ・質問票の精度を評価するための, 妥当性研究を行う必要がある.	・可能.	・妥当性を検証した論文が必須. また, その結果に応じた利用にとどめるべき. (注)ごく簡易な食物摂取頻度調査票でも妥当性を検証した論文はほぼ必須.
食事歴法	上記(食物摂取頻度法)に加え, 食行動, 調理や調味などに関する質問も行い, 栄養素摂取量を計算に用いる.				
生体指標	血液, 尿, 毛髪, 皮下脂肪などの生体試料を採取して, 化学分析する.	・対象者の記憶に依存しない. ・食品成分表の精度に依存しない.	・試料の分析に手間と費用がかかる. ・試料採取時の条件(空腹か否かなど)の影響を受ける場合がある. 摂取量以外の要因(代謝・吸収, 喫煙・飲酒など)の影響を受ける場合がある.	・栄養素によって異なる.	・利用可能な栄養素の種類が限られている.

強い人ほど大きな過小申告を示す傾向にあることが報告されている.

C エネルギー調整

エネルギー摂取量の過不足は食事アセスメントで得られるエネルギー摂取量ではなく, 体重の変化と BMI を用いて評価する.

上述の申告誤差の影響をできるだけ少なくする目的で, エネルギーを産生する栄養素の摂取量は, 食事アセスメントで得られた摂取量を, エネルギー

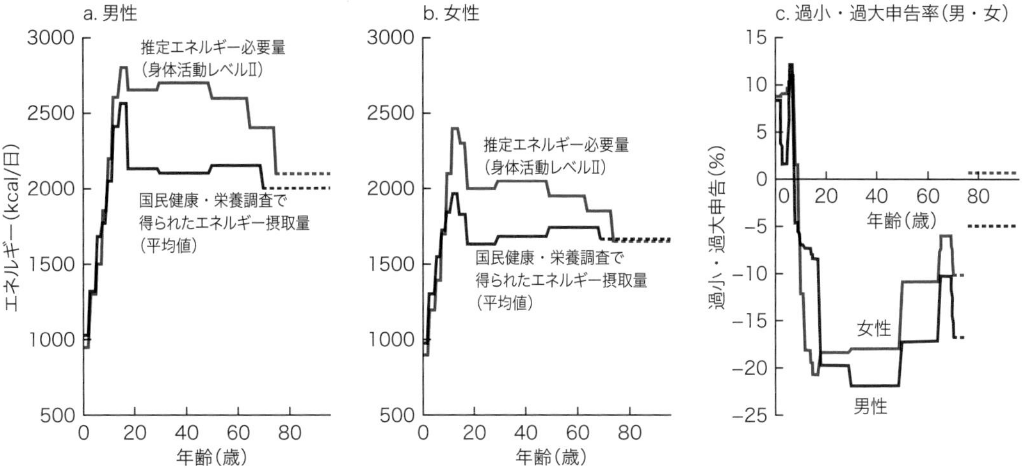

図 2-10 平成 28(2016)年国民健康・栄養調査(案分法による 1 日間食事記録法)によって得られた平均エネルギー摂取量と推定エネルギー必要量(身体活動レベルⅡ)の比較

注) 国民健康・栄養調査によって得られた平均エネルギー摂取量も推定エネルギー必要量も高齢者では年齢の上限が示されていない. そのため点線で示した.

に占める割合として表現する. 単位は%エネルギー(%E)である. この単位を用いることによって, 過小申告の問題を回避できる. しかし, 日間変動の問題はほとんど回避できないため, 注意を要する. エネルギーを産生しない栄養素の摂取量は, 食事アセスメントで得られる摂取量を, 推定エネルギー必要量を摂取していると仮定した上で調整をして用いるのがもっとも現実的であろう. 具体的には次式で得られる.

$$\text{エネルギーを産生しない栄養素摂取量} = \text{アセスメントで得られた栄養素摂取量} \times \left(\frac{\text{推定エネルギー必要量}}{\text{アセスメントで得られたエネルギー摂取量}} \right)$$

d 日間変動

食べ物や食べている量が日によって変わる現象を**日間変動**という. **図 2-11** は健康な成人 3 人による 16 日間半秤量式食事記録から計算したエネルギー摂取量の日間変動である. 対象者により, また記録日によってかなり異なるが, 毎日 500 kcal 程度の幅で摂取量が揺れている様子がわかる. **図 2-12** は健康な成人 3 人(**図 2-11** の対象者とは別人)による 16 日間半秤量式食事記録から計算したエネルギー, たんぱく質, ビタミン C, ビタミン D の摂取量の相対的な揺れである. すべての栄養素がエネルギーよりも大きな日間変動を示し, 特にビタミン D の変動が非常に大きい. これは, ある 1 日間をていねいに調べても習慣的なビタミン D 摂取量がわからないことを示している.

食事摂取基準が扱っているのは習慣的な摂取量であるから, 上記の代表例のビタミン D と同じく, 多くの栄養素において 1 日間をていねいに調べる

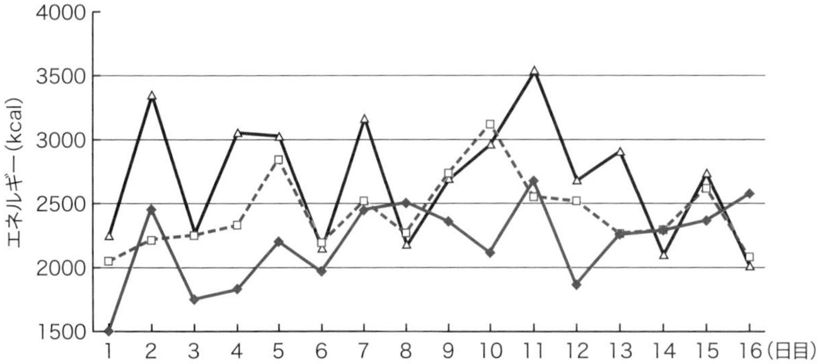

図 2-11　エネルギー摂取量における日間変動：健康な成人男性 3 人で観察された結果

男性(121 人)のデータからランダムに 3 人を取り出した.

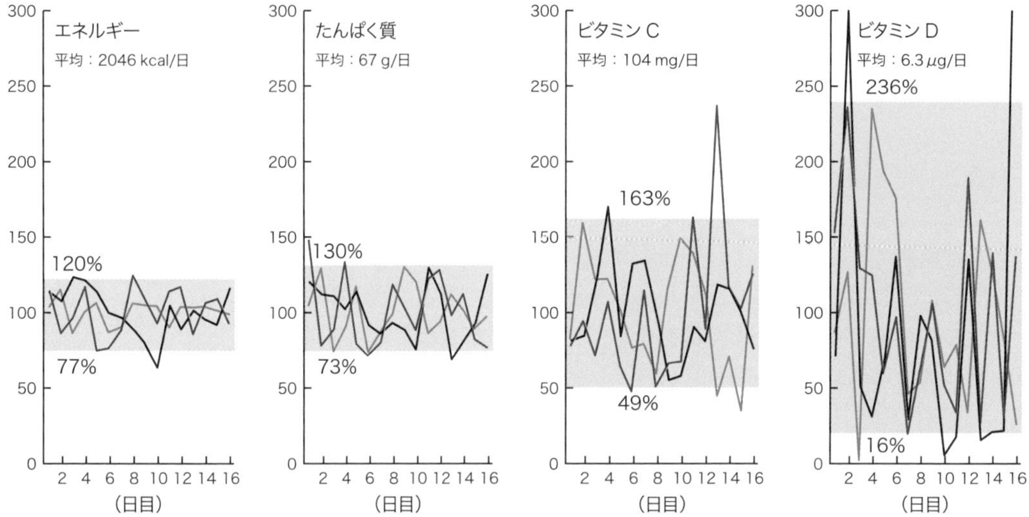

図 2-12　栄養素摂取量における日間変動：健康な成人女性 3 人において観察されたエネルギー，たんぱく質，ビタミン C，ビタミン D 摂取量

部分(およびその数値)は正規分布を仮定した場合に 95%のデータが存在する区間.
女性(121 人)のデータからランダムに 3 人を取り出した.

方法(たとえば，1 日間食事記録法)は有用でないことが理解される．ただし，集団の平均摂取量を知りたい場合には，対象者数が十分にあれば 1 日間の調査で十分である．これは，日間変動が個人間の差によって相殺されるためである．

4 集団の食事改善を目的とした評価・計画と実施

不足確率を求める代表的な方法としてカットポイント法がある

集団は個人が集まった状態であり，その意味では個人を対象とした食事改

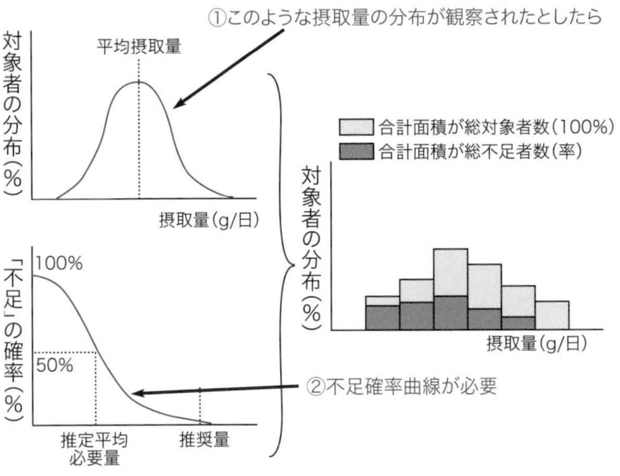

図 2-13　集団における食事摂取状態の評価を行うための方法(確率法)の概念

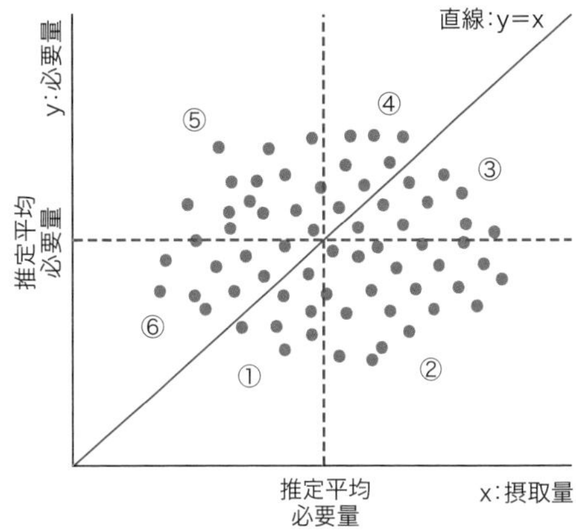

図 2-14　集団における食事摂取状態の評価を行うための方法(カットポイント法)の概念

善が決まれば集団を対象とした食事改善はおのずと決まるはずである．ところが，実際にはそれほど単純ではない．集団の特徴を一言で表す数値が必要であり，そのために平均値や中央値，頻度や率などが使われる．これらの数値は集団の代表値であって，特定の個人を表すのではない．

食事摂取基準で示されている数値を集団に用いるためには，その栄養素の摂取量が不足している人はその集団内に何パーセントいるかを知らなくてはならない．このために使われるのが確率法である(**図 2-13**)．確率法を使って不足者数を計算するためには，推定平均必要量と推奨量だけでなく摂取量ごとに不足する確率を示した曲線(不足確率曲線)が必要である．しかし，食事摂取基準では推定平均必要量と推奨量が示されているだけで，他の摂取量における不足確率は示されていない．したがって，現実的には確率法は使えない．

その代わりとして用いられる代表的な方法が，**カットポイント法**である(**図 2-14**)．これは，習慣的な摂取量が推定平均必要量未満の者の人数(または集団全体に占める割合)を数える方法である．人は自分の必要量を知りえないという仮定のもとでは，理論的には摂取量と必要量の間に相関はありえない．必要量が他の人より多めだから少し多めに食べておこうと考えることはありえないからである．

次に，摂取量と必要量のそれぞれの分布がともに正規形であると仮定し，摂取量の平均値が推定平均必要量付近にあると仮定する．そうすると，不足している人は直線 y = x と y 軸で囲まれた部分に存在し，不足していない(充足している)人は直線 y = x と x 軸で囲まれた部分に存在することになる．さらに，x = 推定平均必要量と y = 推定平均必要量という直線を加えると，すべての領域は 6 つの領域(①〜⑥)に分かれ，不足している人は領域(④＋⑤＋⑥)に存在する．領域(①)と領域(④)の面積は同じだから，そこにいる人数はほぼ同じになると考えられ，不足している人数は領域(①＋⑤＋⑥)に

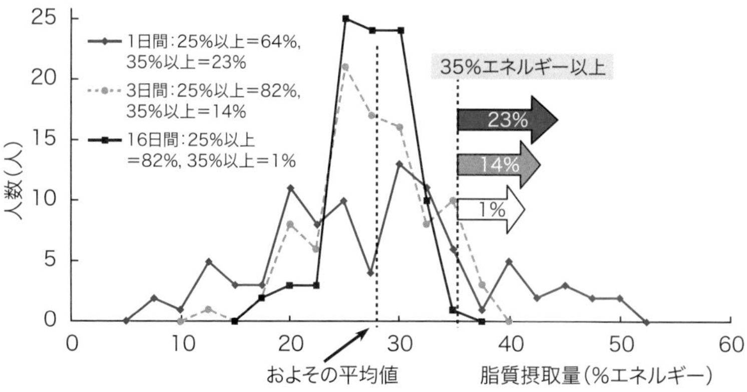

図 2-15　16 日間半秤量式食事記録法（女子大学生 92 人）から計算した脂質摂取量の分布

横軸は脂質摂取量（%エネルギー）．縦軸はその摂取量を示した人数．
16 日間の秤量食事記録調査を行ったデータを使ったもの．16 日間のデータからある 1 日を取り出して摂取量の分布を描いたのが色線（—◆—），ある 3 日間のデータを取り出して 3 日間の平均値を計算して分布を描いたのが点線（-●-），全 16 日間の平均値を計算して分布を描いたのが黒線（—■—）である．
【解釈】調査日数が長くなるほど，分布の裾が狭くなり，頂点が高くなっている（ここに人が集中してくる）ことがわかる．一方，この集団全体の平均摂取量は日数にかかわらずおよそ 28%エネルギーである．分布の幅は調査日数の影響を強く受ける一方，集団平均値は調査日数の影響をほとんど受けないことがわかる．

等しくなる．これは，摂取量が推定平均必要量に満たない者の人数である．

確率法もカットポイント法も推定平均必要量の存在を前提としているため，それらが存在しない目安量や目標量には用いられない．目安量や目標量に用いられる方法は残念ながら知られていない．そのため，現時点では，推定平均必要量の代わりに目安量や目標量を用いて，目安量に満たない人や目標量の範囲からはずれている者の人数（または集団全体に占める割合）を算出する方法しかない．ただし，これは理論的にその正しさが保証されていないことに留意すべきである．

耐容上限量については習慣的な摂取量がこれを上まわる人がいてはならない．耐容上限量は，上まわって摂取している人がいないことを確認するための指標であり，そのような人が何パーセントいるかを調べるための指標ではない．したがって，確率法もカットポイント法も用いない．

ところで，カットポイント法の利用には摂取量の分布が必要である．平均値や中央値がわかっているだけではカットポイント法は使えない．ところが，食事記録法を用いた場合，摂取量の分布形，特にその幅は記録日数によって大きく変わってしまう．そのため，1 日間など短い期間の食事記録法で得られた分布を用いると，誤った結果が得られる危険をはらんでいる．その一例を**図 2-15** を示す．これは女子大学生 92 人における 16 日間半秤量式食事記録から脂質摂取量を算出した図である．横軸は脂質摂取量（%エネルギー），縦軸は人数である．16 日間の中からある 1 日間を取り出して摂取量の分布を描いた結果，そして，16 日間の平均的な摂取量の分布を描いた結果の 3 つの分布に対してカットポイント法を適用すれば，結果が異なることに気づくであろう．つまり，カットポイント法の結果は調査日数（その原因は日間変動である)の影響を強く受ける．日間変動の問題は集団の評価にも無視できない影響を及ぼすことを覚えておきたい．

D エネルギー・栄養素別必要量

1 エネルギー

エネルギーの過不足は，原則として体重の変化(増減)で測る．体重の変化を測れない場合，ならびに，どのような体格が原則として望ましいかの指標として，成人では体格指数(BMI：kg/m^2)を用いる．年齢区分別に「目標とするBMIの範囲(18歳以上)」が定められている(☞**表 2-1**，32頁)．乳児ならびに小児では体格指数に代わって成長曲線を用いる．

集団給食など，エネルギーの給与量を決めなくてはならない栄養業務がある．そのための基礎資料として，推定エネルギー必要量(EER)が算定されている．推定エネルギー必要量は，測定期間内に体重の変化のない健康な集団を対象として二重標識水法を用いて測定された総エネルギー消費量を参照して決められている．各ライフステージにおける推定エネルギー必要量は各章を参照されたい．

ところで，推定エネルギー必要量は，理論的には以下の式のように，基礎代謝量に身体活動レベルを乗じた値に等しい．小児や妊婦，授乳婦ではこれにエネルギー蓄積量あるいは付加量を加えて求められる．

しかし，実際の栄養業務では基礎代謝量は実測せず，研究報告に基づく値や性，年齢，身長，体重から推定する式を用いた推定値を用いることが多い．一方，身体活動レベルは，個々の身体活動ごとには代表値が与えられているものの，これらを用いて対象者個人または対象集団の身体活動レベルを推定しなければならないことが多い．しかしながら，そのために必要な妥当性を有する測定方法の開発はまだ十分ではない．また，食事調査(食事アセスメント)によって得られるエネルギー摂取量をこの目的のために用いるのは測定誤差(多くは過小申告)を無視できないために，正しいことではない．

成人のEER(kcal/日)＝基礎代謝量(kcal/日)×身体活動レベル
≒推定基礎代謝量(kcal/日)×身体活動レベル

2 たんぱく質

推定平均必要量・推奨量と目標量が策定されている

たんぱく質の必要量は，近年は指標アミノ酸酸化法によって求められてきているが，まだその質・量ともに十分でない．そこで，日本人の食事摂取基準(2020年版)の策定でもこれまでと同様に，窒素出納法で得られたたんぱく質維持必要量を用いることとされた．小児，成人，高齢者ともに，**窒素出**

納試験により測定された良質な動物性たんぱく質の**たんぱく質維持必要量（0.66 g/kg 体重 /日）**に参照体重を乗じて１人１日あたりのたんぱく質維持必要量を求め，それを日常食混合たんぱく質の利用効率で補正して推定平均必要量を算定した．この値に個人間変動を考慮して，推奨量算定係数を1.25とし推奨量を算定している．

たんぱく質の目標量は，3歳以上49歳までの年齢階級で13～20%エネルギー（%E）とされている．50～64歳では14～20%E，65歳以上は15～20%Eと下限値が高めに設定されている．

なお，「65歳以上の高齢者について，フレイル予防を目的とした量を定めることはむずかしいが，身長・体重が参照体位に比べて小さい者や，特に75歳以上であって加齢に伴い身体活動量が大きく低下した者など，必要エネルギー摂取量が低い者では，下限が推奨量を下回る場合がありうる．この場合でも，下限は推奨量以上とすることが望ましい．」との記載がある．

3 脂　　質

脂質，飽和脂肪酸，*n*-6系脂肪酸，*n*-3系脂肪酸について基準が策定されている

脂質，飽和脂肪酸，*n*-6系脂肪酸，*n*-3系脂肪酸について基準が設定されている（**図2-16**）．コレステロールについては，脂質異常症の重症化予防のための値（200 mg/日未満にとどめることが望ましい）が設定された．なお，この値は発症予防のための目標量ではない点に注意が必要である．

脂質の目標量は，1歳以上のすべての年齢階級でエネルギーの20～30%Eとされている．20%Eを下まわると必須脂肪酸の目安量を下まわる可能性が高まること，30%Eを上まわると飽和脂肪酸の目標量（7%E以下）を上まわる可能性が高まるためである．

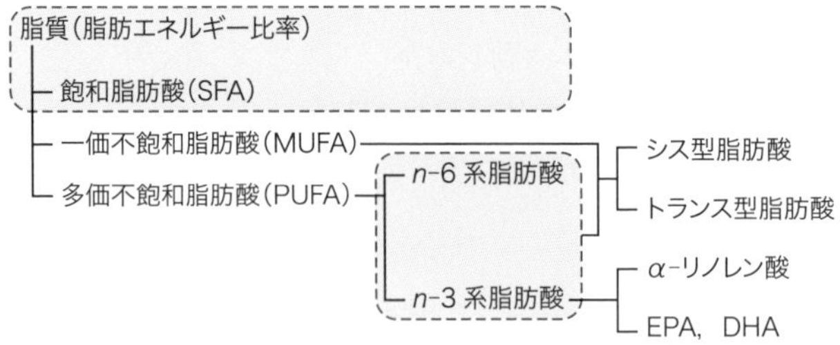

図2-16　脂質とその構成

点線で囲んだ4項目について基準が示されている．脂質，飽和脂肪酸については目標量としてエネルギー比率が，*n*-6系脂肪酸，*n*-3系脂肪酸については絶対量として目安量が示されている．

4 炭水化物

炭水化物と食物繊維について基準が策定されている

a 炭水化物

炭水化物については推定平均必要量(ならびに推奨量)，目安量も耐容上限量も設定されていない．目標量として，総エネルギー摂取量に占める炭水化物由来のエネルギーの割合(% E)が示されている．

b 食物繊維

現在の日本人成人(18 歳以上)における食物繊維摂取量の中央値(13.7 g/日)と，24 g/日(10 のコホート研究のデータを統合して再解析した結果，心筋梗塞死亡率の低下が観察された摂取量)との中間値(18.9 g/日)が，目標量を算出するための参照値とされた．成人(18 歳以上)における参照体重の平均値(58.3 kg)と性別および年齢階級ごとの参照体重を用い，その体重比の 0.75 乗を用いて体表面積を推定する方法により外挿し，性別および年齢階級ごとの目標量が算出されている．

5 エネルギー産生栄養素バランス

たんぱく質，脂質，炭水化物の目標量が策定されている

エネルギー産生栄養素バランスは，「エネルギーを産生する栄養素，すなわち，たんぱく質，脂質，炭水化物(アルコールを含む)とそれらの構成成分が総エネルギー摂取量に占めるべき割合(%エネルギー，%E)」であり，その指標は目標量とされた(**表 2-4**)．

エネルギー産生栄養素のなかで，たんぱく質には必要量が存在し，不足を回避する目的から推奨量を摂取することが勧められる．脂質は脂肪酸に細分類され，*n*-6 系脂肪酸と *n*-3 系脂肪酸には目安量が，飽和脂肪酸には目標量が設定されている．炭水化物は必須栄養素であるが，特殊な条件下を除けば摂取量が必要量を下回ることは考えにくい．

以上より，エネルギー産生栄養素バランスを定めるには，まずたんぱく質の量を定め，次に脂質の量を定め，その残余を炭水化物とするのが適切であると考えられる．なお，アルコールはエネルギーを産生するが，必須栄養素でなく，摂取を勧める理由はない．そこで，これらの栄養素バランスにアルコールを含める場合には，たんぱく質と脂質の残余を炭水化物とアルコールと考えるのがもっとも適当であるとされた．

表 2-4 エネルギー産生栄養素バランス(%エネルギー)

性別	男性				女性			
	目標量[1,2]				目標量[1,2]			
年齢等	たんぱく質[3]	脂質[4] 脂質	脂質[4] 飽和脂肪酸	炭水化物[5,6]	たんぱく質[3]	脂質[4] 脂質	脂質[4] 飽和脂肪酸	炭水化物[5,6]
0～11(月)	–	–	–	–	–	–	–	–
1～2(歳)	13～20	20～30	–	50～65	13～20	20～30	–	50～65
3～5(歳)	13～20	20～30	10以下	50～65	13～20	20～30	10以下	50～65
6～7(歳)	13～20	20～30	10以下	50～65	13～20	20～30	10以下	50～65
8～9(歳)	13～20	20～30	10以下	50～65	13～20	20～30	10以下	50～65
10～11(歳)	13～20	20～30	10以下	50～65	13～20	20～30	10以下	50～65
12～14(歳)	13～20	20～30	10以下	50～65	13～20	20～30	10以下	50～65
15～17(歳)	13～20	20～30	8以下	50～65	13～20	20～30	8以下	50～65
18～29(歳)	13～20	20～30	7以下	50～65	13～20	20～30	7以下	50～65
30～49(歳)	13～20	20～30	7以下	50～65	13～20	20～30	7以下	50～65
50～64(歳)	14～20	20～30	7以下	50～65	14～20	20～30	7以下	50～65
65～74(歳)	15～20	20～30	7以下	50～65	15～20	20～30	7以下	50～65
75以上(歳)	15～20	20～30	7以下	50～65	15～20	20～30	7以下	50～65
妊婦 初期					13～20	20～30	7以下	50～65
妊婦 中期					13～20			
妊婦 後期					15～20			
授乳婦					15～20			

[1] 必要なエネルギー量を確保した上でのバランスとすること.
[2] 範囲に関してはおおむねの値を示したものであり，弾力的に適用すること.
[3] 65歳以上の高齢者について，フレイル予防を目的とした量を定めることはむずかしいが，身長・体重が参照体位に比べて小さい者や，特に75歳以上であって加齢に伴い身体活動量が大きく低下した者など，必要エネルギー摂取量が低い者では，下限が推奨量を下回る場合がありうる．この場合でも，下限は推奨量以上とすることが望ましい.
[4] 脂質については，その構成成分である飽和脂肪酸など，質への配慮を十分に行う必要がある.
[5] アルコールを含む．ただし，アルコールの摂取を勧めるものではない.
[6] 食物繊維の目標量を十分に注意すること.

6 ビタミン

脂溶性ビタミン4つ，水溶性ビタミン9つの基準が策定されている

a 脂溶性ビタミン

1) ビタミンA

ビタミンAの食事摂取基準の数値をレチノール相当量として示し，**レチノール活性当量**(retinol activity equivalents, **RAE**)という単位で算定された.

推定平均必要量の参照値である9.3 μgRAE/kg体重/日と参照体重から概算し，18歳以上の成人男性のビタミンAの推定平均必要量は600～650 μgRAE/日，18歳以上の成人女性は450～500 μgRAE/日とされた．推奨量は，個人間の変動係数を20%と見積もり，成人男性は850～900 μgRAE/日，成人女性は650～700 μgRAE/日とされた.

2) ビタミンD

ビタミンDはこれまでと同様に目安量が設定されているが，他の栄養素の目安量とは異なり，骨折のリスクを上昇させないビタミンDの必要量に基づいて策定されている．その結果，日本人の食事摂取基準(2015年版)の5.5

μg/日から8.5 μg/日に変更されている.

3) ビタミンE

現在の日本人の摂取量［中央値は平成28(2016)年国民健康・栄養調査によると，男性6.1～6.7 mg/日，女性5.8～6.7 mg/日］程度を摂取していればビタミンEの栄養状態に問題がないと考え，目安量として成人男性6.5 mg/日，成人女性6.0 mg/日が設定された.

4) ビタミンK

現状では，正常な血液凝固能を維持するのに必要なビタミンK摂取量を基準として，適正摂取量を設定するのが妥当と考えられた．また，現時点では推定平均必要量および推奨量を算定するに足る科学的根拠はないものと考え，目安量として成人男女ともに150 μg/日が設定された.

b 水溶性ビタミン

1) ビタミンB_1

ビタミンB_1の必要量をビタミンB_1摂取量と尿中のビタミンB_1排泄量との関係式における変曲点から求める方法が採用され，尿中にビタミンB_1の排泄量が増大しはじめる摂取量が，推定平均必要量とされた．ビタミンB_1は，エネルギー代謝に関与するビタミンであることから，エネルギー摂取量あたりのビタミンB_1摂取量と尿中へのビタミンB_1排泄量との関係から，推定平均必要量が算定された．具体的には，チアミンとして0.35 mg/1,000 kcal，チアミン塩酸塩量としては0.45 mg/1,000 kcalとなる．この値から，対象年齢区分の推定エネルギー必要量を乗じて推定平均必要量が算定され，推奨量は，推定平均必要量に推奨量算定係数1.2を乗じた値とされた.

2) ビタミンB_2

健康な成人男性および若年女性への遊離型リボフラビン負荷試験において，約1.1 mg/日以上の摂取で尿中リボフラビン排泄量が摂取量に応じて増大することが報告されている．この試験時のエネルギー摂取量は2,200 kcal/日であった．そこで，ビタミンB_2はエネルギー代謝に関与するビタミンであることから，1～64歳のエネルギー摂取量あたりの推定平均必要量を算定するための参照値は，0.50 mg/1,000 kcalとなる．この値に，対象年齢区分の推定エネルギー必要量を乗じて推定平均必要量が算定された．また推奨量は，推定平均必要量に推奨量算定係数1.2を乗じた値とされた.

3) ナイアシン

ナイアシン欠乏症のペラグラ*の発症を予防できる最小摂取量から，必要量が求められた．ナイアシンはエネルギー代謝に関与するビタミンであることから，推定平均必要量はエネルギー摂取量あたりの値とされた．N^1-メチルニコチンアミド(MNA)排泄量を1 mg/日に維持できる最小ナイアシン摂取量である4.8 mgNE*/1,000 kcalが1～64歳の推定平均必要量算定の参照値とされた．この値に，対象年齢区分の推定エネルギー必要量を乗じて推定平均必要量が算定された．推奨量は，推定平均必要量に推奨量算定係数1.2を乗じた値とされた.

＊ペラグラ　皮膚の発疹，消化管の炎症，脳の機能不全(脳症)などを特徴とする.

＊ナイアシン当量(NE)　ナイアシンはトリプトファンから肝臓で生合成される，この転換量を含めたものをナイアシン当量(niacin equivalent，NE)と呼ぶ．トリプトファン60 mgがナイアシン1 mgと等価としている.

4）ビタミン B_6

血漿ピリドキサールリン酸（PLP）濃度を 30 nmol/L に維持できるビタミン B_6 摂取量を推定平均必要量とすることとされた．血漿 PLP 濃度を 30 nmol/L に維持できるビタミン B_6 量はピリドキシン摂取量として 0.014 mg/g たんぱく質であり，相対生体利用率 73％で除して 1 ～ 64 歳の推定平均必要量算定の参照値（0.014/0.73＝0.019 mg/g）とされた．この値に，対象年齢区分のたんぱく質の食事摂取基準の推奨量を乗じて推定平均必要量が算定され，推奨量は，推定平均必要量に推奨量算定係数 1.2 を乗じた値とされた．

5）ビタミン B_{12}

巨赤芽球性貧血患者を対象とした研究結果から，1.5 μg/日程度がビタミン B_{12} の必要量と考えられた．巨赤芽球性貧血患者では内因子を介したビタミン B_{12} の腸管吸収機構が機能できないので，胆汁中に排泄されたビタミン B_{12} は再吸収されない．よって，その損失量（巨赤芽球性貧血患者の胆汁中のビタミン B_{12} 排泄量：0.5 μg/日）を差し引くことで，正常な腸管吸収能力を有する健康な成人における必要量が得られる．この値 1.0 μg/日に吸収率 50％を考慮し，推定平均必要量は 2.0 μg/日と算定され，推奨量は，推定平均必要量に推奨量算定係数 1.2 を乗じた 2.4 μg/日とされた．

6）葉　酸

体内の葉酸栄養状態を表す生体指標として，短期的な指標である血清中葉酸ではなく，中・長期的な指標である赤血球中葉酸濃度と血漿総ホモシステイン値の維持（14 μmol/L 未満）についての報告をもとに検討した結果，赤血球中の葉酸濃度を 300 nmol/L 以上に維持できる最小摂取量を成人（18 ～ 29 歳）の推定平均必要量と考え，200 μg/日とされた．推奨量は，推定平均必要量に推奨量算定係数 1.2 を乗じた 240 μg/日とされた．

妊娠を計画している女性，妊娠の可能性のある女性および妊娠初期の女性では，胎児の神経管閉鎖障害のリスク低減のために，サプリメントとしての葉酸の摂取が勧められている．なお，葉酸は通常の食品からの摂取の場合には耐容上限量は設定されていないが，サプリメントなど通常以外の食品からの摂取の場合には，成人では 900 ～ 1,000 μg/日の耐容上限量が示されている．

7）パントテン酸

パントテン酸欠乏症を実験的に再現できないため，推定平均必要量を設定できない．そこで，摂取量の値を用いて目安量が算定された．成人（18 ～ 49 歳）では，男女ともに 5 mg/日である．

8）ビオチン

推定平均必要量を設定するに足る試験データはないが，1 日あたりのビオチン摂取量は，トータルダイエット法による調査では，アメリカ人で 35.5 μg/日，日本人で 45.1 μg/日や 60.7 μg/日などの報告がある．そこで，トータルダイエット法による値を採用し，成人（18 ～ 64 歳）の目安量は 50 μg/日とされた．

9）ビタミン C

抗酸化作用ならびに心臓血管系の疾病予防効果が期待できる血漿ビタミン

C 濃度は 50 μmol/L 程度とされており，この濃度を維持する成人の摂取量は 83.4 mg/日であることが示されている．そこで，推定平均必要量は成人(18 ～ 64 歳)で 85 mg/日，推奨量は推奨量算定係数を乗じた 100 mg/日とされた．

7 ミネラル

多量ミネラル5つ，微量ミネラル8つの基準が策定されている

a 多量ミネラル

1) ナトリウム

ナトリウムについては，不可避損失量を補うという観点から推定平均必要量が設定された．しかし，算出された推定平均必要量は平成 28(2016) 年国民健康・栄養調査の結果における摂取量分布の 1 パーセンタイル値をも下回っている．したがって，活用上は推定平均必要量はほとんど意味をもたないが，参考として算定が試みられた．

2013 年の **WHO のガイドライン**が，成人に対して強く推奨しているのは**食塩として 5 g/日未満**だが，習慣的な摂取量として 5 g/日未満を満たしている者はきわめてまれであると推定される．したがって，WHO の提案は重要であるものの，目標量を 5 g/日未満とするのは実施可能性の観点から適切ではない．そこで，実施可能性を考慮し，5 g/日と平成 28(2016) 年国民健康・栄養調査における摂取量の中央値(例：30 ～ 49 歳男性 10.0 g，女性 8.3 g) との中間値をとり，男性 7.5 g 未満，女性 6.5 g 未満が目標量とされた．

2) カリウム

カリウムは多くの食品に含まれており，通常の食生活で不足することはない．また，推定平均必要量，推奨量を設定するための科学的根拠は少ない．したがって，カリウムの不可避損失量を補って平衡を維持するのに必要な値と，現在の摂取量とから目安量が設定された．

平成 28(2016) 年国民健康・栄養調査の結果に基づく日本人成人(18 歳以上) におけるカリウム摂取量の中央値(2,183 mg/日)と 2012 年に WHO から提案された成人を対象とした高血圧予防のための望ましい摂取量である 3,510 mg/日との中間値と，成人(18 歳以上男女)における参照体重の平均値(57.8 kg)と，性別および年齢階級ごとの参照体重を用い，その体重比の 0.75 乗を用いて体表面積を推定する方法により外挿し，性別および年齢階級ごとに目標量が算定された．

子どもの時期からの食生活の確立は重要である．そこで，6 ～ 17 歳に限って，成人と同じ方法で目標量が算出された．なお，算出された目標量よりも現在の平均摂取量が多い場合には，現在の平均摂取量が目標量とされている．

3) カルシウム

1 歳以上については要因加算法を用いて推定平均必要量，推奨量が設定された．性別および年齢階級ごとの参照体重をもとにして体内蓄積量，尿中排泄量，経皮的損失量を算出し，これらの合計を見かけの吸収率で除して，推

定平均必要量とした．推奨量は，個人間の変動係数を10%と見積もり，推定平均必要量に推奨量算定係数1.2を乗じた値とされた．不確実性因子を1.2，最低健康障害発現量を3,000 mgとし，耐容上限量は2,500 mgとしている．

妊娠中については，新生児の身体には約28～30 gのカルシウムが含まれており，この大半は妊娠後期に母体から供給され，蓄積される．一方，妊娠中は母体の代謝動態が変化し，腸管からのカルシウム吸収率は著しく増加する．日本人を対象とした出納試験でも，カルシウム吸収率(平均±標準偏差)は非妊娠時23±8%に対し，妊娠後期には見かけ上，42±19%に上昇していた．そのため，付加量は必要がないと判断された．しかし，摂取量が推奨量未満の女性は推奨量をめざすべきであり，非妊娠時に比べると付加することになるともいえる．

授乳中については，腸管でのカルシウム吸収率が非妊娠時に比べて軽度に増加し，母親の尿中カルシウム排泄量が減少することによって，通常よりも多く取り込まれたカルシウムが母乳に供給される．そのため，付加量は必要がないと判断された．

4) マグネシウム

出納試験によって得られた結果を根拠として，推定平均必要量と推奨量が設定された．下痢の発症の有無がマグネシウムの耐容上限量を決めるためのもっとも確かな指標とされており，サプリメントなど，通常の食品以外からの摂取量の耐容上限量を，成人の場合350 mg/日，小児では5 mg/kg体重/日としている．

なお，通常の食品からのマグネシウムの過剰摂取によって好ましくない健康障害が発生したとする報告は見当たらないため，通常の食品からの摂取量の耐容上限量は設定されていない．

5) リ　ン

推定平均必要量と推奨量を設定できる科学的根拠が乏しいことから，目安量が設定された．1歳以上については，平成28(2016)年国民健康・栄養調査の摂取量の中央値が目安量とされた．成人男性は1,000 mg/日，女性は800 mg/日である．

b 微量ミネラル

1) 鉄

鉄の推定平均必要量と推奨量の算出には，要因加算法が用いられた．算出法の基本的な考え方はアメリカ・カナダの食事摂取基準に従い，体重と経血量などについては日本人の値を用いて推定平均必要量が算定された．推奨量は，男性(30～49歳)で7.5 mg/日，女性(月経あり)で10.5 mg/日で，個人間の変動係数を10%と見積もり，推定平均必要量に推奨量算定係数1.2を乗じた値である．

妊婦については，妊娠期に必要な鉄は，基本的鉄損失に加え，①胎児の成長に伴う鉄貯蔵，②臍帯・胎盤中への鉄貯蔵，③循環血液量の増加に伴う赤血球量の増加による鉄需要の増加があり，それぞれ妊娠の初期，中期，後期によって異なる.

なお，日本人の食事摂取基準(2020年版)では妊娠中期・後期の鉄吸収率を40%としたため，付加量はこれまでよりも低い値となった.

2) 亜 鉛

日本人を対象とした亜鉛代謝に関する報告がないので，成人の推定平均必要量(男性8 mg/日，女性6 mg/日)はアメリカ・カナダの食事摂取基準を参考にして算定された．算定の手順は以下のとおりである．①腸管以外への体外(尿，体表，精液または月経血)排泄量の算出，②腸管内因性排泄量(組織から腸管へ排泄されて糞便中へ移行した量)と真の吸収量との関係式(回帰式)を導く，③総排泄量(腸管以外への体外排泄量に腸管内因性排泄量を加算)を補う真の吸収量の算出，④総排泄量を補う真の吸収量の達成に必要な摂取量の算出.

3) 銅

わが国に銅必要量を検討した研究がないため，アメリカ・カナダの食事摂取基準に準じて銅の食事摂取基準が策定された．推定平均必要量は成人男性で0.7 mg/日，成人女性で0.6 mg/日である．アメリカ・カナダの食事摂取基準は，血漿と血小板の銅濃度，血清セルロプラスミン濃度，赤血球スーパーオキシドジスムターゼ(superoxide dismutase，SOD)活性を銅栄養状態の指標としている.

4) マンガン

目安量として成人男性4.0 mg/日，成人女性3.5 mg/日とされた．人のマンガン欠乏症は研究が不十分であるが，通常の食生活では起こらないと考えられている．ただし，完全静脈栄養施行患者において欠乏する可能性のある栄養素，あるいは補給を必要とする栄養素の1つとして取り上げられている．実験動物のマンガン欠乏症は，骨の異常，成長障害，妊娠障害などである.

5) ヨウ素

日本人のヨウ素摂取量と摂取源は特異なので，欧米の研究結果を参考にするのは問題があるかもしれないが，推定平均必要量の算定に有用な日本人における研究結果がないため，欧米の研究結果に基づき成人と小児の推定平均必要量と推奨量が算定された．推定平均必要量は成人男女とも95 μg/日，推奨量は同じく130 μg/日である.

6) セレン

克山病*のような欠乏症の予防を考慮して推定平均必要量(成人男性25 μg/日，成人女性20 μg/日)と推奨量(成人男性30 μg/日，成人女性25 μg/日)が設定された.

＊克山病(こくざん)　中国東北部の風土病　心筋梗塞を特徴とする．この地域の土壌中にセレンが少ないことが原因の1つと考えられている.

7) クロム

クロムの推定平均必要量を設定することが困難であることから，アメリカ・カナダの食事摂取基準と同様に，クロム摂取量に基づいて目安量(成人男女10 μg/日)が算定された.

また，日本人の食事摂取基準(2020年版)では，耐容上限量が設定された.

8) モリブデン

アメリカ人男性を対象とした研究から得られた平衡状態が維持される量22 μg/日に，汗，皮膚などからの損失量3 μg/日を加えた25 μg/日を成人におけるモリブデンの推定平均必要量の参照値とし，体重比の0.75乗を用いて外挿して推定平均必要量が求められた．推奨量は，個人間の変動係数を10%と見積もり，推定平均必要量に推奨量算定係数1.2を乗じた値とされた．

練習問題

以下の問題について，正しいものには○，誤っているものには×をつけなさい．

(1) 日本人の食事摂取基準(2020年版)は，健康な人を対象としており，疾病のある人には利用できない．
(2) 栄養管理においては，推定平均必要量や推奨量より，生活習慣病の予防を目的とした目標量を優先すべきである．
(3) ある1日の摂取量が耐容上限量を超えるようなことは避けなければならない．
(4) 習慣的な摂取量が目安量を上まわっていたら，基本的には不足の可能性はほとんどないと考えられる．
(5) エネルギー摂取の過不足の評価には，食事調査で得られたエネルギー摂取量を用いる．
(6) 高齢者のたんぱく質の必要量は，成人よりも多い．
(7) コレステロールの目標量が策定されている．
(8) カロテノイドの摂りすぎはビタミンA過剰につながる．
(9) ビタミンDの食事摂取基準には日照が考慮されている．
(10) 妊娠の可能性がある女性は，葉酸をサプリメントで摂取することが勧められている．
(11) 日本人にはヨウ素不足の者が多い．
(12) サプリメントからのマグネシウムの過剰摂取は下痢を引き起こすことがある．

3 成長・発達，加齢／ライフサイクル

学習目標

1. ライフサイクルのなかでの，栄養にかかわる生理機能変化と課題を概説できる．
2. DOHaD の概念とその対策について説明できる．
3. ライフステージにおける食生活の状況の変化を説明できる．

A 概　　念

人を含めた動物は,「栄養」という営みにより生命を維持し，成長・発達し，子を産み育て，次世代へとつなげていく．ここで留意すべき点としては,「出生→成長・発達→加齢→死」という一方向的なライフコースとしてとらえるのではなく,「母性(成人期)→胎児期→出生(乳児期)」というパスウェイ(経路)を含めたサイクルにおける栄養について理解を深めることである．すなわち，**ライフサイクル**あるいは**ライフサイクルチェーン**という概念である．胎児期から2歳までの期間を示す **"The first 1,000 days"(最初の 1,000 日間)** の栄養は，個人および集団における将来の健康や能力形成に大きな影響を及ぼすと考えられ，国際的にも重要視されている．

わが国においては，人類がこれまで経験したことのないスピードで少子高齢化が進行し，特に高齢者の介護・医療にかかわる栄養管理(予防的な面を含む)の充実が待ったなしの課題となっている．一方，将来の1人ひとり，あるいは地域・日本さらには世界全体の持続可能な発展を考えると，The first 1,000 days を含めた，ライフサイクル全体での栄養・食生活にかかわる課題の整理と戦略(**表 3-1**)がきわめて重要となる．

管理栄養士は，さまざまな職場や場面で，さまざまな人々の栄養・食生活にかかわっていく役割を担っている．次章以降の各章で，ライフステージ別の栄養課題と管理について学んでいくが，本章はライフサイクル全体について，より包括的な栄養の理解を目的としている．なぜならば，管理栄養士として対象者にかかわることは，多くの場合，ライフステージの一時点であるが，人々の栄養・食生活は一生涯の重要課題といえるからである．

ライフステージの定義や分類はいろいろであるが，発達や教育の分野でよく用いられる分類を**表 3-2** に示す．

B ライフサイクルチェーンの栄養と DOHaD

前述した The first 1,000 days が重要であることの根拠として，近年，出生前の子宮内での栄養環境が，その後の慢性疾患のリスクに及ぼす影響が明

表 3-1 ライフステージにおける機能変化や健康課題と栄養・食生活

ライフステージ	機能変化	主な健康課題	栄養・食生活の課題とポイント
胎児期	受精，細胞分化，臓器形成，子宮内発育	流産・死産，先天性奇形，子宮内発育不全	母親の栄養状態，妊娠中に必要な「付加量」の摂取，適切な体重管理
乳児期	身体発育，心身機能発達，免疫能の獲得，摂食機能の発達	先天性障害，体重増加不良，急性感染症，鉄欠乏性貧血，アレルギー	母乳・人工栄養，離乳食，鉄栄養
幼児期	身体発育，心身機能発達，社会性の獲得	肥満，やせ，急性感染症，発達遅延，アレルギー	偏食，小食，問題となる食行動，味覚の形成
学童期 思春期	身体発育，人格の形成，第二次性徴，学習能力の向上	肥満，やせ，摂食障害，不定愁訴，骨量形成不足 アレルギー	偏食，小食，自立した食品選択，食事の準備，ヘルスリテラシーの向上
成人期	身体機能の安定，社会性の高度化	生活習慣病リスク，肥満 アレルギー	不規則な食事，野菜・果物等の摂取不足
※母性（妊娠期）	妊孕（にんよう）力，胎盤機能	やせ，月経障害，胎盤機能不全	葉酸，鉄，カルシウム等の不足
中年期	身体機能の低下，エネルギー代謝の低下	生活習慣病リスクの増大および発症と重症化	過栄養，ナトリウムの過剰摂取
高齢期 死	身体機能の低下，エネルギー代謝の低下，咀嚼・嚥下機能の低下，サルコペニア，認知機能の低下	生活習慣病の発症と重症化，骨粗鬆症，要介護状態，認知症，フレイル，エンド・オブ・ライフ	食欲・摂取量の低下，たんぱく質・エネルギー不足，QOL 向上のための食事，他者との共食

表 3-2 発達段階（ライフステージ）の分類と発達

胎児期		受胎 9 週～出生	生命の誕生から人としてのはじまりの時期，組織と器官の発生と形成，機能化がはじまる
新生児期		出生後 4 週	胎外環境に適応するために各器官が発達する時期
乳児期		0～1 歳	発達が急速に進む時期で，特に神経系の発達が著しい
幼児期	前期	1～3 歳	運動機能，認知機能が急速に発達する時期
	後期	3～6 歳	歩行，言語，手指の操作の発達が著しい時期
学童期		6～12 歳	知能・精神機能の発達が顕著で，友達関係が広がり，対人行動や社会性が発達する時期．子ども集団の形成（ギャングエイジ）
青年期	前期	12～18 歳	急激な身体的変化と生理的変化（内分泌腺）が顕著で，性的機能の成熟（第二次性徴の発現）がみられる時期．自意識が発達する
	後期	18～22 歳	親から自立し，自分らしさを確立する自我同一性（アイデンティティ）形成の時期
成人期	前期	22～35 歳	社会人としての巣立ちの時期で，職業を選択し生活を安定させ，社会的役割を担う．また結婚して家庭を築く時期
	中期	35～50 歳	社会活動が充実する時期．社会的地位と家庭的役割が高まり責任が増える
	後期	50～64 歳	社会的に働き盛りの円熟期．一方で身体的老化がみられるようになり，体力の衰えを自覚する
老年期	前期	65～75 歳	生理機能や身体・精神心理機能に老化がみられる時期．社会的役割や家族関係も変化する
	後期	75 歳以上	人生最後の時期．人間の生涯を完結する重要な時期

［大城昌平：リハビリテーションのための人間発達学，第 2 版，メディカルプレス，p6，2014 より引用］

らかとなってきた．たとえば，母体が低栄養にさらされると胎児が栄養不良のために子宮内発育が阻害され，出生時体重が低くなるばかりでなく，成人後に高血圧，心臓病，糖尿病などの疾病リスクが高まることが疫学研究で証明されている．

英国の David Barker は，約 30 年前に「成人病胎児期発症起源説（fetal origins of adult disease，FOAD）」を提唱した．その後この説は，developmental origins of health and disease（DOHaD（ドーハッド））として，概念が拡張された．

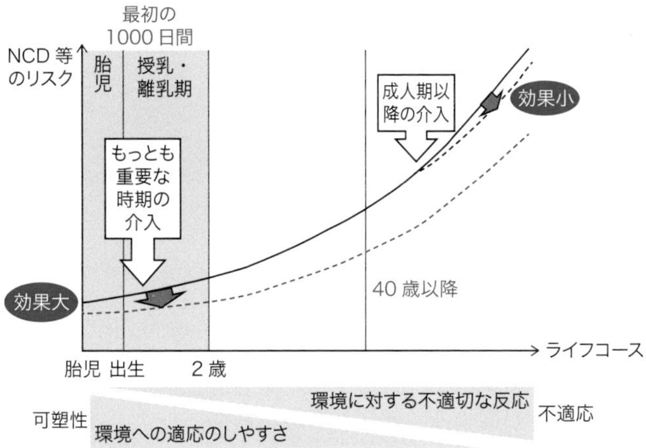

図 3-1　The first 1,000 days（もっとも重要な時期）での介入によるNCDリスクの低減効果

NCD：非感染性慢性疾患（non-communicable disease）
［佐田文宏：DOHaDの視点に立った生涯にわたるヘルスケア．小児保健研究 73(6)：769-775，2014より引用］

これは，「胎児は子宮内環境によって出生後の環境を予測し，遺伝子発現調節機構を変化させる．そのため，出生後の環境が予測した環境とマッチすれば健康に生活できるが，ミスマッチがあると非感染性疾患（non-communicable diseases：NCDs）のリスクが高くなる．」ことを意味している．

従来は，親から子への世代をまたがる生物学的形質の承継は，基本的に変更不可能な**遺伝子（ゲノム** genome）によると考えられてきた．しかし，DOHaDの基盤となる根拠として，**エピゲノム***のメカニズムが近年解明されてきた．このような現象の主な原因の1つとして，胎児期の栄養状態（特に低栄養）が明らかになっている．

＊エピゲノム　ゲノムDNA上の化学修飾パターン．DNAの塩基配列は変えずに，DNAやヒストンたんぱく質にメチル化やアセチル化が起こり，それが遺伝子のはたらきをコントロールする．

わが国では，1975（昭和50）年を境に，平均出生体重が減少し，低出生体重児（2500 g未満）の割合は5.1％（1975年）から9.6％（2010（平成22）年）に増加した（その後は横ばい傾向である）．この理由として，女性（妊娠前）の低栄養（低体重），妊娠中の体重増加を抑える行為（指導），多胎妊娠，喫煙等が報告されている．このことが，DOHaDとして次世代の健康に悪影響を及ぼすのではないかとの懸念もあり，健康日本21（第二次）では20歳代女性のやせの減少，「健やか親子21」では低出生体重児の減少が目標の1つとされている．

また，後期高齢者が急速に増加するなかにあって，医療費の適正化に向けた一手段として，2008（平成20）年度より特定健診・特定保健指導（メタボリックシンドロームへの対策）が国の政策として行われている．この政策は40歳以降に食生活や運動などの生活習慣を改善させるための介入であるが，DOHaDの概念からは，「環境への適応」がしやすいThe first 1,000 daysにおいて積極的な介入を行う方が，**生活習慣病***のリスク低減により効果的であるともいわれている（**図 3-1**）．

＊生活習慣病　世界的には，非感染性疾患（non-communicable diseases：NCDs）と呼ばれる．

3　成長・発達，加齢／ライフサイクル

C 胎生期と出生後の成長・発達

1 胎生期

薬剤投与や栄養素の不足・過剰の影響を受けやすい

卵子と精子が受精して細胞分裂を繰り返しながら子宮粘膜に着床し，原胚子（胚芽）は内胚葉・中胚葉・外胚葉を形成し，さらに各器官・臓器へと分化していく．これらの過程においては，外界からのさまざまな刺激により正常な分化や形成が妨げられることがあり，特に感受性の高い時期は**臨界期**と呼ばれ，流産，奇形，胎児発育不全などのリスクが高まる．妊娠初期の薬剤投与（抗てんかん薬など）による先天奇形がよく知られているが，妊婦における栄養素の不足（葉酸）や過剰（ビタミン A）なども原因の 1 つとなる．

また，妊娠期には，食事摂取基準での**付加量**に示されるように，エネルギーや各種栄養素の必要量が増すが，それらの摂取が十分ではない場合，あるいは胎盤の機能不全がある場合などでは，妊娠週数に対して胎児発育が遅れる子宮内胎児発育遅延（IUGR）のリスクが高まる（☞第 4 章 A4，73 頁）．

2 成長と発達

成長と発達は異なる概念である

成長（growth）は，身体の量的な増大（身長や体重の増加等）を意味する．一方，**発達**（development）は，心身の諸機能（生理機能，運動機能，認知機能，心理機能，社会機能等）の成熟を意味する．これらの 2 つの概念を包括して**発育**と呼ぶことが多いが，発育という言葉はむしろ成長に近い概念で使用されることも少なくない（例：発育と発達）．また，身長や体重の変化を時系列的に記録する**成長曲線**（growth chart）のことを，身体発育曲線と呼ぶことも多い．それぞれの言葉の定義や使用については，各専門分野でも異なり統一されていないが，子どもたちの栄養や食生活の支援に際しては，「成長」と「発達」を区別して考えると理解しやすい．

すなわち，①成長に必要なエネルギーや栄養素を十分に補給する，②発達の各段階に応じて適切に食事を提供し，さらに望ましい発達を促すことである．①は主に食事摂取基準に基本的な考え方と具体的な数値が記載されており，②については授乳・離乳の支援ガイド（☞第 5 章 C7，130 頁）や「食を通じた子どもの健全育成（いわゆる「食育」の視点から）のあり方に関する検討会」報告書（2004（平成 16）年，厚生労働省）などが参考になる．

成長に伴う身体的変化としては，身長・体重などの増加に加えて，身体各部のバランスの変化（**図 3-2**）や体組成や水分量の変化（**図 3-3**）などがある．

また，発達，特に摂食行動，消化・吸収や代謝にかかわる機能変化については，胎児期の胎盤を介した栄養から，出生後に劇的な環境変化が起こる．

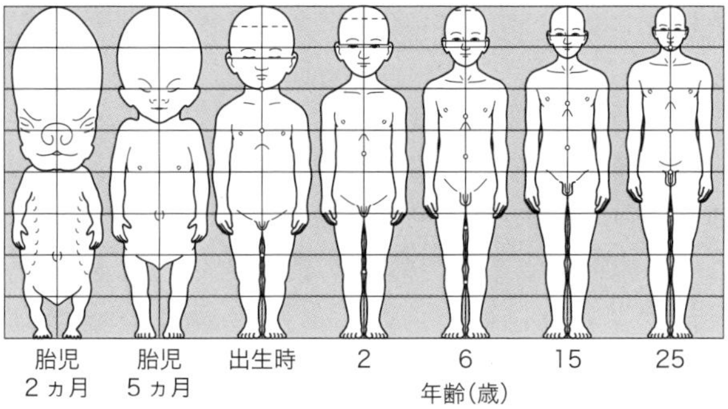

図 3-2　成長に伴う体位変化

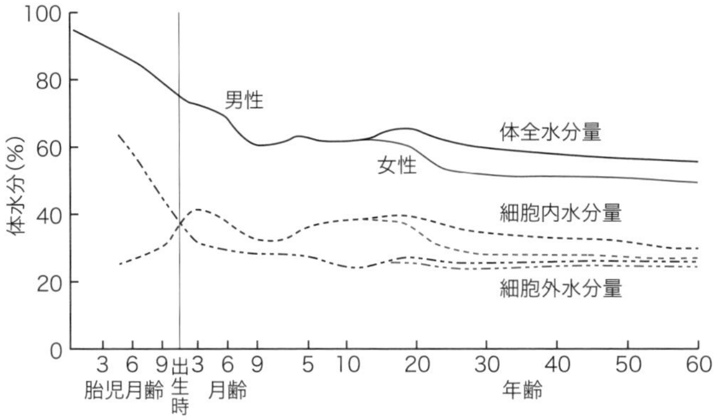

図 3-3　年齢による体内水分量の変化
［森川昭廣監修：標準小児科学，第 7 版，医学書院，p11，2009 より引用］

母乳の経口摂取をスムーズに行うための原始反射やラクターゼ優位の消化機能，ならびに腸内細菌叢を含めた腸管免疫バリアの獲得が特徴的である．その後，離乳期から幼児期の精神発達や行動発達は，生涯にわたる栄養状態や食習慣を形成する上で重要と考えられている．

各器官の発育パターンの違いを模式的に示したものとして，**スキャモン(Scammon)の臓器別発育曲線**がよく知られている(☞図 6-1，134 頁)．また，各ライフステージ(新生児期，乳児期，幼児期，学童期)におけるこれらの変化は，各章を参照されたい．

D 加齢，老化とエンド・オブ・ライフ

加齢とは，基本的には生まれてから死ぬまでの時間的な経過を意味する．一方，**老化**とは加齢に伴い，前述した成長・発達の過程を経て成熟した各種機能が低下することである．その意味では，小児期の成長・発達の過程も加齢による変化といえるが，多くの場合，一般には加齢≒老化といった概念で使われる．

各種器官や心身機能は，発達のピーク(成熟)がそれぞれ異なる．一例とし

て，加齢による握力の変化を示した(**図 3-4**)．また，ピークに達してからの機能低下の速度や，それが不可逆的であるか，何らかの工夫で回復可能であるかも異なる．たとえば，大脳皮質などの神経細胞の数は老化とともに不可逆的に減少するが，骨格筋は老化により量や機能は低下しても，適切なトレーニングによりある程度増加(回復)させることができる．また，不可逆的に機能が低下する場合でも，何らかの好ましい外的刺激などにより低下の速度を遅らせることができる．

老化による機能低下に対する積極的な取り組みに関しては，**アンチエイジング**(抗加齢)と呼ばれることも多い．このような考えがわが国で広がっている理由として，長寿社会での高齢者の急激な増加がある．すなわち，中高年以降の加齢による変化を受け入れながらも，**健康寿命**を維持し天寿をまっとうしたいという願望が背景にあり，その点を考慮するとサクセスフル・エイジング(successful aging)と呼ぶ方がよりふさわしいともいえる．超高齢社会において，食生活や栄養の側面からのサクセスフル・エイジングに向けた取り組みは，今後さらに重要となるであろう．

また，小児期では発達に応じた食生活支援が重要であるように，高齢期の老化によるさまざまな機能低下(咀嚼・嚥下，消化・吸収，排泄，認知機能など)に対して，それぞれの状況に合わせた栄養管理や食生活支援もきわめて重要である．小児期でももちろん個体差(発達の障害を含む)はあるが，基本的には暦年齢(月齢・年齢や学年)に応じたアプローチ(授乳，離乳，幼児食，学校給食，食育など)が有効である．一方，75 歳以上の高齢者(後期高齢者)においては，実際の機能低下の程度の幅は暦年齢以上に大きいと考えられるので，個別的なアセスメントに基づくていねいな栄養管理や食生活支援が必要となる．

さらに，栄養は生命の維持と成長・発達のためにもっとも重要な営みであるが，死に至る直前(エンド・オブ・ライフ)の短い期間において，生物学的なことを超えて，その人にとっての「食べる」という意味を考える必要があ

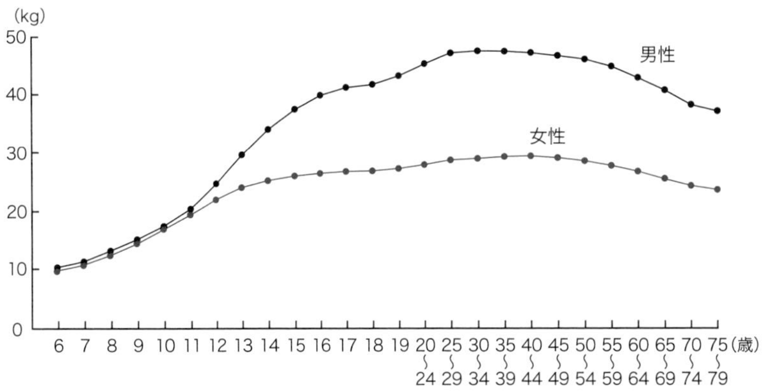

図 3-4　加齢に伴う握力の変化

3 点移動平均法を用いて平滑化してある．
［資料　スポーツ庁：平成 29(2017)年度体力・運動能力調査結果の概要］

る．ライフステージの最終局面であるエンド・オブ・ライフにおいて，管理栄養士が積極的にかかわるケースはまだそれほど多くはないが，その人および周囲の人たちのさまざまな状況とニーズを踏まえた支援が求められる．

E ライフステージにおける食生活の状況と健康・栄養の課題

ライフステージにおける生理機能変化と，それらに伴う健康課題ならびに栄養・食生活の課題やポイントは**表3-1**に示した．個々のライフステージにおける詳細は各章を参照してほしいが，1人ひとりの連続的な日々の生活のなかで，栄養・食生活の課題等も変化していく．また，実際の食生活は，子どもと親，高齢者などで構成される世帯(家族)や，地域などのコミュニティにおいて，相互に関連しながら営まれることにも意識を向けなければならない．さらに，時代(世代)とともに食生活が変化し，各ライフステージにおける食事の嗜好や摂取パターンも大きく異なることも理解する必要がある．

1 エネルギーおよびエネルギー産生栄養素の摂取量パターン

各ライフステージで，特に炭水化物と脂質のバランスに変化がある

エネルギー摂取量は，成長期(男性～19歳，女性～14歳)に急速に増加し，20～60歳代ではほぼ横ばい，70歳以上では低下している．なお，男女ともに15～19歳から20～29歳で急に大きく低下している(**図3-5**)．たんぱく質摂取量はエネルギー摂取量とほぼ同様の変化パターンであるが，男女ともに50～70歳代と比較して，20～40歳代における摂取量が相対的に低い(**図3-6**)．脂質摂取量も，加齢による変化パターンはエネルギー摂取量とほぼ同様である(**図3-7**)．従って，総エネルギー摂取量に占める脂質からのエネルギーの割合(脂肪エネルギー比率)(**図3-8**)は，男性7～14歳(29.6

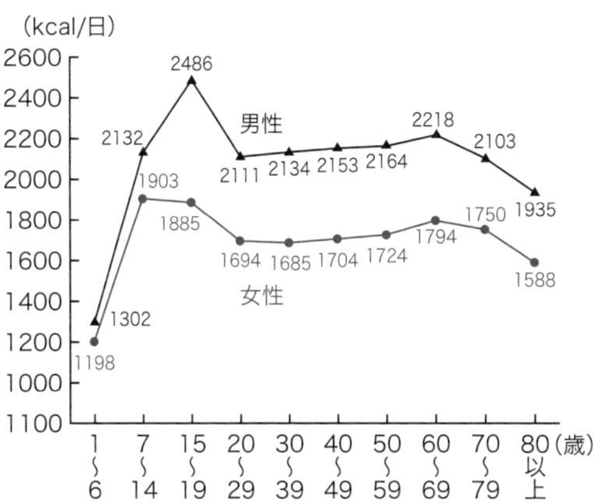

図3-5　性・年齢階級別エネルギー摂取量
［資料　平成29(2017)年国民健康・栄養調査］

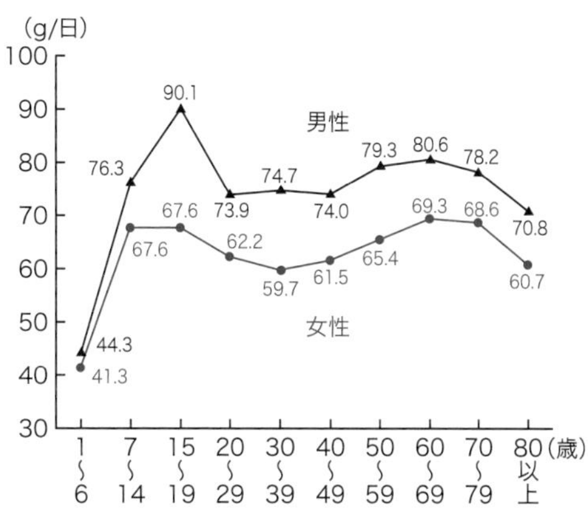

図3-6　性・年齢階級別たんぱく質摂取量
［資料　平成29(2017)年国民健康・栄養調査］

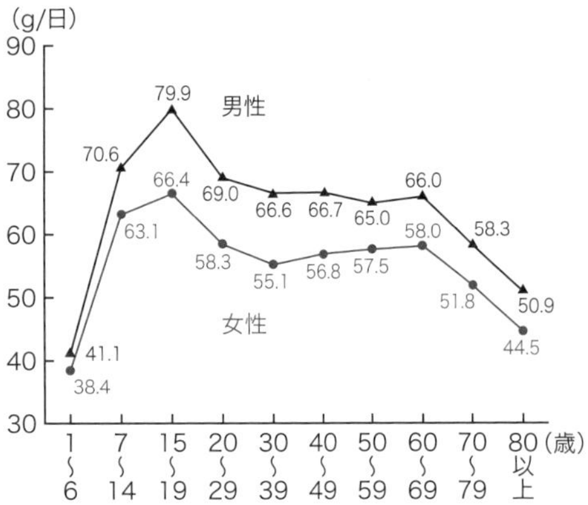

図 3-7　性・年齢階級別脂質摂取量
［資料　平成 29(2017)年国民健康・栄養調査］

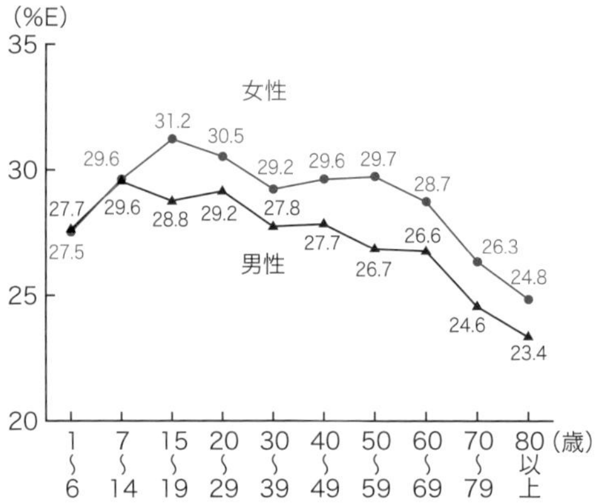

図 3-8　性・年齢階級別脂肪エネルギー比率
［資料　平成 29(2017)年国民健康・栄養調査］

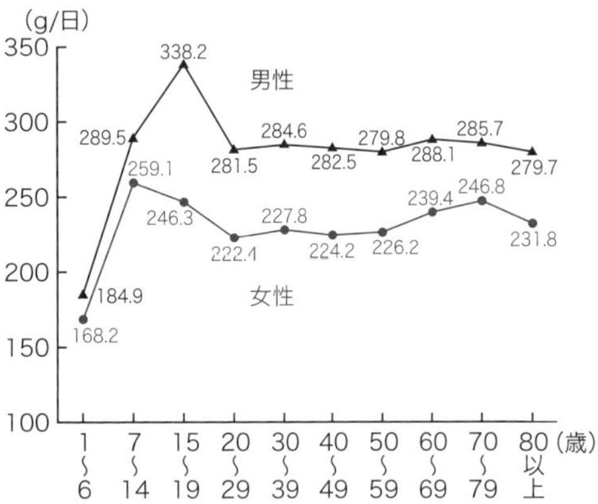

図 3-9　性・年齢階級別炭水化物摂取量
［資料　平成 29(2017)年国民健康・栄養調査］

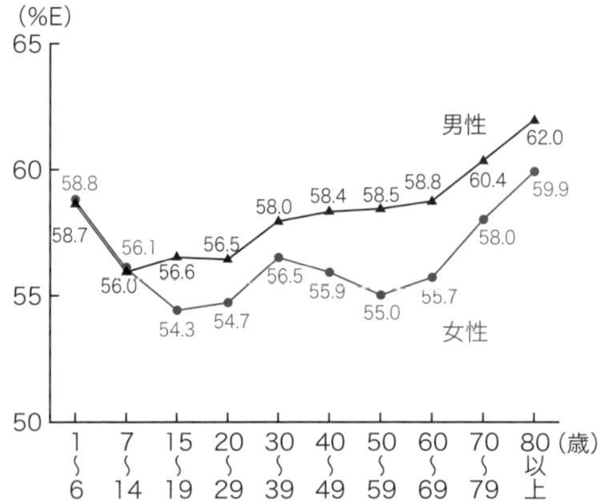

図 3-10　性・年齢階級別炭水化物エネルギー比率
［資料　平成 29(2017)年国民健康・栄養調査］

%E)，女性 15 ～ 19 歳(31.2%E)をピークに，加齢により低下し，70 歳以降では 25%E あるいはそれ以下となっている．炭水化物摂取量は男女ともに 20 歳代以降でほぼ一定である(**図 3-9**)．一方，炭水化物エネルギー比率(**図 3-10**)は，脂肪エネルギー比率(**図 3-8**)と逆のパターンとなっており，小児から 20 歳代では 55%E 程度で，高齢になるほどその数値は大きくなり，70 歳以降ではおよそ 60%E 以上となっている．

以上のことから，エネルギー産生栄養素(たんぱく質，脂質，炭水化物)では，小児期から成人期，高齢期の各ライフステージにおいて，特に炭水化物と脂質のバランスに大きな変化がみられる．

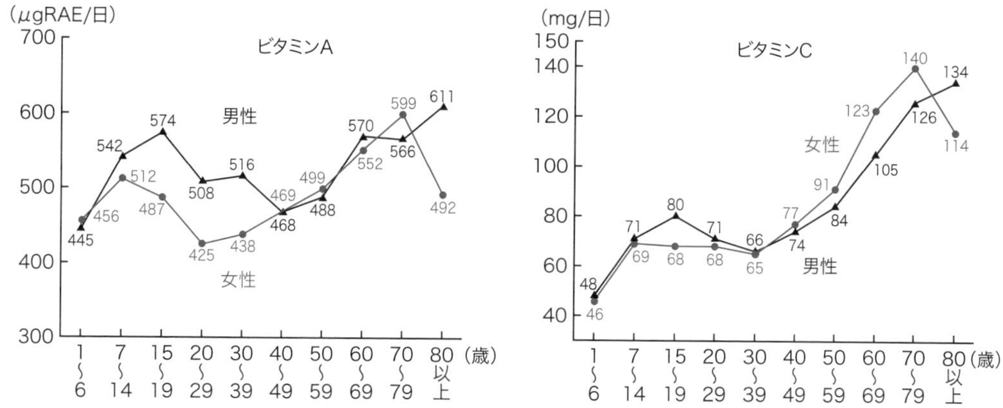

図 3-11 性・年齢階級別ビタミンA，C 摂取量

［資料　平成 29(2017)年国民健康・栄養調査］

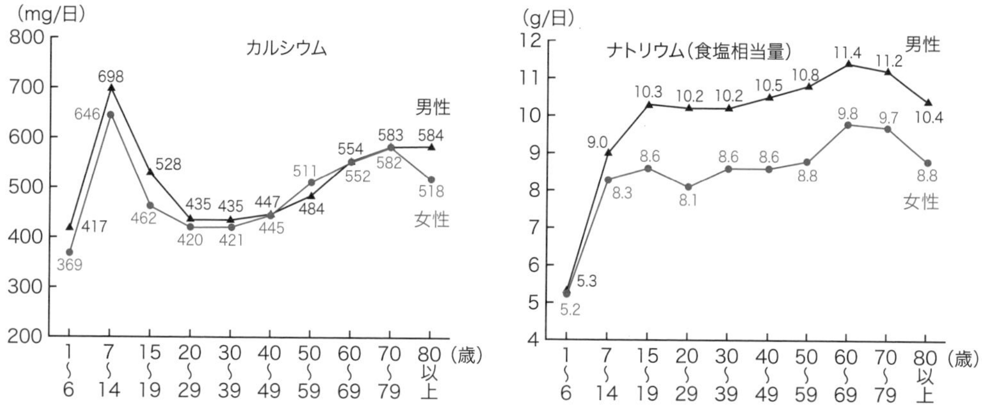

図 3-12 性・年齢階級別カルシウム，ナトリウム(食塩相当量)摂取量

［資料　平成 29(2017)年国民健康・栄養調査］

❷ ビタミンやミネラルの摂取量パターン

各ライフステージで，ビタミンやミネラルの摂取量にも変化がある

ビタミンとしては，年齢による変化幅が大きいビタミンAとCの摂取量について性・年齢による違いを示した(**図 3-11**)．ビタミンA摂取量は，エネルギー産生栄養素とは大きく異なり，むしろ 60 歳代以降で多くなっている．ビタミンC摂取量は，男女ともに 30 歳代が最低でその後年齢とともに顕著に多くなっている．

ミネラルとしては，成長期の骨形成に特に重要なカルシウムと，高血圧等の予防において重要なナトリウム(食塩相当量)を図示した(**図 3-12**)．カルシウムは，男女ともに 7 〜 14 歳での突出ぶりが目立つ．これは，乳類の摂取量に対応するものであり，学校給食での牛乳摂取の影響が大きいと考えられる．また，ナトリウム(食塩相当量)は，男女ともに 15 〜 19 歳でほぼ成人期の値となり，その後は年齢とともに緩やかに増加している．

以上，性・年齢階級別の1日あたりの摂取量のパターンから，各ライフステージにおけるエネルギーおよび栄養素摂取量の特徴を概観した．これらを解釈するためには3つの要因を考える必要がある．

1つめは，「年齢」による違い(例：20歳代と60歳代)である．しかし，ある一時点で異なる年齢(世代)の人々を調べた調査(横断研究という)なので，調査時点での20歳代の人たちが60歳代になったときの状況を表しているとはいえない．

2つめは，「世代」による違いである．70歳代より高齢の人たちでは，第二次世界大戦中あるいは戦後の食糧難を成長期に経験し，また次の世代の人たちは高度経済成長期の食生活がダイナミックに変化した時代に成長の過程にあった．このように，世代(出生年)の違いによる影響も少なくない．

3つめは，「時代(時)」による変化である．同じ世代でも，各時代の社会環境の変化により食生活も大きく影響を受けるだろう．

以上のようなことに留意する必要はあるが，今回示した「現時点」での年齢区分での食生活(栄養素等摂取量，食品群別摂取量)の違いを知ることは，生涯を通じた食生活支援や栄養管理を考える上でも重要である．

練習問題

以下の問題について，正しいものには○，誤っているものには×をつけなさい．

(1) 人の栄養を考える上で「ライフサイクル」は重要な概念である．
(2) “The first 1,000 days”(最初の1000日間)の栄養は，出生後約3歳までの栄養の重要性を示している．
(3) DOHaDの概念においてもっとも重要な時期は，幼児期である．
(4) 胎児期の低栄養への曝露は，ゲノムDNAのメチル化やアセチル化の原因となる．
(5) 「エピゲノム」とは，DNAの塩基配列が変異することである．
(6) 「成長」と「発育」は同じ意味で使われる．
(7) 乳幼児期の適切な食事は，摂食や栄養にかかわる機能の発達を促す．
(8) 成長に伴い，身体に占める頭部の割合は小さくなる．
(9) 「加齢」と「老化」は同じ意味で使われる．

4 妊娠期，授乳期

学習目標

1. 妊娠成立の過程や母体・胎児の変化が説明できる
2. 乳房の解剖・乳汁生成の生理ならびに乳腺組織の妊娠～出産における変化を説明できる
3. 妊娠中～授乳中の適切な栄養ケアについて説明できる
4. 授乳中の女性が経験しうる疾病・日常生活における懸念事項をあげて，説明できる

妊　娠　期

A 妊　　娠

1 性成熟期女性の月経周期

月経周期はホルモンの作用で調節されている

性成熟期女性の月経周期は，中枢神経系と卵巣とがホルモン分泌を介した機構により，制御されている(**図 4-1**)．視床下部から分泌された**性腺刺激ホルモン放出ホルモン**(ゴナドトロピン放出ホルモン：gonadotropin releasing hormone，GnRH)は下垂体に作用し，性腺刺激ホルモンである**卵胞刺激ホルモン**(follicle stimulating hormone，FSH)と，**黄体形成ホルモン**(lutenizing hormone，LH)分泌を促す．この刺激により，卵巣における卵

◉性腺刺激ホルモン放出ホルモン(GnRH)

◉卵胞刺激ホルモン(FSH)

◉黄体形成ホルモン(LH)

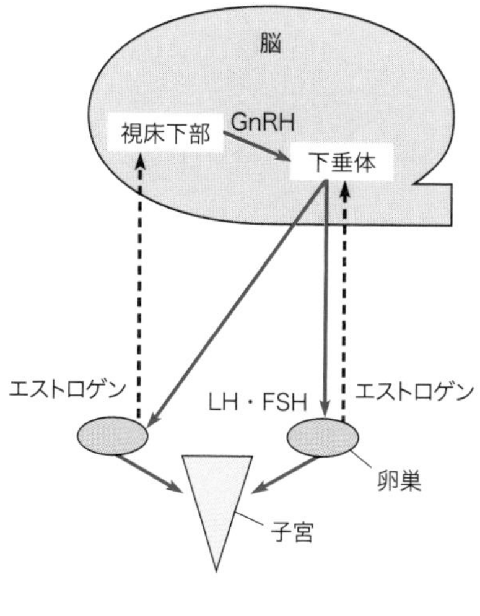

図 4-1　性機能系のはたらき
色の線は刺激を与える方向，黒の点線は刺激を抑制する方向.

胞発育が促され，女性ホルモンの**エストロゲン**(estrogen)の分泌が増加する．エストロゲン分泌の増加によって，視床下部からのGnRH分泌が抑制される．

◉エストロゲン

月経開始から2週間ほどで，下垂体からのFSHとLHの分泌がピークを迎え，排卵の36時間前にLHの分泌量が急激に増加し、これが刺激となって排卵が起こる．排卵後は両者の分泌量が低下し，排卵後の卵巣に残存する黄体からのホルモンの**プロゲステロン**(progesterone)分泌が増大する．

◉プロゲステロン

図4-2には，月経開始日からみた下垂体と卵巣から分泌されるホルモンの分泌状態と，これに対応した卵胞の発育状況や子宮内膜の状態を示した．卵胞発育は月経開始日にはすでにはじまっているが，子宮内膜が受精卵の着床(妊娠の成立)に備えて厚みを増すのは，主として排卵後のプロゲステロンの作用による．黄体は，妊娠が成立しない場合には約2週間で退縮し，プロゲステロン分泌も低下し，これが次の月経の引き金となる．妊娠が成立した場合は，退縮せずに妊娠黄体として継続してプロゲステロン分泌を行う．

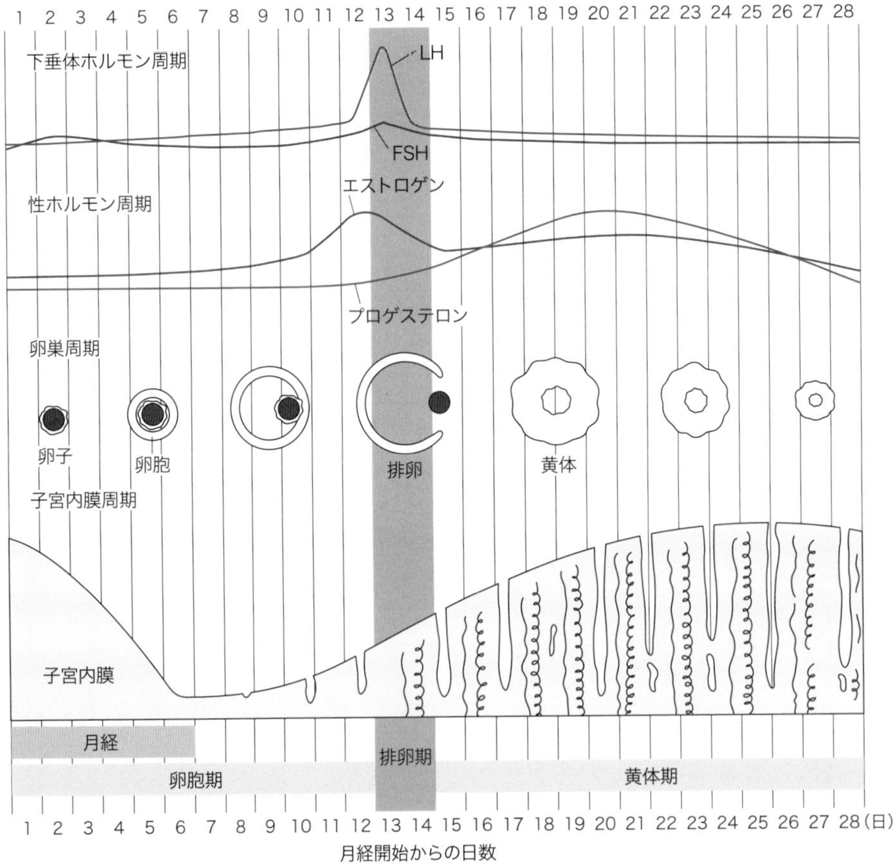

図4-2 正常な月経周期

[Aitken RJ et al : As the world grows : contraception in the 21st century. J Clin Invest : 118 : 1330-1343, 2008より引用]

❷ 妊娠の成立と維持

妊娠の維持には胎盤が重要な役割を果たす

妊娠の成立は，卵巣から排卵された卵子が卵管内で精子と出会って受精したのち，約1週間で子宮腔内へ運ばれ，そこで**着床**した時点を指す(**図4-3**)．分娩予定日は，最終月経日の初日を0日として数え，満280日，妊娠40週0日として計算される．よって，受精卵が着床し妊娠が成立するのは，計算上の妊娠3週目頃となる．

妊娠期間を三分する場合は，妊娠初期，妊娠中期，妊娠後期と呼び，妊娠初期は妊娠13週6日まで，中期は14週0日から27週6日まで，後期は28週以降とする．妊娠初期は，分割した胚が子宮内膜に着床し，原始器官が発生する時期である．妊娠中期は，母体と胎児の物質交換の場となる胎盤がほぼ完成し，胎児の原始器官の分化が進み，人としての基本構造と機能が整う時期である．妊娠後期は身体の各器官の機能がより完全に発揮できるようになり，出産後の胎外生活に適応するための機能が整う充実期である．

在胎期間の区分によって，流産，早産，正期産，過期産の区分がされている．妊娠22週未満で妊娠が終了した場合を**流産**という．22週以上37週未満で生児を分娩した場合を**早産**，37週以上42週未満では**正期産**，42週以上を**過期産**という．

妊娠の成立とともに，排卵後の卵巣組織においては妊娠黄体から，また胎盤のもととなる胎児由来の**絨毛組織**(じゅうもう)*から，それぞれ妊娠の維持に重要な各種のホルモン(プロゲステロン，ヒト絨毛性ゴナドトロピン)が分泌される．特に，絨毛組織から多量に分泌されるヒト絨毛性ゴナドトロピン(human chorionic gonadotropin, hCG)は尿中で容易に検出されることから，妊娠の免疫学的診断方法の際のマーカーとして臨床的に用いられている．

妊娠中期以降は，胎盤が妊娠の維持に重要な役割をもつホルモン分泌の場となる．これらのホルモンは母体の諸臓器に作用し，胎児の発育に必要な栄養素の供給を促し，さらに分娩時の出血に備え循環血液量を増大させ，出産

＊絨毛組織　受精卵が子宮内膜に着床すると，一部は栄養芽細胞として内膜の組織内に侵入し，やがて細胞同士が融合し栄養膜を形成する．この栄養膜から，さらに臍帯，羊膜，胎盤のもととなる絨毛が形成される．

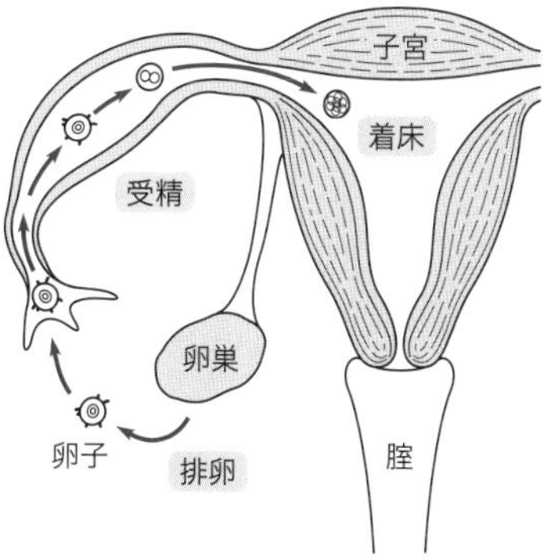

図4-3　排卵から着床までの様子

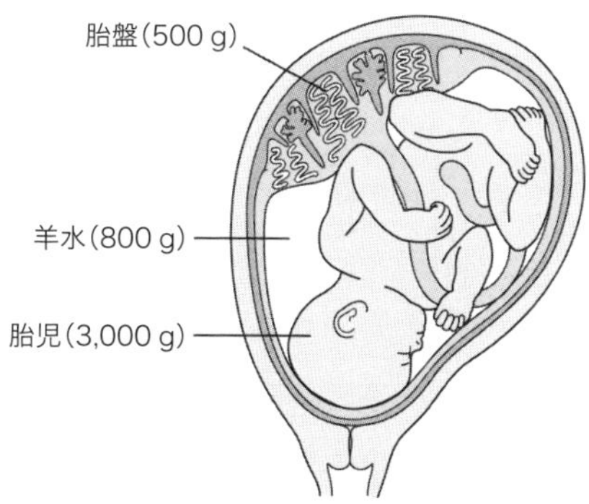

図4-4　子宮内の胎児の状態(妊娠後期)

後の乳汁分泌に必要な乳腺組織を発達させるなど，さまざまな変化をもたらす．

③ 母体の生理的変化

妊娠中の母体は妊娠の維持および出産に備えて変化する

母体の生理的変化でもっとも大きな変化は，胎児の発育および**胎児付属物**＊の増大である．**図4-4** に子宮内の胎児の様子を示した．出産予定日近くの胎児の体重は約3 kgあり，胎盤は約0.5 kg，羊水は0.8 kgに達する．こうした環境を維持するため，妊娠子宮は非妊娠時の重量約80 gから出産予定日近くには約1 kgまで増大する．増大した妊娠子宮の圧迫のため，妊娠中は膀胱容量が減少し頻尿になることが多い．

＊胎児付属物　胎児が子宮内で発育をとげるために必要な諸器官．卵膜，胎盤，臍帯，羊水などの総称．

また，増大した子宮が直腸と大腸下部を圧迫するので腸管運動も低下しやすく，便秘を訴える者も多くみられる．また，下肢からの血流のうっ滞による静脈瘤や痔核をきたしやすくなる．便秘には便軟化剤を適宜用いる．痔核には症状に応じて局所用麻酔薬の塗布や温浴が必要である．下肢の静脈瘤に対しては，血栓症の予防のために弾性ストッキングの使用が勧められる．

胎児や胎児付属物を栄養するため，そしてきたるべき分娩に備えるため，母体の循環血液量は著しく増加する．妊娠中は循環血漿量の増大が血球成分の増大よりも著しいため，非妊娠時に比べるとみかけ上ヘモグロビン（Hb）濃度は低下する．循環血液量は妊娠32～34週には一定の値に達し，出産予定日近くでは，非妊娠時の40～50％も増加している．しかし妊娠中期までは，赤血球量よりも血漿量の増大の方が著しいため，**図4-5** に示すように，ヘマトクリット（Ht）値は次第に低下してゆき，妊娠末期にやや上昇に転じる．つまり，妊娠後期の貧血は，ある程度生理的なものである．WHOの勧告では，Hb値11 g/dL未満，Ht値33.0％未満を**妊娠貧血**＊の基準としている．

＊妊娠貧血　妊婦にみられる貧血のなかでも，妊娠に起因する貧血をいう．

妊娠中は分娩後の授乳期に備えた乳腺組織の増大がみられる．このため，分娩前であっても少量の乳汁分泌がみられることもある．

妊娠中の適切な体重増加は，児の正常な発育と，適正な出生体重のために

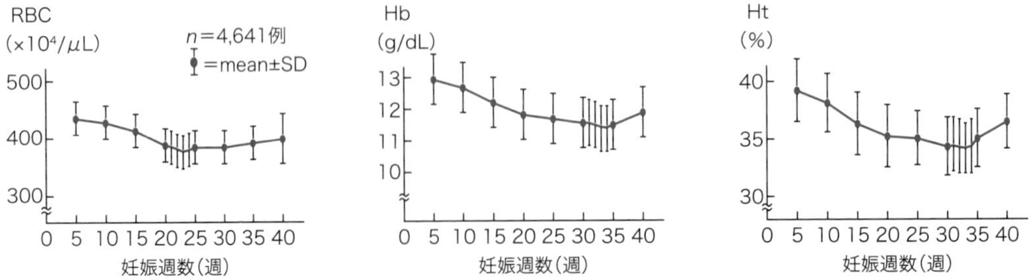

図4-5 妊婦における赤血球（RBC）数，ヘモグロビン（Hb），ヘマトクリット（Ht）値の推移
［日本産科婦人科学会栄養問題委員会報告．日産婦会誌 43(8)：1186，1991より引用］

不可欠である．母体の妊娠前の体格と児の出生体重は相関することが指摘されている．すなわち，やせの妊婦は適正な出生体重の児を産むためにより多くの体重増加が必要であり，肥満の場合は少ない体重増加でよい．

わが国では**妊産婦のための食生活指針(2006 年)**に基づき，妊娠前の体格に応じた推奨体重増加量が示されている(☞**表 4-3**，78 頁)．

④ 胎児の発育

新生児としての必要な機能が整う

受精から 8 週未満(最終月経から 10 週未満；妊娠 10 週未満)の胎児を，胎児としての特徴も十分ではないため，胎芽(たいが)と呼ぶ．妊娠 8 週では，胎芽は頭部から尾部までの長さが 2 cm 程度で，超音波検査での観察で心拍を確認することができる．

妊娠 10 週以降から出産までを胎児と呼ぶ．胎児は子宮腔内で羊水に満たされた卵膜に包まれ，臍帯動静脈を通じ胎盤から酸素や栄養素の供給を受けて発育する．**表 4-1** に妊娠期間別の発育の目安を示した．妊娠 12 週では胎児は身長が 7 ～ 9 cm 程度となり，外性器がほぼ完成する．16 週では体重も 100 g 程度となり四肢の運動が活発となるため，母親は胎児の動き(胎動)を自覚するようになる．24 週では胎児は 600 g 程度になり，肺もほぼ形成されているが，胎外生活に適応するための機能は未熟である．32 週では体重は約 1,800 g となり，肺の機能もほぼ完成している．40 週では体重は約 3,000 g (**表 4-1**)，身長は約 50 cm となり，胎外生活に必要な呼吸機能，体温調節機能，乳汁を摂取するための哺乳機能，乳汁を消化・吸収する機能などが完成している．

しかし，胎児あるいは母体に何らかの障害がみられる場合，子宮内での胎児の発育が停滞し，妊娠期間に比して体重が軽い**子宮内胎児発育遅延**＊(intrauterine growth restriction, **IUGR**)を呈することがある．IUGR 児では，そうでない児に比べ，乳児死亡率が高いなどの問題を有する．このほかに，児の出生体重をもとにした発育状態の区分がある(☞図 5-4，111 頁)．

＊子宮内胎児発育遅延(IUGR)　発育・成熟の抑制または異常が認められる児の総称で，small for dates(SFD) および small for gestational age(SGA) とほぼ同義．

表 4-1　妊娠期間別の胎児発育の目安

在胎週数	推定体重(g)	外観・身体機能の発達状況
8	2	眼球・耳介・鼻・口が形成されている．
16	100	毛髪がはえる．四肢の運動が活発となる．超音波法による性別の判定が可能となる．
24	600	皮膚は赤みがかり，しわが多い．原始的な呼吸様運動がみられる．
28	1100	皮下脂肪がつきはじめ，つめが生える．男児では，腹腔内にあった精巣が鼡径(そけい)部まで下降する．
32	1800	身長の増加に比べ，体重増加が著明となる．
37	2500	正期産児
40	3000	新生児としての機能が整う．男児では，精巣が陰嚢に下降している．

B 産　　褥

産褥期は妊娠・分娩からの回復期である

産褥（さんじょく）は，分娩の終了，子宮，産道，悪露（おろ）*の回復から妊娠可能な身体に戻るまでの過程（復古）を指し，産褥期にある女性を褥婦（じょくふ）という．妊娠・分娩により変化した母体が回復するための重要な期間であり，分娩後6～8週を指す．

*悪露　産褥期に腟から排出される分泌物をいう．出産後早期は血性で量も多いが，次第に非妊娠時の状態へ変化していく．

分娩後の内分泌学的変化として，下垂体前葉のプロラクチンと視床下部，下垂体後葉系のオキシトシンの作用によって乳汁分泌をきたすようになることがあげられる．**プロラクチンは乳腺において乳汁の産生を促すだけではなく，下垂体に作用して排卵を抑制する**．授乳による排卵抑制によって月経の再来が妨げられ，月経血による鉄の損失が回避できるばかりではなく，次の妊娠の予防にもなる．**オキシトシンは乳汁の分泌を促すホルモンであるが，同時に子宮の収縮を促す**ため，悪露の排出が進み，子宮が妊娠前の状態に戻るのを促進するはたらきがある．

C 栄養アセスメントと栄養ケア

1 問診・観察

良好な妊娠経過のためには，妊娠初期からの適切な栄養ケアが重要である

a 現病歴・既往歴の把握

現在の妊娠経過を考える上で，現病歴および既往歴の把握は必要不可欠である．循環器疾患，呼吸器疾患，消化器疾患，ならびに内分泌疾患など，ほとんどすべての疾患が妊娠母体および胎児に重大な影響を与える．

b 家族歴の把握

家族歴のうち，把握する必要があるのは糖尿病に関することである．特に，妊婦に過去の巨大児分娩歴や原因不明の死産歴があった場合は，糖尿病について注意を要する．必要に応じて，糖負荷試験を実施して耐糖能異常の有無を評価する．

c 過去の妊娠・分娩歴の把握

現在の妊娠予後を予測する上で，過去の妊娠・分娩歴の把握は特に重要である．妊娠回数と分娩回数だけではなく，妊娠中の合併症の有無や児の出生体重，分娩方法（正常分娩か帝王切開分娩か，など）についても把握する必要がある．前項で述べたとおり，出生体重が4 kg以上の巨大児を分娩した者では，妊娠糖尿病を発症するリスクが高いので注意が必要である．

2 臨床検査

a 初診時

貧血の有無をスクリーニングする目的で，一般血液検査として赤血球数，白血球数，ヘモグロビン，ヘマトクリット，血小板数を測定する．ヘモグロビンが低値(12 g/dL 未満)を示した場合は，貧血の原因についてさらに精査を行う．原因としてもっとも多いのは鉄欠乏性貧血なので，鉄栄養状態の指標である血清フェリチンおよび鉄の測定を行い，低値を示した場合に鉄欠乏を疑う．

b 毎回の妊婦健診時

妊婦健診は通常，妊娠 28 週までは 4 週間ごと，その後 36 週までは 2 週間ごとに行い，37 週以降は毎週実施する．毎回血圧の測定を行い，尿中にたんぱく質および糖が検出されるかどうかを調べる．ただし，尿糖は直前の食事摂取や糖分の入った飲料の摂取によって検出されることがある．

3 身体計測

妊婦の身長，非妊娠時の体重，来院時の体重の測定は重要である．低身長(150 cm 未満)や非妊娠時の体格がやせ(BMI 18.5 kg/m^2 未満)の者では，低出生体重や早産のリスクが高いので妊娠中の栄養が特に重要である．

妊婦健診時には必ず体重測定を行い，体重変化を観察する．通常は，1 週間あたり 0.3 ～ 0.5 kg の増加が望ましい(☞**表 4-3**，78 頁)．これより体重増加が少ない場合は，食事摂取が十分であるか，また何らかの妊娠合併症によって胎児発育が障害されていないかどうかを調べる必要がある．体重増加が著しく多い場合は，浮腫をきたしている可能性がある．

4 生活習慣の把握

妊娠中の生活習慣が胎児の発育・発達に与える影響は大きい．特に重要なのは，喫煙および飲酒である．喫煙は児の低出生体重のリスクを高めるだけでなく，出生後の**乳幼児突然死症候群***(sudden infant death syndrome, SIDS)のリスクも高める．喫煙者に対しては，禁煙を勧めることが必要である．妊娠初期からの過度の飲酒は，胎児性アルコール症候群という先天奇形症候群をもたらす．主症状は，IUGR，顔面奇形，知能障害などであるので，妊娠中は禁酒が必要である．

カフェイン，テオフィリンなどのメチルキサンチン類はコーヒー，茶類，ココア，コーラなどに含まれており，日常的に摂取しやすい．WHO は，2016 年に妊婦はカフェイン摂取を 1 日 300 mg 以下(インスタントコーヒー約 5 杯相当)に抑えるよう推奨している．

＊乳幼児突然死症候群　それまでの健康状態および既往歴からその死亡が予測できず，しかも死亡状況調査および解剖検査によってもその原因が同定されない，原則として1歳未満の児に突然の死をもたらした症候群．

5 食事摂取基準

妊娠期の食事摂取基準を，**表 4-2** に示した.

a 推定エネルギー必要量

妊娠に伴う変化として，胎児の発育，胎盤，羊水などの胎児付属物の増大，母体への体脂肪の蓄積や循環血液量の増加などがあげられる．これらの変化に対応するために必要なエネルギーと母体の基礎代謝量の増加を考慮し，日本人の食事摂取基準(2020 年版)では，非妊婦の推定エネルギー必要量に対して妊娠初期に 50 kcal/日，妊娠中期に 250 kcal/日，妊娠後期に 450 kcal/日の付加量が必要と算出している.

b たんぱく質

妊娠期の体たんぱく質蓄積量は体カリウム増加量より間接的に算定できる．妊娠後期の平均の体カリウム増加量は 2.08 mmol/日とし，これにカリウム・窒素比(2.15 mmol カリウム/g 窒素)，およびたんぱく質換算係数(6.25)を用いて，体たんぱく質蓄積量は次式により算出された.

たんぱく質蓄積量＝体カリウム蓄積量/カリウム・窒素比
×たんぱく質換算係数

体たんぱく質蓄積量は，妊娠中の体重増加量により変化することを考慮に入れる必要がある．すなわち，最終的な体重増加量を 11 kg とし，諸報告による妊娠中体重増加量に対して補正を加えて，それぞれの研究における体カリウム増加量を求め，体たんぱく質蓄積量を算定している.

妊娠各期におけるたんぱく質蓄積量の比は，初期：中期：後期＝ 0：1：3.9 であるという報告を用いて，観察期間が中期・後期である報告については，この期間の総体たんぱく質蓄積量を求め(妊娠日数 280 × 2/3 を乗ずる)，単純に上記の比率で中期と後期に割り当てた後，それぞれの期間の 1 日あたりの体たんぱく質蓄積量が算出された．このようにして各研究から得られた値を単純平均して算出すると，初期 0 g/日，中期 1.94 g/日，後期 8.16 g/日となる．たんぱく質の蓄積効率を 43%として，推定平均必要量(新生組織蓄積分)＝たんぱく質蓄積量/たんぱく質の蓄積効率としている.

c ミネラル類

ミネラル栄養の異常例についても，種々の病態が知られている．たとえば，胎児のヨウ素欠乏は母体のヨウ素欠乏により惹起されるが，これは死産児や先天奇形児の増加，および児のクレチン症の発症につながる．ここでは鉄について以下に述べる.

妊婦のミネラル栄養を考える上で，鉄は特に重要である．妊娠中は全期間を通じて循環血液量が増加し続けるが，それは妊娠中期にもっとも著明である．循環血液量は妊娠 32 ～ 34 週には一定の値に達し，出産予定日近くでは,

表 4-2　妊婦の食事摂取基準

エネルギー				推定エネルギー必要量[1,2]			
エネルギー　(kcal/日)			初期	+50			
			中期	+250			
			後期	+450			
栄養素				推定平均必要量[3]	推奨量[3]	目安量	目標量
たんぱく質		(g/日)	初期	+0	+0	−	−
			中期	+5	+5	−	−
			後期	+20	+25	−	−
		(%エネルギー)	初期	−	−	−	13～20[4]
			中期	−	−	−	13～20[4]
			後期	−	−	−	15～20[4]
脂質		脂質(%エネルギー)		−	−	−	20～30[4]
		飽和脂肪酸(%エネルギー)		−	−	−	7 以下[4]
		n-6 系脂肪酸(g/日)		−	−	9	−
		n-3 系脂肪酸(g/日)		−	−	1.6	−
炭水化物		炭水化物(%エネルギー)		−	−	−	50～65[4]
		食物繊維(g/日)		−	−	−	18 以上
ビタミン	脂溶性	ビタミン A(μgRAE/日)[5]	初期・中期	+0	+0	−	−
			後期	+60	+80	−	−
		ビタミン D(μg/日)		−	−	8.5	−
		ビタミン E(mg/日)[6]		−	−	6.5	−
		ビタミン K(μg/日)		−	−	150	−
	水溶性	ビタミン B_1(mg/日)		+0.2	+0.2	−	−
		ビタミン B_2(mg/日)		+0.2	+0.3	−	−
		ナイアシン(mgNE/日)		+0	+0	−	−
		ビタミン B_6(mg/日)		+0.2	+0.2	−	−
		ビタミン B_{12}(μg/日)		+0.3	+0.4	−	−
		葉酸(μg/日)[7,8]		+200	+240	−	−
		パントテン酸(mg/日)		−	−	5	−
		ビオチン(μg/日)		−	−	50	−
		ビタミン C(mg/日)		+10	+10	−	−
ミネラル	多量	ナトリウム(mg/日)		600	−	−	−
		(食塩相当量)(g/日)		1.5	−	−	6.5 未満
		カリウム(mg/日)		−	−	2,000	2,600 以上
		カルシウム(mg/日)		+0	+0	−	−
		マグネシウム(mg/日)		+30	+40	−	−
		リン(mg/日)		−	−	800	−
	微量	鉄(mg/日)	初期	+2.0	+2.5	−	−
			中期・後期	+8.0	+9.5	−	−
		亜鉛(mg/日)		+1	+2	−	−
		銅(mg/日)		+0.1	+0.1	−	−
		マンガン(mg/日)		−	−	3.5	−
		ヨウ素(μg/日)[9]		+75	+110	−	−
		セレン(μg/日)		+5	+5	−	−
		クロム(μg/日)		−	−	10	−
		モリブデン(μg/日)		+0	+0	−	−

[1] エネルギーの項の参考表に示した付加量である．
[2] 妊婦個々の体格や妊娠中の体重増加量および胎児の発育状況の評価を行うことが必要である．
[3] ナトリウム(食塩相当量)を除き，付加量である．
[4] 範囲に関しては，おおむねの値を示したものであり，弾力的に運用すること．
[5] プロビタミン A カロテノイドを含む．
[6] α-トコフェロールについて算定した．α-トコフェロール以外のビタミン E は含んでいない．
[7] 妊娠を計画している女性，妊娠の可能性がある女性および妊娠初期の妊婦は，胎児の神経管閉鎖障害のリスク低減のために，通常の食品以外の食品に含まれる葉酸(狭義の葉酸)を 400 μg/日摂取することが望まれる．
[8] 付加量は，中期および後期にのみ設定した．
[9] 妊婦および授乳婦の耐容上限量は，2,000 μg/日とした．

［資料　日本人の食事摂取基準(2020 年版)］

非妊娠時の 40 ～ 50％も増加している．しかし妊娠中期までは，赤血球量よりも血漿量の増大の方が著しいため，図 4-5 に示したように，Ht 値は次第に低下していくが，妊娠末期にやや上昇に転じることが知られている．つまり，妊娠中～後期の妊婦の貧血はある程度生理的なものである．

鉄の食事摂取基準の値は，①胎児の成長に伴う鉄貯蔵，②臍帯・胎盤中への鉄貯蔵，③循環血液量の増加について妊娠各期の必要量を求め，吸収率を加味して設定された．

6 妊娠前からはじめる妊産婦のための食生活指針

本指針の策定背景として，若い女性における食事の偏りや低体重者の増加が観察されること，これまで個別に情報提供されてきた妊娠期・授乳期に特有の栄養に関する情報を集約する必要があることがあげられる．妊娠期・授乳期において適正な食習慣を確立することはきわめて重要な課題であり，「日本人の食事摂取基準」や「食事バランスガイド」をふまえて，本指針では，妊娠中の体重増加指導の目安（表 4-3）が示された．妊娠期や授乳期に何をどれだけ食べたらよいかの目安としては，「妊産婦のための食事バランスガイド」（☞参考資料図 6B，321 頁）がある．妊娠中の体重増加量の目安として「妊娠期の至適体重増加チャート」（表 4-3）が示された．表 4-4 には，本指針に示された主要項目を示した．

全妊娠期間を通しての推奨体重増加量は，分娩直前の体重と妊娠前の体重の差とし，各種分娩異常との関連をみた上で体重増加量の範囲を示したものである．全妊娠期間を通しての推奨体重増加量は，妊娠前の体格区分が「低体重（やせ）」12 ～ 15 kg，「ふつう」10 ～ 13 kg，「肥満（1 度）」7 ～ 10kg，「肥満（2 度以上）」については個別に対応していくこととした．

7 妊婦のやせと肥満

妊娠前の BMI で表される母親の体格が胎児発育や出産時の状況に大きく影響することが知られている．妊娠前に「やせ」であった者では胎児が低出生体重児や IUGR 児となるリスクが高く，「肥満」であった者では妊娠糖尿病や妊娠高血圧症候群（妊娠中毒症）の発症や，巨大児，帝王切開分娩のリス

表 4-3　妊娠中の体重増加指導の目安＊1

妊娠前の体格＊2	体重増加量指導の目安
低体重（やせ）：BMI 18.5 未満	12 ～ 15 kg
ふつう：BMI 18.5 以上 25.0 未満	10 ～ 13 kg
肥満（1 度）：BMI 25.0 以上 30.0 未満	7 ～ 10 kg
肥満（2 度以上）：BMI 30.0 以上	個別対応（上限 5 kg までが目安）

＊1「増加量を厳格に指導する根拠は必ずしも十分ではないと認識し，個人差を考慮したゆるやかな指導を心がける.」産婦人科診療ガイドライン産科編 2020 CQ 010 より
＊2 日本肥満学会の肥満度分類に準じた.
［資料　厚生労働省：妊娠前からはじめる妊産婦のための食生活指針，2021］

クが高くなる．しかし，胎児発育や出産時の状況から評価した場合の「やせ」あるいは「肥満」の基準値には，明確な根拠となる情報が得られていない．したがって，非妊娠時の体格基準を当てはめて判断せざるをえないと考えられる．

8 鉄摂取と貧血

妊婦にみられる貧血を妊婦貧血と総称する．このうち，妊娠に起因する貧血を妊娠性貧血という．わが国ではWHOの妊娠性貧血基準値に沿って，Hb値11 g/dL以下，Ht 33.0%以下を妊娠性貧血のカットオフ値として用いることが多い．

鉄が不足すると赤血球の生成が妨げられ，鉄欠乏性貧血となる．妊娠期において鉄欠乏性貧血は多く，妊婦健診の際の検査結果に応じて必要な治療が行われる．適正な貯蔵鉄をもつ健康な人では，主に動物性の食品に多く含ま

表 4-4　妊娠前からはじめる妊産婦のための食生活指針に示された主要項目

●妊娠前から，バランスのよい食事をしっかりとりましょう 若い女性では「やせ」の割合が高く，エネルギーや栄養素の摂取不足が心配されます．主食・主菜・副菜を組み合わせた食事がバランスのよい食事の目安となります．1日2回以上，主食・主菜・副菜の3つをそろえてしっかり食べられるよう，妊娠前から自分の食生活を見直し，健康なからだづくりを意識してみましょう．
●「主食」を中心に，エネルギーをしっかりと 炭水化物の供給源であるごはんやパン，めん類などを主材料とする料理を主食といいます．妊娠中，授乳中には必要なエネルギーも増加するため，炭水化物の豊富な主食をしっかり摂りましょう．
●不足しがちなビタミン・ミネラルを，「副菜」でたっぷりと 各種ビタミン，ミネラルおよび食物繊維の供給源となる野菜，いも，豆類（大豆を除く），きのこ，海藻などを主材料とする料理を副菜といいます．妊娠前から，野菜をたっぷり使った副菜でビタミン・ミネラルを摂る習慣を身につけましょう．
●「主菜」を組み合わせてたんぱく質を十分に たんぱく質は，からだの構成に必要な栄養素です．主要なたんぱく質の供給源の肉，魚，卵，大豆および大豆製品などを主材料とする料理を主菜といいます．多様な主菜を組み合わせて，たんぱく質を十分に摂取するようにしましょう．
●乳製品，緑黄色野菜，豆類，小魚などでカルシウムを十分に 日本人女性のカルシウム摂取量は不足しがちであるため，妊娠前から乳製品，緑黄色野菜，豆類，小魚などでカルシウムを摂るよう心がけましょう．
●妊娠中の体重増加は，お母さんと赤ちゃんにとって望ましい量に 妊娠中の適切な体重増加は，健康な赤ちゃんの出産のために必要です．不足すると，早産やSGA（妊娠週数に対して赤ちゃんの体重が少ない状態）のリスクが高まります． 不安な場合は医師に相談してください．日本産科婦人科学会が提示する「妊娠中の体重増加指導の目安」を参考に適切な体重増加量をチェックしてみましょう．
●母乳育児も，バランスのよい食生活のなかで 授乳中に，特にたくさん食べなければならない食品はありません．逆に，お酒以外は，食べてはいけない食品もありません．必要な栄養素を摂取できるように，バランスよく，しっかり食事をとりましょう．
●無理なくからだを動かしましょう 妊娠中に，ウォーキング，妊娠水泳，マタニティビクスなどの軽い運動をおこなっても赤ちゃんの発育に問題はありません．新しく運動を始める場合や体調に不安がある場合は，必ず医師に相談してください．
●たばことお酒の害から赤ちゃんを守りましょう 妊娠・授乳中の喫煙，受動喫煙，飲酒は，胎児や乳児の発育，母乳分泌に影響を与えます．お母さん自身が禁煙，禁酒に努めるだけでなく，周囲の人にも協力を求めましょう．
●お母さんと赤ちゃんのからだと心のゆとりは，周囲のあたたかいサポートから お母さんと赤ちゃんのからだと心のゆとりは，家族や地域の方など周りの人々の支えから生まれます．不安や負担感を感じたときは一人で悩まず，家族や友人，地域の保健師など専門職に相談しましょう．

［資料　厚生労働省：妊娠前からはじめる妊産婦のための食生活指針，2021］

れるヘム鉄の吸収率は20～30%と，植物性食品に多く含まれる非ヘム鉄の吸収率が数%であることに比べ高い．このため，赤身の肉や魚など鉄を含む動物性食品を適量摂取することが重要である.吸収率の低い非ヘム鉄の場合,たんぱく質やビタミンCの摂取量が増加することで吸収率が高まるので,食品の組み合わせにも配慮する．また緑茶などに多く含まれるタンニンは,食品中の鉄の吸収を阻害することが知られている．

貧血の原因としてもっとも頻度が高いのは鉄欠乏性貧血であるが，葉酸やビタミンB_{12}の欠乏によってもまれにみられることがあり，注意が必要である．妊娠中は月経が停止するため鉄損失は少ないが，胎児の発育ならびに母体の生理的な循環血液量の増加によって，鉄の必要量は高まっている．妊娠前から貧血であった者,また妊娠初期の血液検査で貧血を指摘された者では,体内の貯蔵鉄が不足しているため，妊娠中期から後期にかけての鉄必要量の増大に対して十分に適応できないおそれがある．ただし，妊娠中期から後期にかけてのHb値低下は，血球成分の増大に比べて血漿成分の増大が著しいために起きる生理的な現象の一部である．むしろ，この時期にHb値の低下をきたさない場合，十分な循環血液量の増加が起こっていないと考えられ,妊娠予後に影響するとされる．

D 栄養と病態・疾患

1 食欲不振と妊娠悪阻

妊娠初期の健康状態を知る

通常，妊婦の8割程度が妊娠初期に何らかの**つわり**症状，すなわち食欲不振，吐き気，嘔吐などを経験するといわれている．ほとんどの場合，症状は妊娠週数が進むにつれて次第に軽快する．しかし，一部の妊婦ではつわりの程度がひどくなり，脱水症状や栄養障害，重篤な場合には意識障害をきたすことがあり，このような状態を**妊娠悪阻**(おそ)という．治療には，まず輸液による水分補給と栄養素の補給を行い，症状が軽快してきたら徐々に食事摂取を勧める．注意すべき点としては，ビタミン類，特にビタミンB_1が欠乏した場合に，中枢神経障害であるウェルニッケ症候群を呈するおそれがあることである．

◉つわり

◉妊娠悪阻

2 妊娠期の糖代謝異常

妊娠中の糖代謝異常(hyperglycemic disorders in pregnancy)には，①**妊娠糖尿病**(gestational diabetes mellitus，GDM)，②妊娠中の明らかな糖尿病(overt diabetes in pregnancy)，③糖尿病合併妊娠(pregestational diabetes mellitus)の3つがある．GDMは，「妊娠中にはじめて発見または発症した糖尿病に至っていない糖代謝異常である」と定義され，妊娠中の明らかな

◉妊娠糖尿病

表 4-5 妊娠中の糖代謝異常の診断基準

1. 妊娠糖尿病(gestational diabetes mellitus, GDM)
75 g 経口糖負荷試験(OGTT)において次の基準の 1 点以上を満たした場合に診断する 空腹時血糖値 ≧ 92 mg/dL(5.1 mmol/L) 1 時間値 ≧ 180 mg/dL(10.0 mmol/L) 2 時間値 ≧ 153 mg/dL(8.5 mmol/L)
2. 妊娠中の明らかな糖尿病(overt diabetes in pregnancy)[1]
以下のいずれかを満たした場合に診断する 空腹時血糖値 ≧ 126 mg/dL HbA1c 値 ≧ 6.5% ＊随時血糖値≧200 mg/dL あるいは 75 gOGTT で 2 時間値≧200 mg/dL の場合は，妊娠中の明らかな糖尿病の存在を念頭におき，1 または 2 の基準を満たすかどうか確認する[2]
3. 糖尿病合併妊娠(pregestational diabetes mellitus)
妊娠前にすでに診断されている糖尿病 確実な糖尿病網膜症があるもの

[1] 妊娠中の明らかな糖尿病には，妊娠前に見逃されていた糖尿病と，妊娠中の糖代謝の変化の影響を受けた糖代謝異常，および妊娠中に発症した 1 型糖尿病が含まれる．いずれも分娩後は診断の再確認が必要である．
[2] 妊娠中，特に妊娠後期は妊娠による生理的なインスリン抵抗性の増大を反映して，糖負荷後血糖値は非妊時よりも高値を示す．そのため，随時血糖値や 75 gOGTT 負荷後血糖値は非妊時の糖尿病診断基準をそのまま当てはめることはできない．
[日本糖尿病・妊娠学会と日本糖尿病学会との合同委員会：妊娠中の糖代謝異常と診断基準の統一化について．糖尿病と妊娠 15(1)，2015 より許諾を得て転載]

糖尿病，糖尿病合併妊娠は含まれない．3 つの糖代謝異常は，**表 4-5** に示した診断基準により診断する．

GDM のスクリーニングは，尿糖陽性，糖尿病家族歴，肥満，過度の体重増加，**巨大児**出産の既往歴，加齢などのリスク因子だけでは見逃される症例が多いので，血糖検査によるスクリーニング法を併用することが望ましいと考えられる．このため，日本産科婦人科学会では，以下の 2 段階で全妊婦にスクリーニングを行うことを推奨している．

◉巨大児

①妊娠初期に随時血糖を測定する．カットオフ値は各施設で独自に設定する．慣習的には 100mg/dL 以上，妊娠糖尿病のスクリーニングに関する多施設共同研究のデータからは 95mg/dL 以上である．随時血糖値≧200 mg/dL 時には，75 g 経口糖負荷試験(oral glucose tolerance test, OGTT)は行わず，**表 4-5** の「妊娠中の明らかな糖尿病」に該当するか検討する．

②妊娠中期(24 ～ 28 週)に 50 g の糖負荷試験(glucose challenge test, GCT)で≧140 mg/dL を陽性，あるいは随時血糖測定(≧ 100 mg/dL を陽性)を行う．その対象者は妊娠初期随時血糖法で陰性であった妊婦，ならびに同検査陽性であったが 75 g OGTT で非 GDM とされた妊婦である．

上記のスクリーニング検査で陽性となった妊婦には診断検査(75 g OGTT)を行い，**表 4-5** の GDM 診断基準と照らし合わせて判定する．

❸ 妊娠高血圧症候群

妊娠時に高血圧を認めた場合，妊娠高血圧症候群とする．**妊娠高血圧症候**

◉妊娠高血圧症候群

表 4-6　妊娠高血圧症候群の病型分類

1. 妊娠高血圧腎症(preeclampsia)
1）妊娠 20 週以降にはじめて高血圧を発症し，かつ，蛋白尿を伴うもので，分娩 12 週までに正常に復する場合． 2）妊娠 20 週以降にはじめて発症した高血圧に，蛋白尿を認めなくても以下のいずれかを認める場合で，分娩 12 週までに正常に復する場合． 　i）基礎疾患のない肝機能障害［肝酵素上昇(血清 ALT もしくは AST＞40 IU/L)，治療に反応せず他の診断がつかない重度の持続する右季肋部もしくは心窩部痛］ 　ii）進行性の腎障害(血清クレアチニン＞1.0 mg/dL，他の腎疾患は否定) 　iii）脳卒中，神経障害(間代性痙攣・子癇・視野障害・一次性頭痛を除く頭痛など) 　iv）血液凝固障害［HDP に伴う血小板減少(＜15 万/μL)・DIC・溶血］ 3）妊娠 20 週以降にはじめて発症した高血圧に，蛋白尿を認めなくても子宮胎盤機能不全(*1 胎児発育不全，*2 臍帯動脈血流波形異常，*3 死産)を伴う場合．
2. 妊娠高血圧(gestational hypertension)
妊娠 20 週以降にはじめて高血圧を発症し，分娩 12 週までに正常に復する場合で，かつ妊娠高血圧腎症の定義に当てはまらないもの．
3. 加重型妊娠高血圧腎症(superimposed preeclampsia)
1）高血圧が妊娠前あるいは妊娠 20 週までに存在し，妊娠 20 週以降に蛋白尿，もしくは基礎疾患のない肝腎機能障害，脳卒中，神経障害，血液凝固障害のいずれかを伴う場合． 2）高血圧と蛋白尿が妊娠前あるいは妊娠 20 週までに存在し，妊娠 20 週以降にいずれかまたは両症状が増悪する場合． 3）蛋白尿のみを呈する腎疾患が妊娠前あるいは妊娠 20 週までに存在し，妊娠 20 週以降に高血圧が発症する場合． 4）高血圧が妊娠前あるいは妊娠 20 週までに存在し，妊娠 20 週以降に子宮胎盤機能不全を伴う場合．
4. 高血圧合併妊娠(chronic hypertension)
高血圧が妊娠前あるいは妊娠 20 週までに存在し，加重型妊娠高血圧腎症を発症していない場合．

*1 胎児発育不全の定義は，日本超音波学会の分類「超音波胎児計測の標準化と日本人の基準値」に従い胎児推定体重が－1.5 SD 以下となる場合とする．染色体異常のない，もしくは奇形症候群のないものとする．
*2 臍帯動脈血流波形異常は，臍帯動脈血管抵抗の異常高値や血流途絶あるいは逆流を認める場合とする．
*3 死産は，染色体異常のない，もしくは奇形症候群のないものとする．
［日本妊娠高血圧学会：妊娠高血圧症候群新定義・臨床分類(2018 年 5 月) http://www.jsshp.jp/journal/pdf/20180625_teigi_kaiteian.pdf(最終アクセス 2020 年 7 月 30 日)より許諾を得て転載］

群(hypertensive disorders of pregnancy，HDP)は妊娠高血圧腎症，妊娠高血圧，加重型妊娠高血圧腎症，高血圧合併妊娠に分類される．**表 4-6** に妊娠高血圧症候群の病型分類を示した．

妊娠高血圧症候群における高血圧と蛋白尿の診断基準は以下のとおりである．1) 収縮期血圧 140 mmHg 以上，または拡張期血圧 90 mmHg 以上の場合を高血圧と診断する．2) 次のいずれかに該当する場合を蛋白尿と診断する．① 24 時間尿でエスバッハ法などによって 300 mg/日以上の蛋白尿が検出された場合．②随時尿で protein/creatinine(P/C) 比が 0.3 mg/mg・creatinine 以上である場合．ただし 24 時間蓄尿や随時尿での P/C 比測定のいずれも実施できない場合は，2 回以上の随時尿を用いたペーパーテストで 2 回以上連続して尿蛋白＋1 以上陽性が検出された場合を，蛋白尿と診断することを許容する．

妊娠高血圧症候群の関連疾患として，脳出血，肺水腫，子癇(しかん)*，HELLP 症候群*，周産期心筋症などの異常をきたすこともある．妊娠高血圧症候群の原因は不明であるが，母体高年齢，肥満，多胎などの場合に発症の危険性が高まる．

＊子癇　妊娠20週以降にはじめてけいれん発作を起こし，てんかんや二次性けいれんが否定されるもの．けいれん発症の起こった時間により，妊娠子癇・分娩子癇・産褥子癇と称する．

＊HELLP症候群　hemolytic anemia(溶血性貧血)，elevated liver enzymes(肝逸脱酵素上昇)，low platelet count(血小板減少)の三大徴候を示す症候で，生命の危険を伴う場合がある．

表 4-7　妊娠高血圧症候群の生活指導

1. 生活指導：安静，ストレスを避ける（予防には軽度の運動，規則正しい生活が勧められる） 2. 栄養指導（食事指導） 　1）エネルギー摂取（総カロリー） 　　非妊娠時 BMI* 24 未満の妊婦：30 kcal × 理想体重（kg）+ 200 kcal 　　非妊娠時 BMI 24 以上の妊婦：30 kcal × 理想体重（kg） 　　（予防には妊娠中の適切な体重増加が勧められる：BMI < 18 では 10 ～ 12 kg 増，BMI18 ～ 24 では 7 ～ 10 kg 増，BMI > 24 では 5 ～ 7 kg 増） 　2）塩分摂取：7 ～ 8 g/日とする（極端な塩分制限は勧められない） 　　（予防には 10 g/ 日以下が勧められる） 　3）水分摂取：1 日尿量 500 mL 以下や肺水腫では，前日尿量に 500 mL を加える程度に制限するが，それ以外では制限しない．口渇を感じない程度の摂取が望ましい． 　4）たんぱく質摂取量：1.0 g/日 × 理想体重（kg） 　　（予防には 1.2 ～ 1.4 g/日 × 理想体重（kg）が望ましい） 　5）動物性脂肪と糖質は制限し，高ビタミン食とすることが望ましい． 　　（予防には食事摂取カルシウム（1 日 900 mg）に加え，1 ～ 2 g/日のカルシウム摂取が有効との報告もある．また，海藻中のカリウムや魚油，肝油（不飽和脂肪酸），マグネシウムを多く含む食品には高血圧予防効果があるとの報告もある．）

注：重症，軽症ともに基本的には同じ指導で差し支えない．混合型ではその基礎疾患の病態に応じた内容に変更することが勧められる．
* BMI（body mass index）= 体重（kg）/ 身長（m）^{2}
［中林正雄：妊娠中毒症の栄養管理指針．日産婦人科会誌 51：N-507-10，1999 より引用］

妊娠高血圧症候群の治療の基本は高血圧の改善であり，食塩摂取制限は必要不可欠ではないとされている．極端な食塩制限は行わず，過剰な食塩摂取を避けることが推奨される．また，エネルギー摂取量や水分の極端な制限も好ましくない．

治療には安静と，状態に応じて降圧薬を使用することが必要である．**表 4-7** に日本妊娠高血圧学会で示している管理指針をあげた．

④ 葉酸摂取と神経管閉鎖障害

葉酸は水溶性ビタミンであり，細胞の分化に重要な役割を果たしている．このため，細胞分化の盛んな胎児にとって，葉酸は必要不可欠な栄養素である．受胎前後に十分量の葉酸を摂ることで，**二分脊椎症**（せきつい）や**無脳症**などの**神経管閉鎖障害***のリスクを低減できることが明らかになっている．

わが国では，2000（平成 12）年 12 月 28 日に当時の厚生省児童家庭局母子保健課（現厚生労働省 雇用均等・児童家庭局母子保健課）より「神経管閉鎖障害の発症リスク低減のための妊娠可能な年齢の女性等に対する葉酸の摂取に係る適切な情報提供の推進について」という通知（児母第 72 号，健医地生発第 78 号）が出され，妊娠を計画している女性に関しては，神経管閉鎖障害の発症リスクを低減させるために，妊娠の 1 ヵ月以上前から妊娠 3 ヵ月までの間，食品からの葉酸摂取に加えて，いわゆる**栄養補助食品***から 1 日あたり 400 μg の葉酸の摂取を勧めることとなった．

ただし，①いわゆる栄養補助食品はその簡便性などから過剰摂取につながりやすいこと，②高用量の葉酸摂取はビタミン B_{12} 欠乏の診断を困難にすることから，医師の管理下にある場合を除き，葉酸摂取量は 1 日あたり 1 mg

＊神経管閉鎖障害　脳や脊髄などの中枢神経系（神経管）がつくられる妊娠4 ～ 5週頃に起こる先天異常．神経管の下部に閉鎖障害が起こった場合を二分脊椎といい，神経管の上部の閉鎖障害が起こると脳の形成不全である無脳症となる．

＊栄養補助食品　栄養成分の補給・補完を目的とした食品．このうち「栄養機能食品」は，栄養成分の機能の表示をすることや，1日あたりの摂取目安量に含まれる当該栄養成分量が定められた上・下限値の範囲内にある必要があるほか，栄養機能表示だけでなく注意喚起表示なども義務付けられている．

を超えるべきではないことも，必ず情報提供することとなった．なお，わが国では無脳症や二分脊椎症などの神経管閉鎖障害の出生児の頻度は，出生児1万人あたり6～7名程度である．

E 栄養ケアのあり方

1 妊娠期の栄養ケアについて

妊娠期は，胎児の健康と母体の健康の両方を満たさなければならない．妊娠初期に考慮すべき栄養学的なリスクとして，①やせ，または肥満，②ヘモグロビン値12 g/dL未満の貧血，③つわりなどによる食物摂取不良，④喫煙や飲酒などの生活習慣，があげられる．

①やせと肥満の判定は，身長と体重からBMIを算出し，日本肥満学会の定義に従って，18.5未満を「やせ」，25を超えるものを「肥満」とする．わが国の体重増加目標値は，「妊産婦のための食生活指針」に示されたとおりである（**表4-3**）．やせの妊婦では低栄養の可能性があることから，食事内容について聞き取りを行うことが望ましい．肥満者の場合は，妊娠高血圧症候群や妊娠糖尿病を発症するリスクが高いことが知られているが，妊娠中の体重減少は禁忌である．胎児発育に必要な栄養について十分栄養指導を行うことが望ましい．

②貧血者の場合は，その原因が鉄欠乏であるか，葉酸やビタミン B_{12} 欠乏などによるのか，あるいは血液疾患の合併などの器質的な要因によるのか，鑑別が必要である．栄養学的な理由による場合，欠乏症の改善のための治療とともに，栄養指導を行うことが必要である．

③つわりなどのために十分な食物摂取ができない場合は，個々の状況を判断し，場合によっては医師の処方による輸液療法を行う必要がある．極端な場合を除くと，妊娠週数が進むにつれて症状が改善していくので，個々の状況に合わせた食物摂取を検討する．

④日常的に喫煙や飲酒を行っている妊婦では，禁煙と禁酒を指導しなければならない．

授　乳　期

A 授乳女性の生理的特徴

この時期の母体には**産褥期**（さんじょくき）* としての回復と，母乳（初乳から成乳への変化を支える）の調製，新生児の成長を保持増進，という3つの重要な変化がみられる点に特徴がある．

＊産褥期　妊婦が妊娠経過を終了後に分娩し，妊娠前（非妊娠）の状態に戻る（復古）期間をいう．具体的には，国内，国際間での意見の相違はあるが，分娩直後から6週間程度の期間とされている．現象的には体型や体内臓器により産褥の状況は異なるが，一般的に性器の復古は6～8週間かかるので，狭義としてその期間を指している．

❶ 体重と体組成の変化

妊娠中に起こった代謝の変化は授乳を通して妊娠前の状態に戻る

一般に分娩後の母体は，胎児，胎盤ならびにその付属物など約 11 kg の体重減少がみられる．さらに，母体内では子宮や産道の復古と，授乳に対しての乳汁産生が開始される結果，代謝動態に大きな変化がみられる．産褥以後の体重は一般には減少するが一定ではなく，妊娠前の体重に戻る場合と妊娠や分娩を契機として肥満に転じる場合もある．

妊娠中の女性は内臓脂肪を蓄積し，インスリン抵抗性や，血清トリグリセリドが高値となる，といった変化を認める．これらの変化は，授乳することでより速やかに妊娠前の状態に戻る．貯蔵脂肪の減少は産後 3 ヵ月間に多い．

人工乳で育てている女性はエネルギー摂取量が少なく，母乳で育てている女性よりも産後の数ヵ月は体重減少が大きい場合もあるが，一般に産後 6 ヵ月まで母乳で育てている女性の方が体重減少が大きいと報告されている．これは，母乳で育てている女性では，授乳に要するエネルギー量に見合うようエネルギー摂取量を増やしたり，エネルギー消費量を減少させたりしているので，最初の 3 ヵ月を超えると貯蔵脂肪の減少も大きくなるためと考えられている．

授乳を 1 年間続けた女性では，授乳していない女性に比べて HDL コレステロール値が卒乳するまで高く，授乳経験がない女性は出産のたびに授乳していた女性よりも内臓脂肪が 28％ほど多く，腹囲は 6.5 cm 大きい．また，生涯授乳期間が長いほど 2 型糖尿病の罹患率は低下するなど，授乳期間が長いほど生活習慣病の罹患率は低下する．

❷ エネルギー代謝の変化

体内動態の変化に対して，エネルギー代謝は異化系を亢進させる．妊娠中に蓄積された体脂肪と，子宮の肥大や循環血液量の増加に伴って増大し蓄積されたたんぱく質は，貯蔵エネルギーとなる．貯蔵エネルギーの一部は分娩時の出血や，その後の悪露などにより消費されるが，大部分は保持され授乳によって消費される．

❸ 授乳の生理的機序

個人差はあるが，乳腺組織は思春期から妊娠中に成熟していく

乳汁産生は乳房で行われる．乳房は前胸部にあり，表面は皮膚におおわれている．一般に女性の場合は大胸筋の表面筋膜上に左右一対あり，上下は第 3 肋間と第 7 肋間，左右は胸骨と腋窩の間に位置する．乳房は乳腺（分泌）組織と脂肪組織の 2 種類の組織からなり，クーパー靭帯と呼ばれる結合組織の

表 4-8 女性乳房の加齢に伴う解剖学的変化

第 1 段階	第一次性徴期(性別差なし)
第 2 段階	乳腺が活動しはじめ, 乳頭が大きくなりはじめる(この現象をもって第二次性徴期の開始点とする. 思春期の開始). その後, 乳輪(乳暈)が広くなりはじめるとともに, 乳輪下から脂肪組織が蓄積し, ふくらみはじめる(バストアップがはじまる). この時期を乳輪期(乳暈期)ともいう. 乳首・乳輪の色が変化しはじめ, 胸部の緊迫感, 引きつりや痛みを感じる人もいる.
第 3 段階	脂肪組織がさらに蓄積し, 乳頭の増大と乳輪の拡大, および乳首・乳輪の色の変化が加速し, 乳房全体がふくらみはじめる(乳房第一期). 後に乳房に下輪郭(バージスライン)が形成される(乳房第二期).
第 4 段階	乳輪が隆起し, ほぼ成人型になる[成熟期(成長期)].
第 5 段階	女性成人型となる(成熟乳房, 終末期).

枠組みのなかに存在している. 乳房を円錐形に保っているのは, クーパー靭帯のはたらきによる. クーパー靭帯は乳房を垂直方向(胸壁から乳房表面に向けて)に走り, 乳房の真皮に到達している.

形態は, **表 4-8** に示すように第一次性徴期以前には男女差はなく, 第二次性徴期以降, 脂肪組織の蓄積によりふくらみをもち, 乳腺機能が徐々に発達する.

乳房の脂肪組織量は人種差や個人差が大きい. 乳腺組織の脂肪組織に対する割合は, 加齢や乳房サイズの増大とともに低下することが明らかにされている. 乳房の大きさと乳汁分泌との間に相関はない.

a 妊娠中の乳房変化

妊娠前半期には, 著しい小葉-腺房の発育(乳腺発育)がみられ, 腺房の数とサイズが増大し, 乳管系の伸張と分岐が起こる. 乳腺発育は, 多数のホルモンの影響を受ける. 妊娠中期までにある程度の分泌機能の発達がみられ, 初乳が腺房と乳管に認められるようになり, 妊娠後半期を通して増加する. 妊娠中は通常, 乳腺の発達によって乳房のサイズが増大するが, その変化は個人差が大きく, ほとんど大きくならない女性から, 著しく大きくなる女性までさまざまである. 妊娠中は, 皮脂腺と乳腺の組み合わせからなるモントゴメリー腺が大きくなり, 分泌物を産生する. モントゴメリー腺の分泌物は, 吸啜に伴う損傷を防ぐだけでなく, 病原体の侵入から乳房を守るはたらきもある.

b 授乳期の乳房の解剖と生理

授乳期には, 乳房内の乳管は細く(平均径 2 mm), 表層に存在し, 容易に圧迫される. これらの乳管には, **乳管洞**という嚢状の形態はなく乳汁の貯蔵機能はない. このため, 射乳反射が起こる前には少量の乳汁しか得られない(**図 4-6 ～ 8**).

乳房重量は通常 150 ～ 200 g で授乳中は 400 ～ 500 g となる. 授乳開始 6 ～ 9 ヵ月後には乳房サイズは縮小してくるが, 乳汁産生量は変わらない.

乳汁生成は以下の 3 つのステージからなる.

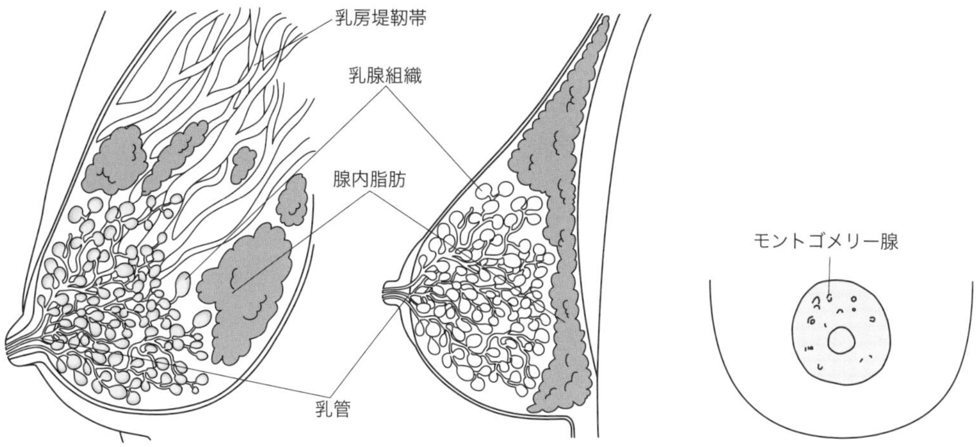

図 4-6　乳腺組織と脂肪組織の関係

乳腺組織の 65%は乳頭基部から半径 30 mm 以内に位置する．乳腺組織と脂肪組織の比率は一般的には 2：1 といわれているが，組織の比率は多様で，乳房の半分が脂肪組織から構成される女性もいれば，逆に乳房の最大 80%が乳腺組織であるような女性もいる．

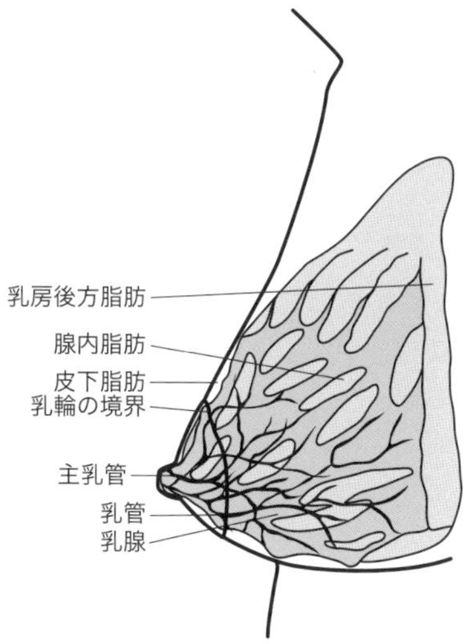

図 4-7　乳管の走行

神経，血管，リンパ管，線維組織を含む結合組織と，脂肪組織とが，乳管と小葉を取り囲んでいる．

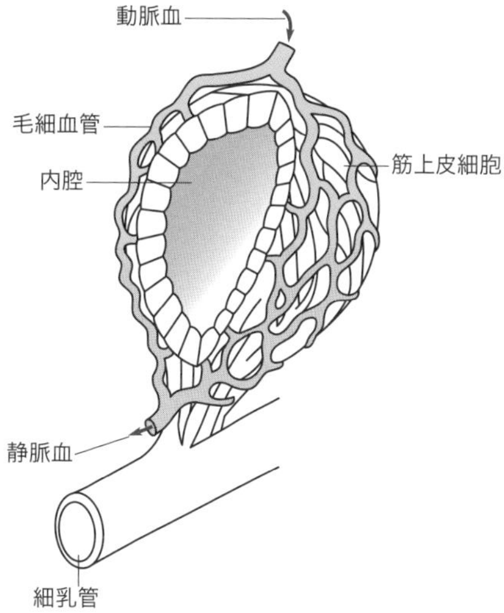

図 4-8　乳腺房と細乳管

動脈からの血流は毛細血管に流れ，乳腺細胞に母乳成分のもととなる物質を提供する．乳腺細胞から分泌された乳汁は乳腺腔内にたまる．射乳反射が起こると筋上皮細胞が収縮し，細乳管へと乳汁が流れる．細乳管は合流して大きな乳管となり，最終的には 1 本の太い主乳管に合流し，乳頭表面に開口する．

①乳汁生成Ⅰ期：この時期に分泌される乳汁は**初乳**と呼ばれ，ナトリウム(Na)，塩素(Cl)，免疫グロブリンやラクトフェリンなどの感染防御因子，ビタミン A や E などの抗酸化物質を多く含む．初乳に含まれるカゼインはわずかで，脂質や乳糖の濃度も低いため栄養価は高くない．初乳のもつ役割は主に感染防御作用と抗酸化作用である．

②乳汁生成Ⅱ期：乳汁生成Ⅱ期はホルモンの変化により開始されるため，エンドクリンコントロールを受ける(**図 4-9**)．分娩時に胎盤が娩出されると，プロゲステロン，エストロゲン，ヒト胎盤性ラクトゲン(hPL)の

母体血中濃度が急激に低下し，乳汁生成Ⅱ期がはじまる．このほかにもプロラクチン，コルチゾール，インスリンなどの作用も重要である．乳汁分泌は通常，分娩後36～96時間くらいで著明に増加しはじめ（乳汁来潮），その後一定となる．この時期の乳汁はNa，Cl，たんぱく質の濃度が低下し，乳糖と脂質の濃度が上昇する．

③乳汁生成Ⅲ期：分娩後約9日をすぎて乳汁生成が維持される時期で，乳汁産生量は授乳量に関連する（オートクリンコントロール）．つまり，頻回に授乳した方がより多くの乳汁を産生する．

母乳育児は離乳期までの栄養だけでなく**母子愛情交換**や**愛着形成**の面からも重要な意味がある．母乳栄養の長所と母乳育児を継続する上での留意点（☞第5章C2，122頁）を理解して，母親と児の栄養管理を行う．

産後早期に授乳すると，新生児が吸啜する乳頭刺激によって，子宮収縮を促し，出産後の出血量が減少し，子宮復古を早める．その後も，母乳育児を続けると高プロラクチン状態が続くため，排卵が起こりにくくなる．月経再開が遅れることで，血液の喪失を防ぐこともできる．これらの作用は母体の産後の回復を助けることにつながる．

授乳期間が長くなるほど，乳がん，卵巣がん，子宮体がんの罹患率が減少するという報告がある．また，関節リウマチについても授乳期間が長くなるほど罹患率が低下する．近年，母乳育児が妊婦自身の生活習慣病の予防につながることも明らかになっている．

母乳育児が行えない状態としては，児にガラクトース血症など先天代謝異常症がある場合や，母親がHTLV-1抗体陽性者やHIVキャリアで母乳を通して児に感染するリスクがある場合などがある．母親の薬剤使用に関しては，児の代謝に影響する抗がん薬，一部の脂質異常症に対する薬剤などがあるが，まれである．

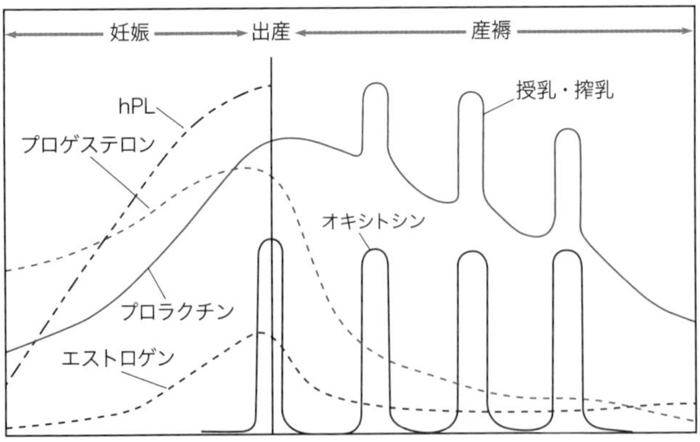

図4-9　妊娠～授乳期のホルモン

血中プロゲステロン・ヒト胎盤ラクトゲン（hPL）・エストロゲン濃度が急激に低下することで乳汁生成Ⅱ期に移行する．プロラクチンの基礎値は分娩直後が最高でゆっくりと下降するが，授乳している限りは吸啜刺激によって一過性の上昇がみられる．オキシトシンは乳頭刺激によって上昇する．
［Riordan J：Breastfeeding and Human Lactation，3rd ed，Jones & Bartlett Learning，p76，2004を参考に作成］

B 栄養アセスメント

授乳とは，単に母親が乳汁を児に飲ませる生理的な行動を示す言葉ではない．母乳育児では母親と児が授乳を通して，絆を深め，母親自身が女性としての自己価値を高める機会を提供する意義がある．

母乳栄養による授乳を栄養学的な視点から考えると，母親の体内栄養素が乳汁中に移行する．この場合の母体内からの栄養成分喪失量を「日本食品標準成分表 2015 年版（七訂）」の数値から算出した結果を**表 4-9** に示した．この数値は**表 4-14** に示した日本人の食事摂取基準（2020 年版）の授乳婦付加量と対比して理解すると興味深い．

さらに，母乳育児の意義には栄養や免疫，乳児の身体発育に対する意義に加えて，母子間の心因的側面を構築し，母子双方の身体的な環境適応にもよい効果をもたらすことが知られている．以下に母乳育児を主眼とする授乳支援の概要について示す．

1 臨床検査（ヘモグロビン，ヘマトクリット）

授乳期は分娩と産褥に伴い，さまざまな身体的変化を受ける．なかでも高頻度に発症する異常として貧血がある．

産褥期にみられる貧血は主として鉄欠乏性貧血である．これは食事由来の鉄の吸収量に対して，出産に伴う出血と胎盤の娩出，その後の悪露（おろ）による喪失に加え，乳汁産生に伴う鉄の需要（鉄は母乳中**ラクトフェリン**へ移行）が高まり相対的に不足するために生じた一過性の症状である．したがって，食事からの補給を適切に行うとともに，母体の身体機能が整うことにより次第に改善される．この場合，鉄剤の補給などの治療は一般的には必要がないとされている．

貧血の診断は，赤血球数（RBC），ヘモグロビン（Hb）値，ヘマトクリット（Ht）値とそれらから求める指数値（MCV：平均赤血球容積，MCH：平均赤血球ヘモグロビン量，MCHC：平均赤血球ヘモグロビン濃度）により簡便に判定できる．**表 4-10** には鉄欠乏性貧血の検査診断値を示した．

表 4-9　授乳婦の栄養喪失量

	母乳 100 g あたり	1 日（780 mL）あたりの概算		母乳 100 g あたり	1 日（780 mL）あたりの概算
エネルギー（kcal）	65	516	ナトリウム（mg）	15	119
水分（g）	88.0	698.1	カリウム（mg）	48	381
たんぱく質（g）	1.1	8.7	レチノール活性当量（μg）	46	365
脂質（g）	3.5	27.8	ビタミン B_1（mg）	0.01	0.08
炭水化物（g）	7.2	57.1	ビタミン B_2（mg）	0.03	0.24
カルシウム（mg）	27	214	ナイアシン（mg）	0.2	1.6
リン（mg）	14	111	ビタミン C（mg）	5	40
鉄（mg）	0.04*	0.3			

日本食品標準成分表 2015（七訂）より 1 日の授乳量を 780 mL として概算．
＊食品成分表では Tr（微量）として欄外に記載されている．

表 4-10　鉄欠乏性貧血の検査診断値

検査	診断値
赤血球数(RBC)(×10^4/μL)	480 ～ 380(健常値)
ヘモグロビン(Hb)(g/dL)	11.4 ～ 14.7(健常値)
平均赤血球容積(MCV)(fL)	80 以下
平均赤血球ヘモグロビン濃度(MCHC)(%)	30 以下
血清鉄(μL/dL)	20 ～ 50 以下
不飽和鉄結合能(UIBC)(μL/dL)	360 以上
フェリチン(ng/mL)	12 ～ 15 以下

表 4-11　妊婦が注意すべき魚介類の種類とその摂取量(筋肉)の目安

摂食量(筋肉)の目安	魚介類
1 回約 80 g として妊婦は 2 ヵ月に 1 回まで(1 週間あたり 10 g 程度)	バンドウイルカ
1 回約 80 g として妊婦は 2 週間に 1 回まで(1 週間あたり 40 g 程度)	コビレゴンドウ
1 回約 80 g として妊婦は週に 1 回まで(1 週間あたり 80 g 程度)	キンメダイ，メカジキ，クロマグロ，メバチ(メバチマグロ)，エッチュウバイガイ，ツチクジラ，マッコウクジラ
1 回約 80 g として妊婦は週に 2 回まで(1 週間あたり 160 g 程度)	キダイ，マカジキ，ユメカサゴ，ミナミマグロ，ヨシキリザメ，イシイルカ，クロムツ*

*平成 22(2010)年 6 月追加

参考 1）マグロのなかでも，キハダ，ビンナガ，メジマグロ(クロマグロの幼魚)，ツナ缶は通常の摂食で差し支えありませんので，バランス良く摂食してください．

参考 2）魚介類の消費形態ごとの一般的な重量は以下のとおりです．

寿司，刺身	一貫または一切れあたり	15 g 程度
刺身	一人前あたり	80 g 程度
切り身	一切れあたり	80 g 程度

例えば，週に 1 回と注意事項に記載されている魚介類のうち，2 種類または 3 種類を同じ週に食べる際には食べる量をそれぞれ 2 分の 1 または 3 分の 1 に，また，注意事項に週に 1 回と記載されている魚介類及び週に 2 回と記載されている魚介類を同じ週に食べる際には，食べる量をそれぞれ 2 分の 1 にするといった工夫をしましょう．また，ある週に食べ過ぎた場合は次の週に量を減らしましょう．

［資料　2011 年 11 月厚生労働省通知文書より抜粋］

❷ 身体計測

妊娠による体重変化は非妊娠時に比べて 7 ～ 12 kg で，15 ～ 20% 程度の増加である．しかし，分娩直後に妊娠期間中の体重増加がすべて解消されるわけではない．一般的には妊娠期間中の運動不足などを主な理由としてさらに体重が増加することも多いので，継続的な身体計測が必要となる．もしも過剰な肥満がある場合は，以後の母体管理の上で大きな注意点となる．

❸ 臨床診査

授乳期間中の食生活については，授乳成分との関連を考慮することが必要である．一般に脂溶性成分は乳汁中に移行しやすいといわれている．運動や軽作業などの生活習慣は，母体の復古を促進する上からも好ましく，身体状況をみながら徐々に妊娠前の状態に戻すことが必要である．

コラム 食物連鎖と環境ホルモン

人間社会と食物連鎖のかかわりでは，食品の生産，流通，消費の流れのなかで，それぞれの環境との相互関係が大きいということを理解することが重要である．

母乳と環境ホルモンの関連を考えるときには，2 つの視点がある．1 つは母親の曝露レベルの差異，もう 1 つは母親の体内蓄積量の多少である．

第 1 の曝露量については，食物連鎖とのかかわりを含め，汚染の可能性がある食品をどの程度摂取しているかが問題となる．たとえば，近海の海底近くに生息する魚類あるいは汚染地域の回遊魚の，特に内臓を多食することは危険である．また，そのような小魚を飼料として成育した動物の血液や内臓も，同様に危険といえる．

一方，水溶性の成分は血液を介して尿や糞便中に排出されるが，脂溶性物質は脂肪組織中に溶存され，乳汁中に溶出される．したがって，初産児の授乳時には，第 2 子，第 3 子の場合に比べ，脂溶性物質の体内溶存量が多い．初乳には成乳に比べて多量に環境ホルモンが含まれていると考えられる．

a 母乳と環境汚染

ダイオキシン類や環境ホルモンと食物連鎖が社会的な話題になり，初産婦の初乳中に蓄積される有害物質量の上昇が問題視されている．この問題は 1970 年代から社会問題として大きく取りあげられた．環境中の汚染物質の発生抑制と定期的な観察による情報公開など，さまざまな対策が行われた結果，現在では 60％近く低減され，問題となった当初に比べ低値となっている．この結果，環境汚染を根拠とした母乳栄養の回避は無用となっている．

さらに，2003（平成 15）年には近海魚と海洋中の有機水銀汚染の関連から近海魚の一部について**表 4-11** に示すような摂食規制が喚起された．

b 食品や服用薬剤

羊水の風味は妊娠中の食事によって影響を受ける．つまり，胎児期から母親が摂った食物の風味を経験しているのである．そして出生後は，乳汁を通して母親が摂った食物の風味に慣れ親しんでいく．母親が，産後早期に一定期間にんじんジュースを飲んでいると，その母親の母乳で育った児は離乳食でにんじんを好むという研究もある．

健康的な食生活であれば，授乳中であっても普段どおりの食事を摂って差支えない．アレルギーを心配して母親自身が，卵や牛乳を控えることも意味がない．

また授乳中の母親は，授乳中に薬を飲んでもよいのか不安を感じる．医薬品添付文書の記載に従うと，薬か授乳かの二者択一となりがちである．添付文書の記載は，人以外の哺乳動物において乳汁中に薬剤が検出されれば自動的に授乳を控えるように記載されている．実際には，母乳中への薬の移行はごく少量（多くの薬剤では母親への投与量の 1％未満しか母乳中に移行しな

コラム 受動喫煙

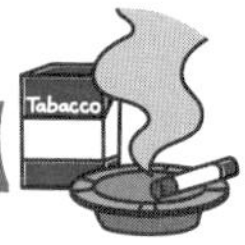

喫煙行動と健康を考えるにあたっては，能動喫煙と受動喫煙に分けて考える必要がある．受動喫煙は間接喫煙，不随意喫煙などとも呼ばれる．

疫学調査によれば，受動喫煙による健康被害の危険度は能動喫煙の約 50 〜 70％に匹敵するといわれ，きわめて高いと考えられている．このような状況に対して，WHO をはじめ諸外国の公衆衛生機関からは受動喫煙防止の具体的な対策が発表され，わが国においても 2002（平成 14）年に制定された健康増進法第 25 条に「受動喫煙の防止」の条項が示された．

授乳と喫煙の関係については，肺炎や気管支炎などの呼吸器系疾患の罹患率が，両親とも喫煙をしない児の場合を 1.0 とした場合，片親が喫煙する場合には 1.7 〜 2.3 倍，両親とも喫煙する場合は 4.7 倍に増大するとの報告もある．

い）で，児が母乳を介して摂取する量は，小児薬用量よりもかなり少ない．人での科学的なデータに基づくと，児に対して有害な影響が出る薬剤はわずかである．

近年，授乳中の女性の薬剤使用に関する書籍も増えているので，科学的根拠をもって授乳婦に情報提供を行い，女性が安心して治療を受けながら，授乳を継続できるようにサポートすることが大切である．

c 嗜好品（喫煙，飲酒，カフェイン）

授乳期に母親が摂取した嗜好品も，妊娠期と同様に乳児に影響を与える．

喫煙は母親による能動喫煙以外に，**受動喫煙***についても母子ともに避ける必要がある．たとえ成人に対する影響が少ない量であったとしても，乳児には大きな影響を与える．アルコールは，その種類や母親の体質にもよるが，少量の飲酒量では乳汁への影響は少ないといわれている．また，飲酒後 30 〜 60 分程度で最高濃度に達して，その後漸減するので，飲酒後は 2 時間程度は授乳を避けることが望ましい．現実的には，授乳間隔が 2 〜 3 時間あくようになる産後 3 ヵ月頃までは控えたい．その他の嗜好品として，コーヒーなどカフェインを多く含む飲料についても母乳への移行が指摘されている（母乳中のカフェイン濃度は摂取後 15 〜 30 分に最高値となる）が，1 日 2 〜 3 杯程度なら問題にはならない．ただし，児が不眠や興奮症状を示す場合は控えるようにする．

＊受動喫煙　自分の意志でたばこを吸う能動喫煙に対して，他人が吸うたばこに由来する煙を吸わされることを受動喫煙という．曝露する煙は，たばこの点火部から立ちのぼる副流煙と，喫煙者が吐き出す煙からなる．

d 食習慣，身体活動，労働

近年，妊娠可能な若年成人女性の食習慣，身体活動，労働の問題は大きく変化している．食習慣は欧米化が進み，女性の社会進出がますます進んでいる．そのため，以前は家事に多くを費やしていた身体活動が電化や自動化により少なくなった一方で，家事以外の労働や社会活動が増加している．さらに，運動習慣をもつ女性も増加した．

妊娠出産に続く授乳･育児期間は，母性保護と育児環境の整備などにより，授乳と育児に専念する時間が確保されるしくみが社会的に整備されつつある．

授乳中に職場復帰する場合，早期に母乳栄養から人工栄養へと切り替えることを願望する女性もいるが，こうした場合でも児と一緒にいるときは授乳できるし，預けるときも搾乳して冷凍したものを使うこともできる．職場復帰後も母乳育児を続けることで，児の病気のために欠勤することが減ることも示されている．

C 授乳期の栄養と病態・疾患

1 授乳婦の体重

授乳婦と乳児の体重には強い因果関係がある．授乳期間中ならびに妊娠期間中の過食や運動不足は，乳児や胎児が過体重に陥る原因となる可能性がある．また，妊娠前の過体重・肥満，ならびに妊娠中の過度の体重増加は母乳育児を困難とする因子でもある．一方，栄養不足であったり栄養バランスが乱れていたりすれば，分泌乳量が減少したり，母乳成分にも影響しかねない．

2 低栄養状態とリスク要因

妊娠経過に伴い食事量が多くなった場合，産褥後にその食習慣を元に戻すには個人的な努力が必要になる．しかし，その一方で，妊娠中に変化した体型を早期に元に戻すために過度のダイエットをすることは授乳時の女性には大きなリスクとなる．**図 4-10** に示すように，授乳期間が長くなるにつれて母親の体脂肪量は減少していく．

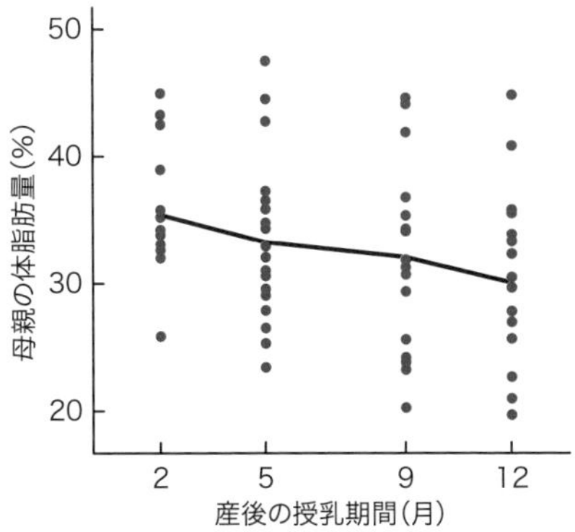

図 4-10　産後の授乳期間と母親の体脂肪量の関係
[Gridnera Z et al：Human milk casein and whey protein and infant body composition over the first 12 months of lactation．Nutrients 10：1332，2018 より引用]

❸ 乳腺異常と乳腺炎

乳汁分泌不全には2種類ある

授乳期の女性における最大のトラブルは**乳汁分泌不全**である．一次性母乳分泌不全の原因となるホルモン異常のうち，分娩後に大量出血を伴う**シーハン症候群**[*] はまれだが，胎盤組織の遺残による高プロゲステロン血症は少なくない．乳房外科手術の既往も乳汁分泌不全と関連しうる．原発性の乳汁分泌不全はまれであり，多くは二次性のものである．

＊シーハン症候群　分娩に伴う大量出血によって下垂体前葉に虚血性壊死が生じ，その機能が低下することで乳汁分泌不全，無月経などの症状を呈する．

二次性乳汁分泌不全とは，母乳産生能力に異常はないが，適切な支援が受けられないために乳汁分泌が減少してしまうことをいう．母乳は適切に乳房から排出されないと産生が減少するため，児の哺乳障害も二次性乳汁分泌不全の原因となる．人工乳を与えたりおしゃぶりで空腹感をまぎらわしたりすることにより授乳回数が少ない場合も，乳汁分泌は減少してしまう．

乳腺炎は授乳中の女性がしばしば遭遇する疾患で，通常分娩3週間以内や急激な卒乳に引き続いて起こることが多い．頻度は産後3ヵ月までに約10%で，全授乳期間を通し3～4人に1人は罹患する．乳汁を適切に乳房から排出できないことが原因となって起こることが多い．乳腺炎の症状と原因を**表4-12**に示す．

乳腺炎は，非感染性乳腺炎と感染性乳腺炎(**図4-11**)に分類されるが，所見や臨床症状だけでは両者を見分けることはむずかしい．感染性乳腺炎では乳児の口腔粘膜，鼻咽腔の常在菌や乳房表皮の常在菌(黄色ブドウ球菌(MRSA含む)，表皮ブドウ球菌，レンサ球菌，腸球菌)などが原因となる．

効果的に乳汁が排出されていれば乳汁は乳管から自然な方向に流れるた

表4-12　乳腺炎の症状と原因

症状：38℃以上の発熱	原因：乳汁うっ滞	
悪寒	授乳時間と授乳回数の制限	フルタイムの就職・復職，オーバーワーク
心拍数増加	不適切な吸着	貧血，不適切な食事による抵抗力の低下
インフルエンザ様の身体の痛み	乳頭亀裂，損傷	運動(上肢を激しく動かす運動)
乳腺炎に罹患した部位の痛み・腫脹	児の口腔内の問題	ストレス，睡眠不足，疲労
発赤，圧痛，熱をもった領域	おしゃぶりと人工乳首の使用	乳管閉塞や白斑の閉塞が解決できなかった場合
腋窩に向かう赤い線(リンパ管に沿って)	衣類の締めつけと睡眠中の体位	母親の合併症(糖尿病)
	母子分離	乳頭クリーム

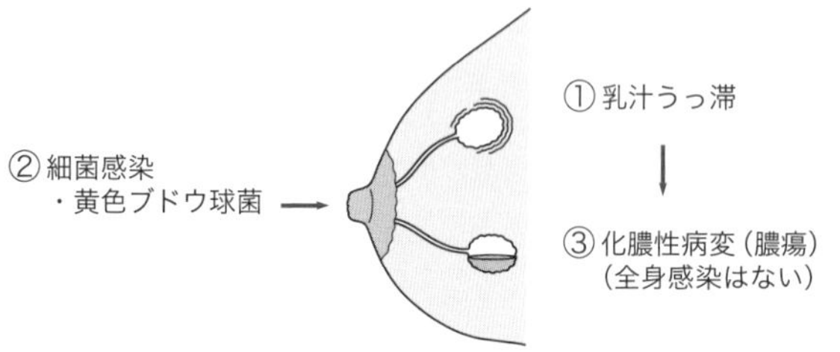

図4-11　感染性乳腺炎の臨床像
①→②→③の順で進展する．

コラム 乳房外科手術と授乳

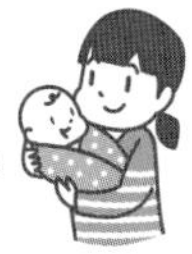

乳房手術を受ける女性は決してめずらしくないが，手術は授乳に影響する．特に，乳房縮小手術を受けた女性は，児にある程度母乳を与えることは可能だが，母乳のみで育てることは困難である．これは，授乳期乳房でも非授乳期乳房でも乳腺組織と脂肪組織は一緒に分布するため，脂肪組織のみを選択的に除去するのは困難であることが原因である可能性が高い．さらに，乳房にはこれまで考えられていたよりも少数の乳管しか存在しないため，手術によって乳管が切断されると乳汁の流出が妨げられる可能性がある．

め，細菌は外に流れ出る．しかし，乳汁排出が不適切であると乳汁が乳腺腔内に残り，細菌増殖に好ましい環境ができる．乳房の緊満や乳管閉塞でも痛みや不快感を訴えることはあり，**表 4-13** に従って見分ける．乳管閉塞や非感染性乳腺炎ならば，適切に対処することで 8 ～ 24 時間以内に症状の改善をみる．この期間に改善を認めない場合は，抱き方や乳頭の含ませ方，授乳回数など改めて見直す．

対策の原則は，罹患部位から効果的に乳汁を排出することである．授乳直前に乳房を温めたり，授乳中にマッサージしたりすると射乳反射が起きやすくなる．両方の乳房から授乳するが，このとき吸着が困難なほどの痛みがなければトラブルのある側からも授乳する．母親が心地よいと感じるのであれば，授乳と授乳の間に冷たい圧迫を加えるのもよい．抗菌薬が必要と判断された場合，トラブルのある側からも授乳し続けるとともに 10 ～ 14 日間内服する．これは感染を繰り返すことを予防するのと膿瘍形成を防ぐ目的もある．

産褥期の乳頭痛と乳頭損傷を予防するために，妊娠中から乳頭に対してさまざまな準備が推奨されてきたが，いずれもその有効性は実証されていない．また，出産早期に授乳時間や授乳回数を制限することは乳頭痛と乳頭損傷の予防にはならない．適切な抱き方と飲ませ方を出産前から母親に指導し，出産後早期から，児の欲求に合わせた頻回授乳を行うことが効果的な予防法である．

表 4-13 乳房の緊満，乳管閉塞，乳腺炎の鑑別

	緊　満	乳管閉塞	乳腺炎
はじまり	徐々に，分娩直後	徐々に，哺乳後	急に，分娩 10 日後以降
部位	両側	片側	通常は片側
腫脹と熱感	全体的	移動するかもしれない，熱感なし	局所的，発赤，腫脹
痛み	全体	軽度，局所	強い，局所
体温	< 38.4 ℃	< 38.4 ℃	> 38.4 ℃
全身状態	良好	良好	風邪様

コラム　摂食障害

昨今の一般的な若年成人女性では，生活習慣の変化とファッション的な理由からやせ志向が強い傾向がみられる．食事量が著しく少ない者，菜食主義者(ベジタリアン)や，強い偏食傾向などをもつ者も少なくない．この是非は個々人の考え方や主義に依存するので一概にはいえないが，母性の観点からは大きな問題である．母親の栄養不足は乳児に深刻な栄養不足をまねきかねない．この点に配慮して母親自身が適切な栄養改善を行う必要がある．

たとえば，厳格な菜食主義者の場合にはビタミン B_{12} が不足し，それが児のビタミン B_{12} 欠乏にもつながるため，ビタミン B_{12} をサプリメントとして摂取する必要がある．一般的にサプリメントが母乳に与える安全性についてのデータはほとんどなく，特にエストロゲン様の作用を示すものはホルモンバランスに影響を与える可能性もある．病的な摂食障害をもつ女性であっても，母親が摂取する栄養が母乳により児の栄養となることを伝えて，適切な食物摂取を行わせる必要がある．

D 栄養ケアのあり方

1 授乳婦の栄養ケアのあり方

付加量も含めてバランスのとれた食事を心がける

授乳婦は妊娠期に継続する授乳期にあり，日本人の食事摂取基準(2020年版)では，非妊娠期の年齢階級別食事摂取基準に加えて各栄養素別に授乳期の生理現象に伴う付加量が必要と考え，**表4-14**に示した内容が策定されている．しかし，近年の若年女性ではスリムな体型を志向する結果，低栄養を示唆する「やせ」状態の者が多くみられる．日本人の食事摂取基準(2020年版)では，付加量の数値を参照するにあたっては，非妊娠時の女性とは健康な「ふつうの体型」の女性を対象としている．「やせ」あるいは「肥満」の状態にある女性に対しては，それぞれの身体状況に見合った個別の対応が必要となる．

一方，授乳期の女性では，乳汁の産生に加えて，子宮の復古や妊娠中に増えた体重の減少など，体型，代謝などの複合的な身体的変化が大きい．泌乳量は分娩直後には少ないが，出産後数日で増加し産後3ヵ月程度で最多量に到達する．授乳婦の食事摂取状況が母乳に与える影響については，多くの研究結果が報告されている．それらの内容は日本人の食事摂取基準(2020年版)に取りまとめて掲載されているので，参照されたい．

近年の状況では，母乳栄養の重要性が広く認識されている一方で，人工栄養を併用する女性は決して少なくない(産後1ヵ月時点で母乳だけで育てている割合は51.6%)．人工栄養が主な栄養である場合，日本人の食事摂取基

表 4-14　授乳婦の食事摂取基準

エネルギー			推定エネルギー必要量[1]			
エネルギー（kcal/日）			＋350			
栄養素			推定平均必要量[2]	推奨量[2]	目安量	目標量
たんぱく質		（g/日）	＋15	＋20	－	－
たんぱく質		（%エネルギー）	－	－	－	15～20[3]
脂質		脂質（%エネルギー）	－	－	－	20～30[3]
脂質		飽和脂肪酸（%エネルギー）	－	－	－	7 以下[3]
脂質		*n*−6 系脂肪酸（g/日）	－	－	10	－
脂質		*n*−3 系脂肪酸（g/日）	－	－	1.8	－
炭水化物		炭水化物（%エネルギー）	－	－	－	50～65[3]
炭水化物		食物繊維（g/日）	－	－	－	18 以上
ビタミン	脂溶性	ビタミン A（μgRAE/日）[4]	＋300	＋450	－	－
ビタミン	脂溶性	ビタミン D（μg/日）	－	－	8.5	－
ビタミン	脂溶性	ビタミン E（mg/日）[5]	－	－	7.0	－
ビタミン	脂溶性	ビタミン K（μg/日）	－	－	150	－
ビタミン	水溶性	ビタミン B_1（mg/日）	＋0.2	＋0.2	－	－
ビタミン	水溶性	ビタミン B_2（mg/日）	＋0.5	＋0.6	－	－
ビタミン	水溶性	ナイアシン（mgNE/日）	＋3	＋3	－	－
ビタミン	水溶性	ビタミン B_6（mg/日）	＋0.3	＋0.3	－	－
ビタミン	水溶性	ビタミン B_{12}（μg/日）	＋0.7	＋0.8	－	－
ビタミン	水溶性	葉酸（μg/日）	＋80	＋100	－	－
ビタミン	水溶性	パントテン酸（mg/日）	－	－	6	－
ビタミン	水溶性	ビオチン（μg/日）	－	－	50	－
ビタミン	水溶性	ビタミン C（mg/日）	＋40	＋45	－	－
ミネラル	多量	ナトリウム（mg/日）	600	－	－	－
ミネラル	多量	（食塩相当量）（g/日）	1.5	－	－	6.5 未満
ミネラル	多量	カリウム（mg/日）	－	－	2,200	2,600 以上
ミネラル	多量	カルシウム（mg/日）	＋0	＋0	－	－
ミネラル	多量	マグネシウム（mg/日）	＋0	＋0	－	－
ミネラル	多量	リン（mg/日）	－	－	800	－
ミネラル	微量	鉄（mg/日）	＋2.0	＋2.5	－	－
ミネラル	微量	亜鉛（mg/日）	＋3	＋4	－	－
ミネラル	微量	銅（mg/日）	＋0.5	＋0.6	－	－
ミネラル	微量	マンガン（mg/日）	－	－	3.5	－
ミネラル	微量	ヨウ素（μg/日）[6]	＋100	＋140	－	－
ミネラル	微量	セレン（μg/日）	＋15	＋20	－	－
ミネラル	微量	クロム（μg/日）	－	－	10	－
ミネラル	微量	モリブデン（μg/日）	＋3	＋3	－	－

[1] エネルギーの項の参考表に示した付加量である．
[2] ナトリウム（食塩相当量）を除き，付加量である．
[3] 範囲に関しては，おおむねの値を示したものであり，弾力的に運用すること．
[4] プロビタミン A カロテノイドを含む．
[5] α−トコフェロールについて算定した．α−トコフェロール以外のビタミン E は含んでいない．
[6] 妊婦および授乳婦の耐容上限量は，2,000 μg/日とした．
［資料　日本人の食事摂取基準（2020 年版）］

準（2020 年版）に示された授乳婦の付加量を摂取すれば過剰栄養となる．付加量については，母子の栄養状態を観察して適切に行う必要がある．

日本人の食事摂取基準（2020 年版）でも，授乳婦の付加量に対する耐容上限量は示していない．しかし，非妊娠時の耐容上限量と変わりなく，総合的にその限度量を超えないことが望ましい．

a エネルギー

健康で一般的な生活を行っている女性が授乳期において必要とするエネルギーは，乳児が必要とするエネルギー，すなわち母乳のエネルギー(泌乳量と哺乳量は同じとして，0.78 L/日×663 kcal/L≒517 kcal/日)としての減少分と産褥期の体重減少(妊娠中に蓄積された体組織の分解)に必要な負のエネルギー蓄積の相殺から計算する．日本人の食事摂取基準(2020年版)では，授乳期の女性が必要とする付加量の値を350 kcal/日としている．

この付加量は，通常離乳がはじまる5ヵ月頃まで，乳児が母乳栄養のみに依存している場合に必要な値であり，産褥期の母体の状況や乳児の哺乳量の増減により変動する．

b たんぱく質

分娩により，妊娠期に蓄積されたたんぱく質の多くは失われ，蓄積された体たんぱく質の一部が母体内に残る．さらに，授乳婦では産褥期の体重減少や泌乳により多くのたんぱく質を損失する．したがって，日本人の食事摂取基準(2020年版)では，乳児に母乳のみの栄養補給を行っている授乳婦には，離乳開始以前は平均20 g/日のたんぱく質付加量を推奨量として示している．なお，この数値は授乳婦が健康に一般的な労作を行っている場合を想定しているので，異なった状況では調整が必要となる．

c ミネラル

ミネラルではヨウ素の過剰摂取について留意が必要である．母親が多くの含ヨウ素食を摂食する結果，乳児がヨウ素過剰状態となり，相対的に甲状腺ホルモンの分泌抑制がかかり低ヨウ素血症に陥る可能性がある．

d ビタミン(表4-15)

母乳栄養児で，ビタミンD不足によるくる病，低カルシウム血症が報告されていることなどから，乳児のビタミンDの目安量はくる病防止の観点から設定されている．

ビタミンD活性代謝物質を含む母乳中ビタミンD濃度は報告により異なる．そのため，母乳への分泌量に基づいて策定することは困難と考え，非授乳時の18歳以上の目安量と同じく8.5 μg/日となっている．また，妊婦に対する100 μg/日までの介入研究では，高カルシウム血症を含む健康障害を認めなかったと報告されている．特に妊婦・授乳婦は高カルシウム血症発症リスクが高いという報告がないことから，成人と同じ100 μg/日を耐容上限量としている．授乳中の女性が100 μg/日のビタミンDを摂取することで母乳中のビタミンD濃度を上昇させ，母乳栄養児にも十分量のビタミンDが与えられるという研究結果もある．

乳児への影響を考慮して，授乳婦に対するビタミンKの目安量を算出し

表 4-15 授乳婦の目安量の設定状況

目安量の設定に留まる栄養素	非授乳時の目安量設定の根拠と同一の根拠(A)で目安量の設定が可能	(A)の根拠による日本人授乳婦の摂取量の中央値/日	授乳婦の目安量/日
n-6 系脂肪酸	○	10.2 g	10 g
n-3 系脂肪酸	○	1.8 g	1.8 g
ビタミン D	×	–	8.5 μg[2]
ビタミン E	△	6.6 mg	7.0 mg
ビタミン K	×	–	(150 μg)[1]
パントテン酸	○	5.9 mg	6 mg
ビオチン	×	–	(50 μg)[1]
カリウム	○	2124 mg	2200 mg
リン	○	911 mg	800 mg
マンガン	×	–	(3.5 mg)[1]
クロム	×	–	(10 μg)[1]

[1] 授乳婦の目安量の(　　)内の値は，非授乳時の目安量設定の根拠と同一の根拠による日本人授乳婦の摂取量の中央値が不明なため，非授乳時の目安量を適用.
[2] 母乳栄養児におけるくる病防止の観点から設定.
注)授乳婦の目安量の値の丸め方は，非授乳時の値の丸め方に準ずる.
［資料　日本人の食事摂取基準(2020 年版)］

た方がよいと考えられる．しかし，授乳婦においてビタミン K が特に不足するという報告が見当たらないことから，非授乳時の目安量と同様に 150 μg/日となっている．母乳栄養児には，生後 3 ヵ月間毎週 1 回ビタミン K_2 として与えるという考え方もある．

水溶性ビタミンについては，母乳中のビタミン含量と 1 日あたりの泌乳量から授乳婦の付加量が計算されている．

❷ 出産後の健康・栄養管理

出産後はホルモンの変化，精神状態の変化にも注意が必要である

近年の医療環境の進歩は，分娩後の母親の状況にも大きな変化をもたらしている．多くの母親が施設内出産を行うようになった結果，分娩前後の無菌処理が良好になり，産褥熱や大出血に対する迅速な対応が可能となった．したがって，50 年ほど前には頻度が高かった分娩直後の母親や新生児の健康障害や死亡例が著しく減少している．しかし，産褥期の危険性がまったくなくなったわけではなく，突発的に発生する出血には十分な注意が必要である．

産褥期は，妊娠に伴うさまざまな身体的・精神的変化からの解放を感じるときであるが，実際には新たに授乳・育児という試練と直面する時期でもある．産褥期の 10 日間ほどは特に慎重な管理が必要な時期であり，食生活についても母乳の分泌を維持するための栄養補給が必要となる．また，出産後，ホルモンのアンバランスと授乳・育児に対する不安から情緒が不安定な状態になる**マタニティブルー**への対策として，家族のサポートが大切である．

授乳は，産褥期にある母親の身体的・精神的な変化に対してホルモン的な視点からも大きな意味がある．授乳することは子宮や産道の復古に効果的に

コラム 授乳中の女性が感染症に罹患したときの考え方

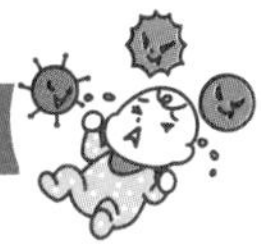

授乳自体を考慮しなければいけない病原体は HIV と HTLV-1 である．授乳を一時的に中止することを考慮しなければいけない病原体には，単純ヘルペスウイルス（病変が乳房にあるとき），梅毒（開放性病変が乳房にあるとき）がある．これらは母乳を介した感染ではなく，乳房病変からの接触感染による．空気感染を起こすため一緒にいることで感染の可能性があるのは，水痘・帯状疱疹ウイルス（病変が乳房になければ搾母乳は児に与えられる）・麻疹ウイルス（搾母乳は児に与えられる）・活動性結核である．

母親が接触することが多い病原体（つまり，児が接触する可能性も高い病原体ともいえる）に対して，母親は特異的 IgA 抗体を豊富に有する．この特異的 IgA 抗体は母乳中へ分泌されるため，母乳育児は母親と児の環境に存在する病原体から自然と児を守ることになる．母親が感染症に罹患したときも授乳を続けることが児に対する感染症の重症化を防ぐことになるが，これは母乳に含まれる IgA 抗体の役割も大きい．

母乳には，児が 1 歳をすぎても IgA のみならずラクトフェリン，リゾチームも含まれるため，1 歳になったら断乳するという風潮は見直されなければならない．

作用するのみならず，夜間を含めて頻繁に授乳することは排卵の開始を遅らせるため，血液の喪失を抑制できる．

❸ 出産後の QOL に向けた維持管理

出産後の母親は母体側の必要性としての産褥変化と，新生児側の必要性としての授乳・育児への対応という二面性のある生活を営むことになる．この 2 つの行為は相互に効果的に作用してそれぞれの機能を高めることが今日ではよく知られている．そのしくみは，**図 4-9**（88 頁）に示した内分泌機能と連動するものである．催乳ホルモンであるオキシトシンの分泌は乳児が母親の乳頭を吸啜することで促され，乳汁の分泌を促進するとともに母親の子宮復古を効果的に促進する作用も発揮する．

授乳婦の QOL を考えることは，良好な授乳環境を整えることであると理解できる．先に述べた授乳婦の健康診査や授乳支援などの社会的な環境整備に加えて，家庭内の環境整備も大切である．

練習問題

以下の問題について，正しいものには○，誤っているものには×をつけなさい．

(1)　分娩予定日は最終月経の初日を第0日として，280日目をいう．
(2)　正常妊娠では，受精卵は母体の卵管に着床する．
(3)　妊娠糖尿病を発症しても，胎児への影響はほとんどない．
(4)　妊娠高血圧症候群とは，妊娠20週以降，分娩後12週までに高血圧がみられる場合，または高血圧に蛋白尿を伴う場合のいずれかで，かつこれらの症状が単なる妊娠偶発合併症によらないものをいう．
(5)　胎児は，母体の卵巣から栄養の供給を受ける．
(6)　妊娠中の循環血液量は，妊娠前と比べて増加しない．
(7)　妊婦の貧血の原因として，もっとも多いのは鉄欠乏性貧血である．
(8)　非妊娠時の体格が「やせ」であった妊婦では，低出生体重児出産のリスクが高い．
(9)　妊娠中の喫煙は，胎児に一切影響しない．
(10) 在胎週数が22週以上37週未満で出生した児を早産児という．
(11) 妊婦貧血の診断にはヘモグロビン値が用いられる．
(12) 妊婦の過去の巨大児分娩歴は，妊娠糖尿病の発症リスクと関連しない．
(13) 適切な妊娠中の体重増加は，児の正常な発育に不可欠である．
(14) 胎児における鉄の蓄積は，主として妊娠後期に起こる．
(15) 受胎前後に十分量の葉酸を摂取することで，胎児の神経管閉鎖障害発症のリスクを低減できる．
(16) 乳児の適切な発育と母体の回復のために人工栄養よりも母乳育児が好ましい．
(17) 授乳により増加するエネルギー消費量は妊娠中に蓄積されているので追加しない．
(18) 授乳婦のたんぱく質付加量は人工栄養を与えている場合は必要としない．
(19) 分娩後6ヵ月以内に，母乳栄養から人工栄養に移行した乳児では鉄の付加は必要としない．
(20) 離乳の開始とはスープや重湯を与えたときからである．
(21) 初乳と成乳の成分はほぼ同質であるが，各成分の濃度が異なる．
(22) 母乳中のたんぱく質は牛乳とほぼ同量のカゼインを含有している．
(23) 授乳後期の母乳は鉄が不足するので離乳食からの補充が必要である．
(24) 母乳中のカルシウムやマグネシウムなどのミネラルは母親の食事で変動する．
(25) 授乳婦のたんぱく質の付加量(推奨量)は20 g/日である．
(26) 授乳婦のビタミンCの付加量(推奨量)は100 mg/日である．
(27) 授乳婦のビタミンAの付加量(推奨量)は450 μgRAE/日である．
(28) 授乳婦のカルシウムの付加量(推奨量)は300 mg/日である．
(29) 授乳婦の鉄の付加量(推奨量)は2.5 mg/日である．

5 新生児期，乳児期

学習目標

1. 胎児期から新生児期にかけての栄養素の蓄積や消化・吸収能の発達を説明できる．
2. 母乳，人工乳の特徴を理解し，適切な栄養指導ができる．
3. 新生児，乳児の発育評価方法を理解し，代表的な疾患を念頭においたアセスメントができる．

A 新生児，乳児の生理的特徴

出生 28 日までを**新生児期**，それ以降生後 1 歳未満を**乳児期**と呼ぶ．新生児期は児が子宮内生活から出生後の生活に適応する時期である．新生児期のうち，特にダイナミックに適応過程が進む出生後 7 日までを**早期新生児期**という．新生児期，乳児期は，胎児期を除けば一生のうちでもっとも急速に成長する時期であり，栄養の観点からみると乳児期前半は乳汁を主な栄養源とし，後半は乳汁主体から次第に離乳食へ移行する時期である．

また，出生体重が 2,500 g 未満の児を**低出生体重児**と分類し，そのうち出生体重 1,500 g 未満の児は**極**(ごく)**低出生体重児**，1,000 g 未満の児は**超低出生体重児**と分類する．

◉低出生体重児

一方，在胎 37 週未満（在胎 36 週 6 日まで）に出生した児を早産児，在胎 37 週以上 42 週未満（在胎 37 週 1 日から 41 週 6 日まで）に出生した児を正期産児，在胎 42 週以上で出生した児を過期産児と分類する．

1 呼吸器系・循環器系の適応

出生前後でガス交換の場が移行する

胎児は子宮内では胎盤・臍帯を介して酸素を取り込み，二酸化炭素を排泄しており，胎児期の肺はガス交換を行っていない．しかし，出生に伴い胎盤・臍帯は切り離され，第一啼泣(ていきゅう)とともに肺でのガス交換が開始される．呼吸が確立すると肺血流量が増加し，また動脈血中酸素分圧が上昇することによって，**胎児循環**に特徴的な卵円孔や動脈管は生後早期に閉鎖に向い，成人と同様の循環動態に変化する（**図 5-1**）．この呼吸・循環器系の適応により，消化管への血流量も増加していく．

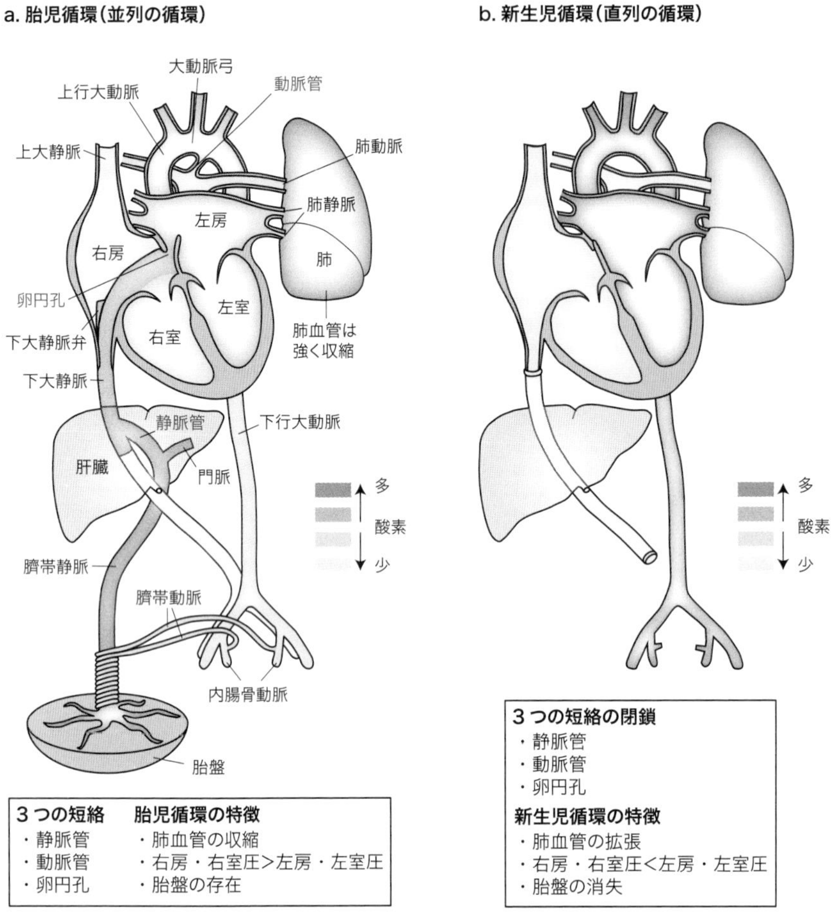

図 5-1　胎児循環と新生児循環
［近藤　敦，高見　剛：早産児の循環機能の観察ポイント．Neonatal Care 28(11)：1043，2015 より引用］

❷ 体水分量と生理的体重減少

新生児期は細胞外液が多い

体水分組成は**図 5-2** に示すように胎齢および生後日数とともに変化する．すなわち，未熟な児ほど細胞の占める割合が少ないため細胞内液*量が少なく，細胞外液*量，総水分量が多いが，胎齢とともに細胞の容積が大きくなり，細胞内液量が増加し，細胞外液量，総水分量は減少していく．出生後早期は細胞容積の増加がみられず，細胞外液量のみが減少し，その結果体重が減少する．このような現象を正期産児では**生理的体重減少***と呼ぶ．

*細胞内液　☞150頁

*細胞外液　☞150頁

*生理的体重減少　在胎37週以上の正期産児が出生後数日間のうちに不感蒸泄や尿などにより細胞外液を喪失して，通常出生体重の10%未満の体重減少をきたすことを指す．

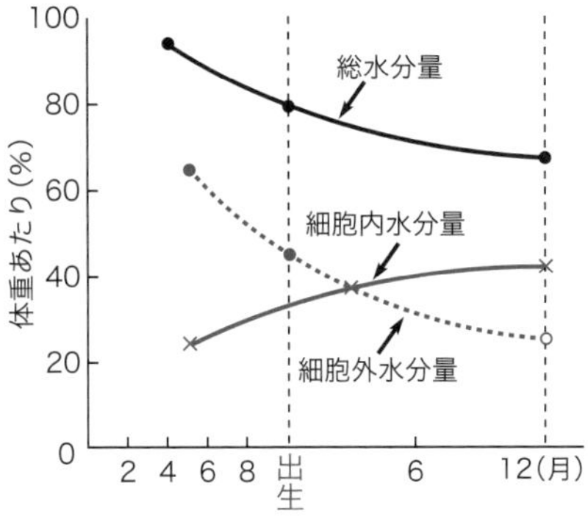

図 5-2　体液成分の出生前および出生後の月齢による変化

［Greenbaum LA：Pathophysiology of body fluids and fluid therapy. Nelson Textbook of Pediatrics, Behman RE et al (eds), 17th ed, Saunders, p191, 2004 より引用］

③ 腎機能の未熟性

新生児期は糸球体濾過率と尿濃縮力が低い

新生児は**糸球体濾過率**(glomerular filtration rate, GFR)が成人の約 1/5 で，尿細管機能も未熟なため，水分，電解質，酸塩基平衡を維持する能力が低い．早産児ではよりこの傾向が顕著である．新生児でも尿希釈能は乳幼児に匹敵する能力を有するが，水分負荷時に最大希釈能に達するまでに時間を要するため，急速な水分負荷に対応する能力が劣る．したがって，急速で大量の水分負荷は新生児にとって生命的に危険である．一方，成熟児でも乳幼児の約 **1/2 の尿濃縮力**しかもたないため，適切な水分補給が行われないと容易に脱水となってしまう．

④ 体温調節の未熟性

新生児は環境温度に影響されやすい

新生児は体温調節可能温度域が狭いため環境温度に影響されやすく，低体温や高体温になりやすい．新生児の熱産生は代謝活動，筋肉の収縮，脂肪組織の分解によって行われている．乳幼児以後では低温環境下でふるえによって熱が産生されるが，新生児ではふるえによる熱産生はなく，**褐色脂肪組織**の分解による熱産生が行われるのが特徴である(☞図 11-16，300 頁)．一方，熱の喪失は，**輻射***，**対流***，**伝導***，**蒸発***の 4 つの経路による．未熟な児ほど皮膚の水分透過性が高く，皮下脂肪も少ないため不感蒸泄量が多い．不感蒸泄量が多いと熱が失われるため，早産児では体温低下の重要な要因となる．早産児については，主に輻射や対流，不感蒸泄に伴う熱喪失を抑え，熱産生を最小限にして体温を維持する目的で，**保育器**に収容して管理することが多い．

＊輻射(放射)による熱喪失　周囲の環境温度が体温より低いとき，外気に向かって体内の熱が放射状に射出されること．

＊対流による熱喪失　周囲を流れる空気の温度が低いとき皮膚に接触した空気により体内の熱が奪われること．

＊伝導による熱喪失　体温より冷たい物体が皮膚と接触することにより，体内の熱が奪われること．

＊蒸発(蒸散)による熱喪失　水分が気化するさいに熱が喪失すること．人体では皮膚や気道を介しての蒸発による熱喪失がみられ，これを不感蒸泄と呼ぶ．

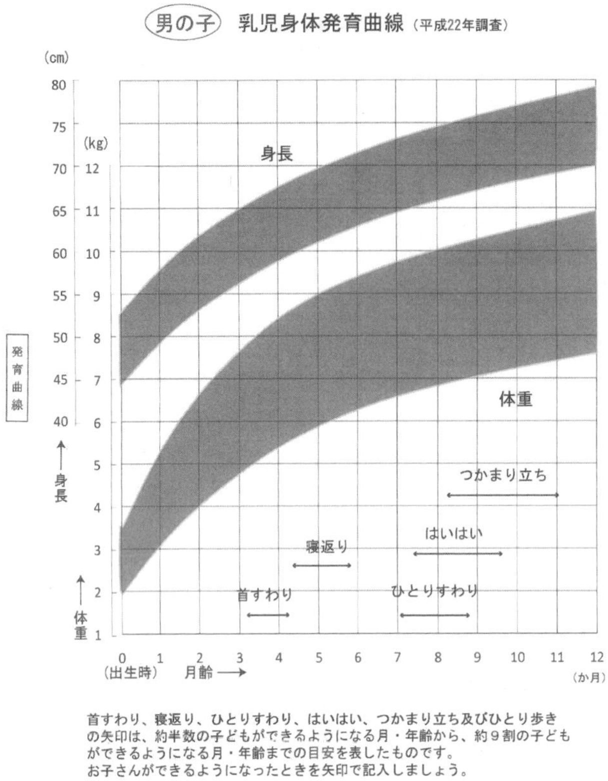

（出典）厚生労働省平成22年乳幼児身体発育調査報告

図 5-3　母子健康手帳に掲載されている乳児の身体発育曲線

5 新生児，乳児の発育

発育曲線を用いた身体計測値の評価が重要である

新生児期，乳児期の身体発育，栄養状態の評価には，体重，身長，頭囲の正確な計測と乳幼児身体発育調査に基づいて作成された発育曲線を用いた評価が重要となる．乳幼児身体発育調査は厚生労働省が10年ごとに実施しており，2012（平成24）年度からの母子健康手帳には2010（平成22）年の調査による**乳幼児身体発育曲線**（パーセンタイル曲線）が掲載されている．一方，乳幼児の身体発育や栄養状態の評価，医学的診断については，関係学会の見解等をふまえ2000（平成12）年の調査結果を用いる．乳幼児に関しては，2000年と2010年の調査値にほとんど差はない．

a 新生児期

出生時平均3 kgの新生児は出生後10%未満の体重減少がみられ，その後授乳量の増加に伴い2週までの間に出生体重に復帰し，生後1ヵ月で出生体重より約1 kg増加する．

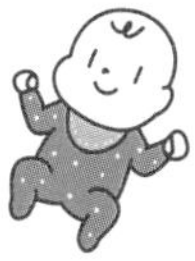

コラム　minimal enteral feeding

従来は，新生児壊死性腸炎の発症予防のために極低出生体重児に対して生後1週間ほど授乳を行わずに輸液のみで管理していたが，その効果はないことが判明した．その理由は，禁乳とすることによる腸管粘膜の萎縮やそれに関連する消化・吸収能力の低下，**バクテリアル・トランスロケーション**（bacterial translocation）* によるものと考えられている．一方，少量の授乳が腸管粘膜の萎縮を防ぎ，局所の成長因子や消化管ホルモンの分泌を促進することが知られるようになり，出生後早期より少量の授乳を行う方法が多くの専門施設で取り入れられている．このような授乳方法は minimal enteral feeding あるいは trophic feeding と呼ばれている．

＊バクテリアル・トランスロケーション　腸管の感染防御機構が破綻した状態において，大腸菌などの腸内細菌が内因性感染を起こすこと．

b 乳児期

体重は生後3ヵ月後には出生体重の約2倍，12ヵ月後には約3倍となる．身長は出生時平均50 cm で，12ヵ月後には1.5倍の75 cm となる．頭囲の発育は一般に中枢神経系の発育を表していると考えられており，頭囲の増加が思わしくない場合には，発達の評価と併せて慎重に経過を追う必要がある．

母子健康手帳に掲載されているパーセンタイル曲線は，3パーセンタイルと97パーセンタイルのみ描かれている（**図 5-3**）．月齢ごとの身長・体重が2つの曲線の内側から外側に外れる場合，あるいは新生児期から外側に外れている場合は，病的な意味をもつ可能性があり，総合的な評価や継続的なフォローアップが必要となる．

c カウプ指数

体重と身長のバランスや栄養状態を評価する目的で，**カウプ（Kaup）指数**が用いられ，カウプ指数は体重（g）/身長（cm）^{2} ×10で表される（body mass index と計算式は異なるが値は同じ）．カウプ指数は，乳児の体格変化に伴い生後9ヵ月頃まで増加し，その後減少するため，評価に用いる際は注意する．生後3ヵ月以降の乳児では，16～18が正常とされる（☞図 6-5，144 頁）．

6 摂食・消化管機能の発達

新生児期の消化管機能は未熟であるが，哺乳開始により急速に発達する

a 消化管機能の発達

1） 消化管の発達調節

胎児期では胎盤を介して経静脈的に栄養素が供給されているのに対し，新生児は出生を境にして消化管からの栄養素摂取ができるように適応していかなければならない．そのため，胎児は子宮内で羊水を嚥下することにより適

表 5-1　吸啜・嚥下機能の発達

mouthing	non-nutritive sucking とも呼ばれる. 胎生 24 週以後より認められ, 速いサイクルで口を動かす.
immature suck-swallow stage	哺乳をさせると児は呼吸を一時停止させ, 短時間の吸啜運動がみられた後, 食道へ嚥下するが, 食道の蠕動は協調性がない. nutritive sucking の 1 つ.
mature suck-swallow stage	呼吸を停止することなく長時間にわたってリズミカルに吸啜し, 嚥下された乳汁は嚥下運動と協調した食道の蠕動(ぜんどう)運動により胃へと送られる(在胎 34 週未満の児では認められない). nutritive sucking の 1 つ.

応のための準備を進めている. 羊水中には成長因子やさまざまなホルモン, 酵素などが含まれており, 羊水を嚥下することによっても消化管の発達が促される. さまざまなストレスに伴いコルチコステロイドが増加するが, このホルモンは小腸絨毛刷子縁における加水分解酵素の増加を促すことが知られている.

消化管ホルモンは, 胃や腸管の粘膜および膵組織に存在する分泌細胞より分泌されるポリペプチドホルモンであり, 消化管の発達に関係している. ガストリン, エンテログルカン, グリセンチンは腸粘膜に対する発育作用を示し, ガストリン, コレシストキニン, セクレチン, 膵臓ポリペプチドは膵外分泌能の発達を促進し, モチリンは腸運動を刺激している. また, これらの消化管ホルモンの多くは経腸栄養の開始によって分泌が促進されることが知られている. 加えて, 母乳中に含まれるさまざまなホルモンや上皮成長因子, 核酸なども消化管の発達に関与していると考えられている.

2)　吸啜と嚥下機能の発達

吸啜(きゅうてつ)・嚥下(えんげ)機能の発達は**表 5-1** に示したように 3 つの時期に分類される. 最初は **mouthing** で, 続いて **immature suck-swallow stage**, そして **mature suck-swallow stage** である. 前者を **non-nutritive sucking** といい, 後二者を **nutritive sucking** と呼ぶ. 吸綴の後に起こる嚥下反射は喉頭蓋が気管を塞ぎ, 食道にだけ乳汁を送り込む複雑な反射で, 完成するのは在胎 32 ～ 34 週頃であり, 経口授乳は 34 週未満の児には危険であると考えられる. 成熟新生児では生後 2 日以内に mature suck-swallow stage に移行する.

生後 3 ヵ月頃までは乳児に固形物を与えるとそれを押し出すような反射が認められるが, それ以後は半固形物を飲み込めるようになる. 生後 5 ～ 6 ヵ月頃より物を噛む機能も出現してくる.

3)　胃の運動機能の発達

妊娠中期には胎児の胃の運動が観察される. 成人の胃の運動は食道の**蠕動(ぜんどう)運動**と独立して認められるのに対し, 出生後間もない新生児では, 胃独自の運動が少なく食道の蠕動波が胃に伝えられる. 新生児では授乳量の半分が胃内から消失する時間は約 30 ～ 90 分である.

新生児期の下部食道括約筋の機能は未熟で**胃食道逆流現象**(gastroesophageal reflux, GER)が起こりやすく, そのためしばしば**溢乳**(いつ)*, 嘔吐がみられる. また, 新生児期, 乳児期の胃は牛角のような形をし, 垂直に近い形であ

*溢乳　授乳後に新生児が口角から少量の乳汁を出すこと. 嘔吐のように多量に出ることはなく, 病的意義はない.

ることも胃食道逆流現象の要因となっている．

胃の内容量は新生児で 30 ～ 60 mL，生後 3 ヵ月で 170 mL，1 歳で 460 mL 程度である．

4)　腸管蠕動運動の発達

在胎 30 週以前の胎児では，小腸の有効な蠕動運動は乏しく，不規則で協調性のない収縮がみられるが，吸啜・嚥下運動の協調性が出現する在胎 30 ～ 33 週頃になると短時間のまとまった腸管蠕動運動が観察されるようになる．そのため，成熟児に比べて早産児では乳汁の通過時間は遅い傾向にある．

出生時の腸管は約 275 cm とされ，4 歳までに成人の長さである約 450 ～ 550 cm へと伸長する．

b 消化機能の発達

1)　炭水化物

炭水化物の分解にかかわる酵素活性の変化は種類によって異なり，**表 5-2** に示したような特徴を有する．アミラーゼ活性は胎児期，新生児期を通じて低いが，小腸絨毛刷子縁に存在するグルコアミラーゼや α-グルコシダーゼ（マルターゼ，スクラーゼ，イソマルターゼを一括した呼称）などのように胎児期より比較的活性の高い酵素もある．新生児の**アミラーゼの低活性**を補うように，母乳にはアミラーゼが含まれている．母乳中のアミラーゼは胃酸やたんぱく質分解酵素に抵抗性があり，小腸まで到達する．その他，唾液腺からもアミラーゼが分泌される．

乳糖（ラクトース）は母乳の糖質の 95％を占め，また人工乳中にも母乳に近い量の乳糖が含まれていることから，新生児にとってもっとも重要な糖質である．**早産児**では成熟児に比べて**ラクターゼ活性が低い**が，授乳開始によって子宮内にいるときに比べて急速にラクターゼ活性が上昇する．母乳栄養児は人工乳栄養児に比べて生後早期のラクターゼ活性が高い．

2)　脂　質

脂質は母乳総エネルギー量の約 50％を占め，新生児期の重要な栄養素といえる．しかし消化管，肝臓および膵臓の機能がすべて十分でないと消化・吸収障害が生じる可能性がある．膵リパーゼ活性は胎生 4 ヵ月頃より認められるが，成熟新生児でも成人に比べ活性は低く，2 ～ 3 歳で成人レベルになる．新生児では胆汁酸プールも少なく**トリグリセリド（中性脂肪）の消化・吸収には不利な条件**が重なっている．早産児ではよりこの傾向が顕著である．

このような新生児の膵リパーゼの低活性を補いトリグリセリドの消化・吸収を助ける機構には**表 5-3** にあげた 2 つがある．これらにより出生後早期の脂質の吸収率は約 80％であり，その後 4 ～ 5 ヵ月で 90％，1 歳で 95％と成人レベルに達する．

3)　たんぱく質

ペプシンの活性は出生時は低レベルであるが，生後 2 日目には出生時の 4 倍近くになり，2 歳で成人レベルになる．新生児の**胃酸分泌**は生後 24 時間には確立されるが，成人に比べて分泌刺激に対する反応性が低い．早産児で

表 5-2 炭水化物の消化にかかわる酵素とその活性の変化

アミラーゼ	多糖類分解酵素：胎児期，新生児期を通じて活性が低い(唾液中・母乳中のアミラーゼ，小腸絨毛刷子縁酵素のグルコアミラーゼが代償)──→成人レベルになるのは2～3歳.
α-グルコシダーゼ	二糖類分解酵素：胎生10週には成熟児の70～80%の活性をもつ.
ラクターゼ	乳糖分解酵素：胎生10週には成熟児の30%の活性しかない．35週以後に急速に増加する(乳児の2～4倍の活性をもつ).
プチアリン	唾液中に含まれるデンプン分解酵素．生後3ヵ月より増加する.

表 5-3 膵リパーゼの低活性を補う機構

胃液中のリパーゼ	唾液腺および胃粘膜由来. 胃で作用する. 胎生26週以前でも存在する. 成人に比べて活性が高い.
母乳胆汁酸刺激リパーゼ(BSSL)	母乳中に含まれている．わずかの胆汁酸の存在で，トリグリセリドを分解することができる．主に腸管内で作用する．加熱により活性が失活する.

も28週以後の児では胃酸分泌が認められるが，成熟児に比べてpHは高く，胃酸分泌刺激に対する反応もより低い．胃酸分泌が成人レベルになるのは4歳頃である.

胎児では膵トリプシン活性は28週以後急速に増加する．トリプシンやキモトリプシン活性は乳幼児に比べて低いが，体重あたりで表すと年齢による差は認められない.

B 栄養アセスメントと栄養ケア

1 低出生体重児

低出生体重児は胎児期の栄養蓄積不足リスクがある

a 出生時の身体計測値による評価

子宮内での児の発育状況は，生後の成長や発達に影響することが多いため重要な情報であり，その評価は在胎週数および出生時の身体計測値をもとに在胎週数別出生時体格標準値(あるいは曲線)を用いて評価する．また，子宮内発育の評価は出生後早期に起こる児の異常を予測する上でも重要である．この標準値において，体重，身長，頭囲ともに10～90パーセンタイルが正常範囲内である(**図 5-4**)．在胎週数に比べて出生体重が10パーセンタイル未満の児をlight for gestational age児，出生体重のみならず身長も10パーセンタイル未満の児をsmall for gestational age(SGA)児と分類する.

b 低出生体重児の栄養学的特徴

低出生体重児，特にSGA児では胎児期よりグリコーゲンや体脂肪の蓄積が不足し，低血糖になりやすい．また，母体から胎児へのカルシウム輸送が

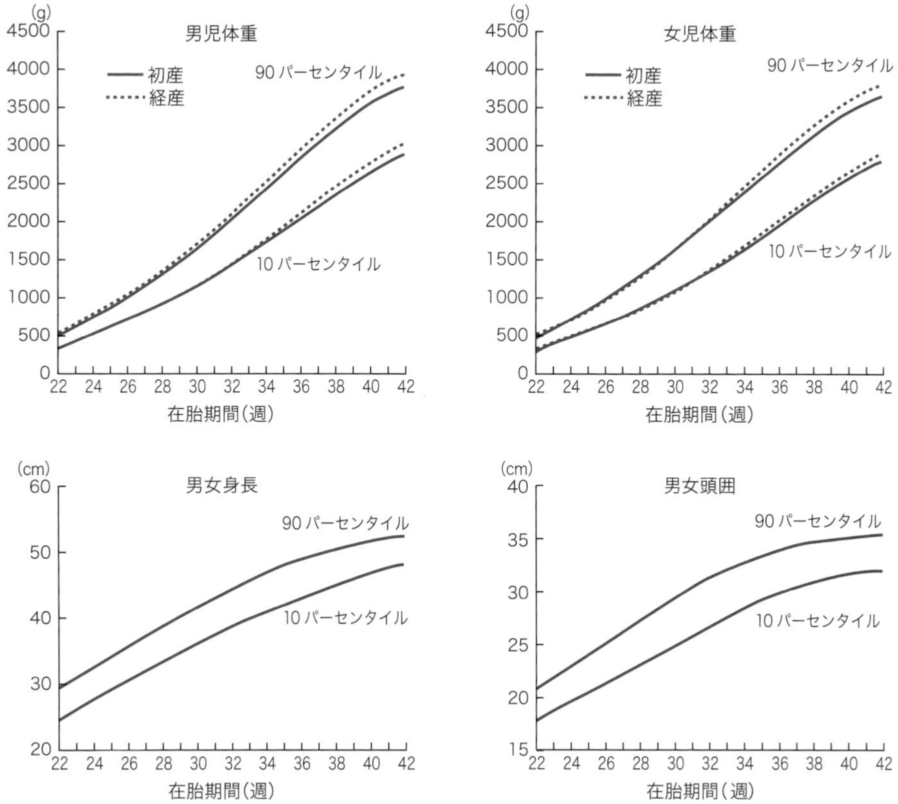

図 5-4　在胎期間別出生時体格標準曲線

［板橋家頭夫ほか：新しい在胎期間別出生時体格標準値の導入について．日小児会誌 114：1271-1293，2010 より引用］

促進するのは在胎 33 週以降であり，早産児では副甲状腺機能も未熟であることから低カルシウム血症のリスクが上がる．胎児における経胎盤的な脂肪酸の移行も約 8 割が妊娠後期の 3 ヵ月間で行われるため，早産児は多価不飽和脂肪酸の蓄積も不足している．

一方，胎児が発育不全となるような子宮内環境にさらされると，代償機構として brain sparing effect と呼ばれる血流再配分が生じ，重要臓器である脳，心臓，副腎の血流を増加させ，消化管の臓器血流が犠牲となる．SGA を伴う早産児では消化管の形成や機能に影響を受け，出生後の蠕動不良や胎便関連腸閉塞，壊死性腸炎発症のリスクが上がる．

2 体重増加不良と増加過多

乳児期の体重増加不良では，栄養評価とともに基礎疾患の有無をアセスメントする

a 体重増加不良のアセスメント

乳児の体重増加不良の原因として，疾病によるものと社会的，環境的要因によるものとが複合的に関与する場合がある．エネルギー摂取不足，エネル

表 5-4　体重増加不良をきたす代表的疾患，病態

エネルギー摂取不足	エネルギー吸収不足	エネルギー消費過多
• 母乳摂取に伴う問題（不適切な授乳方法） • 不適切な調乳 • 胃食道逆流症 • 保護者のうつ • 口唇裂・口蓋裂 • 吸啜，嚥下障害 • 虐待，ネグレクト	• ミルクアレルギー • 吸収不全症候群 • 幽門狭窄症 • 消化管閉鎖および奇形 • 先天性代謝異常症 • 胆道閉鎖症	• 甲状腺疾患 • 慢性感染症，免疫不全 • 慢性肺疾患（早産出生） • 先天性心疾患，心不全 • がん

［Cole SZ et al：Failure to thrive：an update．Am Fam Physician 83：829-834，2011 を参考に作成］

ギー吸収不足およびエネルギー消費過多の 3 つに分類して原因をアセスメントする（**表 5-4**）．

生後 8 週未満では，吸啜，嚥下が弱い，乳首の含ませ方が不適切など，授乳に伴う問題が主な要因である．乳児期は，離乳食への移行困難，母乳や人工乳の摂取不足などが原因となる．養育者の精神疾患，不適切な栄養知識，経済的困窮といった家族因子も体重増加不良の要因となる．また，虐待やネグレクトを常に念頭におくことも重要である．

b　体重増加過多のアセスメント

乳児期の急激な体重増加はその後の肥満に影響するため，身体計測値とカウプ指数の推移，栄養方法と摂取量を評価する必要がある．人工乳摂取量の多い児に対しては減量を指示する．2009（平成 21）年の「乳及び乳製品の成分規格等に関する省令」（乳等省令）の改正により，人工乳のたんぱく質含量は 1.4 ～ 1.5 g/dL 程度に低減されているが，母乳（成熟乳）の 0.9 g/dL 程度に比べると高い．高たんぱく質摂取はインスリンや IGF-1 などの成長因子や，分枝アミノ酸の 1 つであるロイシンが複合的に作用してトリグリセリド生成を刺激することから，人工乳摂取と小児肥満との関連が懸念されている．

完全母乳栄養児で体重増加過多となる児も見受けられるが，乳児期後半には増加の推移が安定化することが多い．一方，早期の離乳食開始と小児肥満との関連も指摘されているので，少なくとも生後 4 ヵ月以前に離乳食を開始するという指導は避ける．

3　新生児期の黄疸

母乳栄養児では黄疸を認めやすい

a　新生児黄疸

ほとんどの新生児では生後 2 ～ 3 日に黄疸が出現し，生後 2 週間程度で消失する．これには，胎児ヘモグロビンからなる赤血球の寿命が成人型ヘモグロビンからなる赤血球に比べ短いこと，肝細胞の**ビリルビン**＊取り込みが乳幼児に比べて低いこと，肝臓内でのビリルビン抱合能が低いこと，抱合型ビ

＊ビリルビン　主に赤血球のヘモグロビンに含まれるヘムたんぱく質が代謝されて産生される物質である．血液中ではアルブミンと結合して存在する．肝臓に取り込まれグルクロン酸抱合を受けて水溶性となり，便中に排泄される．アルブミンと結合していないビリルビンが多いと，ビリルビンが脳内に移行しビリルビン脳症を発症する．

リルビンは腸管内で加水分解され再び非抱合型となり再吸収される(腸肝循環が多い)ことなどが関与している．

b 母乳性黄疸の特徴

母乳栄養に関連して新生児黄疸が出生後早い時期から増強する場合や，黄疸が遷延(成熟児では1週間以上，低出生体重児では2週間以上)する場合を総称して**母乳性黄疸**という．母乳性黄疸の出現には人種差があり，アジア人やイヌイットに多く認められる．

◉母乳性黄疸

生後早期の母乳性黄疸は母乳摂取量が少ないことと関連があり，糖水やその他の水分補給を行っても予防することはできない．したがって，出生後早期から頻回の母乳による授乳を試みることが重要である．生後1～2週以降まで遷延する母乳性黄疸の原因として母乳中の脂肪酸や**プレグナンジオール***などの関与が推測されているが，詳細は不明である．最近，児側の要因として，**グルクロン酸抱合酵素***にかかわる遺伝子変異の関与が明らかにされた．

一般に黄疸は日齢とともに軽減していくことが多いため，原則として母乳を中止する必要はない．高度の黄疸(血清ビリルビン値>20～25 mg/dL)がある場合には，数日間人工乳に変更して黄疸の軽減を確認することがある．しかし，わが国では遷延する母乳性黄疸でビリルビン脳症(核黄疸)を発症した例は報告されておらず，このような処置は母乳栄養の利点と母乳栄養の維持を考えれば安易に行うべきではない．

＊プレグナンジオール　プロゲステロンの代謝産物で，黄体期におけるプロゲステロン産生能や妊娠期の胎盤機能の目安となる．

＊グルクロン酸抱合酵素　肝臓に取り込まれたビリルビンを水に溶けやすい状態にすることをグルクロン酸抱合という．これに関与するのがグルクロン酸転移酵素で，補酵素はUDP-α-グルクロン酸である．

4 ビタミンK摂取と新生児・乳児ビタミンK欠乏性出血症

母乳栄養児ではビタミンK欠乏に注意する

a 新生児・乳児ビタミンK欠乏性出血症

ビタミンKの胎盤移行や母乳中の含量はごく少量であるため，新生児期に適切なビタミンK補充がなされないと，ビタミンK欠乏性出血症のリスクが上昇する．特徴的な臨床症状として，皮膚の紫斑，消化管や臍部など粘膜表面からの出血や頭蓋内出血があげられる．

生後24時間以内にみられる早発型では，母体へのビタミンK反応をブロックする薬剤(抗けいれん薬，ワルファリンやクマリン様抗凝固薬など)の投与が関連することがある．ビタミンK投与が不十分な場合，生後1～4週の間に発症することが多い．遅発型のビタミンK欠乏性出血症は通常生後3～8週の間に発症し，頭蓋内出血の頻度が高い．また胆道閉鎖症など脂質吸収障害を伴う消化器肝臓疾患や，抗菌薬使用が関連することもある．

b ビタミンK欠乏性出血症に対するビタミンK投与のガイドライン

新生児・乳児ビタミンK欠乏性出血症，特に頭蓋内出血に関する諸外国からの報告と全国調査の結果をふまえて，正期産児に対するビタミンKの

表 5-5　新生児・乳児ビタミンK欠乏性出血症に対するビタミンK製剤投与の改訂ガイドライン（修正版）

Ⅰ．合併症をもたない正期産新生児への予防投与
わが国で推奨されている３回投与は以下のとおりである． ①第１回目：出生後，数回の哺乳によりその確立したことを確かめてから，ビタミン K_2 シロップ１mL（2 mg）を経口的に１回投与する．なお，ビタミン K_2 シロップは高浸透圧のため，滅菌水で10倍に薄めて投与するのも１つの方法である． ②第２回目：生後１週または産科退院時のいずれかの早い時期に，ビタミン K_2 シロップを前回と同様に投与する． ③第３回目：１ヵ月健診時にビタミン K_2 シロップを前回と同様に投与する． ④留意点等 （1）１ヵ月健診の時点で人工栄養が主体（おおむね半分以上）の場合には，それ以降のビタミン K_2 シロップの投与を中止してよい． （2）前文で述べたように，出生時，生後１週間（産科退院時）および１ヵ月健診時の３回投与では，わが国およびEU諸国の調査で乳児ビタミンK欠乏性出血症の報告がある．このような症例の発生を予防するため，出生後３ヵ月までビタミン K_2 シロップを週１回投与する方法もある． （3）ビタミンKを豊富に含有する食品（納豆，緑葉野菜など）を摂取すると乳汁中のビタミンK含量が増加するので，母乳を与えている母親にはこれらの食品を積極的に摂取するように勧める．母親へビタミンK製剤を投与する方法も選択肢の１つであるが，現時点では推奨するに足る十分な証左はない． （4）助産師の介助のもと，助産院もしくは自宅で娩出された新生児についてもビタミン K_2 シロップの予防投与が遵守されなければならない．
Ⅱ．早産児および合併症をもつ正期産新生児への予防投与
①全身状態が比較的良好で経口投与が可能な場合は，合併症をもたない正期産新生児への投与方式に準じて行う．ただし，投与量は体重に応じて減量する． ②呼吸障害などにより内服がむずかしい新生児には，ビタミン K_2 注射用製剤（レシチン含有製剤）0.5～1.0 mg（超低出生体重児は0.3 mg）を緩徐に静注する． その後の追加投与のやり方はそれぞれの新生児の状態・検査値に応じて個別に判断する． ③全身状態が良好でも，母親が妊娠中にビタミンK阻害作用のある薬剤を服用していた場合，あるいはceliac sprueなどの吸収障害を有する場合は，出生後すぐにビタミン K_2 注射用製剤0.5～1.0 mgを静注することが望ましい． ④上記③の状況（母親がワルファリンを服用中の場合を除く）においては，妊娠36～38週以降の母親に１日15～20 mg（分２または分３）のビタミンK製剤を陣痛発来日まで経口投与し，出生後に新生児のビタミンK動態を評価する方法でもかまわない．なお，母体へのビタミンK投与は少なくとも１週間以上の投与が可能な状況であることを考慮する． （注記）長期にわたる経静脈栄養管理下にある場合には，妊娠経過中に随時ビタミンKの補充を行うことが望ましい．
Ⅲ．治療的投与
①ビタミンK欠乏性出血症の疑いがあれば凝固検査用の血夜を採取後，検査結果を待つことなく，ビタミン K_2 製剤（レシチン含有製剤）0.5～1 mgを緩徐に静注する．もし血管確保ができない場合には筋注が可能なビタミンK製剤を皮下注する（筋注はできるだけ避ける）． ②最重症例ならびに超低出生体重児では，新鮮凍結血漿10～15 mL/kgあるいは第Ⅸ因子複合体製剤50～100単位/kg（第Ⅸ因子量として）の静注の併用を考慮する．

厚生省心身障害研究，新生児管理における諸問題の総合的研究，研究班による「乳児ビタミンK欠乏性出血症の予防対策」の発表（1989年）以降に得られた国内外の資料をもとにガイドラインを改訂した．
［日本小児科学会：新生児・乳児ビタミンK欠乏性出血症に対するビタミンK製剤投与の改訂ガイドライン（修正版），2010より許諾を得て転載］

予防投与方法が見直され，2011（平成23）年に改訂ガイドライン（修正版）が策定された（**表 5-5**）．これまでの標準であった，出生時（哺乳確立後），産科退院時，1ヵ月健診時の合計3回のビタミン K_2 シロップ投与法に加えて，出生後3ヵ月まで週1回投与する方法が紹介されている．

5 鉄摂取と貧血

乳児期後半は鉄欠乏のリスクがある

乳児期にみられる**鉄欠乏性貧血**は離乳期貧血として知られている．鉄欠乏性貧血はさまざまな原因（**表 5-6**）で発症するが，低出生体重児や，急激な発育を認める乳児期から幼児期前半の児に発症することが多い（低出生体重児では生後2ヵ月頃，正期産児では生後4～6ヵ月頃）．鉄欠乏は，細胞の呼

表 5-6 鉄欠乏性貧血の発生要因

- 鉄の摂取量不足(食事性)
- 鉄の備蓄不足と需要の増加(低出生体重児)
- 出生時の貯蔵鉄減少(双胎間輸血症候群, 母子間輸血症候群)
- 鉄の喪失(慢性的な出血, 肺ヘモジデローシスなど)

吸鎖, DNA 合成, 内分泌ホルモン合成, 神経発達などに影響を及ぼす可能性が指摘されている. 正期産児に対して, 離乳期に入ってから鉄含有量の多い食品を与えることで, ある程度予防することが可能である. 明らかな鉄欠乏状態の場合には経口的に鉄剤を投与する. 低出生体重児に対しては児の未熟性やその貧血の程度に応じて, 維持量から治療量範囲での鉄剤の経口投与を考慮する.

6 乳児下痢症と脱水

◉乳児下痢症

乳児期は脱水のリスクがあり, 下痢を認めた際は速やかな評価が必要である

下痢とは, 消化管において吸収よりも分泌が相対的に過剰となり, 水分および電解質が便として排泄されるために便量と回数がともに増加した状態をいう. 乳児期後半になると, ウイルスや細菌感染症, 食事の変化や過量摂取などの要因が関連した急性下痢症に罹ることが増えてくる. 代表的なのが**ロタウイルス感染症**で, 特に冬期に多く白色下痢便が特徴である. 乳児は下痢の進行が急速で, その回数や量が多いと容易に脱水になってしまう. そのため, 脱水の程度の評価とそれに基づく初期治療が重要である.

初期段階の基本的な治療方針は, 嘔吐がなければイオン飲料, 母乳, 人工乳などにより水分補給をこまめに行う. 嘔吐があるときは必ず医療機関を受診し, 指示に従う. 重症あるいは長期にわたる下痢の場合を除けば, 乳糖の少ない人工乳や希釈乳に変更する必要はない. 食べられるようになれば, 普段食べているものの摂取をできるだけ早く再開することにより腸管粘膜の萎縮や機能低下を抑える. ただし, 油分の多いものや甘すぎるものは避ける. 中等度以上の脱水や嘔吐を伴う場合には輸液が必要である. ノロウイルス性胃腸炎も同様の症状を呈するが, ロタウイルスに比べ下痢が軽いことが多い.

7 二次性乳糖不耐症

乳児では急性胃腸炎後の二次性乳糖不耐症が長引くことがある

◉乳糖不耐症

乳糖不耐症とは, 乳・乳製品に含まれる乳糖を分解することができないために, 未分解の乳糖による高浸透圧性下痢症をきたす状態をいう. ウイルス性胃腸炎や難治性下痢症に伴う小腸絨毛の萎縮や透過性亢進により, 小腸絨毛刷子縁酵素であるラクターゼの減少などにより発症する二次性乳糖不耐症が原因としてもっとも多い．食事療法の基本は乳製品の除去で，授乳中の場合は加水分解乳など乳糖を含まないミルクを与える．

8 食物アレルギー

新生児・乳児期に特有の食物アレルギーがある

新生児・乳児消化管アレルギーは，新生児から乳児期に特有である．新生児や早産児，低出生体重児において授乳開始後に嘔吐や下痢，下血，腹部膨満などの消化器症状，ショックといった多彩な症状を示す．一般的な食物アレルギーとは異なり，その主たる病態は非 IgE 依存性反応であると考えられているが，特異的 IgE 抗体が検出されることもある．特異的な検査所見に乏しく，消化器外科疾患との鑑別を要することなどから，診断に苦慮することも多い．人工乳による牛乳アレルギーが原因であることが多いが，母乳中に分泌されるその他の食物抗原によることもある．多くは乳児期に治癒する．

治療は原因物質の除去が基本となり，母親が乳製品や原因と考えられる食品を除去することで母乳育児が継続できる場合もある．改善がみられない場合は加水分解乳などの使用を考慮する．

9 便　　秘

長びく便秘症では基礎疾患の鑑別が重要である

便秘とは，排便回数が減少した状態，あるいは排便が困難な状態と定義される．臨床的に**器質性便秘**と**機能性便秘**に分類され，器質性便秘とは解剖学的異常や基礎疾患などに伴う便秘である．4 歳未満の乳幼児の機能性便秘は**表 5-7** のように定義されているが，新生児期の便秘に関しては明確な定義はない．正期産児で生後 24 時間以内に胎便排泄がみられない場合を胎便排泄遅延と呼び，ヒルシュスプルング病* などでみられる．哺乳量不足が便秘の原因となることもある．

また，「乳児排便困難」という概念も存在し，①軟らかい便の排出ができることもできないこともあるが，10 分以上いきんだり，泣いたりする，②その他の健康面では問題がないことと定義されている．乳児排便困難と鑑別すべき疾患のうち，もっとも重要なのは肛門狭窄や直腸肛門奇形である．肛門狭窄の診断は小指による肛門直腸指診で，小指遠位関節が挿入不能な場合とされる．

*ヒルシュスプルング病　腸管の壁内神経節細胞が欠損しているためにその部分の腸管の蠕動運動が消失し，便が排泄できない．外科的治療が必要．

表 5-7　機能性便秘の診断基準(RomeⅣ)

4 歳未満の小児では，以下の項目の少なくとも 2 つが 1 ヵ月以上あること
1. 1 週間に 2 回以下の排便
2. 適度の便の貯留の既往
3. 痛みを伴う，あるいは硬い便通の既往
4. 大きな便の既往
5. 直腸内に大きな便塊の存在

さらにトイレでの排便を習得した後では
6. 少なくとも週に 1 回の便失禁
7. トイレが詰まるくらいの大きな便の既往

C 授乳期の栄養補給法

1 母乳の特徴

母乳は最良の栄養であり，泌乳期により組成が異なる

◉母乳

表 5-8 に示した母乳栄養の利点からも明らかなように，児の未熟性にかかわらず，新生児の栄養には母乳がもっとも優れている．新生児，未熟児の発達面においても母乳栄養は人工栄養を上まわっており，この傾向は低出生体重児ほどより顕著である．さらに，疫学的な研究により，母乳栄養児の長期的な予後や出産後の母体への影響についても多くの利点が示されている．

分娩後 4 ～ 5 日までの母乳は**初乳**と呼ばれ，分泌型 IgA やラクトフェリンなどの感染防御物質を多く含む．これ以降は移行乳を経て 10 日以後**成熟乳**となる．

a 母乳のたんぱく質，非たんぱく質性窒素成分

母乳のたんぱく質含量は，正期産児を出産した母親の初乳で約 1.8 g/dL で，生後 2 ～ 4 週で減少し，成熟乳では 0.9 g/dL となる．一般に乳汁中のたんぱく質量は窒素含有量に窒素たんぱく質換算係数 6.25 を乗じた値で表されている(粗たんぱく質 crude protein)．日本人成熟乳の粗たんぱく質含量の平均は 1.29 ～ 1.35 g/dL である．しかし，乳汁中の窒素成分にはペプチドやアミノ酸などのたんぱく質以外の窒素成分(非たんぱく質性窒素成分)も含まれ，これらは栄養に利用されるばかりでなく，それ以外にいくつかの生理機能を有しているため，分けて考える必要がある．

1) たんぱく質組成

◉カゼイン

◉ラクトアルブミン

＊分泌型IgA　粘膜局所の免疫に重要なはたらきをする免疫グロブリンであり，ウイルスや細菌などの抗原刺激を受けると産生・分泌される．初乳中に多く含まれている．IgGと異なり胎盤経由による胎児への移行はない．

乳汁中のたんぱく質は酸によってカード(curd)を形成し沈殿する**カゼイン**と，カゼイン除去後，乳清中に残存する**乳清たんぱく質**に分けることができる．乳清たんぱく質は**ラクトアルブミン**と**ラクトグロブリン**からなる．母乳中のラクトアルブミンは α-ラクトアルブミン，血清アルブミン，ラクトフェリンなどに分けられる．ラクトグロブリンは**分泌型 IgA***をはじめとする免疫グロブリンからなる．**図 5-5** には牛乳と母乳のたんぱく質成分の組

表 5-8　母乳栄養の利点

Ⅰ. 栄養学的利点 ●たんぱく質 ・メチオニン, フェニルアルニン, チロシンが相対的に少なく, シスチンが比較的多い ・タウリンの存在 ●脂質 ・不飽和脂肪酸が多く, 母乳胆汁酸刺激リパーゼ(BSSL)の存在により脂質の吸収がよい ・必須脂肪酸［(リノール酸, リノレン酸, エイコサペンタエン酸 (EPA), ドコサヘキサエン酸 (DHA)］が多い ●カルシウム, 鉄, 微量元素の生物学的利用率がよい ●腎溶質負荷が少ない	
Ⅱ. 感染防御因子 ●分泌型 IgA ●ラクトフェリン ●リゾチーム ●ビフィズスファクター ●細胞成分：マクロファージ, 多核白血球, リンパ球	Ⅲ. その他 ●上皮成長因子 ●生理活性ペプチド ●ホルモン

成比率を比較して示した.

母乳の特徴としては, 乳清たんぱく質が多くカゼインが少ないことや, α-ラクトアルブミンが多くβ-ラクトグロブリンは含まれていないこと, **ラクトフェリン**＊や血清アルブミン, **リゾチーム**＊, IgA をはじめとする免疫グロブリンが多いことなどがあげられる. 分泌型 IgA やラクトフェリン, リゾチームなどは母乳たんぱく質の約 30%を占める.

母乳のたんぱく質含量は泌乳期を通じて一定ではない. 乳糖やトリグリセリド(中性脂肪), エネルギー量は初乳で低く分娩後日数がたつにつれて増加していくが, (粗)たんぱく質含量は初乳で高くその後分娩後日数とともに漸減していく(**図 5-6**). 母乳のたんぱく質含量が分娩後日数とともに漸減するのは, 主として乳清たんぱく質量の減少によるものである. 特に初乳中で含有量の多い分泌型 IgA の減少がその主体で, ラクトフェリンやα-ラクトグロブリンの減少は比較的軽度である.

カゼインはリンを含有するたんぱく質で, 乳汁中ではカルシウムと結合してミセルの状態で存在し, カルシウムやリンの供給源としても重要である. カゼインは等電点の移動によりカードを形成する. 母乳のカードは牛乳に比べて小さく, 消化に要する時間や胃内停滞時間も短い.

2)　アミノ酸組成

カゼインは芳香族アミノ酸を多く含み, トリプトファンやシステインが少ない. システインは含硫アミノ酸であるメチオニンから生成されるが, 新生児では中間代謝過程におけるシスタチオナーゼの酵素活性が低いため, 不可欠(必須)アミノ酸であると考えられている. 乳清たんぱく質はカゼインと異なりシステインを多く含んでいる. 母乳のアミノ酸組成はこれらのたんぱく質や非たんぱく質性窒素成分, 遊離アミノ酸などを総合したものである. 母乳中のたんぱく質はその種類によって吸収率や利用率が異なるため, 児の血中アミノグラムは必ずしも母乳全体のアミノ酸組成を反映したものとはなら

＊ラクトフェリン　母乳や牛乳, 唾液, 涙, 鼻汁などに含まれる鉄と結合性の強いたんぱく質である. 母乳では初乳に多く含まれ, 抗菌作用を有する. そのほか, 腸管内の細菌叢の調整や抗炎症作用なども有する.

＊リゾチーム　母乳や涙, 鼻汁などに含まれ, 細菌の細胞壁を溶解する酵素である.

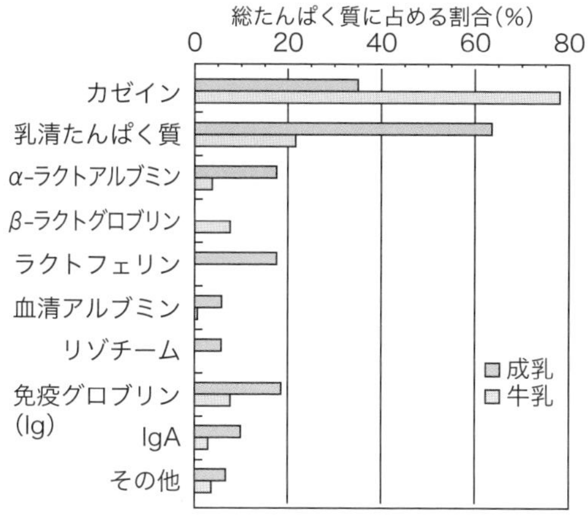

図 5-5　母乳と牛乳のたんぱく質成分の比較

［Heine WE：Protein Metabolism During Infancy，Raiha NCR eds, Raven Press，p121-132，1993 より引用］

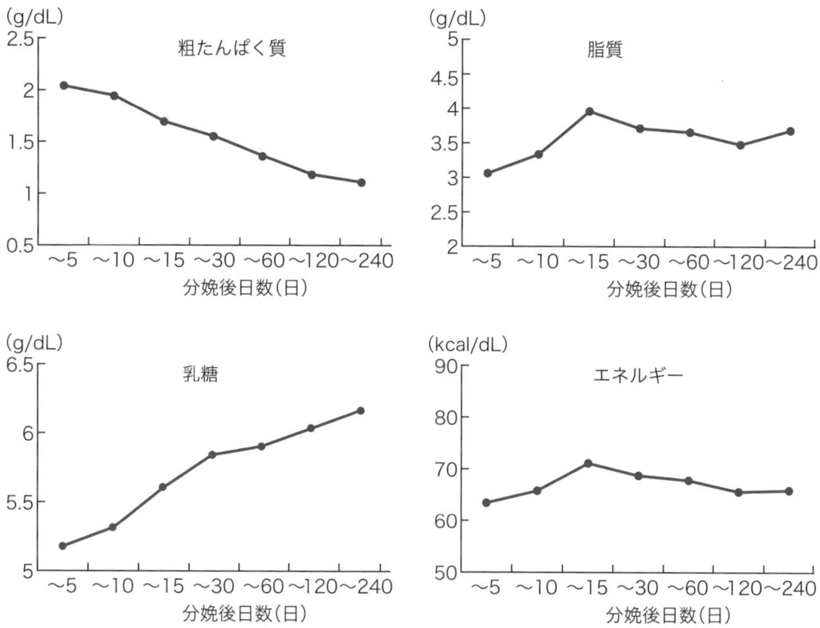

図 5-6　泌乳期別母乳組成

［井戸田正ほか：最近の日本人人乳組成に関する全国調査(第一報)一般成分およびミネラル成分について．日小児栄消病会誌 5：145-158，1991 を参考に作成］

ない．

3)　非たんぱく質性窒素成分

非たんぱく質性窒素成分とは，母乳からたんぱく質を除去した窒素成分の総称で，母乳の窒素成分の約 20 ～ 25%を占める．非たんぱく質性窒素の濃度は分娩後日数による変化は少ないが，母乳中のたんぱく質成分の変化に伴い，総窒素量に占める非たんぱく質性窒素成分の比率は初乳で 5 ～ 10%，成熟乳で 20 ～ 25%と変化する．

主な非たんぱく質性窒素成分を**表 5-9** に示す．

表 5-9 母乳中の主な非たんぱく質性窒素成分

非たんぱく質性窒素	作用
尿素窒素	非たんぱく質性窒素の主要な成分で，約 50%程度を占める．通常はアミノ酸合成に利用されることは少ないが，児のたんぱく質需要が増加するような状態ではアミノ酸合成に利用される．
アミノ糖	シアル酸(*N*-acetylneuraminic acid)：シアリルラクトースとして酸性オリゴ糖やガングリオシドなど複合糖質として存在(初乳ではシアル酸の含量が多い)．中枢神経系の発達や感染防御に必要．新生児ではシアル酸の合成能が低い． グルコサミン：母乳中のアミノ糖のなかでもっとも多い(初乳に多い)．腸管内で消化され遊離したアセチルグルコサミンは，ビフィズス菌増殖因子として知られている．
核酸, ヌクレオチド, ヌクレオシド	母乳中に含まれる窒素量としては少ないが，近年その生理的な機能が注目されるようになってきている(ヌクレオチドが添加された人工乳も発売されている)．主な機能として，免疫機能の促進，鉄利用の促進，腸管内のビフィズス菌の増加，腸管の発育・修復，ストレス後のたんぱく質蓄積，脂質代謝の改善．
タウリン	母乳中には遊離型タウリンが多量に含まれている．含硫アミノ酸の一種で，メチオニンからシステインを経て産生されるが，新生児では合成能が低く，必須であると考えられている．ビリルビンの抱合や中枢神経系における神経伝達物質として，あるいはその調節，網膜機能の維持などに重要な役割を果たす．
ペプチド	上皮成長因子(epidermal growth factor, EGF)や神経成長因子(nerve growth factor, NGF)，インスリン様成長因子(insulin-like growth factor, IGF)，プロラクチン，カルシトニンなどが含まれる．多くが生理的活性を示すほどの濃度ではなく母乳中に含まれていることの意義については必ずしも明らかではない．
カルニチン	β酸化のために長鎖脂肪酸をミトコンドリアへ運搬するのに必要な成分．新生児では内因性の産生が少ないため母乳中のカルニチンの存在意義が大きい．

b 脂 質

母乳の脂質含量は，初乳で約 1.5 ～ 2.0 g/dL で徐々に増加し，成熟乳では 3.5 ～ 4.8 g/dL となる．成熟乳中の脂質は 97 ～ 98％がトリグリセリドで，残りが複合脂質(リン脂質)，脂溶性ビタミン類，ステロール類である．トリグリセリドを構成する脂肪酸組成は牛乳に比べて長鎖不飽和脂肪酸が多く，低級脂肪酸はほとんどみられない．特に**必須脂肪酸**である**リノール酸**(*n*-6 系)および**α-リノレン酸**(*n*-3 系)が多く含まれている．これらは生体膜の構成のみならず，生理活性物質の前駆物質としても重要な役割を果たす．早産児ではリノール酸やα-リノレン酸からの鎖長反応が不十分なため，母乳に *n*-3 系や *n*-6 系の長鎖不飽和脂肪酸が含まれていることは都合がよい．

なお，母親の長鎖不飽和脂肪酸の摂取量は母乳の脂肪酸組成に影響する．脂質含量は初乳では低いが分娩後 2 ヵ月まで増加する．1 回の授乳でも母乳中脂質含量は変動し，前乳より後乳の方が多い．母乳中には**母乳胆汁酸刺激リパーゼ***(bile salt-stimulated lipase, BSSL)も含まれており，消化・吸収面でも母乳中の脂質は牛乳由来の脂質に比べて優れている．

*母乳胆汁酸刺激リパーゼ(BSSL) 新生児では脂質の分解を担う膵臓からのリパーゼ活性が低いが，舌リパーゼとともに脂質の消化・吸収を担う．特に早産児では重要な存在である．母乳の加熱により容易に活性が失われる．

表 5-10 母乳添加用粉末使用時の各栄養素の増加量(標準強化，母乳 100 mL あたり)

	HMS-1*	HMS-2*
エネルギー(kcal)	9	20
たんぱく質(g)	1.3	2.3
脂質(g)	0	1(MCT オイル)
糖(g)	1.5	1.8
ナトリウム(mg)	9	18
カリウム(mg)	10	14
カルシウム(mg)	70	100
リン(mg)	40	60

*森永乳業が製造・販売，現在は HMS-2 のみ販売されている.
［三浦　文ほか：早産児の栄養―出生体重 1,250 g 未満の児に対する MCT 配合母乳添加用粉末の検討―入院中の成長について．日周産期・新生児会誌 44(4)：968-972，2008 より引用］

c 炭水化物

母乳の主な炭水化物はラクトース(乳糖)で，約 6.7 g/dL 含有する．さまざまなオリゴ糖，ガラクトース，グルコースも含まれている．母乳中のオリゴ糖は 200 種以上もあり，主に**ビフィズス菌増殖因子**としてはたらく．成熟乳に比べて初乳に多く含まれる.

d ビタミン，ミネラル

母乳にはビタミン K 以外にビタミン D の含有量が少ないことも知られている．母乳栄養児では離乳食の遅れに紫外線曝露回避による日光浴不足が加わることで，くる病発症リスクが高まる．2014(平成 26)年にビタミン D シロップが販売され，乳幼児へのビタミン D 欠乏の予防として投与が可能になった.

母乳中に含まれる各種ミネラルも人工乳に比べて吸収がよいことが知られている．母乳中のカルシウム，リンは牛乳に比べてカゼインと結合している量はそれぞれ約 1/2，1/4 であり，可溶性成分が多く吸収がよい.

e 低出生体重児における母乳栄養学的諸問題

極低出生体重児では，出生時の栄養備蓄量の少なさとあいまって急速に成長する生後 1～2ヵ月頃より栄養必要量をまかなえなくなってしまう可能性があり，**低たんぱく血症**，**発育不良**，**貧血**，**未熟児くる病**などが発症しやすい．未熟児くる病はカルシウムおよびリンの不足により起こるが，カルシウムに比してリン欠乏が著しい(相対的なリン欠乏)．したがって，カルシウムだけを強化しても改善されない.

以前は，低たんぱく血症や発育不良，未熟児くる病など極低出生体重児にみられることが多い栄養学的諸問題に対し，低出生体重児用ミルクを用いて改善をはかろうとしていた．最近では母乳のさまざまな利点が低出生体重児の栄養においても再認識され，母乳に不足する栄養素を**母乳強化物質**(**母乳添加用粉末**，**表 5-10**)として添加する方法が普及してきている.

2 母乳育児支援

母乳栄養を推進するためのポリシーを共有することは重要である

a 施設環境

出産後の入院中に母乳栄養を推進し，母児に対して適切なサポートをしていくためには，各分娩施設において実際の臨床現場に合わせたポリシーと手順を確立しておく必要がある．その基準として要約されているのが，WHOとUNICEFが1989年に提唱し，2018年に改訂した**母乳育児成功のための10か条**(**表5-11**)である．これが「赤ちゃんにやさしい病院(Baby Friendly Hospital)」の認定基準であることは広く知られている．2018年版のステップ1では，基本的ルール「母乳代用品のマーケティングに関する国際規準」(**表5-12**)の順守についても触れられている．

b 初回授乳

出産後，児の自発呼吸が確立して安定したら，可能な限り1時間以内に授

表5-11 WHO/UNICEF母乳育児成功のための10か条

ステップ	
1	a.「母乳代用品のマーケティングに関する国際規準」(**表5-12**) と世界保健総会の関連決議を完全に順守する． b. 乳児栄養の方針を文書にしてスタッフと親にもれなく伝える． c. 継続したモニタリングとデータ管理システムを確立する．
2	スタッフが母乳育児を支援するための十分な知識，能力，スキルをもつようにする．
3	母乳育児の重要性とその方法について，妊娠中の女性およびその家族と話し合う．
4	出産直後からのさえぎられることのない肌と肌との触れ合い(早期母子接触)ができるように，出産後できるだけ早く母乳育児を開始できるように母親を支援する．
5	母親が母乳育児を開始し，継続できるように，また，よくある困難に対処できるように支援する．
6	医学的に適応のある場合を除いて，母乳で育てられている赤ちゃんに母乳以外の飲食物を与えない．
7	母親と赤ちゃんがそのまま一緒にいられるよう，24時間母子同室を実践する．
8	赤ちゃんの欲しがるサインを認識して，それに応えるよう母親を支援する．
9	哺乳びん，人工乳首，おしゃぶりの使用とリスクについて，母親と十分話し合う．
10	親と赤ちゃんが継続的な支援とケアをタイムリーに受けられるよう，退院時に調整する．

［NPO法人日本ラクテーション・コンサルタント協会ホームページ(http://jalc-net.jp/dl/10steps_2018_1989.pdf，2020年7月30日アクセス)を参考に作成］

表5-12 母乳代用品のマーケティングに関する国際規準(WHO：1981)の要旨

1. 消費者一般に対して，母乳代用品の宣伝・広告をしてはいけない．
2. 母親に試供品を渡してはいけない．
3. 保健施設や医療機関を通じて製品を売り込んではならない．これには人工乳の無料提供，もしくは低価格の販売も含まれる．
4. 企業はセールス員を通じて母親に直接売り込んではならない．
5. 保健医療従事者に贈り物をしたり個人的に試供品を提供したりしてはならない．保健医療従事者は，母親に決して試供品を手渡してはならない．
6. 赤ちゃんの絵や写真を含めて，製品のラベル(表示)には人工栄養法を理想化するような言葉，あるいは絵や写真を使用してはならない．
7. 保健医療従事者への情報は科学的で事実に基づくものであるべきである．
8. 人工栄養法に関する情報を提供するときには，必ず，母乳育児の利点を説明し，人工栄養法のマイナス面，有害性を説明しなければならない．
9. 乳児用食品として不適切な製品，たとえば加糖練乳を乳児用として販売促進してはならない．
10. 母乳代用品の製造業者や流通業者は，その国が「国際規準」の国内法制を整備していないとしても，「国際規準」を遵守した行動を取るべきである．

［Allain A，Chetley A：Protecting Infant Health. 10th edition IBFAN/ICDC Penang Malaysia 2002．乳児の健康を守るためにWHO「国際規準」実践ガイドブック 保健医療従事者のための「母乳代用品のマーケティングに関する国際規準」入門．母乳育児支援ネットワーク翻訳，NPO法人日本ラクテーション・コンサルタント協会，2007(2009年11月，2018年7月一部改訂)より引用］

乳が開始されるべきである．そのために，医学的処置を要さない限り，出産直後より母児接触(skin-to-skin contact)を開始する．母児接触中あるいは初回授乳中は，助産師などの専門職による児の安全なポジションや気道閉塞の有無等について，注意深い管理と指導が必須である．出生時の身体計測などは初回授乳後まで遅らせてよい．一方，新生児仮死，難産，傾眠傾向あるいは母児に医学的処置が必要な場合は無理をして実施しないことも重要である．帝王切開後であっても手術室で早期母児接触を実施している施設もある．

また，初回授乳後も母子同室による頻回授乳が母乳産生を促すことが知られ，平均10～12回/日の授乳により毎回の授乳時間は短くなる．通常，片側の授乳時間は出生直後が10～15分であるのが，生後1ヵ月には8～10分へと短くなる．頻回授乳により母乳産生量は増加し，体重減少率は低下し，より早期に体重増加へと転じ，新生児黄疸の頻度も低下する．授乳回数やタイミングに制限はないため，泣くのを待つのではなく，体動や吸啜などの空腹サインを認めたら授乳するよう心がける．

c 人工乳や水分の補足についての考え方

授乳の生理学上，母乳は吸啜やpumpingによる除去に反応して産生される．母乳量は授乳開始最初の5～10分が多いので，頻回授乳によってより多くの母乳を摂取できる．最初の数日に頻回授乳が行われていれば，4日程度で体重は増加に転じるはずである．母乳のサポートが適切に行われている児は，人工乳の児と比べても出生後の体重減少率に相違はみられず，生後1～2週までに出生体重に戻る．

生後48時間までの間に10%以上の体重減少のある児は，経腟分娩の5%，帝王切開分娩の10%にみられ，高ビリルビン血症や高張性脱水のリスクが上昇するため，介入を検討する必要がある．12%以上の体重減少に伴う高張性脱水は急性腎不全や血栓症，ショック，けいれんなどの重篤な病態を引き起こすリスクとなる．

新生児にかかわる医療者は，7%以上の体重減少を認めたら，それまでの摂取量や排尿，排便量が適正か，診察所見に黄疸や脱水所見がないか，母親の乳房に緊満(ひどく張っている)がないか，授乳方法に問題はないかなどを評価し，母乳栄養のみで継続可能か，補足が必要かを判断する．一方，糖水の追加は推奨されない．高ナトリウム血症や脱水所見があれば経静脈輸液を躊躇しないことも重要である．

d 母乳栄養を避けた方がよい場合

授乳中の薬物服用の際，禁忌あるいは避けた方がよい場合，十分に新生児・乳児の観察が必要な場合，あるいは安全に服用できる場合がある．アルコールは大量に摂取しなければあまり問題とはならないが，常識的な範囲にとどめることが望ましい．喫煙は母乳分泌量の減少や，乳幼児突然死症候群(SIDS)との関連性が指摘されている．カフェインを含む飲料は一般に安全とされているが，大量摂取は児への蓄積につながる可能性がある．児があま

表 5-13 推奨される母乳の保存期間

方 法	健康な乳児	NICU 入院児
新鮮母乳 室温(26℃)	4 時間未満	4 時間未満*1
新鮮母乳 冷蔵庫(4℃)	8 日未満*2	8 日未満*2
新鮮母乳 クーラーボックス(15℃)	24 時間未満	勧めない(運搬はよい)
冷凍母乳 (1 ドア冷蔵庫製氷室)	2 週間	勧めない
冷凍母乳 (2 ドア冷凍冷蔵庫，－20℃)	12 ヵ月*3	12 ヵ月*3
解凍母乳 (4℃)	24 時間未満	24 時間未満

*1 冷蔵する予定の母乳は，搾乳後ただちに冷蔵する.
*2 細菌数は 8 日以降も減少するが，栄養的，免疫的な質は長期冷蔵で損われる可能性あり（したがって，従来どおり 48 時間を目安とすることが望ましい）.
*3 ただし，3 ヵ月未満が理想.
[大山牧子：NICU スタッフのための母乳育児ハンドブック，第 2 版，メディカ出版，p76，2010 より引用]

り眠らない，刺激に過敏であるなどの徴候がみられる場合には避けた方がよい（☞第 4 章授乳期 B3b, c，91，92 頁）.

感染症に関連して母乳栄養を避けた方がよい場合には，母体乳房にヘルペス感染症がある場合や，母体が**成人 T 細胞白血病（ATL）ウイルス（HTLV-1）抗体**陽性，**HIV 抗体**陽性などがあげられる．HTLV-1 に関しては，母乳が主な感染経路であるため母乳を遮断し人工乳を与えることが一般的である．しかし，母乳を遮断しても感染する場合もあることや，短期の母乳哺育では感染率が増加しない，冷凍母乳では感染率が増加しないという報告もあり，母乳を遮断するにせよ，短期母乳や冷凍母乳を利用するにせよ，十分なインフォームドコンセントを得ておくことが必要である．そのほか，サイトメガロウイルスも母乳感染を起こすことがあり，特に低出生体重児では留意が必要である.

e 冷凍母乳の保存と解凍・加温方法

推奨される母乳の保存期間を**表 5-13** に示す．搾乳後 1 時間以内に授乳する場合は冷蔵せずにそのまま用い，24 ～ 48 時間以内に授乳する場合には搾乳後ただちに冷蔵，搾乳後 24 時間以内に授乳の予定がない場合には冷凍する．解凍後は冷蔵庫内に保存し，24 時間以内に使い切ることが望ましい．冷凍母乳の解凍は，冷蔵庫内の自然解凍，または流水・微温湯解凍が望ましい．解凍・冷蔵母乳の加温方法は，母乳由来リパーゼを保つために室温が望ましく，温める場合は 37℃ 未満とする.

3 人工乳の特徴

人工乳は母乳に近づけるための改良がなされている

人工乳とは主に乳児用調製粉乳を指し，**調製粉乳**とは，「生乳，牛乳もしくは特別牛乳またはこれらを原料として製造した食品を加工し，または主要原料とし，これに乳幼児に必要な栄養素を加え粉末状にしたもの」と定義さ

◉人工乳
◉調製粉乳

れている．「乳等省令」で定める「調製粉乳」に含まれるものとしては，「乳児用調製粉乳」「フォローアップミルク」「治療用調製粉乳」がある．これらに加え，2018(平成30)年には液体ミルク(乳児用液状調製乳)の国内製造が解禁された．以下に乳児用調製粉乳について述べる．

a たんぱく質

近年わが国で使用されている人工乳では，乳清たんぱく質/カゼイン比を母乳の比率に近似させている製品が多い(ほぼ60：40)．これによりソフトカード*化し消化されやすくなっている．わが国の調製粉乳は精製たんぱく質原料の利用により母乳中たんぱく質成分と近似させるなどの工夫がなされ，総たんぱく質含量も以前の調製粉乳は標準調整濃度で1.6 g/dL程度含有していたが, 現在は1.4～1.5 g/dL程度に低減されている(☞ B2b, 112頁)．

牛乳の乳清たんぱく質の主体はβ-ラクトグロブリンであるが，母乳のα-ラクトアルブミンに比べて消化は劣り，一部が抗原性を有した状態で腸管から吸収される可能性がある．そのため，最近の人工乳ではある程度消化された状態のもの(予備消化態たんぱく質)が増えてきている．また，β-ラクトグロブリンを減量し，牛乳の乳清たんぱく質分画に20%程度含まれているα-ラクトアルブミン(母乳のα-ラクトアルブミンのアミノ酸組成は72%が共通)を増量する試みもなされている．母乳と牛乳のラクトフェリンではその構造やはたらきに類似点が多いので，人工乳を母乳に近づけるために添加する成分として重要である．

新生児ではアミノ酸代謝機能の未熟性があり，成人における不可欠(必須)アミノ酸9種類に加え，アルギニンが不可欠である．状況に応じては，システイン，タウリン，チロシンも不可欠である．授乳後の血中アミノ酸が母乳のそれと近似するような配慮もなされている．そのほか，人工乳を母乳に近づけるため非たんぱく質性窒素成分の添加も行われている．

*ソフトカード　乳汁が胃内に入ると，ペプシンと胃酸によってカゼインが凝固してカード(curd)をつくる．硬いものはハードカード，軟かいものはソフトカードと呼ばれ，ソフトカードの方が消化・吸収がよい．

b 炭水化物

炭水化物の大部分がラクトース(乳糖)であるが，ビフィズス菌優位の母乳栄養児の腸内細菌叢に近づけるために難消化性オリゴ糖を主体としたビフィズス菌増殖因子が配合されている．

低出生体重児用ミルクでは，早産児のラクターゼ活性が低いことを考慮して，乳糖が減量されデキストリンに置き換えられている．

c 脂　質

牛乳を原料とする脂質には，母乳に比べて長鎖不飽和脂肪酸が少なく，かつ低級飽和脂肪酸が多い．そのため，人工乳では植物油が主原料として用いられている．

パルミチン酸やステアリン酸などの消化・吸収が不良であると，カルシウムやマグネシウムと結合し不溶性の脂肪酸塩を形成するため，人工乳ではパルミチン酸の50%以上がβ位となるようにデザインされている．

長鎖脂肪酸のβ酸化には**カルニチン**が不可欠であるが，早産児ではその合成能が低いため，低出生体重児用ミルクにはカルニチンが存在せずともミトコンドリアへの移行が可能な中鎖脂肪酸が添加されている．さらに，製品によってはカルニチンも添加されている．

ドコサヘキサエン酸(**DHA**)や**アラキドン酸**(**AA**)は，中枢神経系や網膜の脂肪酸構成の大きなウェイトを占めている．新生児では，リノール酸およびα-リノレン酸からの鎖長延長反応が不十分である．したがって，DHAやAAの供給は生後の栄養に委ねられており，母乳(特に初乳や未熟児母乳に多く含まれている)が重要な供給源である．そのために人工乳にはリノール酸およびα-リノレン酸以外に，DHAやAAが加えられている．

d ビタミン，ミネラル

ビオチンは，成人と同様に乳児にとっても必須栄養素である．乳児は腸内細菌叢が未成熟であり，かつ通常は栄養のすべてを乳に依存しているため，乳中ビオチン濃度が低いとビオチンが不足するリスクがある．ビオチンが欠乏すると，両眼周囲や股間部などに皮膚炎，紅斑を生じる．わが国における過去の調製粉乳は，乳たんぱく質原料によるビオチンを1 μg/100 kcal程度含んでいたが，加水分解乳や一部の先天性代謝異常疾患用ミルクは，精製された原材料を使用していたためビオチンを含んでいなかった．その後2013(平成25)年に食品衛生法が改正され，すべての調製粉乳に10 μg/100 kcalを超えない量でビオチンを添加することが可能となった．

母乳中のカルシウム/リン重量比は1.8～2.1であり，低出生体重児用ミルクもほぼこの範囲内である．低出生体重児用人工乳では，特にカルシウムやリンの必要量が多いことから，一般の人工乳に比べて添加量が多い．しかしながら，母乳に比べて人工乳のカルシウム吸収率や蓄積率は低く，それぞれ約50%程度と考えられている．一方，リンの吸収率，蓄積率はカルシウムに比べて高く，それぞれ約85%，約70%程度である．

4 人工乳の留意点と種類

さまざまな種類の人工乳があり，月齢や病態に応じた指導が重要である

a 調乳の手順

人工栄養は母乳栄養を避けた方がよい場合に適応となる．調乳はメーカー指定の濃度を守り，安易に調乳濃度を変更すべきではない．家庭で行う場合には，児が哺乳する1回分ずつ調乳する．

近年，海外では人工乳に*Cronobacter sakazakii*(坂崎菌)が検出され，注目を集めている．乳幼児がこの細菌に感染すると，髄膜炎や腸炎を起こし，致死率も高い．現在，どのようなルートで人工乳に混入するのかは明らかにされていない．本菌は熱によって不活化されるため，調乳には70～80℃のお湯で溶解しその後冷却するか，あるいは溶解後70～80℃に加熱しその後適温まで冷ます方法が勧められている．電子レンジは調乳ずみのミルクの殺菌や加温には不適切である．哺乳瓶内の乳汁の温度が不均一で，口内やけどを起こす可能性やビタミンの破壊をまねく可能性がある．

病院などで大量に調乳する場合は1日分をつくり，自動蒸気殺菌装置または湯煎にて85℃で数分間，あるいは85℃に達するまで殺菌する．その後20℃になるまで冷却し，4～5℃の冷蔵庫で保存する(十分に冷却する前に冷蔵庫に入れると細菌が増殖する可能性がある)．授乳時間に合わせて滅菌した哺乳瓶に分注し，40℃に再加温してから与える．調乳したミルクは24時間以上保存しないようにする．

b 用具の消毒

用具の消毒法は煮沸と薬剤使用の2種類がある．前者は，哺乳瓶，乳首をなべで煮沸する方法で，哺乳瓶は10分間程度，乳首は3分間程度を目安とする．後者は，薬剤(次亜塩素酸ソーダが主成分)を規定どおりに希釈し，そこに1時間以上浸漬し，使用時には用具についている薬液を十分に振り切って用いる．煮沸にしても，薬液にしても，消毒する前に授乳後ブラシでよく洗いミルクかすを取り除いておくことが必要である．

c アレルギー用ミルク

アレルギー用ミルクにはたんぱく質を高度に加水分解し，抗原性を極力排除した牛乳アレルゲン除去調製粉乳と，成分栄養食品としてアミノ酸乳がある．加水分解乳もアミノ酸乳も浸透圧が高く，下痢を起こしやすいため低濃度から開始する．一方，たんぱく質を免疫原性がなくなる程度まで限定的に分解(ペプチド)したミルクも販売されているが，アレルギー疾患の予防や治療に効果があるとするエビデンスはない．

d フォローアップミルク

◉フォローアップミルク

フォローアップミルクとは，離乳期に離乳食や幼児食では摂取が困難で不足しがちな栄養素を補完することを目的とした人工乳である．国際的には，「フォローアップミルクは生後6ヵ月以後の乳児ならびに3歳までの児に対し，離乳のための液状成分として使用することを意図した食品」と定義されている．いずれにせよ育児用調製粉乳とは異なり不可欠なものではない．

組成の特徴として，①たんぱく質含量は育児用調製粉乳と牛乳の中間的な値である，②ミネラルは育児用調製粉乳と牛乳の中間的なレベルである，③食事摂取基準における脂肪エネルギー比率が減少していく月齢に対応し，脂質の量を減少させてある，④亜鉛や銅の添加はされていない，ことなどがあげられる．フォローアップミルクは6ヵ月以前に使用すべきではない．また，離乳食を進めずにフォローアップミルクだけを与えるようなことも好ましくない．

e 増粘ミルク

乳児の胃食道逆流症に対して，欧米では増粘物質をあらかじめ添加した調製乳が1980年代より製品化されていた．国内では，2006(平成18)年に小児胃食道逆流症に対する治療指針で増粘ミルクの使用が治療に位置づけられたが，増粘ミルクは市販されていなかった．2014(平成26)年6月に増粘物質としてローカストビーンガムを配合した増粘ミルクが発売された．

f 液体ミルク(乳児用液状調製乳)

液体ミルクは1970年代に製品化され，現在までに欧米だけではなく韓国でも広く流通している．液体ミルクが国内で知られるようになったのは東日本大震災や熊本地震の際に寄付として海外から被災地に届けられたことがきっかけである．常温保存が可能で，水や燃料を確保できない災害時でも利用できる母乳代替品として，わが国でも備蓄の要望が叫ばれてきた．わが国では厚生労働省が「乳等省令」を2018(平成30)年8月8日に改正したことにより，乳幼児向け液体ミルクの国内製造・販売が解禁され，2019(平成31)年春に販売が開始された．

液体ミルクの課題として，調製粉乳と比べて色や風味が劣り，高価で賞味期限が短いこと，開封後は長期保存できないことなどがあげられる．使用にあたり，医療者は「母乳代用品のマーケティングに関する国際規準」(**表5-12**)の範疇にあることを認識する必要がある．

5 混合栄養

母親の育児状況や児の発育に合わせた適切な人工乳の追加を指導する

母乳栄養と人工栄養を併用することを**混合栄養**という．通常，母乳栄養の不足分を人工乳で補うために行われる方法であるが，最近では，出産後母親が就労する間を人工乳でまかなう目的で行われる混合栄養も増えてきた．また，混合栄養が完全母乳栄養に比べてアレルギーや肥満になりやすいというエビデンスは乏しいので，少しでも人工乳を与えるとこれらのリスクが上がるといった指導は避けるべきである．

母乳不足のための混合栄養では，母乳分泌量がさらに減少しないように，吸啜刺激の回数をできるだけ維持することが重要である．そのためには，まず母乳を飲ませた後に人工乳を飲ませるようにする．就労のために直接母乳を与えることが困難な場合には，朝や夜に十分に母乳を与え，職場でも搾乳することが母乳分泌を維持する上で必要となる．可能ならば，搾乳した母乳を冷蔵保存(4℃で24時間保存が可能)し，日中に世話をする者が温めて与えるようにする．

母乳栄養がほぼ確立した段階で混合栄養に変更すると，ときに乳頭混乱(nipple confusion)に陥り，直接母乳を飲むことを嫌うようになることがある．乳頭混乱は，哺乳瓶あるいは人工乳首を使用したあとに，母乳を直接授乳するための機構(適切な口腔の形やくわえ方，吸啜パターンなど)に障害が生じるものと考えられている．

6 離 乳 食

乳児の成長や発達に合わせた適切な離乳食指導が重要である

a 離乳の定義と考え方

◉離乳食

WHO では離乳食を“complementary foods”と表記し，「母乳だけでは乳児の栄養必要量が満たされず，母乳以外の固形物や液体による栄養摂取が必要になりはじめる過程」と定義している．離乳食は乳児の栄養や発達に重要であり，乳汁栄養から幼児食に移行するこの時期に必要不可欠である．この間，乳汁と離乳食によって乳児に必要な栄養を過不足なく補給するとともに，咀嚼・嚥下機能，消化・吸収機能の発達に合わせて調理形態や食品の種類・量を徐々に変化させていくことが必要となる．

そのためには，バランスのとれた栄養素の確保(たんぱく質や鉄など)ができるように食品の種類を徐々に増やしていくことや，食物の形態をなめらかにすりつぶした形態のものから歯茎でつぶせる固さのもの，そして歯で強く噛み砕く必要のあるものへと順次移行させていくこと，味や香り，舌触り，食事形式を工夫していくこと，食事のリズムをつけていくこと，食事の環境に配慮することなどが重要となってくる．

b 離乳の開始

離乳の開始とは，なめらかにすりつぶした状態の食物をはじめて与えたときをいう．開始時期の発達状況としては，首がすわり，寝返りができ，5 秒以上座位の保持が可能，スプーンを口に入れても舌で押し出さなくなる，などがあげられる．**離乳の開始は生後 5 〜 6 ヵ月頃**が適切とされている．離乳の開始前に果汁や重湯などを与えることに栄養学的意義は認められない．また，はちみつは，乳児ボツリヌス症* を引き起こすリスクがあるため，1 歳すぎまで与えない．

＊乳児ボツリヌス症　1歳未満の乳児が，芽胞として存在しているボツリヌス菌を摂取し，消化管内で発芽，増殖し，産生された毒素により発症するもの．最近，国内初の死亡事例が発生し，改めて予防対策や情報発信が行う必要性が問われている．

c 離乳の進行から完了へ(図 5-7)

離乳の進行は，成長および発達の状況に応じて食品の量や種類および形態を調整しながら，食べる経験を通じて摂食機能を獲得し，成長していく過程である．食事を規則的に摂ることで生活リズムを整え，食べる意欲を育み，食べる楽しさを体験していくことを目標とする．離乳の完了とは，形のある食物を噛みつぶすことができるようになり，エネルギーや栄養素の大部分が母乳または育児用ミルク以外の食物からとれるようになった状態をいう．**離乳の完了は生後 12 〜 18 ヵ月頃**をめどとする．早産児でも修正月齢で 12 〜 18 ヵ月頃を離乳の完了の時期と指導している場合が多い．

	離乳の開始 → 離乳の完了			
	以下に示す事項は、あくまでも目安であり、子どもの食欲や成長・発達の状況に応じて調整する。			
	離乳初期 生後５～６か月頃	離乳中期 生後７～８か月頃	離乳後期 生後９～11か月頃	離乳完了期 生後12～18か月頃
食べ方の目安	○子どもの様子をみながら１日１回１さじずつ始める。 ○母乳や育児用ミルクは飲みたいだけ与える。	○１日２回食で食事のリズムをつけていく。 ○いろいろな味や舌ざわりを楽しめるように食品の種類を増やしていく。	○食事リズムを大切に、１日３回食に進めていく。 ○共食を通じて食の楽しい体験を積み重ねる。	○１日３回の食事リズムを大切に、生活リズムを整える。 ○手づかみ食べにより、自分で食べる楽しみを増やす。
調理形態	なめらかにすりつぶした状態	舌でつぶせる固さ	歯ぐきでつぶせる固さ	歯ぐきで噛める固さ
1回当たりの目安量				
Ⅰ　穀類（g）	つぶしがゆから始める。 すりつぶした野菜等も試してみる。 慣れてきたら、つぶした豆腐・白身魚・卵黄等を試してみる。	全がゆ 50～80	全がゆ 90～軟飯80	軟飯80～ ご飯80
Ⅱ　野菜・果物（g）		20～30	30～40	40～50
Ⅲ　魚（g）		10～15	15	15～20
又は肉（g）		10～15	15	15～20
又は豆腐（g）		30～40	45	50～55
又は卵（個）		卵黄１～ 全卵１／３	全卵１／２	全卵１／２～ ２／３
又は乳製品（g）		50～70	80	100
歯の萌出の目安		乳歯が生え始める。	１歳前後で前歯が８本生えそろう。	離乳完了期の後半頃に奥歯（第一乳臼歯）が生え始める。
摂食機能の目安	口を閉じて取り込みや飲み込みが出来るようになる。 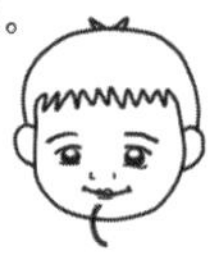	舌と上あごで潰していくことが出来るようになる。 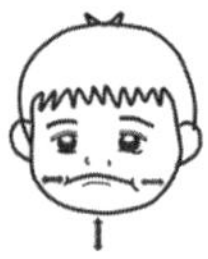	歯ぐきで潰すことが出来るようになる。 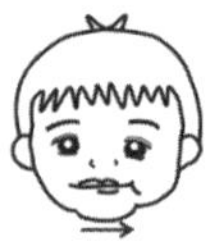	歯を使うようになる。

※衛生面に十分に配慮して食べやすく調理したものを与える

図 5-7　離乳の進め方の目安

［資料　厚生労働省：授乳・離乳の支援ガイド（2019 年改訂版）］

7 授乳・離乳の支援ガイド

「授乳・離乳の支援ガイド」は妊産婦や子どもにかかわる保健医療従事者が基本的事項を共有し，支援を進めていくことができるよう，保健医療従事者向けに2007(平成19)年3月に作成され，自治体や医療機関等で活用されてきた.

◉授乳・離乳の支援ガイド

2019(平成31)年3月には改訂版が公表され，科学的知見の集積，育児環境や就業状況の変化など授乳および離乳を取り巻く社会環境等の変化を反映し，食物アレルギー予防に関する項目の充実や液体ミルクについての記載，情報提供のあり方等について項目が追加された.

D 乳児期の食事摂取基準

日本人の食事摂取基準(2020年版)では，乳児期の摂取基準について2015年版以降の新たな知見は得られていないため，変更点はない.

乳児期のエネルギー摂取基準は**推定エネルギー必要量**(estimated energy requirement，EER)*として表され，生後0～5ヵ月で男児550 kcal/日，女児500 kcal/日，生後6～8ヵ月で男児650 kcal/日，女児600 kcal/日，生後9～11ヵ月で男児700 kcal/日，女児650 kcal/日である．なお，乳児期は身体活動レベルがⅡと設定されている.

＊推定エネルギー必要量 ☞30頁

栄養素については母乳摂取量と離乳食による摂取量を基本に目安量として算出されている．参照体重は，0～5ヵ月の男児および女児でそれぞれ6.3 kgおよび5.9 kg，6～8ヵ月で8.4 kgおよび7.8 kg，9～11ヵ月で9.1 kgおよび8.4 kg，である.

たんぱく質の**目安量**(adequate intake，AI)*は，母乳の平均哺乳量および母乳中のたんぱく質濃度によるたんぱく質摂取量に加え，生後6ヵ月以後は離乳食によるたんぱく質摂取量(生後6～8ヵ月6.1 g/日，生後9～11ヵ月17.9 g/日)をもとに算出されている．各時期の平均哺乳量およびたんぱく質濃度はそれぞれ，0～5ヵ月で0.78 L/日および12.6 g/L，6～8ヵ月で0.60 L/日および10.6 g/L，9～11ヵ月で0.45 L/日および9.2 g/Lとされている．その結果，乳児期のたんぱく質の目安量は生後0～5ヵ月で10 g/日，6～8ヵ月で15 g/日，生後9～11ヵ月で25 g/日となる.

＊目安量 ☞34頁

脂質の目安量は0～5ヵ月で50％E，6～11ヵ月で40％Eである．*n*-3系脂肪酸は0～5ヵ月が0.9 g/日，6～11ヵ月が0.8 g/日，*n*-6系脂肪酸は乳児期を通じて4 g/日である.

カルシウムの目安量は0～5ヵ月で200 mg/日，6～11ヵ月で250 mg/日である.

練習問題

以下の問題について，正しいものには○，誤っているものには×をつけなさい．

(1)　低出生体重児とは体重 2,500 g 以下で出生した児のことである．
(2)　新生児期の尿濃縮力は乳幼児の約半分である．
(3)　新生児でもふるえによる熱産生が行われている．
(4)　出生時のペプシン活性はすでに成人レベルである．
(5)　新生児では乳汁中の脂質の約 95％が吸収される．
(6)　はちみつは離乳食として生後 8 ヵ月頃より与えてよい．
(7)　離乳食の開始前に，果汁を与える必要がある．
(8)　人工栄養では母乳栄養に比べて黄疸になりやすい．
(9)　人工栄養では母乳栄養に比べてビタミン K が不足しやすい．
(10) 乳糖は母乳より牛乳に多く含まれる．
(11) 体水分量に占める細胞外液の割合は，新生児期の方が成人期より大きい．
(12) IgA は母乳中に多く含まれ，胎盤を通過する．
(13) アラキドン酸は n-3 系脂肪酸である．
(14) カウプ指数は通常，乳児期を通じて増加する．
(15) 初乳のたんぱく質含量は成熟乳より低い．
(16) 人工乳のたんぱく質含量は母乳より低い．
(17) 母乳の乳清たんぱく質は β-ラクトグロブリン主体である．
(18) 離乳食は生後 4 ヵ月から開始する．
(19) たんぱく加水分解乳はアレルギー疾患発症予防に効果がある．
(20) 生後 12 ヵ月で体重は約 3 倍，身長は約 1.5 倍となる．

6 幼児期

学習目標

1. 幼児の成長・発達の特徴を説明できる
2. 幼児期の栄養と食生活への配慮について説明できる
3. 幼児に特徴的な病態と栄養について説明できる

幼児期とは，満1歳から小学校入学までの約5年間の期間を指す．

身長，体重などの体格面では乳児期に比べて成長がゆるやかとなる一方，運動機能および精神面における発達がめざましい時期である．栄養面でも1歳時の離乳の完了期から，成人とほぼ同様の食事形態をとることができるようになる就学前の時期が含まれることからも，大きな変化の時期といえる．2歳頃までは生理機能が未熟な器官が多く，消化・吸収，代謝も未熟であるため食物の固さや形状，分量，調理法，与え方を各個人の発育の状態に配慮して決める必要がある．

小児の発育に関して，**成長**は形態面(身長，体重など)の増加に対して使用され，**発達**は機能面(生理，運動，精神など)が成熟に至る変化に対して，**発育**は形態と機能の両面に対して用いられる．

A 幼児の成長

1 臓器別発育曲線と身体のプロポーション

身体の発育は臓器によっても，時期によっても一様ではない．これを模式的に表したのが**スキャモン(Scammon)の臓器別発育曲線**である(**図 6-1**)．体組織の発育を，20歳の発育を100として各年齢における百分比で表し，4型に分類している．

◉スキャモン(Scammon)の臓器別発育曲線

スキャモンの臓器別発育曲線において，**一般型**には頭径以外の全身の外形計測値，呼吸器，消化器，腎臓，心臓，大動脈，脾臓，筋肉全体，骨全体，血液量があてはまる．頭径，脳，脊髄，視覚器は**神経系型**，精巣，卵巣，精巣上体，子宮，前立腺は**生殖器型**，胸腺，リンパ節，間質性リンパ組織は**リンパ系型**の発育をとげる．

小児は成人のミニチュアではないといわれるように，身長と頭長との比は，出生時には4：1であったものが，2歳時には5：1，6歳時には6：1となり，成人の8：1に近づいていく(☞図 3-2，63 頁)．

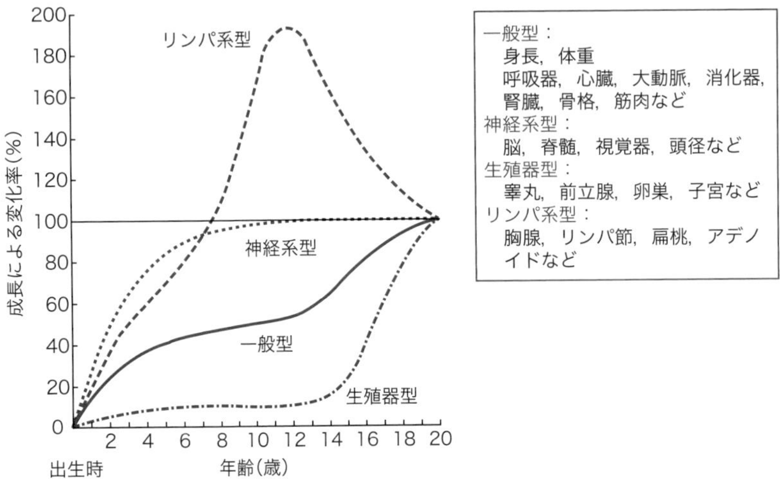

図 6-1 スキャモンの発育型

［The Measurement of Man, Harris JA, Scammon RE et al (eds), The University of Minnesota Press, 1930 より引用］

❷ 身長と体重

厚生労働省では，10 年ごとに全国の乳幼児の身体発育値を調査している．2010（平成 22）年に調査した幼児の体重，身長，胸囲，頭囲の平均値を**表 6-1** に示す．乳児期の 1 年間で**体重**は 6.0 ～ 6.5 kg 増加するが，幼児期の体重の年間増加量は，1 歳では約 2.5 kg，2 ～ 5 歳では約 2.0 kg と安定している．出生時の体重に比べて，1 歳時には 3 倍，2 歳半で 4 倍，4 歳で 5 倍になっている．

身長も，乳児期には出生時より 1 年間に約 25 cm 伸びるのに対し，幼児期になると，1 歳時には年間約 12 cm，2 ～ 5 歳時には約 7 cm と，乳児期に比べて次第にゆるやかになる．4 歳時には出生時の約 2 倍の 100 cm になる．身長の伸びは体重の増加に比べて栄養状態の影響が少ないのが特徴である．

幼児期には，発育の重点が体重から身長に移る．乳児期には，皮下脂肪が多く丸みのある体型であるのに対して，幼児期には，筋肉や骨格の発育と運動量の増加による皮下脂肪の減少がみられ，やせた筋肉質の体型となる．

❸ 頭囲と胸囲，胸郭

出生時の**頭囲**は平均 33 cm で，**胸囲**（32 cm）より大きい．1 歳時には 45 ～ 46 cm と胸囲とほぼ同じとなり，それ以降は，栄養状態に問題がなければ，胸囲の方が頭囲より大きくなる（**表 6-1**）．

出生時の胸郭は左右径と前後径とがほぼ等しいが，加齢とともに前者の方が後者より長くなり，その比は 1 歳で 1.25，6 歳で 1.35，成人では 1.45 である．

表 6-1　幼児期の体重，身長，胸囲，頭囲の平均値

年齢区分	体重(kg)		身長(cm)		胸囲(cm)		頭囲(cm)	
	男児	女児	男児	女児	男児	女児	男児	女児
1年0～1月未満	9.28	8.71	74.9	73.3	46.1	44.8	46.2	45.1
1～2	9.46	8.89	75.8	74.3	46.4	45.1	46.5	45.4
2～3	9.65	9.06	76.8	75.3	46.6	45.3	46.8	45.6
3～4	9.84	9.24	77.8	76.3	46.9	45.5	47.0	45.9
4～5	10.03	9.42	78.8	77.2	47.1	45.8	47.3	46.1
5～6	10.22	9.61	79.7	78.2	47.3	46.0	47.4	46.3
6～7	10.41	9.79	80.6	79.2	47.6	46.2	47.6	46.5
7～8	10.61	9.98	81.6	80.1	47.8	46.5	47.8	46.6
8～9	10.80	10.16	82.5	81.1	48.0	46.7	47.9	46.8
9～10	10.99	10.35	83.4	82.0	48.3	46.9	48.0	46.9
10～11	11.18	10.54	84.3	82.9	48.5	47.1	48.2	47.0
11～12	11.37	10.73	85.1	83.8	48.7	47.3	48.3	47.2
2年0～6月未満	12.03	11.39	86.7	85.4	49.4	48.0	48.6	47.5
6～12	13.10	12.50	91.2	89.9	50.4	49.0	49.2	48.2
3年0～6	14.10	13.59	95.1	93.9	51.3	49.9	49.7	48.7
6～12	15.06	14.64	98.7	97.5	52.2	50.8	50.1	49.2
4年0～6	15.99	15.65	102.0	100.9	53.1	51.8	50.5	49.6
6～12	16.92	16.65	105.1	104.1	54.1	52.9	50.8	50.0
5年0～6	17.88	17.64	108.2	107.3	55.1	53.9	51.1	50.4
6～12	18.92	18.64	111.4	110.5	56.0	54.8	51.3	50.7
6年0～6	20.05	19.66	114.9	113.7	56.9	55.5	51.6	50.9

［資料　厚生労働省：乳幼児身体発育調査，2010］

4 大泉門

大泉門は生後1歳6ヵ月頃には通常は閉鎖するが，閉鎖遅延の場合にはくる病，水頭症，ダウン症候群，クレチン症などを疑う．逆に早期閉鎖が起こると小頭症となる．

B 幼児の発達

1 運動機能の発達

運動機能の発達には順序があるが，速度は一定ではない．頭部から下肢へ，中心(首，肩，腰)から末梢(腕，手，指)へと向かい，粗大運動(**表 6-2**)から微細運動(**表 6-3**)へと発達する．

2 精神機能の発達

幼児期にはめざましい**知的発達**がみられる．言語を理解して行動するようになり，また**言語**を使って表現することができるようになり，自我の発達と自己主張がみられるようになる．言語・コミュニケーション行動の発達を**表 6-4** に示す．

表 6-2 粗大運動の発達

年齢	発達状況
1 歳〜	1 人歩き
2 歳〜	階段の昇降，両足とび
3 歳〜	片足立ち，三輪車に乗る
4 歳〜	片足とび，スキップ

表 6-3 微細運動の発達

年齢	発達状況
1 歳	母指と人差し指でものをつかむ
1〜1 歳半	2 個の積み木を積む，絵本を 2〜3 頁一緒にめくる
2〜2 歳半	6〜8 個の積み木を積む
3〜3 歳半	3 個の積み木で橋をつくる，十字形を模写
3〜4 歳	丸を模写，人物画(3 部分)
4〜5 歳	人物画(6 部分)
5〜6 歳	四角の模写

表 6-4 精神機能の発達

年齢	発達状況
1 歳	複数の意味のある単語を話す
1 歳半	1〜2 語文 絵本中の絵の名前をいう，単純な命令を理解 反抗期になり，「イヤ」「ダメ」を連発
2 歳〜	2〜3 語文 疑問文「これ何？」，否定する「チガウ」
2 歳半〜	呼名に対して「ハイ」と返事する，簡単な挨拶をする，2 つの指示を理解する
3 歳〜	会話ができるようになる，たずねられて姓名をいう 1 人称の代名詞，接続詞，接続助詞を使う 社会性が発達して友達と遊ぶことができる
4 歳〜	4〜6 語文 反対類推ができ，抽象語彙の理解と使用 目の前にない事柄について話せる，嘘をつける
5 歳〜	自分の住所をいえる 3 つの指示を理解する，集団で話し合える

表 6-5 生活習慣行動の発達

年齢	発達状況
1 歳〜	スプーンを使う，コップをもって飲む
1 歳半〜	ストローで飲む，排尿後教える，靴を脱ぐ
2 歳〜	便意を言葉で伝える，靴を履く
3 歳〜	箸を使って食事をする，尿意を教える，手を洗う
4 歳〜	食事の自立，排尿の自立，歯を磨く

表 6-6 社会性の発達

年齢	発達状況
1 歳〜	おもちゃを差し出し手放す，鏡の中の自分を相手に遊ぶ 大人の動作をまねる
2 歳〜	子ども同士でふざけあう，ごっこ遊びをする
3 歳〜	友達とままごとができる，テレビの主人公のまねをする
4 歳〜	かくれんぼでの役割を理解する
5 歳〜	友達と競争する

3 生活習慣行動の発達

基本的な**生活習慣**を身につけていく時期でもある(**表 6-5**)．これは社会のなかで容認される行動様式を習慣化させる，いわゆる「しつけ」により身につけていく．

4 社会性の発達

社会性の発達は子ども自身の要因(性格，知的能力，健康状態など)と家族の子どもへの対応能力の影響を受ける．幼児期における社会性の発達を**表 6-6** に示す．

表 6-7 幼児の脈拍数(1 分間あたり)

年齢	正常下限	中央値	正常上限
1 歳	80	120	160
2 歳	80	110	130
4 歳	80	100	120
6 歳	75	100	115

表 6-8 幼児の血圧(mmHg)

年齢	収縮期血圧(mmHg)	拡張期血圧(mmHg)	マンシェット幅(cm)
2 歳	105±17	68±15	5
3 歳	103±16	68±16	7
4 歳	106±22	70±23	7
5 歳	108±15	67±22	7

5 生理機能の発達

幼児期は生理機能が発達，変化する時期である

a 呼吸機能の発達

肋骨の走行が水平に近い 2 ～ 3 歳頃までは横隔膜による腹式呼吸が主であるが，肋骨の走行が斜めになるに従い肋間筋による胸式呼吸が加わり，7 ～ 8 歳頃より胸式呼吸中心になり，やがて成人と同じ胸腹式呼吸となる．体重あたりの酸素消費量の多い低年齢児ほど，呼吸数の増加により酸素需要に対応しているため，1 回換気量が少なく，呼吸数が多い．成人では 1 回換気量が 450 mL，1 分間呼吸数が 12 回であるのに対し，5 歳児では 1 回換気量 100 mL，1 分間の呼吸数 24 回である．

b 循環器系の発達

脈拍数は新生児がもっとも多く年齢とともに減少し，血圧は年齢とともに上昇し，1 分間拍出量も増加する．年齢別脈拍数と血圧を**表 6-7，8** に示す．

c 腎・尿路系の発達

出生時の糸球体は未熟であるが，2 ～ 4 歳になると成人と同程度の成熟度の糸球体が多くなる．腎血漿流量，糸球体濾過率ともに 2 歳頃には成人とほぼ同程度になるが，最大腎濃縮力は幼児期後半になって成人値に近づく．3 ～ 4 歳で腎の構造と機能の成熟が完成し，腎機能が成人と同程度になる．4 ～ 5 歳で形態が成人のものに近くなる．

膀胱内にたまった尿により膀胱内圧が上昇し，膀胱壁の伸展受容器により感知されると，情報が中枢に伝えられ，尿意を感じて排尿に至る．幼児期の 1 日の尿量は 500 ～ 800 mL で，排尿回数は 10 回程度である．

d 血液・免疫系の発達

赤血球数(RBC)は生後 3 ～ 4 ヵ月時に減少する(生理的貧血)が，その後回復し，1 歳時には 450 × $10^4/\mu L$ となり，10 歳時には 500 × $10^4/\mu L$ となる．出生時から 6 歳までの赤血球数，**ヘモグロビン**(Hb)**値**，**ヘマトクリット**(Ht)**値**，**赤血球指数**[*]の基準値を**表 6-9** に示す．**白血球数**は，乳児期には約 10,000/μL，4 ～ 6 歳時には約 9,000/μL となる．白血球分画は，出生直後は好中球優位，その後は乳児期から 4 歳頃まではリンパ球優位であるが，その

＊赤血球指数　赤血球の大きさや赤血球中のヘモグロビン濃度を知る指標として赤血球指数がある．個々の赤血球中に含まれる平均血色素量を絶対値で表した平均赤血球ヘモグロビン量(MCH)は赤血球あたりのヘモグロビン量を示す指標，平均赤血球容積(MCV)は赤血球の大きさを示す指標，平均赤血球ヘモグロビン濃度(MCHC)は赤血球中のヘモグロビン濃度を示す指標である．

表 6-9　幼児の赤血球数の基準値

年齢	ヘモグロビン (g/dL)		ヘマトクリット (%)		赤血球数 (10^{12}/L)		MCV (fL)		MCH (pg)		MCHC (%)	
	平均	−2 SD	平均	−2 SD	平均	−2 SD	平均	−2 SD	平均	−2 SD	平均	−2 SD
出生時(臍帯血)	16.5	13.5	51	42	4.7	3.9	108	98	34	31	33	30
3 日目まで	18.5	14.5	56	45	5.3	4.0	108	95	34	31	33	29
1 週まで	17.5	13.5	54	42	5.1	3.9	107	88	34	28	33	28
2 週まで	16.5	12.5	51	39	4.9	3.6	105	86	34	28	33	28
1 ヵ月まで	14.0	10.0	43	31	4.2	3.0	104	85	34	28	33	29
2 ヵ月まで	11.5	9.0	35	28	3.8	2.7	96	77	30	26	33	29
6 ヵ月まで	11.5	9.5	35	29	3.8	3.1	91	74	30	25	33	30
2 歳まで	12.0	10.5	36	33	4.5	3.7	78	70	27	23	33	30
6 歳まで	12.5	11.5	37	34	4.6	3.9	81	75	27	24	34	31

MCV：平均赤血球容積，MCH：平均赤血球ヘモグロビン量，MCHC：平均赤血球ヘモグロビン濃度

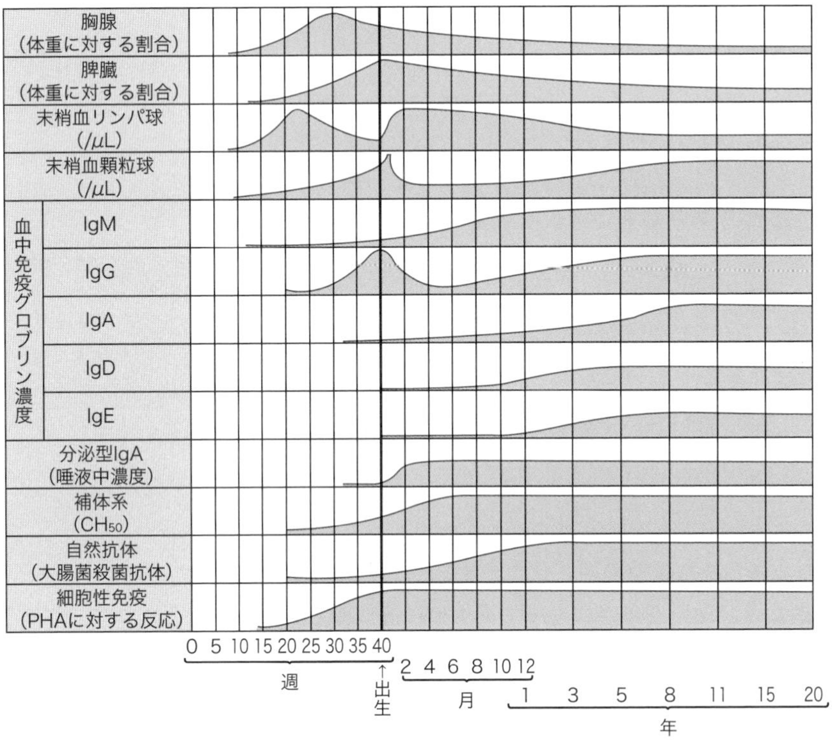

図 6-2　免疫機構の個体発生

［小林　登(編)：小児臨床免疫学，東京医学社，p136，1975 を参考に作成］

後再び好中球優位となる(**図 6-2**)．**血小板数**は乳幼児期を通じて 20 ～ 30 × 10^4/μL と大きな変動はみられない．

液性免疫＊(humoral immunity)の主体をなす**免疫グロブリン**のうち IgM は母親からの経胎盤的移行はなく，生体内への異物の侵入により最初につくられる免疫グロブリンであり，生後 1 歳すぎに成人とほぼ同レベルとなる．IgG は，経胎盤的に移行した母親由来の IgG により出生時には成人とほぼ同レベルであるが，出生後は半減期 21 日で減少していくため，生後 3 ～ 6 ヵ

＊液性免疫　体液性免疫ともいう．抗体産生による免疫応答を総称した用語で，IgG，IgM，IgA，IgE抗体などが臨床上重要である．生体を感染や異物から防御する役割をもち，麻疹や風疹の予防接種による感染防御には麻疹ウイルスまたは風疹ウイルスに特異的なIgG抗体がはたらいている．IgG抗体は胎盤を通過し，新生児を感染から守るはたらきをする．異物の排除機構が過剰となったものがアレルギー反応であり，IgE抗体が関与する場合が多い．

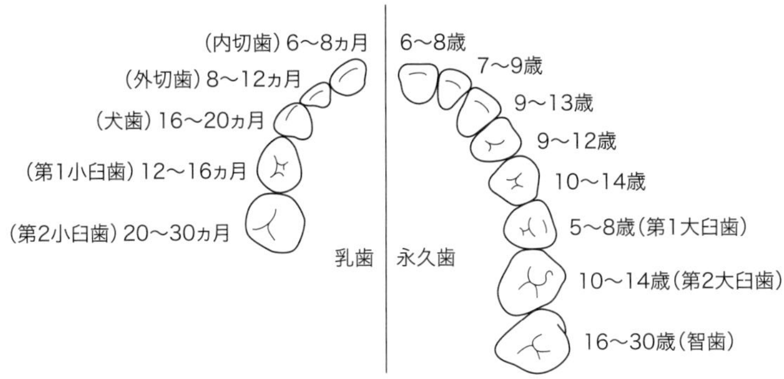

図 6-3 歯の萌出期

表 6-10 消化器系の発達

	1歳	5歳	成人
唾液(mL/日)	50～150	400～500	1000～1500
胃の容量(mL)	370～460	700～850	3000
胃液分泌量(mL/時)	42.5	42.5	143.2
肝臓重量(g)	350～400	550～620	1500～1800
膵臓重量(g)	12	25	80

月でいったん最低となる．しかし，その後自ら産生するIgGにより徐々に増加し，4～6歳で成人と同レベルになる．IgAも生後産生されはじめ，徐々に増加するが，1歳時には成人レベルの20%にすぎず，10歳以降に成人と同レベルに達する．気道や腸管の局所免疫と関係の深い分泌型IgAは，6～7歳で成人レベルに達する．

細胞性免疫＊(cellular immunity)は生後早い時期に成熟すると考えられている(**図 6-2**)．

＊細胞性免疫　ツベルクリン反応でみられるⅣ型アレルギー反応や同種移植拒絶反応の主体を占めるのが細胞性免疫反応で，水痘に1度かかると2度とかからないのは液性免疫よりもこの細胞性免疫の役割が大きい．リンパ球が主役を演じるため，経胎盤的に移行することはなく，水痘に罹患歴のある母親から出生した新生児でも水痘に罹患することがある．

e 口腔機能と消化器系の発達

乳歯は生後6～7ヵ月より生えはじめ，2歳半頃までに20本の乳歯が生えそろう(**図 6-3**)．最初に生えはじめる切歯(前歯)は噛み切ることはできるが，固い物をつぶすことができず，離乳期には，舌や顎を使って噛む動作を覚えていく．第一小臼歯が生えはじめる1歳頃から食物をすりつぶすようになり，乳臼歯(奥歯)が上下生えそろう生後20ヵ月から2歳になってはじめて，本格的に咀嚼(そしゃく)(噛むこと)ができるようになる．

幼児期にはよく**咀嚼**することを習慣づけることが大切であるが，固い食物の咀嚼が十分にできるようになるまで調理に配慮する必要がある．6歳頃には最初の**永久歯**の萌出がみられ，乳歯が順次永久歯に生え変わっていく．重症齲歯(うし)，破折歯(はせつし)，歯列・咬合の異常は咀嚼機能の障害につながる．

唾液腺＊の大きさと機能はともに，離乳食開始後に糖質を摂りはじめると急速に発達し，唾液の分泌量も増加する(**表 6-10**)．唾液の分泌量は1歳時

＊唾液腺　口腔内に開口して唾液を分泌する腺組織で，大きさにより，耳下腺，顎下腺，舌下腺の属する大唾液腺とその他の小唾液腺に分類される．

には150 mL/日，5歳時には500 mL/日になり，デンプン分解酵素であるα-アミラーゼ(プチアリン)はデンプン，デキストリン，グリコーゲンをマルトース(麦芽糖)にまで分解する．唾液中のα-アミラーゼは離乳期になり，米などのデンプンを摂取しはじめると急速に増加する．

胃は出生時には垂直位であるが徐々に水平になり，3歳頃には成人に近い水平位となる．容量も1時間あたりの胃液の分泌量も成長とともに増加する(**表6-10**)．生後3～6時間で塩酸の分泌がはじまり，出生時には中性ないし弱アルカリ性であった胃液は数時間で酸性になり，1歳頃までには顕著に増加し，ペプシノーゲンをペプシンに変え，たんぱく質の消化を行う．乳幼児の胃底腺から分泌される凝乳酵素である**レンニン**は乳汁中のカゼインを分解してパラカゼインとする．パラカゼインはカルシウムと結合して凝固するため，胃内での停留時間を延ばし，消化を受けやすくする．

胃液の分泌量が増加するにつれ胃液の**pH**は低下し，成人の胃液のpH1.0～2.0に近づく．胃液のpHの低下はペプシノーゲンからペプシンへの活性化，ペプシンの作用の促進，胃内容物の殺菌と病原体の腸への移行の防止，**鉄のイオン化**に関与しており，胃液の分泌が十分でない低年齢児では，消化のよいものや十分に加熱調理したものを与え，鉄の補給にも注意を払わなくてはならない．

腸の長さは幼児期には身長の約6倍である．

肝臓の重量は成人が1,500～1,800 gであるのに対し，1歳時350～400 g，5歳時550～620 gであるが，体重に対する割合は低年齢児ほど高い．**膵臓**の重量は成人の80 gに対し，1歳時12 g，5歳時25 gである(**表6-10**)．

C 栄養状態の変化

1 幼児における食事摂取基準

日本人の食事摂取基準(2020年版)における，幼児期の身体活動レベルⅡでの推定エネルギー必要量と，たんぱく質，脂質などの指標を**表6-11**に示す．

表6-11　幼児期の食事摂取基準(身体活動レベルⅡ)

年齢	性	推定エネルギー必要量(kcal/日)	たんぱく質推奨量(g/日)	脂質の目標量(%エネルギー)	脂肪酸の目安量(g/日)		カルシウム推奨量(mg/日)	鉄推奨量(mg/日)
					n-6系	*n*-3系		
1～2歳	男	950	20	20～30	4	0.7	450	4.5
	女	900	20		4	0.8	400	4.5
3～5歳	男	1300	25		6	1.1	600	5.5
	女	1250	25		6	1.0	550	5.5
20歳代女性		2000	50		8	1.6	650	10.5

[資料　日本人の食事摂取基準(2020年版)]

2 幼児期の栄養の特徴と食生活

生理機能および精神面と社会性の発達に応じた配慮が必要である

a 栄養と食生活への配慮

この時期には精神面の発達においても，また食習慣の確立や社会性を身につける上でも重要な時期であり，さまざまな配慮が必要である(**表 6-12**).

1) 栄養に対する配慮

幼児期の身体の発育速度は乳児期に比べて緩慢となるが，乳児期に続いて発育が盛んで，かつ運動も活発になる時期である．そのため，体重 1kg あたりに必要なエネルギー，各種栄養素量は成人に比べてかなり多く，栄養面に対する配慮が重要である(**表 6-11**).

2) 消化機能に対する配慮

幼児期は**咀嚼機能**が完成していく時期であるため，適切な固さの食物を与える必要がある.

消化機能の未熟さは食物アレルギーとも関係があり，実際に食物アレルギー児は 1 歳児の 6 ～ 7%，3 歳児でも 3% 程度存在するため配慮が必要である.

3) 衛生面に対する配慮

免疫機能が不十分であるため(**図 6-2**)，感染に対する抵抗力が成人に比べて低く，また胃酸の分泌も不十分であるため，胃内における殺菌も不十分となる．したがって，与える食物の**衛生面**に対して注意し，加熱するなどの配慮が必要である.

4) 精神面および食事行動上の問題

摂食行動の発達を**表 6-13** に示す.

一方，この時期は自我や精神発達とともに食事の場面でさまざまな問題を引き起こし，遊び食い，偏食，食欲不振などの問題が台頭してくる時期でもある．**精神面**および**食事行動**上の問題に対して十分な配慮を行い，正しい食習慣の基礎づくりをしていくことが大切である.

b 間　食

1) 食事の回数と間食の与え方

幼児は，身体の大きさに対して相対的に**栄養素等の必要量**が多いため，1 日 3 回の食事のみで摂取することはむずかしく，1 ～ 2 歳児では 1 日 5 回，3 ～ 5 歳児では 4 回程度に分けて摂取することが望ましい．朝食と昼食の間，昼食と夕食の間の両方またはその一方に軽食(**間食**)を与えて不足分を補う.　◉間食

表 6-12　栄養・食生活上の注意

• 栄養に対する配慮	• 摂食行動に対する配慮
• 消化機能に対する配慮	• 精神面に対する配慮
• 衛生面に対する配慮	• 食事行動上の問題に対する配慮

表 6-13 摂食行動の発達

年齢	発達状況(75%以上の児ができるようになる行動)
1歳前半	• 自分でコップをもって飲める • 食事がだいたい 30 分前後で終わる
1歳後半	• 自分でスプーンをもって食べることができる • 1人で食事をしようとする • 1人でおつゆが飲める • 家族と一緒に食事ができる
2歳前半	• スプーンと茶碗を両手で使用できる • こぼさないように飲める •「いただきます」「ごちそうさま」の挨拶ができる
2歳後半	• 1人でだいたい食事ができる
3歳	• 箸を使って食べる • 箸と茶碗を両手で使用できる
4歳	• 完全に1人で食事ができる • よく噛んで食べる • こぼさないように食べる

表 6-14 幼児期の間食の量と回数

量	1～2歳	1日のエネルギーの 10～15%(100～160 kcal)
	3～5歳	1日のエネルギーの 15～20%(200～260 kcal)
回数	1～2歳	1～2回(午後3時または午前10時と午後3時)
	3～5歳	1回(午後3時)

注)各食事との間に2時間以上間隔があることが望ましい.

表 6-15 間食の与え方

1～2歳児
- 3食とミルクが十分とれているときには必ずしも必要ではない
- 休息と水分補給のためには，間食として果物や果汁を与えるが，その他の時間には，白湯，お茶など甘味のないものを与える
- 間食の後にも，白湯，お茶を与える

3～5歳児
- 3食が十分とれているときや運動量の少ないときには，果物や牛乳程度の軽いものを与える
- 小食の場合には，間食を軽食として，牛乳，チーズのようなたんぱく質を含む食品や野菜・果物を補う
- おやつとして楽しみを感じることも大切である
- 食前の手洗いと食後の歯磨きを習慣づける
- 褒美として与えることは避ける
- 買い食いを避ける

表 6-16 幼児期における間食の意義

身体発育の助長
- エネルギー，各種栄養素の補給
- 水分補給

心の発達の助長
- 食事と異なる食環境の体験
- 魅力ある食べ物との出会い
- 友達との交流
- 休息，気分転換

しつけ，栄養教育の助長
- マナー
- 衛生教育
- 手づくりおやつを通して食に対する関心の喚起

間食は，食事の一部として与える．幼児期の間食の量と回数を**表 6-14** に，間食の与え方を**表 6-15** に示す．

2) 幼児期における間食の意義

間食は，栄養面からは食事の一部として与えるが，幼児期には，心の発達としつけ，栄養教育の助長という役割もある(**表 6-16**)．

D 栄養アセスメント

1 身長と体重

体重は身長とのバランスを考慮に入れると栄養状態の評価に役立つ

幼児期には，身長は長期にわたる栄養状態の影響を受けることはあるが，短期間の栄養状態の影響は受けにくい．一方，体重は総合的な発育の指標と

表 6-17 身長と体重のパーセンタイル値

パーセンタイル値	評価
50	該当年齢における中央値
10～90	大半は健康
3～10 または 90～97	異常の可能性が軽度あり
3 未満または 97 より大 （＜3 または＞97）	要精査

なり，身長とのバランスから栄養状態の評価に役立つ．個人の体重と身長の実測値と同年齢の集団におけるデータより計算される数値が**栄養アセスメント**に使用されている．

1） パーセンタイル値

パーセンタイル値とは，計測値の統計的分布の上で全体を 100％としたとき，小さい方から数えて何パーセント目の値かを示す表示法である．その評価を**表 6-17** に示す．3～97 パーセンタイルの間に入っていればよいとされているが，この範囲を超えた場合でも，パーセンタイル曲線に沿って増加している場合には，その児なりの身体的成長をとげていると判断することができる．一方，身長が 3 パーセンタイル未満あるいは 97 パーセンタイルを超える児のなかには，何らかの原因疾患による場合がある．慎重な経過観察と適切な時期における精査が必要である．

◉パーセンタイル値

2010（平成 22）年の調査結果に基づいて作成された幼児の身長，体重に関する**パーセンタイル曲線**を巻末の参考資料図 1（☞ 312 頁）に掲載した．

◉パーセンタイル曲線

2） 身長体重曲線

母子健康手帳には，身長と体重との関係から肥満度を示した**身長体重曲線**（**図 6-4**）が記載されている．肥満の判定については後述する（☞ 146 頁）．

◉身長体重曲線

3） カウプ指数

身体のバランスや栄養状態の評価には，身長と体重を組み合わせた指数が用いられる．**カウプ（Kaup）指数**は成人の BMI に相当し，**図 6-5** のように判定されている．

◉カウプ（Kaup）指数

$$\text{カウプ指数} = \frac{\text{体重(g)}}{\text{身長(cm)}^2} \times 10$$

図 6-5 に示すように乳幼児期のカウプ指数の推移には年齢的特徴がある．6 ヵ月頃をピークとして徐々に低下し，5 歳時にボトムを形成し，それ以降は増加傾向を示す．

2 頭囲と胸囲

正常な発育では，出生時には頭囲が胸囲より大きく，生後 1 年でほぼ同等（45～46 cm）となり，その後は胸囲の方が大きくなる．頭囲は栄養状態の影響を受けることはほとんどなく，小頭症や水頭症などの病的な状態で小さ

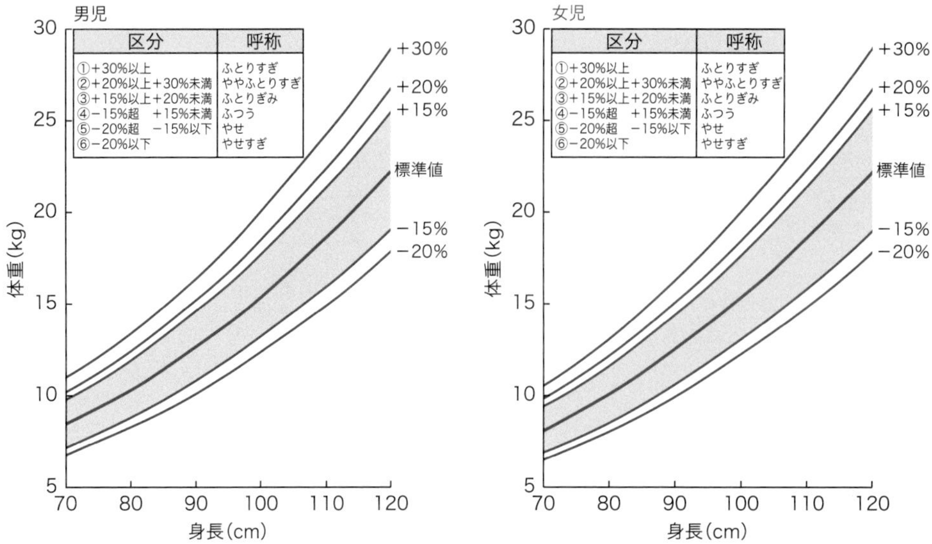

図 6-4　幼児の身長体重曲線

［資料　厚生労働省雇用均等・児童家庭局，平成 22(2010)年乳幼児身体発育調査報告書，2011］

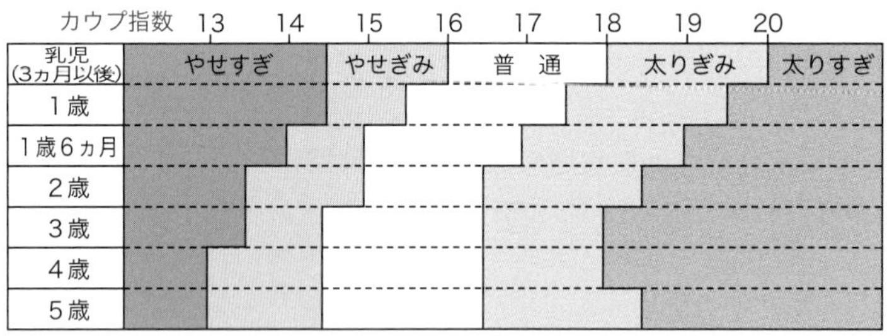

図 6-5　カウプ指数による発育状況の判定

［今村榮一，巷野悟郎(編)：新・小児保健，第８版，2004 より引用］

かったり大きかったりする．一方，胸囲は栄養状態を反映し，1 歳以降は頭囲より大きくなるが，やせの場合には頭囲と同等または小さくなることもある．

❸ 問診・観察

身長と体重による栄養状態の評価以外に，栄養状態にかかわる自他覚症状を観察する．**表 6-18** に示すような所見がみられたときには，小児科を受診して適切なケアと栄養不良状態を起こす基礎疾患がないかどうかについての精査を受ける必要がある．

❹ 臨床検査

小児の臨床検査値の基準値は年齢により変化し，成人とは異なることが

表 6-18　栄養アセスメントに必要な理学的所見

● 皮下脂肪過多または過少	● 蒼白ないし乾燥した粘膜
● 筋緊張低下，発育不足	● 顔面蒼白
● 爪，毛髪，皮膚の変化	● 出血傾向
● 発疹，皮膚炎	● 浮腫
● 歯肉の発赤，出血	● 脱水の徴候
● う歯，歯の喪失	● 身体的活動の変化

表 6-19　小児の貧血の判定基準

月・年齢	ヘモグロビン (g/dL)	ヘマトクリット (%)
6～23ヵ月	＜10	＜31
2～5歳	＜11	＜34
6～12歳	＜12	＜37

[Blood Diseases of Infancy and Childhood，5th ed，Miller DR et al (eds)，Mosby，1984より引用]

表 6-20　赤血球指数による貧血の種類

貧血	MCV (fL)	MCHC (%)
大球性	＞100	＞31
正球性	80～100	＞31
小球性正色素症	＜80	＞31
小球性低色素症	＜80	＜31

MCV：平均赤血球容積，MCHC：平均赤血球ヘモグロビン濃度

多い．

生理的な変化として，尿量は次第に増え，白血球は乳児期のリンパ球優位から好中球優位に変化していく．身長の伸びのみられる小児期全般を通じて，血清アルカリホスファターゼは成人の正常値を超えて高値を示す．

a 貧　血

ヘモグロビンとヘマトクリットからみた幼児の**貧血**の判定基準を**表 6-19**に，**赤血球指数**による貧血の種類を**表 6-20**に示す．この時期にもっとも多いのは**鉄欠乏性貧血**である．大球性貧血が認められるときには，**ビタミン B_{12}** や**葉酸**の測定が必要になる．

b 血清たんぱく質

血清総たんぱく質と**血清アルブミン**レベルが栄養状態に関与するリスクの程度別のレベルを**表 6-21**に示す．

c 血清脂質

2～5歳の幼児期の血清総コレステロール値とLDLコレステロール値の評価を**表 6-22**に示す．

d 尿 所 見

年齢にかかわらず，正常所見は，尿蛋白(－)，尿糖(－)，潜血反応(－)，ビリルビン(－)，ウロビリノーゲン(±)かつ，尿沈渣異常なしである．

表 6-21 幼児における血清たんぱく質からみた栄養学的リスク

	リスクの程度		
	許容範囲以内	中等度	高度(欠乏)
血清総たんぱく質(g/dL)	≧5.5	＜5.5	–
血清アルブミン(g/dL)	≧3.0	＜3.0	＜2.8

表 6-22 幼児(2～5歳)におけるコレステロール値の評価

	許容範囲	境界域	高値
血清総コレステロール(mg/dL)	＜170	170～199	＞200
LDL コレステロール(mg/dL)	＜110	110～129	＞130

E 栄養と病態・疾患・生活習慣

1 幼児における代謝・栄養の特性

体重kgあたりの水分，エネルギー，栄養素の必要量は成人に比べると多い

幼児の発育速度は大きく，体重kgあたりでみると，幼児が必要とする水分，エネルギー，たんぱく質，カルシウム，鉄などの栄養素の必要量は成人に比べてかなり多いのが特徴である(**表 6-11**)．しかもこの期間は，精神および運動機能の発達も著しく，**基本的な食習慣**を身につける時期でもある．肥満をはじめとする**生活習慣病**の基礎は，この時期に形成されると考えられるので，正しい食習慣を身につけるための配慮が必要である．

a 肥　満

◉原発性肥満
◉二次性肥満

肥満は体脂肪が過剰に蓄積した状態と定義される．小児の肥満には，**原発性肥満**(**単純性肥満**)と**二次性肥満**(**症候性肥満**)とがある．後者には原因疾患があり，その症状の1つとして発現する肥満であり，頻度は少ないが先天性かつ高度な肥満が多い．

一般にみられるのは原発性肥満で二次性肥満でないものを指す．**エネルギー摂取量**が長期にわたり**エネルギー消費量**を上まわったために，トリグリセリド(中性脂肪；皮下脂肪や内臓脂肪)が蓄積されて生じる．これは脂肪組織にトリグリセリドが著しく蓄積した状態である．発症には，遺伝因子，社会的因子，心理的因子などが関与すると考えられている．

逆に，エネルギー摂取量が少なくエネルギー消費量を下まわると，体脂肪が使われ，やせが生じる．

1) 肥満の判定

成人では，体重(kg)/身長(m)^{2}で表されるbody mass index(BMI)からみた肥満度の判定が，日本肥満学会により1999年に制定された．幼児の肥満の判定には，標準体重を目安にした**肥満度**による判定を行う．肥満は単な

表 6-23　肥満度区分と体格の呼称

肥満度区分	体格の呼称
＋30%以上	ふとりすぎ
＋20%以上＋30%未満	ややふとりすぎ
＋15%以上＋20%未満	ふとりぎみ
−15%以上＋15%未満	ふつう
−20%以上−15%以下	やせ
−20%以下	やせすぎ

表 6-24　幼児期(1 歳以上 6 歳未満)標準体重を表す式

男児	$0.00206X^2-0.1166X+6.5273$
女児	$0.00249X^2-0.1858X+9.0360$

対象となる身長：70 cm 以上 120 cm 未満
標準体重(kg)，X：身長(cm)

る過体重とは異なり，身長と体重とから評価する．

肥満度は下記の式で計算する．

$$\text{肥満度}(\%)=\frac{\text{実測体重}-\text{標準体重}}{\text{標準体重}}\times 100 \quad (\text{体重：kg})$$

肥満度区分と体格の呼称を**表 6-23** に，男女別に標準体重を表す式を**表 6-24** に示す．実際の臨床では肥満度は計算式によるのではなく，巻末の参考資料図 4(☞ 315 頁)の男女別の肥満度判定曲線によって判定する．この肥満度判定曲線は，肥満増加傾向が明らかとなる以前のデータとして評価されている 2000 年のデータをもとに作成されている．

2)　原発性肥満の症状，検査所見，治療，予後

体型は体幹，四肢ともに太く，身長も**骨年齢**もともに**暦年齢**よりも進んでいることが多い．**脂肪肝**がしばしばみられ，糖尿病や高血圧を合併する頻度が高くなる．**肝機能異常**，**脂質異常症**，**耐糖能の低下**をきたすことがある．

発育期の肥満であるため，体重の減少を目標にするのではなく，**体重の増加を微増に抑え**，**身長の伸びを待つ**ことにより肥満の解消をはかる必要がある．絶対的な過食を抑えながら，良質なたんぱく質の摂取を維持し，糖質，脂質の摂りすぎを抑えることにより摂取エネルギーの低下をはかると同時に，積極的な運動により，消費エネルギーの増加をはかる．

原発性肥満児の家族は，同様に肥満であることが多く，家族に患児の過食の認識が乏しい場合が多い．そのため，患児のみならず家族全体の食事指導を実施することにより，はじめて食事指導の効果が現れることが多い．牛乳の飲みすぎや糖質の含まれた飲料水を飲む習慣(炭酸飲料，乳酸飲料，スポーツドリンクなど，これらを飲みすぎるといわゆる**ペットボトル症候群**＊になる)やスナック菓子の食べすぎなど，身近な原因を避けることからはじめるのが重要である．

早寝早起きの**生活のリズム**をつくることがまず大切であり，食事に関しては，家族で談笑しながらゆっくりよく**咀嚼**して食べること，朝食をしっかり摂ること，間食も決められた時間以外には与えないこと，水分補給はエネルギーのないお茶ですること，夕食時間が遅くなりすぎないこと，夕食の過食と夕食後の飲食を避けることなどが大切である．

食事は，調味料のおいしさで食べるのではなく，素材のもち味を生かしてうす味にすることが，将来の生活習慣病の予防のためにも，主食の過食を避

＊ペットボトル症候群　ペットボトル飲料に多く含まれる，グルコース(ブドウ糖)を主とした糖質の過剰摂取により起こることからこの病名がつけられた．ジュース，コーラ，スポーツドリンク，コーヒー飲料などの甘い清涼飲料水を継続的に摂取することで高血糖をきたし，それによりさらに口渇感をおぼえて清涼飲料水を飲むという悪循環に陥り，糖尿病を発症すること．

けるためにも必要であり，副食の摂取バランスが悪くなりやすい麺類の食べすぎにも注意が必要である．

小児期の肥満は，放置しておくと60～80%は成人肥満に移行するとされている．小児の肥満は生活習慣病の予備軍であるので，適切な生活指導と食事指導が大切である．

3) 二次性肥満

原発性肥満の多くが幼児期から学童期に肥満を発症して身長が平均より高いのに対して，二次性肥満では発症時期が早く，急激な進行，低身長，身長増加速度の低下がみられることが多い．主な二次性肥満を**表 6-25** に示す．

二次性肥満を示す疾患には特徴的な徴候がみられることが多い．診断のためのスクリーニング項目として精神運動発達，外表奇形，皮膚所見，視力・視野検査，中枢神経症状(体温調節，発汗，睡眠障害，頭痛など)，食行動の異常，異所性脂肪沈着などがあげられる．

b やせと体重減少

身長体重曲線を用いた肥満度においては，－20%以上－15%以下を「やせ」，－20%以下を「やせすぎ」とする(**表 6-23**)．

幼児期は小児期のなかで体重の増加がもっとも少ない時期ではあるが，通常減少することはなく，肥満の治療として意図的に体重減少をはかる場合以外は体重の減少はすべて異常である．裸で体重を測定し，もっとも体重が多かったときに比べて，どの程度減少しているかを明らかにする．

原因として頻度が高いのは，①**質的・量的に不適切な食事**と②**嘔吐・下痢**である．年長児になると③**内分泌疾患**(甲状腺機能亢進症，1型糖尿病)などの疾患の一症状として体重減少がみられることがある．

質的・量的に不適切な食事の原因の大半は保護者の不適切なケアが原因であり，食事内容の詳細な聞き取りが必要となる．食物アレルギー児のなかには，極端な食事制限を行っている症例もあるので，専門医を受診するよう勧

表 6-25 二次性肥満

1．遺伝性肥満
　①症候群を形成する遺伝性肥満
　　プラダー・ウィリー(Prader-Willi)症候群，バルデー・ビードル(Barder-Biedl)症候群，アルストレム(Alström)症候群
　②レプチン経路に関連した遺伝性肥満
　　レプチン欠損症，レプチン受容体異常症，メラノコルチン異常症，プロホルモン変換酵素欠損症，MC4R, MC3R受容体異常症
2．視床下部性肥満
　　頭蓋咽頭腫，ランゲルハンス細胞組織球症(Langerhans cell histiocytosis，LCH)，頭部外傷，頭部外科手術，脳血管障害，髄膜炎，脳炎，頭蓋X線照射
3．内分泌性肥満
　①ホルモン過剰によるもの
　　クッシング(Cushing)病(症候群)，インスリノーマ
　②ホルモン欠乏によるもの
　　成長ホルモン分泌不全，性腺機能低下症

[日本小児医療保険協議会 栄養委員会小児肥満小委員会：幼児肥満ガイド，2019より作成]

めることが大切である．

低年齢児ほど細胞外液量が多く，急性の胃腸炎による嘔吐や下痢により容易に脱水に陥り体重が減少することがある．脱水により体重の5%以上の減少がある場合には，早急な治療が必要であり，電解質バランスの補正も必要となる．

c 低 栄 養

現在のわが国では，適切な保育を受けている基礎疾患のない幼児において，**低栄養**の結果として栄養失調症となることはほとんどないが，食糧不足に悩む開発途上国においては低栄養児が存在する．

◉クワシオルコル

クワシオルコル(kwashiorkor)は，たんぱく質の欠乏が主体で，無気力やイライラなどの精神症状が早期から認められ，進行すると，発育障害，浮腫，不活発，嘔吐，下痢，易感染性などがみられるようになる．皮下脂肪は比較的よく保たれ，極端なやせにはならない．手足が冷たくなり，高度の貧血がみられる．慢性的な低栄養状態が持続したときに出現しやすく，離乳期以降の1～3歳の幼児期にみられやすい．

マラスムス(marasmus)は，たんぱく質とエネルギー両方の欠乏で，極度にやせ，皮膚の弾力性が失われるが，浮腫はない．刺激的な泣き方で，不活発，無表情となる．ビタミン欠乏症が合併することもある．6～24ヵ月頃に多い．

実際には両病型は合併することが多い．治療としては，まず，非経口的に栄養状態の改善をはかった後に，流動食から順次与えていく．

d 鉄欠乏性貧血

幼児期には鉄不足による貧血が目立つので注意が必要である．体内の鉄の減少によりヘモグロビンの産生が障害されて起こる貧血である．小児における**鉄欠乏性貧血**の原因を**表6-26**に示す．特別な基礎疾患がなくても，幼児期には成長に伴う鉄の需要が多い割に食事性鉄の摂取が不足しがちなため，容易に貧血に陥りやすい．腸管からの吸収がよい**ヘム鉄**を多く含む食品の摂取と，高度の貧血の場合には鉄剤の投与が必要である．

◉鉄欠乏性貧血

特に母乳栄養で乳児期に離乳が順調に進まなかった1歳児や，1歳をすぎても母乳中心で3回の食事をきちんと摂取できない児では，高度の貧血をきたしている場合があるので注意が必要である．このような場合には母乳を中止し，1歳を超えていても牛乳ではなくフォローアップミルクを与え，離乳を積極的に進めると同時に鉄剤投与を行う．

表6-26　幼児期鉄欠乏性貧血の原因

- 急速な成長による鉄需要の増加
- 食事性鉄の摂取不足
- 鉄吸収障害(たんぱく漏出性胃腸炎，食物アレルギーなど)
- その他

表 6-27　幼児における脱水症

症状		軽症	中等症	重症
体重減少		4～5% 以下	6～9%	10% 以上
症状・状態		口乾，過敏，落ち着かない	口乾，過敏，易刺激性，興奮，嗜眠，無反応	ぐったり，傾眠，冷や汗，チアノーゼ，けいれん，昏睡
理学所見	脈拍	触知，正常律	微弱，頻脈	微弱，触知不能
	呼吸	正常	深，速迫	深，速迫
	大泉門	正常	陥没	著明に陥没
	収縮期血圧	正常	正常～低下	低下，測定不能
	皮膚緊張	正常	低下	低下著明
	眼球	正常	くぼむ	著明にくぼむ
	涙	あり	ほとんど出ない	なし
	口腔粘膜	湿潤	乾燥気味	著明に乾燥
	尿量	正常	乏尿	無尿に近い

［谷口　繁：小児救急医療の実際―重症化の予知とその対策．小児診療 64：1742–1747, 2001 を参考に作成］

また，牛乳を 1 日に 600 mL 以上，3 ヵ月以上続けて飲んでいる児に起こりやすい**牛乳貧血**は，鉄剤投与で改善する場合が多いが，低たんぱく質血症，腸管出血をきたしている場合には牛乳の中止ないし減量が必要である．

ⓔ 脱　水

低年齢児ほど体重に対する水分量の割合が大きく，成人が 60 ～ 65% であるのに対し，出生から 6 ヵ月までは 74%，満 1 歳では 68% である．体液は**細胞内液**＊と**細胞外液**＊(血漿と組織間液)に分けられるが，体水分量の差は，主として細胞外液中の組織間液の差による．

水分必要量はエネルギー消費量，不感蒸泄量，尿量に関係している．低年齢児ほど，腎濃縮力が低いため尿量が多く，また体重に比して不感蒸泄量も多いため，1 日に消費される体重あたりの水分量が多くなる．成人に比べて，乳児の水分必要量は 3 倍，幼児は 2 倍，学童は 1.6 倍である．

水分必要量が多い上に，乳幼児期に多い嘔吐・下痢により細胞外液が失われやすいことも，脱水に陥りやすい理由である．その原因となる頻度の高い疾患として，急性胃腸炎，高熱，口内炎，喘息発作，重篤な全身性疾患などがあげられる．飲水の不足や嘔吐による喪失が脱水の原因である．そのほか，尿崩症，副腎性器症候群，糖尿病性ケトアシドーシスなどの内分泌性疾患によることがある．

幼児における脱水症の重症度別症状と理学所見を**表 6-27** に示す．

＊細胞内液　細胞内に存在する体液で，全水分量の約2/3を占める．細胞の種類により組成は異なるが，陽イオンはほとんどがK^+で，陰イオンはたんぱく質とリン酸塩が多い．

＊細胞外液　細胞外に存在する体液で，全水分量の約1/3を占め，細胞内液とは細胞膜により隔てられている．細胞外液はさらに，血漿と組織間液・リンパ液に分けられ，消化管分泌液，脳脊髄液，尿などの上皮細胞からの分泌液などがある．主な電解質は，Na^+，Cl^-，HCO_3^-などである．

ⓕ 成長障害

身長と体重のパーセンタイル曲線(☞参考資料図 1，312 頁)において 3 パーセンタイル以下を成長障害という．1 歳をすぎると子どもの発育の速度は低下し，特に 2 ～ 5 歳の間は，小児期のなかでもっとも体重の増加が少ない時期である．個人差も大きいため，1 ポイントで評価するのではなく，成長曲線上に計測値をプロットしながら経過観察して検討する．

幼児期の成長不良の原因としては，①不適切なケア，②成長ホルモン分泌不全，③染色体異常，④炎症性疾患，⑤その他の悪性腫瘍や慢性感染症などがあげられる．

g う　歯

乳歯の**う歯**は永久歯のう歯と強い関係があることが知られている．1998(平成10)年には乳歯のう蝕は1人平均1.8本，有病者率40.5%であり，1985(昭和60)年のそれぞれ2.9本，56.2%に比べて減少傾向を示している．健康日本21では，3歳児におけるう歯のない者の割合を80%以上に増加させることを目標としてあげている．その結果，12歳の永久歯う歯数は1993(平成5)年の1人平均4.1本から2011(平成23)年の1.2本に減っている．

h 偏　食

2歳頃より**偏食**がはじまりやすい．偏食の定義は定められていないが，長期間にわたって特定の食品の好き嫌いが続いている状態である．不足すると考えられる栄養素をほかの食品で補うことにより，栄養上の問題は解決可能であり，あまり神経質に考える必要はないが，偏食の原因となる生活の見直しは重要である．偏食のきっかけとしては以下のことが考えられる．

①固さ，味つけが濃すぎるなどの調理上の問題
②不適切な育児態度などが多い：好きな物ばかり与えることを避け，嫌いなものについては強制せずに，空腹時に与えたり，好きなものと一緒に調理するなど与え方の工夫により解決することも多い．
③家族，特に両親の偏食
④不規則な食事時間
⑤大人の生活に合わせた夜ふかしによる睡眠不足や遅い起床時間
⑥間食の摂りすぎや不規則な与え方：空腹感をなくし，偏食の傾向を助長することになる．
⑦過去の不快な記憶(摂取後の口の中のかゆみ，腹痛，嘔吐，下痢など)：必ずしも心因的なものとは限らず，**食物アレルギー**による症状であることもあるので注意が必要である．

早寝早起きをして，生活のリズムを整え，十分に戸外遊びをさせ，間食の与え方を見直して，食事の前には空腹感を覚えることができるようにする．

偏食を減らすためにはまず，家族，特に両親が偏食をしないように努め，多様な食材と調理形態による食事を幼少時から体験させることが大切である．インスタント調味料やレトルト食品による画一的な濃い味つけ，化学調味料と油脂によるおいしさをできるだけ避け，食材のもつ本来のうま味を引き出すようにうす味を心がけることが，味覚を育て，多様な味つけを体験することにも，食塩や油脂の摂りすぎによる生活習慣病の予防にもつながりうる．

年長児においては，栄養の大切さについてわかりやすく話し，理解して偏食を減らすことが大切である．

i 食物アレルギー

1)　定義と分類

◉食物アレルギー

食物アレルギーは「食物によって引き起こされる**抗原特異的な免疫学的機序**を介して生体にとって不利益な症状が惹起される現象」(日本小児アレルギー学会食物アレルギー委員会作成の食物アレルギー診療ガイドライン2012および2016)と定義される．経口摂取のみではなく接触，吸入による食物抗原への曝露によって引き起こされる症状を含む．そのため，保育所，幼稚園，学校では給食だけではなく生活全般において対応することが求められている．

食物アレルギーは，免疫学的機序から抗原特異的IgE抗体の関与するIgE依存性反応と特異的IgE抗体の関与しない非IgE依存性反応に分類される．また，抗原曝露後に症状が出現するまでの時間から曝露直後から2時間以内に出現する**即時型反応**と2時間以降に出現する非即時型反応に分類される．

2)　ライフステージ別にみた食物アレルギーの分類と主な症状

ライフステージごとに発症しやすい食物アレルギー疾患・症状と原因食物を**表6-28**に示す．

新生児・乳児消化管アレルギーは牛乳アレルゲン除去調製粉乳による治療により大半は1歳までに治るが，一部は牛乳特異的IgE抗体陽性かつ即時型アレルギー症状を起こす牛乳アレルギーとして幼児期までもちこすことがある．

乳児期発症の食物アレルギーの関与するアトピー性皮膚炎は，食物アレルギーの初発症状としてもっとも頻度が高い疾患であり，多くは母乳中の微量の抗原により発症する．幼児期以降に食物が原因となって新たにアトピー性皮膚炎を発症することはほとんどない．一方，湿疹病変の存在が経皮感作の成立に関与する場合もある．食物アレルギーの関与するアトピー性皮膚炎児や経皮感作が成立している湿疹を有する乳児が離乳食として原因抗原を含む食品を直接摂取すると，即時型反応を起こすことがあるので注意を要する．

◉アナフィラキシー

臨床的に重要なのは即時型反応であり，すべてのライフステージに発症しうる．複数の臓器に中等症以上の症状が起こる場合を**アナフィラキシー**，循環不全を伴う場合を**アナフィラキシーショック**という．原因食物や経過はライフステージごとに特徴がある．

乳幼児期の即時型反応(アナフィラキシー)の原因抗原としては鶏卵，牛乳，小麦が多く，適切な食事指導を受けることにより小学校入学までに90%以上が耐性を獲得する．一方，この時期にはピーナッツ，魚卵など新たに発症する食物アレルギーもある．給食を提供する場合には，献立作成の段階でヒューマンエラーによる誤食をさける工夫が必要である．また給食では用いなくてもよい食材(ピーナッツ，そばなど)があることを理解して献立を作成する．

学童期でも誤食は鶏卵，牛乳，小麦が多く，ピーナッツの誤食も目立つ．学童期までもちこした鶏卵，牛乳，小麦アレルギーは重症例が大半であるので，給食では**除去食**(できれば**代替食**)の提供が必要である．

表 6-28 ライフステージ別にみた食物アレルギーの分類と主な症状

発症時期	疾患		免疫学的機序	主な症状	主な原因食品
新生児期〜乳児期	新生児・乳児消化管アレルギー		主に非 IgE 依存性	肉眼的血便，嘔吐，下痢	牛乳（粉乳），母乳中の食物抗原
乳児期	乳児期発症の食物アレルギーの関与するアトピー性皮膚炎		主に IgE 依存性	スキンケアと軟膏塗布のみでは症状を繰り返す痒みの強い湿疹	鶏卵，牛乳，小麦など（母乳中の抗原を含む）
乳児期〜成人	即時型反応 〜アナフィラキシー （複数の臓器に症状が出現） 〜アナフィラキシーショック （循環不全を伴う場合）		IgE 依存性	皮膚症状：痒み，発赤，じん麻疹 粘膜症状：口腔・咽喉頭違和感鼻・結膜症状 消化器症状：嘔吐，腹痛，下痢 呼吸器症状：喉頭浮腫，嗄声，咳嗽，喘鳴，呼吸困難 神経症状：活動性の低下，不穏 循環器症状：血圧低下，ショック	乳児：鶏卵，牛乳，小麦など 幼児：鶏卵，牛乳，小麦が多い その他：ピーナッツ，魚卵，そば，木の実など 学童：鶏卵，牛乳，小麦，甲殻類，ピーナッツ，果物，そば，魚など 成人：小麦，甲殻類，そば，果物，魚類など
幼児期〜成人	特殊型	口腔アレルギー症候群	IgE 依存性	多くは口腔・咽頭違和感に限局（成人では花粉症例に多い）	果物・野菜など
学童期〜成人	特殊型	食物依存性運動誘発アナフィラキシー	IgE 依存性	アナフィラキシー反応（特定の食物＋運動）	小麦，甲殻類など

［伊藤節子：乳幼児の食物アレルギー．診断と治療社，2012 より引用］

小学校高学年以降にみられる特殊型として，特定の食物を摂取し，数時間以内に激しい運動をしたときにアナフィラキシーを起こす**食物依存性運動誘発アナフィラキシー**がある．日常的にアレルギー症状を起こすことなく摂取している食品(小麦，えびが多い)摂取後の激しい運動により引き起こされるので，初回発症は予測不能である．食物を摂取するだけ，あるいは激しい運動をするだけでは症状が起こらないことが特徴である．

即時型反応のもう 1 つの特殊型として口腔アレルギー症候群がある．これは野菜・果物を摂取したときに口腔粘膜に限局した症状(口腔・咽喉頭の痒み，違和感)を起こす．加熱した野菜・果物では症状を起こさないことが多く，花粉症患者に多い．頻度は少ないが，野菜・果物アレルギーでも全身症状を起こすこともあるので注意を要する．

3) 食物アレルギーの治療

食物アレルギーの治療は正しい原因抗原診断に基づく必要最小限の除去よりスタートする．除去の目的は，できるだけ早い時期に安全に「食べること」である．安全に「食べること」を目指した食事指導を行う．

乳児期から学童期を通じて即時型反応を起こす原因食物として多い鶏卵，牛乳，小麦を除去する場合の栄養面の充足は，たんぱく質源の代替は比較的容易である．しかし，牛乳除去の場合にはカルシウム源としての代替に留意する必要があり，牛乳・乳製品の代わりに牛乳アレルゲン除去調製粉乳(いわゆるアレルギー用ミルク)を使用する．

診断時には原因食品の除去が必要であるが，乳幼児では成長に伴って消化機能や腸管の局所免疫能の成熟により症状を起こさずに摂取可能になることが大半である．3 歳を超えても症状を誘発する場合には除去を続けていても治らないことが多い．食物抗原について熟知している専門医の指導のもとに抗原量に基づいて計画的に摂取していく必要がある．医師から食事指導を依頼された管理栄養士は本人あるいは保護者に対して具体的な食材や調理法の提案を含めた食事指導を行う．

4）給食の提供

保育所(園)，幼稚園，こども園，学校において給食を提供する場合には生活管理指導表または診断書に基づいて対応する．給食提供における食物アレルギー対応の要点を**表 6-29** に示す．

5）授乳・離乳の支援ガイド(2019 年改訂版)における食物アレルギーへの対応

授乳・離乳の支援ガイド(2019 年改訂版)における食物アレルギーへの対応の要点を**表 6-30** に示す．その内容は 2007(平成 19)年の授乳・離乳の支援ガイドとほぼ同じである．

離乳食の具体的内容については離乳初期(生後 5 ～ 6 ヵ月)の記載が，「つぶしがゆからはじめる．すりつぶした野菜等も試してみる．慣れてきたらつぶした豆腐・白身魚．卵黄等を試してみる」として「卵黄」が付け加えられている点のみが変更点である．それ以降の時期の鶏卵の与え方の目安は 2007 年の記載と同じである．

j 食欲不振

食欲不振の原因としては，①治療あるいは経過観察が必要な疾病によるも

表 6-29　給食提供時の食物アレルギーへの対応のポイント

- 診断書(生活管理指導表*を含む)を活用した組織的対応
  - 職員，保護者，主治医，緊急対応医療機関の連携
  - 食物除去の申請には診断書または医師の診断に基づいた生活管理指導表は必須(年 1 回以上)
- 安全を最優先した完全除去による対応
  - 原因食品の完全除去を基本
  - 抗原量が微量のため多くの児が摂取可能な食品もある
  - 除去解除は書面申請(医師の許可が出た場合に保護者が記入)が原則
- 安全に配慮した食事の提供
  - 安全・安心な給食を提供できるよう環境・体制の整備
  - 乳幼児にとってはじめての食品は家庭で安全に摂取できることを確認した上で開始
  - 献立の工夫により対応：鶏卵，牛乳，小麦を使用しない共通献立を増やす
  - 食物アレルギーに対する正しい知識を職員で共有

*保育所におけるアレルギー疾患生活管理指導表，学校生活管理指導表(アレルギー疾患用)

表 6-30　授乳・離乳の支援ガイド(2019 年改訂版)における食物アレルギーへの対応

- 食物アレルギーの発症を心配して，離乳の開始や特定の食物の摂取開始を遅らせても食物アレルギーの予防効果があるという科学的根拠はないことから，生後 5 ～ 6 ヵ月頃から離乳をはじめるように情報提供を行う
- 食物アレルギーが疑われる症状がみられた場合，自己判断で対応せずに，必ず医師の診断に基づいて進めることが必要である
- 食物アレルギーの診断がされている子どもについては，必要な栄養素等を過不足なく摂取できるよう具体的な離乳食の提案が必要である
- 子どもに湿疹がある場合やすでに食物アレルギーの診断がされている場合，または離乳開始後に発症した場合は，基本的には原因食物以外の摂取を遅らせる必要はないが，必ず医師の指示に基づいて行うよう情報提供を行う

の，②食事や睡眠などの生活リズムの乱れによる体調不良，③間食の食べすぎや運動不足による空腹感の欠如など生活の見直しが必要なもの，④食事の強要などによる心因性のもの，⑤もともと小食のための見かけ上の食欲不振，などがあげられる．日頃から1人ひとりの食事の適正量を把握し，原因がある場合には，治療や適切な対応が必要である．

F 栄養ケアのあり方

1 幼児の成長と発育からみた栄養ケアのあり方

各臓器のめざましい発育に合わせた栄養面の配慮が必要である

乳幼児の発育速度は大きく，体重kgあたりに換算すると乳幼児が必要とする水分，エネルギー，たんぱく質，カルシウム，鉄などの栄養素量は成人に比べてかなり多いのが特徴である．体内ではさまざまなミネラルが電解質として存在し，身体の構成成分として，また，体液の浸透圧，酸・アルカリのバランスを保つなど，多くの生理機能に関与している．

幼児期は，乳歯も生えそろい，消化･吸収機能も成熟していく時期である．しかし，消化・吸収機能は全体としてみると，**表6-10**からもわかるように未熟であるため，与える食物の選択や調理法に対しては十分な配慮が必要である．

また，胃液の酸度の低下が十分ではないため，たんぱく質の消化が十分に行われない可能性があるのみならず，殺菌能や鉄の吸収も不十分である．したがって，消化のよいものを与え，食材および調理器具の衛生面にも十分な配慮をする必要があり，鉄欠乏性貧血に陥らないように献立にも注意する．

手指の微細運動の発達に伴い，食物を手づかみにしたり，指でつまんだり，スプーンやフォークにも興味をもつようになる．発達段階に応じて自分で食べることができるように仕向けるためにも，**調理法の工夫**と**食事の習慣づけ**が必要である．

2 食事摂取基準からみた栄養ケアのあり方

食事摂取基準に基づいてエネルギーと各栄養素を過不足なく摂取する

a エネルギー

発育に伴う体重の増加に注意を払い，エネルギー摂取量の過剰による肥満を防ぐためには，**適正な食物摂取**をはかる必要がある．乳児・幼児の体重管理の考え方としては，該当する性・年齢階級の日本人の身長・体重の分布曲線(成長曲線)を用いる．

幼児期の推定エネルギー必要量は，1～2歳では男女とも身体活動レベルII(ふつう)のみが設定されている．1～2歳で，男児950 kcal/日，女児

900 kcal/日，3～5歳では，男児1,300 kcal/日，女児1,250 kcal/日とされている（**表6-11**）が，あくまでも目安であり，児の体重によっても異なってくる．

b たんぱく質

たんぱく質の推定平均必要量は，たんぱく質維持必要量と，成長に伴い蓄積されるたんぱく質蓄積量から，要因加算法により算出されている．

推定平均必要量（g/kg体重/日）
＝（たんぱく質維持必要量/日常食混合たんぱく質の利用効率）
＋（たんぱく質蓄積量/蓄積効率）
推定平均必要量（g/日）＝推定平均必要量（g/kg体重/日）×参照体重（kg）
推奨量（g/日）＝推定平均必要量（g/kg体重/日）×1.25

1～2歳児のたんぱく質の推定平均必要量は15 g/日，3～5歳児のたんぱく質推定平均必要量は20 g/日，推奨量はそれぞれ20 g/日と25 g/日に設定されている．

c 脂　質

脂質はエネルギー源としても，身体構成成分としても重要である．特に，**必須脂肪酸**は一定量を食事から摂取しなければならない．**脂質の食事摂取基準**に関しては，乳児期では哺乳量と母乳の脂質濃度から**脂肪エネルギー比率**で0～5ヵ月児では50%エネルギー（%E），6～11ヵ月児では40%E，1歳以上では成人と同じ20～30%Eとされている．

このように，幼児期では脂肪エネルギー比率は比較的高めでよいが，肥満児の増加は乳児期よりみられるため，摂取食物の総エネルギー量に注意を払うことと，**飽和脂肪酸**，**一価不飽和脂肪酸**，**多価不飽和脂肪酸**の摂り方を適正に保つための食事の習慣をこの時期より身につけることが大切である．*n*-6系多価不飽和脂肪酸と*n*-3系多価不飽和脂肪酸の目安量（g/日）については**表6-11**に示した．

d 炭水化物

血糖の恒常性を保ち，肥満にならないようにするためには，エネルギー摂取量の50%以上を炭水化物で摂る必要があり，たんぱく質，脂質その他の栄養素を適切に摂るためにはエネルギー摂取量の65%未満にする必要がある．

e ビタミン

水溶性ビタミンに関しては，ビタミンB_1，ビタミンB_2，ナイアシン，ビタミンB_6，ビタミンB_{12}，葉酸，ビタミンCについては推定平均必要量と推奨量が，パントテン酸とビオチンについては目安量が設定されている．耐容上限量が設定されているものもあるが，ビタミン強化食品あるいはサプリメントとして摂取するときのみ適用される数値である．

脂溶性ビタミンについては，乳児期には母乳栄養児の栄養素摂取量をもとに算出されていたが，幼児では，乳児や成人の推奨量・目安量・耐容上限量をもとに設定されている(☞参考資料表 13，326 頁).

1)　ビタミン A

上皮や器官・臓器の成長・分化に関与するため，妊婦や乳児に重要である．過剰摂取による中毒症が存在するため，推定平均必要量，推奨量と合わせて耐容上限量が設定されている．

2)　ビタミンD

ビタミン D は肝臓，次いで腎臓で代謝されて活性型の 1α,25-ジヒドロキシビタミン D［1α,25-$(OH)_2D$］となり，腸管からのカルシウムの吸収に不可欠である．完全母乳栄養児におけるビタミン D 不足は国際的な課題となっており，わが国でもビタミン D 不足による母乳栄養児のくる病の報告がある．戸外活動が多くなる幼児期ではくる病発症のリスクは低下するが，鶏卵アレルギーに魚肉アレルギーが合併する場合など，ビタミン D 含有食品摂取量の極端な低下があると，くる病を発症することがあるので注意が必要である．過剰摂取により高カルシウム血症をきたすおそれがあるため，耐容上限量が設定されている．

3)　ビタミン E

欠乏すると小脳失調などの神経症状を起こす．多くは脂質吸収障害に併発するが，脂質吸収障害のないビタミン E 欠乏症家系が報告されている．過剰摂取による出血傾向の出現を避けるため，耐容上限量が設定されている．

4)　ビタミンK

出生後数日で起こる新生児メレナや母乳栄養児に生後 1 ヵ月前後に起こる頭蓋内出血は，ビタミン K 不足により起こることが知られている．このため新生児(特に母乳栄養児)に対して，ビタミン K の投与が行われるようになり，通常の育児用粉乳のみならず，牛乳アレルギー児用ミルクにもビタミン K が添加されるようになった．目安量が算定されている．

f　ミネラル・微量元素・電解質

カリウム，カルシウム，マグネシウム，リン，鉄，亜鉛，銅，マンガン，ヨウ素，セレン，モリブデンについて幼児に対する推奨量または目安量が設定されている(☞参考資料表 14，329 頁).

3 食物や食事を味わい，受容し，楽しむ能力の育成

厚生省(旧)は 1990(平成 2)年に「健康づくりのための食生活指針」を公表している．そのなかで成長期のための食生活指針として，乳児期の食事を子どもと親を結ぶ絆として，また幼児期の食事を食習慣の基礎づくりとして位置づけており，具体的には**表 6-31** に示す項目をあげている．さらに，学童期は食習慣の完成期，思春期は食習慣の自立期であるとしている．このように幼児期は，適切な食習慣を身につけていく上でその基礎となるきわめて重

表 6-31　幼児期の食生活指針―食習慣の基礎づくりとしての食事―

●食事リズム大切，規則的に	●一家そろって食べる食事の楽しさを
●何でも食べられる元気な子	●心がけよう，手づくりおやつの素晴らしさ
●うす味と和風料理に慣れさせよう	●保育所や幼稚園での食事にも関心を
●与えよう，牛乳・乳製品を十分に	●外遊び，親子そろって習慣に

［資料　厚生省：健康づくりのための食生活指針（対象特性別），1990］

表 6-32　保育所における食事提供の意義

1. 発育・発達のための役割
  ①乳幼児期の身体発育
  ②摂食・嚥下機能，食行動，および味覚の発達
  ③食欲を育む
  ④精神発達
  ⑤発育・発達および社会性の形成における食事の重要性の家庭との共有
2. 食事を通じた教育的役割
  ①食育の一環としての食事の提供
  ②食育の目標の実現
    ・お腹のすくリズムのもてる子ども
    ・食べたいもの，好きなものが増える子ども
    ・一緒に食べたい人がいる子ども
    ・食事づくり，準備にかかわる子ども
    ・食べものを話題にする子ども
  ③食事がもつ多様な役割と意義の理解
  ④幼児の教育と養護
3. 保護者支援の役割
  ①入所している子どもの保護者への支援
  ②地域の子どもの保護者への支援

要な時期であると位置づけることができる．

④ 適切な食習慣の育成

幼児期は食生活の基礎ができる時期であり，偏食のない規則正しい食事の習慣をつけることが大切である．幼児期に身についた**食習慣**は将来にも大きな影響を及ぼし，生活習慣病の予防は，幼児期からはじまるといっても過言ではない．

適正な食習慣の基本は，①**適切な味覚の育成**，②**偏食をしない**，③**規則正しい食生活**を確立することである．これには家族そろって楽しい食事の雰囲気をつくることが必要である．

⑤ 保育所給食

「保育所における食事の提供ガイドライン」に基づいて給食の提供を行う

保育所給食の役割として，①**栄養補給**，②**正しい食習慣の習得**，③**栄養教育**，④**情操教育**をあげることができる．

2012（平成 24）年 3 月に厚生労働省より示された「保育所における食事の

表 6-33　保育所における給与栄養目標量(例)

a. 1～2歳児における給与栄養目標量(例)

	エネルギー (kcal)	たんぱく質 (g)	脂質 (g)	カルシウム (mg)	鉄 (mg)	ビタミンA (μgRAE)	ビタミン B_1 (mg)	ビタミン B_2 (mg)	ビタミンC (mg)	食塩相当量 (g)
食事摂取基準(A) (1日あたり)	950	30～48	22～32	450	4.5	400	0.50	0.60	35	3.0
昼食＋おやつの比率 (＝B%)	50%	50%	50%	50%	50%	50%	50%	50%	50%	50%
保育所における給与栄養目標量 (C＝A×B/100)	475	15～24	11～16	225	2.3	200	0.25	0.30	17.5	1.5

b. 3～5歳児における給与栄養目標量(例)

	エネルギー (kcal)	たんぱく質 (g)	脂質 (g)	カルシウム (mg)	鉄 (mg)	ビタミンA (μgRAE)	ビタミン B_1 (mg)	ビタミン B_2 (mg)	ビタミンC (mg)	食塩相当量 (g)
食事摂取基準(A) (1日あたり)	1300	42～66	28～44	600	5.5	450	0.70	0.80	40	4.0
昼食＋おやつの比率 (＝B%)	50%	50%	50%	50%	50%	50%	50%	50%	50%	50%
保育所における給与栄養目標量 (C＝A×B/100)	650	21～33	14～22	300	2.8	225	0.35	0.40	20	2.0
家庭から持参する主食 (米飯110g)の栄養量(D)	185	3	0.3	3	0.1	0	0.02	0.01	0	0
保育所における給与栄養目標量 (E＝C－D)	465	18～29	14～22	300	2.7	225	0.33	0.39	20	2.0

備考　食事摂取基準に関して，エネルギーは推定エネルギー必要量の最大値，たんぱく質，脂質は%エネルギー，カルシウムは3～5歳男児の推奨量600mg，そのほかの栄養素は推奨量の最大値を参考に設定した．

提供ガイドライン」には，保育所における食事の提供の意義が大きく分けて3つあげられている．①発育・発達のための役割，②食事を通じた教育的役割，③保護者支援の役割，である(**表 6-32**)．

このガイドラインでは，保育所の果たす役割を実践するための食事提供の具体的なあり方も示している．そのなかで管理栄養士・栄養士の役割にも触れ，子どもの食事に立ち会う管理栄養士・栄養士と立ち会わない栄養士がつくる献立には差があることを指摘している．子どもの食事に立ち会うメリットとして，①食の進み具合の本当の理由がわかるようになる，②子どもの食への関心度がわかる，③食事の形成的評価ができること，をあげている．

また，食事提供における留意点として，栄養面，衛生面のみならず1人ひとりに応じた対応の必要性について述べている．特に食物アレルギー児への対応の必要性が高まっており，「保育所におけるアレルギー対応ガイドライン(2019年改訂版)」(平成31(2019)年4月，厚生労働省)に基づいて対応する必要がある．

食事摂取基準をもとに作成した保育所における給与栄養目標算出例を**表 6-33**に，保育所給食研究会による給食の食品構成を**表 6-34**に示す．

2020(令和2)年3月に「児童福祉施設における「食事摂取基準」を活用した食事計画について」(厚生労働省子ども家庭局母子保健課長通知)が出された(☞参考資料表3，318頁)．そのなかに，食事計画を目的として食事摂取基準を活用する場合には，管理栄養士等による適切な活用をはかることと明

表 6-34 食品構成(保育所給食研究会)

6つの基礎食品		1～2歳(g)	3～5歳(g)	6つの基礎食品		1～2歳(g)	3～5歳(g)
1群	肉	15	15	4群	その他の野菜	40	50
	魚	20	20		果実類	50	40
	卵	10	10				
	大豆製品	20	20				
2群	牛乳	130	100	5群	穀類	58	15*
	乳製品	10	10		いも類	20	25
	海藻	1.0	1.2		菓子類	6	6
					砂糖類	4	5
3群	緑黄色野菜	30	40	6群	油脂類(種実類・マヨネーズなどを含む)	6	7

*家庭から米飯 110 g 持参する場合
[山口規容子，水野清子：育児にかかわる人のための小児栄養学，第4版，診断と治療社，2002より引用]

記されている．

また，1日のうち特定の食事(たとえば昼食)を提供する場合は，対象となる子どもの生活状況や栄養摂取状況を把握，評価した上で，1日全体の食事に占める特定の食事から摂取することが適当とされる給与栄養量の割合を勘案し，その目標を設定するよう努めること，としている．

練習問題

以下の問題について，正しいものには○，誤っているものには×をつけなさい．

(1) 身体の発育は臓器によっても，時期によっても同一ではない．
(2) 幼児期は，乳児期に比べて，身長も体重もよく増加する．
(3) 出生時には，胸囲の方が頭囲より大きいが1歳時には同じになる．
(4) 幼児の肥満は男女別の肥満度判定曲線を用いて判定する．
(5) 脈拍数は加齢とともに低下し，血圧は加齢に伴い上昇する．
(6) 腎血流量，糸球体濾過率は5歳頃に成人とほぼ同じとなる．
(7) 白血球分画は，幼児期は好中球優位である．
(8) 間食は子どもの好みを重要視して与えるべきである．
(9) 間食は必ずしっかりと与えなければならない．
(10) 栄養状態の影響は身長よりも体重に反映されやすい．
(11) 低年齢児ほど脱水に陥りやすい．
(12) 幼児期の発育不全には，不適切なケアも一因となりうる．
(13) 幼児期の脂肪エネルギー比率は 25～30%になるようにする．
(14) 体重あたりの推定エネルギー必要量およびたんぱく質推奨量は低年齢児ほど低い．
(15) ビタミンは多く摂るほど健康によい．

7 学童期，思春期

学習目標

1. 学童期から思春期に生じる第二発育急進期(スパート)と二次性徴について説明できる.
2. 学童期から思春期の体格評価法や肥満・やせに伴う健康障害について説明できる.
3. 学童期から思春期の健常児における適切な栄養状態の維持および疾病予防について説明できる.

A 学童期，思春期の生理的特徴

小学校に入学してからの6年間を**学童期**，二次性徴が発来してから完成するまでを**思春期**という．男女ともに思春期には急激に身長が伸びる時期があり，この時期を**第二発育急進期(スパート)**と呼ぶ．発育のスパートの時期は平均すると，女子では10～11歳，男子では12～13歳頃であるが，個人差も大きい．

小児の成長は一律ではなく，臓器別に一般型，神経系型，生殖器型，リンパ系型の4つのパターンに分けられる(**スキャモンの臓器別発育曲線**☞図6-1，134頁)．学童期にはリンパ組織が発育するので扁桃腺炎にかかりやすい，思春期には生殖器が発育する．思春期発来には性差や個人差があるのでさまざまな悩みの原因になりやすいなど，ライフステージに応じてかかりやすい疾患や解決すべき問題が異なる．

1 成長の評価

思春期には，発育が急激に進むスパートという時期がある

成長の評価には2つの方法がある．1つ目は，同性・同年齢の平均値と標準偏差(standard deviation，SD)を用いて**SDスコア(Zスコア)**を計算して判定する方法であり，2つ目は，**パーセンタイル値**を用いる方法である．

a SDスコア法

以下の式で算出され，実際の計測値が平均値からどのくらい離れているかを意味している．

SDスコア＝(実際の計測値－平均値)/標準偏差

SDスコアによる評価は，評価する項目が正規分布している必要があり，正規分布しない項目に適用すると判定を誤る危険性がある．SDスコア法は，主に身長の成長評価に用いられ，－2SD以下の場合を「低身長」，＋2SD

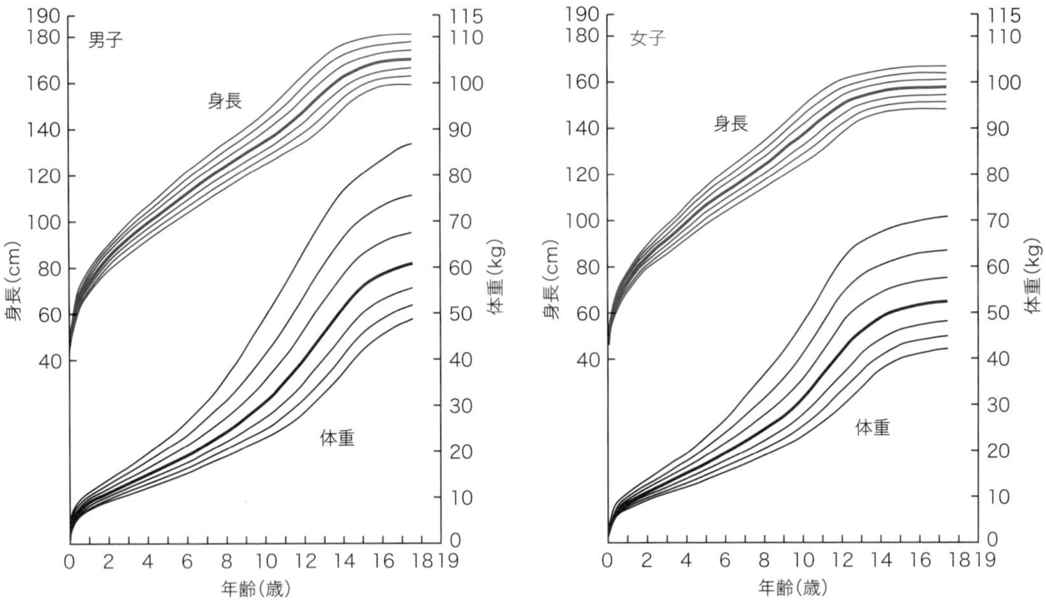

図 7-1　日本人小児のパーセンタイル身長・体重成長曲線基準図

7 本の線は，それぞれ下から 3，10，25，50，75，90，97 パーセンタイル値を示す．厚生労働省の乳幼児身体発育調査報告書と文部科学省の学校保健統計報告書のデータをもとに，LMS 法を用いて作成した図．
［加藤則子ほか：0 歳から 18 歳までの身体発育基準について．小児保健研究 63：345-348，2004 より引用］

以上であれば「高身長」とする．

b　パーセンタイル法

パーセンタイル値とは，ある集団を均等に 100 等分して，その何番目にあたるかということを意味する．パーセンタイル法では一般に，3 ～ 97 パーセンタイルまでを正常範囲とする．体重やウエスト周囲長は正規分布をとらず，右に歪んだ分布を示すのでパーセンタイル法で評価した方が適切である．正規分布する集団における SD スコアとパーセンタイル値との関係は，−2 SD が 2.3 パーセンタイル値，+2 SD は 97.7 パーセンタイル値に相当する．

c　成長曲線

わが国の健常児の身長・体重の計測データは，文部科学省から毎年の学校保健統計調査報告書として，乳幼児のデータは厚生労働省から 10 年ごとの乳幼児身体発育調査報告書としてまとめられている．わが国では第二次世界大戦後，身長促進現象(secular trend)が認められていたが，2000 年以降は secular trend が収束しているので，2000 年データをもとにして横断的パーセンタイル成長曲線が作成されている．

2014(平成 26)年 4 月に，学校保健安全法施行規則(文部科学省)の一部改正が行われた．そのなかに「児童生徒等の発育を評価する上で，身長曲線・体重曲線等を積極的に活用することが重要」と記載されている．さらに日本人の食事摂取基準(2020 年版)にも，小児の体格の変化は**成長曲線**を用いて

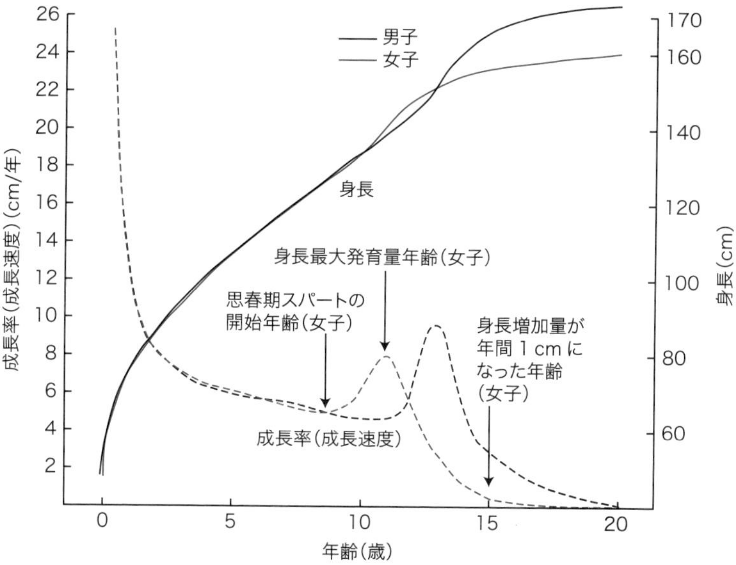

図 7-2 身長の成長曲線と成長速度曲線との関係

評価する旨が記載されており，成長曲線を描くことはきわめて重要である．

図 7-1 に男女別の日本人小児のパーセンタイル身長・体重成長曲線基準図を示す．

d 成長率の評価

成長の異常を早期に把握するためには，**成長率**の評価が必要である．この目的で用いられているのが，標準成長率曲線である．成長率とは 1 年間の増加量のことを意味し，標準成長率曲線上に，対象児の 1 年間に伸びた身長を階段状のグラフとして記入する．

身長の成長率曲線における，思春期スパートの開始年齢，身長最大発育量(peak height velocity，PHV)年齢，身長増加量が年間 1cm になった年齢を基準として，発育期は第 1 相から第 4 相に分けられる．**図 7-2** に身長の成長曲線と成長速度曲線の性差を示す．思春期スパート開始の平均年齢は，女子の方が男子より 2 年ほど早くはじまり，男子よりも早期に思春期が終了するので，最終身長は男子の方が高くなる．さらに，同性の間でも思春期発来時期の個人差が存在するため，思春期発来の時期は，早熟な女子と晩熟の男子では 4 年程度の差が生じることになる．

身長の成長速度曲線と二次性徴出現時期との間には一定の関係があることから，タナー段階や骨年齢評価が困難な教育現場やスポーツ指導の現場では，成熟度の評価に身長の成長速度曲線が用いられる．たとえば，恥毛は，思春期スパートの立ち上がり年齢から萌出し，初経は通常，身長最大発育年齢以降に生じる．

2 性成熟度の評価

タナー段階や骨年齢を用いた方法がある

成長スパートが開始して思春期になれば，エネルギーや各種栄養素の必要量も増加する．日本人の食事摂取基準(2020 年版)の参照体位は，性および年齢階級別に平均的な体位を想定した数値であるため，思春期発来の時期や性成熟度に応じて調整する必要がある．性成熟度はスポーツのパフォーマンスにも影響を及ぼすため，ジュニアアスリートのサポートを行う際には性成熟度の評価は重要である．

a 思春期発来のしくみ

思春期が発来して成人レベルまで成熟する過程には，さまざまな要因が関与している．最終的には，下垂体から分泌される性腺刺激ホルモン(ゴナドトロピン)と性腺から分泌される性ホルモンが上昇して，二次性徴を発現させ成熟させる．思春期発来には，脂肪細胞から分泌されるレプチンも関与している．

b 思春期開始後の変化

思春期開始後に身体に生じる変化には順序があり，男子では精巣容量の増大からはじまり，陰茎増大，恥毛萌出へと進行する．一方，女子では乳房の発育からはじまり，恥毛萌出，初経へと進んでゆく．

c 性成熟度の評価方法

1) タナー段階

性成熟度の評価方法として，外性器や胸部の観察による**タナー(Tanner)段階**が用いられている．男子では精巣容積，陰茎の大きさ，陰毛の状態によって，女子では乳房の発育状況と陰毛の状態によって，Ⅰ～Ⅴ度に分類される．Ⅰ度は思春期開始前の状態で，Ⅴ度は成人レベルの成熟に至った状態である．**図 7-3** にタナー段階を用いた評価法を示す．

2) 骨 年 齢

骨が形成される際には，軟骨にカルシウムが沈着して化骨するが，化骨核(骨端核)が出現する順序や，骨端線が閉鎖する際の形態的変化には，一定の規則性がある．このことを利用して化骨化の規則性を標準集団の性・年齢別に評価して**骨年齢**と呼び，成熟の評価に利用されている．

骨年齢の評価方法は，左手の手関節から指先までの X 線写真を撮影し，グロウリッヒ・パイル(Greulich-Pyle)の標準アトラスと比較する方法(GP 法)や，化骨化の程度を点数化して評価するタナー・ホワイトハウス(Tanner-Whitehouse，TW) 2 法が用いられてきたが，欧米人と日本人では骨化の速度が異なるため，日本人標準化 TW2 法が利用されている．この評価法には，手根骨の 7 つの骨を評価するカルパル(Carpal)法，橈骨(とうこつ)と尺骨(しゃっこつ)，指の骨で評

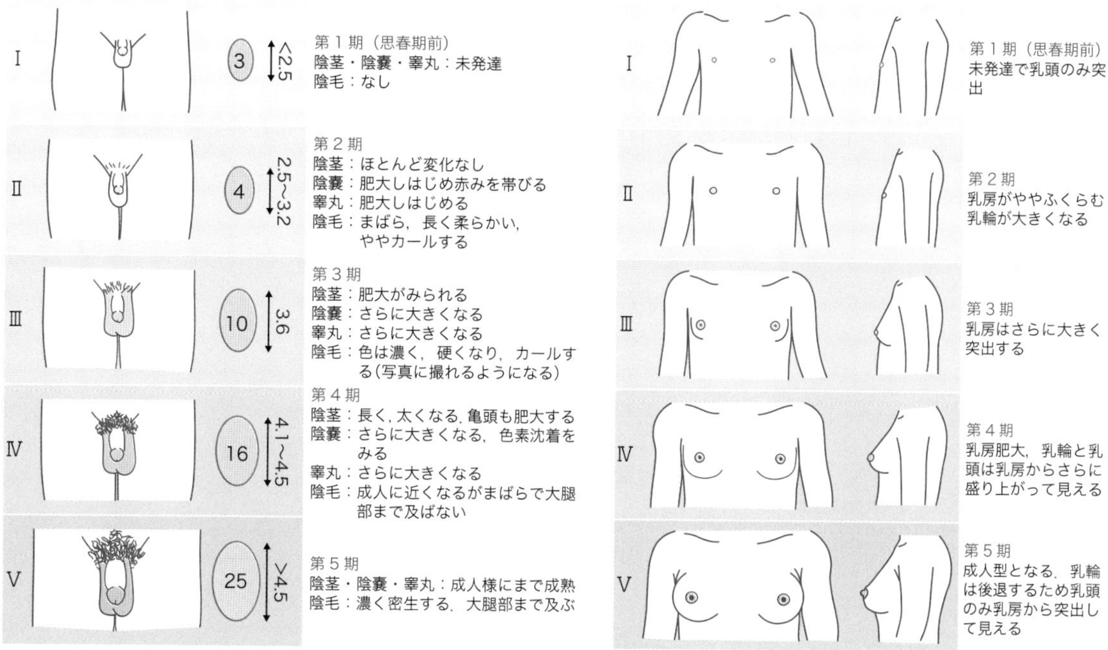

図 7-3　タナー段階

価するラス(RUS)法，これらを合わせた20-bone法がある．

正常では，暦年齢と骨年齢はほぼ一致するが，成長ホルモンや甲状腺ホルモンの分泌不全があると骨年齢が遅延し，思春期早発症では骨年齢が促進している場合が多い．

❸ 運動機能の発達

身体活動や運動は，成長・発達において重要な役割をもつ

子どもは，「身体を動かしたい」という欲求が強く，環境が整っていれば，身体を使って遊ぶようになる．身体を使って遊べば，運動に関連した器官（運動器）が刺激されて運動器が発達する．運動することに対する喜びもわき，さらに運動したいという欲求が高まるという好循環が生じる．しかし，最近のわが国の状況は，遊び方の変化，学業重視，安全に遊べる場所の確保が困難なことなどから，運動不足の子どもたちが増加している．

ａ 学童期・思春期の身体活動や運動の意義

身体活動や運動の意義は，健やかな成長・発達を促し，心肺機能や社会性を高め，ストレスを解消し楽しみを与え，学力を向上させ，将来の非感染性疾患を予防し，生涯にわたる運動習慣の基礎になるなど，さまざまな効用がある．

筋力は筋の断面積に比例する．一般に，筋断面積は学童期から思春期にか

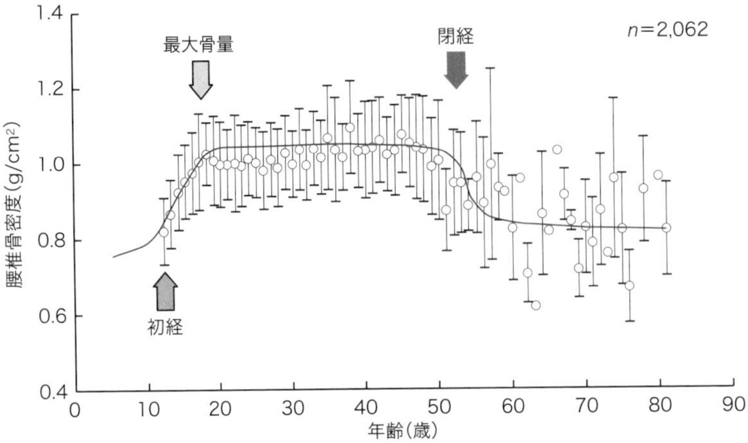

図 7-4 女性における腰椎骨密度の年齢分布

腰椎骨密度は 18 歳で最大骨量に到達した.
[Orito S et al：Age-related distribution of bone and skeletal parameters in 1,322 Japanese young women. J Bone Miner Metab 27：698-704, 2009 より引用]

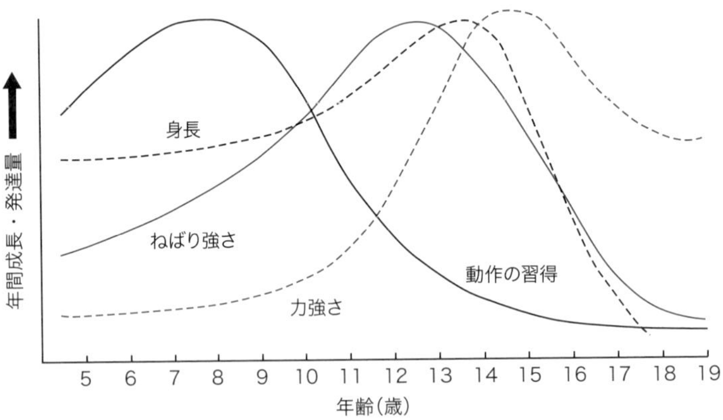

図 7-5 成長・発達に応じた運動指導

[宮下充正：子どものからだ―科学的な体力づくり, 東京大学出版会, p159-164, 1980 より引用]

けて急激に増加し, 思春期には性差が生じ, 男子は女子より大きくなる. しかし, 筋肉の発育には個人差がみられ, 日常的に運動している者は筋肉が発育し, 運動不足だと筋肉の発育は乏しくなる. 骨量(骨塩量)も, 学童期から思春期にかけて急激に増加して最大骨量レベルに達し, 女性では閉経後には急激に低下するので, 将来の骨粗鬆症予防のためには学童期から思春期に十分な骨量を獲得することが重要である(**図 7-4**). そのためには適切な栄養摂取に加え, 身体活動やスポーツを行って運動器に刺激を与え, 骨や筋肉の発育を促す必要がある.

b 小児期の運動指導

骨や筋肉の発育の個人差は成熟度の影響が大きい. そこで, 個人の成熟度

表 7-1　エリクソンの心理社会的発達段階

ライフステージ		年齢	心理的課題	獲得する内容
新生児 乳児期		出生～1歳頃	基本的信頼 対 不信	希望
幼児期	前半	2～3歳頃	自律性 対 恥と疑惑	意志
	後半	3～5歳頃	自主性 対 罪悪感	目的
学童期		6～11歳頃	勤勉性 対 劣等感	有能感
青年期		12～20歳頃	同一性 対 同一性拡散	忠誠性
前成人期		20～40歳頃	親密性 対 孤立	愛情
成人期		40～65歳頃	世代性 対 停滞	世話
老年期		65歳以降	人格の統合性 対 絶望	知恵

を反映する身長の成長速度曲線を参考にして，幼児期から学童期にかけては「動作の習得」を，学童期から PHV 年齢までは「粘り強さ」を，PHV 年齢以降は「力強さ」に重点をおいた運動指導が勧められている(**図 7-5**).

日本体育協会(現，日本スポーツ協会)は，望ましい子どもの身体活動として「子どもは，からだを使った遊び，生活活動，体育・スポーツを含めて，毎日最低 60 分以上からだを動かしましょう」というガイドライン(アクティブ・チャイルド 60 min，2010)を策定している.

④ 精神機能の発達

学童期と思春期で，中心となる心理的課題は異なる

米国の心理学者エリクソンは，人生を 8 段階に区分し，人の心の発達は，予定された発達段階に沿って進み，各発達段階における心理的課題を，ポジティブに解決できた場合，そうでない場合を対にして，うまく解決された場合に獲得する内容を提示した(**表 7-1**)．通常，心の発達過程では，各発達段階で対になる課題がせめぎあっているが，ポジティブな力がネガティブな力を上まわることで課題を解決して心が発達してゆく.

a　学童期の心理的課題

学童期の心理的課題は，「勤勉性」対「劣等感」である．多くの子ども達は小学校に通いはじめ，勉強の楽しさや大変さを経験する．学校では勤勉性が求められる．計画的に課題を仕上げてゆく経験を繰り返すことや，それをほめられることで，自己肯定感が培われる．一方，問題の解決に失敗し，叱咤される機会が多いと劣等感を抱きやすくなる.

この時期は気の合う相手を「友達」とし，「仲良しグループ」をつくりやすい時期である．しかし最近は，インターネット等を通じたバーチャルな遊びが増加しており，「友達」と直接触れる機会は少なくなってきていることが問題視されている.

b 思春期(青年期)の心理的課題

思春期の心理的課題は,「同一性」対「同一性拡散」である. この時期は, 自意識と客観的な事実との違いに悩み,「自分とは何か?」「いかに生きて行くか?」など, **自己同一性**(アイデンティティ)を模索しはじめる. 保護者への反抗心が生じやすく(**第二反抗期**), 異性への関心も高まる. 自己同一性が確立されるまでの間は混乱や悩みが多いが, 複数の集団で多くの人とかかわり, 自分の役割を演じているうちに, 次第に自己同一性が確立されてゆく.

5 歯の発育

生え変わりの時期に重なるため, 歯磨きの励行が必須である

人の歯は二生歯と呼ばれ, 乳幼児期に萌出する乳歯と, 乳歯から生え変わる永久歯がある. 永久歯は, 28 ~ 32 本である(切歯 8 本, 犬歯 4 本, 第 1 第 2 小臼歯 8 本, 第 1・第 2 大臼歯 8 本, 智歯と呼ばれる第 3 大臼歯が 4 本). このうち, 智歯(親しらず)を除く 28 本は, 6 ~ 20 歳頃の学童期から思春期にかけて生え変わる(☞図 6-3, 139 頁).

生え変わったばかりの永久歯は未完成で軟らかく酸に溶けやすいため, う歯(虫歯)になりやすい. フッ素含有の歯磨きやデンタルフロス(糸ようじ)による歯磨きの励行が勧められる.

乳歯にう歯があると, 永久歯もう歯になりやすい. 糖を多く含む清涼飲料水やスポーツ飲料を飲む習慣があるとう歯が増えやすいので, 日常的に摂取する飲料は糖を含まないものとする. コンタクトスポーツを行っている者は, 歯の損傷を生じやすいため, 必要に応じてマウスピースを用いて損傷を予防する.

6 体脂肪率や除脂肪体重の変化

思春期において, 体脂肪率は男子で低下, 女子で増加する

a 成長期の体脂肪率の変化

現在, もっとも汎用されている生体電気インピーダンス法(bioelectrical impedance analysis, BIA)(☞第 1 章, 8 頁)による体脂肪率の標準曲線を**図 7-6** に示す. 男子では思春期にいったん低下するが, 女子は思春期に増加して成人レベルに至る. 5 ~ 18 歳未満の体脂肪率を用いた肥満判定基準は, 測定法を問わず, 男子は 25%以上, 女子では 11 歳未満は 30%以上, 11 歳以降は 35%以上である.

b 除脂肪体重

もっとも単純な身体組成評価法である 2-コンパートメントモデルでは, 人体を体脂肪と**除脂肪体重**に分ける. 除脂肪体重は, 学童期から思春期にか

◉除脂肪体重

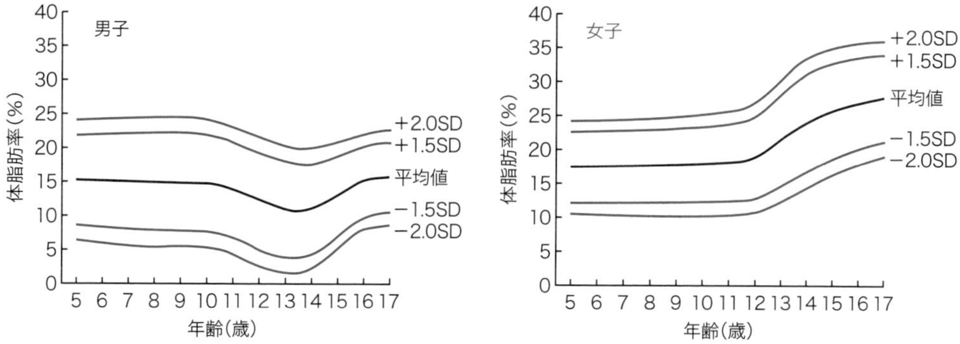

−2.0SD未満：やせすぎ，−2.0SD以上−1.5SD未満：やせ気味，−1.5SD以上+1.5SD未満：正常，+1.5SD以上+2.0SD未満：太り気味，+2.0SD以上：太りすぎ

図 7-6　BI 法で測定した体脂肪率を用いた肥満・やせの判断図

［原　光彦：運動療法ガイド，井上　一ほか(編著)，第 4 版，2006 より引用］

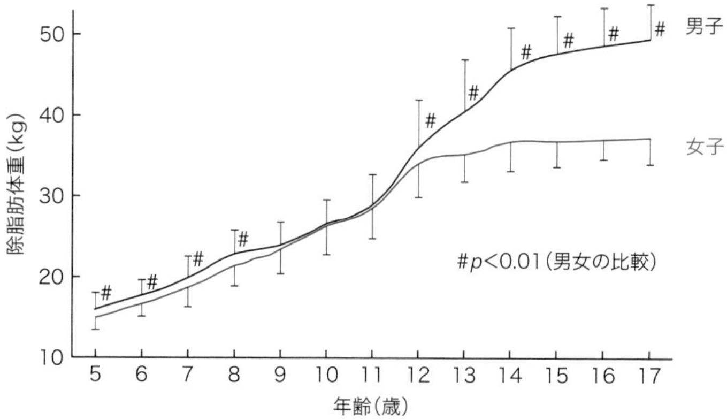

図 7-7　BI 法で測定した除脂肪体重の性差

けて増加してゆくが，思春期には増加速度に性差が生じ，男子で増加速度が大きくなる(**図 7-7**).

除脂肪体重の評価は，スポーツ栄養分野では，特に重要である．エネルギー不足に陥らせないために**利用可能エネルギー**(energy availability，EA)を45kcal/日以上に維持することが勧められている．EA は以下の式で算出される．

$$\text{利用可能エネルギー(kcal/日)} = \frac{\text{エネルギー摂取量(kcal/日)} - \text{運動によるエネルギー消費量(kcal/日)}}{\text{除脂肪体重(kg)}}$$

B 成長期の栄養アセスメントと栄養ケア

学童期から思春期の過栄養・低栄養は，さまざまな健康障害の原因になるばかりでなく，成人後の健康や疾病のかかりやすさにも大きな影響を及ぼす．

1 肥　　満

学童期から思春期の肥満は肥満度を用いて評価される

肥満は心身にさまざまな悪影響を及ぼす．身体的健康障害としては，肥満症やメタボリックシンドローム（metabolic syndrome），心理的な問題としては，自尊心低下，いじめの標的にされやすい，不登校などがある．

a 肥満の定義と種類（肥満・肥満症・メタボリックシンドローム）

肥満とは，エネルギー摂取量がエネルギー消費量を上まわり，身体に過剰な体脂肪が蓄積された状態を指す．肥満の原因となる基礎疾患や状況がある**二次性肥満**（**症候性肥満**）と，基礎疾患をもたない**原発性肥満**（**単純性肥満**）に分けられ，肥満小児の大部分は原発性肥満である．二次性肥満をきたす基礎疾患や状況には，脳腫瘍や内分泌疾患，ダウン症候群やプラダー・ウイリー症候群などの染色体異常，ステロイド薬の長期内服などがある．二次性肥満は，低身長や各疾患に特徴的な症状を伴う場合が多く，基礎疾患に対する治療や管理が必要である（**表 7-2**，☞表 6-25，148 頁）．

＊ダウン症候群　体細胞の21番染色体が3本存在することによって生じる．独特の顔貌や筋緊張の低下，先天性心疾患，消化器系疾患，甲状腺機能低下，肥満，低身長を伴いやすい．

＊プラダー・ウイリー症候群　15番染色体長腕の異常により，肥満，低身長，糖代謝異常，性腺機能低下，精神発達遅滞，筋緊張低下，特異な性格などを呈する．

原発性肥満は，肥満に伴う健康障害や動脈硬化危険因子（risk factor，RF）の有無によって，**肥満**，**肥満症**，**メタボリックシンドローム**に分けられる．肥満症やメタボリックシンドロームは，指導や治療が必要な肥満であり，肥満による健康障害が生じないための健康教育が必要である．

b 肥満の判定法

学童期から思春期の肥満判定には**肥満度**が用いられている．肥満度は以下の式で算出され，実測体重が標準体重と比較して何パーセント過大か過小かを意味する指標である．肥満度と標準体重は以下の式で算出される（a，b は**表 7-3** 参照）．

$$\text{標準体重(kg)} = a \times \text{身長(cm)} - b$$

$$\text{肥満度(\%)} = \frac{\text{実測体重(kg)} - \text{標準体重(kg)}}{\text{標準体重(kg)}} \times 100$$

学童期以降は，肥満度が＋20％以上の場合に肥満傾向児とする．幼児期は学童期以降と異なり，肥満度が＋15％以上を肥満とする（☞表 6-23，147 頁）ので注意する．学童に対して用いられる，性・年齢・身長別標準体重計算式のための係数を**表 7-3** に，肥満度を用いた学童の体格判定基準を**表 7-4** に示す．

c 肥満傾向児の出現率

文部科学省の学校保健統計調査報告書によれば，肥満傾向児は，1970 ～

表 7-2　肥満の分類

	原発性(単純性)	二次性(症候性)
頻度	多い	少ない
肥満の原因となる基礎疾患など	ない	脳腫瘍，内分泌疾患，染色体異常，薬剤の影響　など
低身長，精神運動発達遅滞など	通常ない	ありうる
治療	食事・運動・認知行動療法・生活指導など	基礎疾患の治療や管理を優先

表 7-3　肥満度算出のための性・年齢・身長別標準体重の計算式

年齢(歳)	男子		年齢(歳)	女子	
係数	a	b	係数	a	b
5	0.386	23.699	5	0.377	22.750
6	0.461	32.382	6	0.458	32.079
7	0.513	38.878	7	0.508	38.367
8	0.592	48.804	8	0.561	45.006
9	0.687	61.390	9	0.652	56.992
10	0.752	70.461	10	0.730	68.091
11	0.782	75.106	11	0.803	78.846
12	0.783	75.642	12	0.796	76.934
13	0.815	81.348	13	0.655	54.234
14	0.832	83.695	14	0.594	43.264
15	0.766	70.989	15	0.560	37.002
16	0.656	51.822	16	0.578	39.057
17	0.672	53.642	17	0.598	42.339

標準体重(kg)＝a×身長(cm)－b
肥満度(%)＝{(実測体重－標準体重)/標準体重}×100
[日本学校保健会：児童生徒等の健康診断マニュアル平成 27 年度改訂，p22～23，1996 より引用]

表 7-4　肥満度を用いた肥満・やせの判定(学童)

肥満度区分	体格の呼称
−20%未満	やせ
−20%以上＋20%未満	正常
＋20%以上＋30%未満	軽度肥満
＋30%以上＋50%未満	中等度肥満
＋50%以上	高度肥満

2000 年までの 30 年間で 2～3 倍に増加し，2000 年以降は減少に転じたが，この 10 年間は横ばいである．直近の 11 歳の肥満傾向児の割合は，男子が約 10%，女子が約 9%である．

d　肥満による健康障害と診断基準

過剰な内臓脂肪蓄積は，成人でも小児でもアディポサイトカインアンバランスや全身性の慢性炎症を生じさせ，肥満に伴うさまざまな健康障害の原因になる．このため，医学的な管理や心血管病発症予防が特に必要な肥満小児をスクリーニングするため，小児肥満症診断基準や小児期メタボリックシンドローム診断基準が定められている(**表 7-5，6**)．小児肥満症診断基準は，6 歳以上 18 歳未満に，小児期メタボリックシンドローム診断基準は 6 歳以上 15 歳以下まで適用される．

表 7-5　小児肥満症診断基準(6 歳以上 18 歳未満)

肥満小児の定義	肥満度が＋20％以上，かつ有意に体脂肪率が増加した状態. ＊有意な体脂肪率の増加とは，男子：年齢を問わず 25％以上，女子：11 歳未満は 30％以上，11 歳以上は 35％以上	
肥満症の定義	肥満に起因ないし関連する健康障害(医学的異常)を合併するか，その合併が予測される場合で，医学的に肥満を軽減する治療を必要がある状態をいい，疾患単位として取り扱う.	
適用年齢	6 ～ 18 歳未満	
肥満症診断	1. A 項目を 1 つ以上有する者 2. 肥満度が＋50％以上で B 項目の 1 つ以上を満たすもの 3. 肥満度が＋50％未満で B 項目の 2 つ以上を満たすもの (参考項目は 2 つ以上あれば，B 項目 1 つと同等とする)	
診断基準に含まれる肥満に伴う健康障害	A 項目： 1. 高血圧 2. 睡眠時無呼吸症候群など換気障害 3. 2 型糖尿病・耐糖能障害 4. 内臓脂肪型肥満 5. 早期動脈硬化 B 項目： 1. 非アルコール性脂肪性疾患(NAFLD) 2. 高インスリン血症かつ/または黒色表皮症 3. 高 TC 血症かつ/または高 non-HDL コレステロール血症 4. 高 TG 血症かつ/または低 HDL コレステロール血症 5. 高尿酸血症	参考項目 1)皮膚線条などの皮膚所見 2)肥満に起因する運動器機能障害 3)月経異常 4)肥満に起因する不登校，いじめなど 5)低出生体重児または高出生体重児

[岡田知雄，原　光彦ほか：小児肥満症の UPDATE. 肥満研究 20(3)：136-138，2014 をもとに作成]

表 7-6　小児メタボリックシンドローム診断基準(6 歳以上 15 歳以下)

(1)腹囲	≧80 cm 注)
(2)血清脂質	中性脂肪 (トリグリセリド) ≧120 mg/dL かつ/または HDL コレステロール＜40 mg/dL
(3)血圧	収縮期血圧 ≧125 mmHg かつ/または 拡張期血圧≧70 mmHg
(4)空腹時血糖	≧100 mg/dL

(1)があり、(2)～(4)のうち 2 項目以上を有する場合にメタボリックシンドロームと診断する.
注)腹囲身長比が 0.5 以上であれば(1)を満たすとする. 小学生では 75 cm 以上で(1)を満たすとする.
[資料　厚生労働省科学研究費補助金 循環器疾患等生活習慣病対策総合研究事業 大関武彦：小児期メタボリック症候群の概念・病態・診断基準の確立及び効果的介入に関するコホート研究，2008]

e 小児肥満症や小児期メタボリックシンドロームの治療

わが国の肥満小児に対する治療の基本は，食事療法，運動療法，行動療法である. 一部に薬物療法が行われる場合がある. 肥満に対する外科療法は，欧米では思春期以降の高度肥満者に行われているが，わが国では小児には行われていない.

肥満小児に対する食事指導の際には成長期であることを考慮して，強いエネルギー制限は行わず，栄養素のバランスは糖尿病食に準拠する. 朝食の欠食や夜食の摂取，単糖・二糖類摂取の習慣を是正し，運動療法や行動療法を組み合わせることによって自主性をもって治療が継続できるように支援する.

表 7-7　やせの分類と原因疾患

1. 体質性やせ
2. 症候性やせ
   神経性やせ症
   中枢神経性疾患（脳腫瘍，脳性麻痺など）
   心疾患，呼吸器疾患（重症心不全，重症気管支喘息など）
   消化性疾患（炎症性腸疾患，吸収不全症候群など）
   代謝性疾患（先天性代謝異常症など）
   内分泌性疾患（甲状腺機能亢進症，糖尿病末期など）
   悪性疾患（小児がん，白血病など）
   感染症，自己免疫疾患（結核，HIV 感染症，全身性エリテマトーデス（SLE）など）
   その他
3. その他
   貧困，虐待，薬物乱用，親子関係の障害，自己流ダイエット

2 やせ

心理社会的要因を背景とする場合もあるので，原因を探ることは重要である

やせは，身長に対して体重が著しく少ない状態や，成長期に本来増加すべき体重が減少したり増加が悪い状態を指す．やせには体質性やせと症候性やせがある．症候性やせの代表疾患である思春期やせ症を見逃さないことが重要であり，成長曲線を用いた体格評価を行う．

a やせの分類

やせは，やせの原因が特定できず原則として健康障害がない**体質性やせ**と，やせの基礎疾患があり，やせに伴う健康障害を合併しやすい**症候性やせ**に分類される．症候性やせの原因はさまざまであるが，それぞれの原因疾患に応じた症状を伴う場合が多い．学童期のやせの心理社会的要因として，貧困や虐待，薬物乱用，親子関係の障害，自己流ダイエットなどもあり，やせの原因検索は重要である（**表 7-7**）．

b 学童期から思春期のやせの判定法

やせには「身長に対して体重が著しく少ない状態」と，「体重の増加が悪い状態」の 2 種類がある．学童期以降の小児では，肥満度が −20% 未満をやせとする場合が多く，文部科学省の学校保健調査でも，肥満度 −20% 未満の児を「痩身傾向児」としている．一方，体重の増加が悪い状態とは，体重の成長曲線上に記載されている基準曲線に沿わずに，下方変位している場合である．成長曲線の基準線の間をチャンネルと呼ぶが，2 チャンネル以上の下方変位は明らかな異常とする．

c わが国の学童期以降のやせ傾向児の出現率

文部科学省の 2018（平成 30）年度学校保健統計調査結果によれば，痩身傾向児の推移は，1977 〜 2005 年にかけて 2 〜 3 倍に増加したが，2006 年以降

は女子では横ばい，男子は微増で推移し，2018 年度の 11 歳の痩身傾向児の頻度は男女とも約 3.0％と報告されている．

d 摂食障害と神経性やせ症

摂食障害とは，心理的な要因で食行動の異常をきたす心身症で，若い女性に多い．2013 年にアメリカ精神医学会による精神疾患の統計・診断マニュアル(Diagnostic and Statistical Manual of Mental Disorders, DSM)が第 5 版に改定されたのを契機に用語の改定が行われ，従来，神経性無食欲症，神経性食欲不振症と呼ばれていた anorexia nervosa(AN)は，**神経性やせ症**と呼ばれるようになった．このため，現在摂食障害は，神経性やせ症(AN)，**神経性過食症**(bulimia nervosa, BN)，**過食性障害**(binge-eating disorder)に分類されている．

◉神経性やせ症

神経性やせ症は，小食でやせている**制限型**と，過食と自己誘発性嘔吐や下剤・利尿薬の乱用を伴う**過食/排泄型**の 2 つのタイプがある．神経性やせ症では，やせや低栄養に伴う全身症状や検査値の異常を伴いやすい．また，一度発症すると，難治性で死亡率も 6 ～ 10％と非常に高く，早期診断・早期治療の必要がある．

神経性やせ症の約半数は，自らはじめたダイエットをきっかけとしてやせが進行し，低栄養による胃腸障害や認知の歪みにより患者自身ではやせの進行を止めることができない．このため，肥満度が－15％以上のやせを認める者や成長曲線で 1 チャンネル以上の下方変位を認める者は，「不健康やせ」として神経性やせ症に準じて医療機関の受診を勧める．不健康やせに着目し

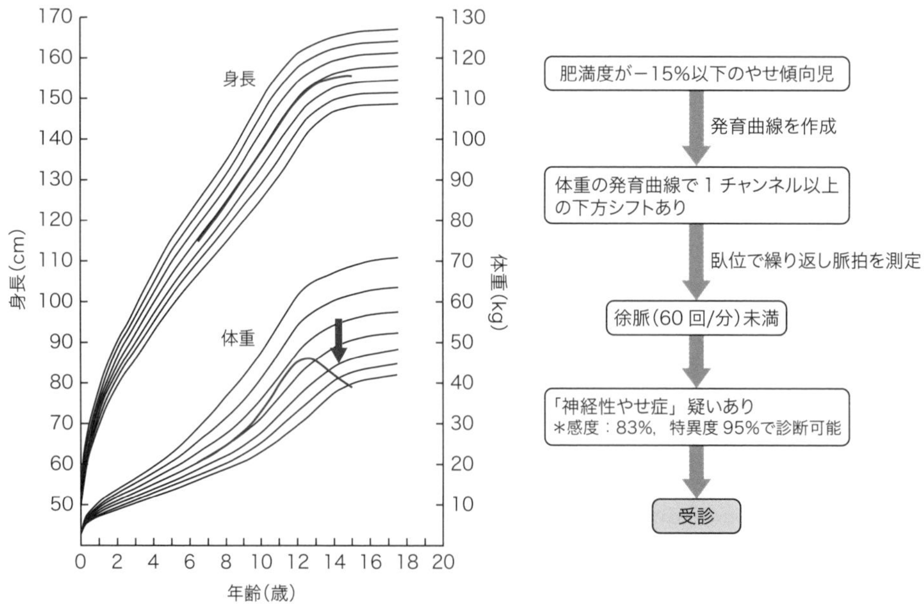

図 7-8 小児の神経性やせ症の早期発見法

7 本の線は，それぞれ下から 3，10，25，50，75，90，97 パーセンタイル値を示す．
［山縣然太郎(編)：学校における思春期痩せ症への対応マニュアル，少年写真新聞社，2011 を参考に作成］

た神経性やせ症の早期発見法を**図 7-8** に示す.

3 低身長・成長障害

身長SDスコアが−1.5 SD以下を成長障害，−2.0 SD以下を低身長という

a 低身長・成長障害の判定

一般に，日本人の同性・同年齢の平均身長と標準偏差(SD)から，身長 SD スコアを計算し −2.0 SD 以下を低身長とする．パーセンタイル値で判定する場合には3パーセンタイル値以下を低身長とする．また，上記の基準を満たさない場合でも，身長の増加率が低下している場合も「成長障害あり」と判断する．成長率低下の判定基準は，同性・同年齢の平均成長率の −1.5 SD 以下とする．

b 低身長・成長障害の原因疾患

原因は，内分泌疾患，染色体異常，胎児期からの影響，骨や軟骨の疾患，重要臓器の慢性疾患，栄養障害，小児がんや白血病，薬剤性，虐待，体質によるものなど多岐にわたる．

低身長者には身体のプロポーションの評価が必要で，体幹部(胴体)に比べて手足(四肢)が極端に短い場合には，骨軟骨無形成症などの骨系統疾患が疑われる．低身長や成長障害は，原因によって発見されやすい時期がある．学童期から思春期にかけて発見されやすい疾患は，ターナー(Turner)症候群*や成長ホルモン(GH)分泌不全性低身長，思春期遅発症に伴う低身長である．

*ターナー症候群　女性の性染色体であるX染色体の全体または一部の欠損に起因し，低身長，性線機能低下，翼状頸，外反肘，先天性心疾患などを呈する．

c 低身長・成長障害に対する治療

慢性疾患や薬剤性など，低身長や成長障害の原因が明らかな者には，原疾患の管理や薬剤の調整などが優先される．甲状腺機能低下症に対しては，甲状腺ホルモンを補充する．GH 分泌不全性低身長症に対しては，適用基準を満たせばGH の補充療法を行う．GH には，抗肥満作用，コレステロール降下作用，骨格筋や骨量の維持などの好ましい作用があるため，2007 年以降，重症の GH 分泌不全者に対して，成人期の GH 投与が認められるようになった．

わが国では身長が高いことを望む社会的風潮があり，栄養機能食品として「成長サプリメント」が社会に流通している．しかし，効果に対する科学的エビデンスに乏しく，勧めるべきではない．適切な栄養摂取と十分な睡眠の重要性を強調すべきである．

❹ 生活習慣病

学童にも脂質異常症, 高血圧, 糖尿病などがある

学童期以降は生活習慣病による異常所見や症状が顕在化しやすいため, 生活習慣病が発見された場合には, 適切な介入や治療が必要である.

a 脂質異常症(☞第8章C4, 201頁)

動脈硬化は小児期から進行するので, 早期診断と早期介入が必要である.

1) 脂質異常症の診断基準

小児期の脂質異常症の大部分は無症状なので, 血液検査で診断される. 血液検査は, 早朝空腹時に採血し, フリードワールドの式から算出したLDLコレステロールとHDLコレステロール, トリグリセリド(中性脂肪)で評価するのが基本である(**表7-8**). 空腹時採血が困難な場合は, non-HDLコレステロール(＝総コレステロール－HDLコレステロール)を用いてもよい. 日本人小児のnon-HDLコレステロールの基準値は150 mg/dL未満である.

2) 肥満やメタボリックシンドロームに伴う脂質異常症

小児の脂質異常症は, 肥満やメタボリックシンドロームに伴う続発性脂質異常症が大部分を占め, 高トリグリセリド血症や低HDLコレステロール血症が多い. これらの脂質異常症は肥満治療が奏功すれば解消される例が多い.

3) 家族性高コレステロール血症

原発性脂質異常症のなかで, 特に重要なのは**家族性高コレステロール血症**(familial hypercholesterolemia, FH)である. FHの多くは, 遺伝性疾患のLDL受容体異常であり, ヘテロ接合体患者は300人に1人, ホモ接合体の患者は100万人に1人で遺伝性の代謝性疾患のなかでもっとも頻度が高い. 早期に動脈硬化が進行し心血管疾患を発症するので予防が大切である.

表7-8 小児の脂質異常症診断基準

	総コレステロール(mg/dL)	LDLコレステロール(mg/dL)
高値(95th)	220以上	140以上
境界域(90th)	190～220	110～140
正常値	190未満	110未満
	中性脂肪(トリグリセリド)(mg/dL)	
正常値(95th)	140未満	
	HDLコレステロール(mg/dL)	
正常値(5th)	40以上	

th：パーセンタイル
[Okada T et al：New criteria of normal serum lipid levels in Japanese children：the nationwide study. Pediatr Int 44：596-601, 2002より引用]

表7-9 小児FHの診断基準

1. 高LDL-C血症（未治療時のLDL-C値140mg/dL以上, 複数回確認）
2. FHの家族歴（親または同胞）
3. 親のLDL-Cが180mg/dL以上または早発性冠動脈疾患の家族歴（祖父母または親）

他の原発性・続発性高LDL-C血症を除外し,
項目1と2で, FHと診断する.
項目1と3で, FH疑いと診断する. 本人のLDL-C180mg/dL以上の場合はFHと診断する.
項目1のみでも, 250 mg/dL以上はFH, 180mg/dL以上はFH疑いと診断する.

- LDL-Cが250mg/dL以上の場合や黄色腫が認められる場合, ホモ接合体を鑑別する.
- 本人にFHの病原性遺伝子変異がある場合はFHと診断する. 親または同胞にFH病原性遺伝子変異が判明すればFHの家族歴（項目2）に加える.
- 早発性冠動脈疾患は, 男性55歳未満, 女性65歳未満で発症した冠動脈疾患と定義する.
- FH疑い例は更なる精査や脂質低下療法が必要である.

[日本小児科学会・日本動脈硬化学会(編)：小児家族性高コレステロール血症診療ガイドライン2022, p6, 日本動脈硬化学会, 2022より許諾を得て転載]

成人では，黄色腫や角膜輪，アキレス腱肥厚などの特徴的な診察所見がみられるが，このような所見は小児では通常認められず，LDL コレステロール値や家族歴で診断する．小児 FH の診断基準を**表 7-9** に示す．

小児 FH と診断されたら，食事・運動療法を開始する．食事療法は，総コレステロール摂取量を 200 mg/日未満，飽和脂肪酸摂取量を 7% E 未満とし，トランス脂肪酸は極力摂取しないようにする．食事療法を行っても LDL コレステロール 180 mg/dL 以上が持続する場合には，10 歳以上を目安に薬物療法（スタチン製剤*）も考慮する．

＊スタチン製剤　HMG-CoA還元酵素阻害薬．細胞でのコレステロール合成を抑制し血中コレステロールを低下させる．高LDLコレステロールに対する第一選択薬である．

b 高血圧（☞第 8 章 C3，199 頁）

1）小児の血圧測定法と高血圧判定基準

小児の血圧測定の際には測定手順を守り，適切な血圧計やマンシェットを選択する．マンシェットのサイズは，原則として 3 歳以上 6 歳未満は 7 cm 幅，6 歳以上 9 歳未満は 9 cm 幅，9 歳以上は 13 cm 幅が用いられるが，肥満小児には，ゴム嚢の幅が上腕周囲長の 40％以上でゴム嚢の長さが 80％以上のマンシェットを選択する．測定は 3 回連続して行い，原則として 3 回目の値を採用する．わが国の小児の高血圧判定には，日本高血圧学会の「高血圧治療ガイドライン 2019」が用いられている（**表 7-10**）．

2）小児の高血圧への対応

小児の高血圧は動脈硬化の主な危険因子であり，成人高血圧に移行しやすい．したがって，小児期の高血圧を放置すれば壮年期に心血管疾患を発症するリスクが高くなる．小児にも血圧測定を行い，その結果を健康教育に活用することや，高血圧の児童生徒に対して適切な管理や治療を行うことはきわめて重要な意義がある．

二次性高血圧に対しては，基礎疾患の治療に加えて高血圧の治療を行う．本態性高血圧には，まず食事，運動，生活指導を行う．このような指導を行っても効果がない場合や，明らかな臓器障害を有する場合には薬物療法も考慮する．高血圧小児に対する食事療法では，成人と同様に食塩相当量は 6.0g/日未満とする．さらにナトリウムの排泄効果のあるカリウムを含む野菜や果物の摂取を勧める．運動療法は中等度までの有酸素運動が勧められ，十分な睡眠時間を確保させる．

表 7-10　小児の年代別・性別高血圧基準

		収縮期血圧（mmHg）	拡張期血圧（mmHg）
幼児		≧120	≧70
小学校	低学年	≧130	≧80
	高学年	≧135	≧80
中学校	男子	≧140	≧85
	女子	≧135	≧80
高等学校		≧140	≧85

［日本高血圧学会：高血圧治療ガイドライン 2019，ライフサイエンス出版，p165，2019 より許諾を得て転載］

c 糖尿病(☞第 8 章 C2，198 頁)

1) 糖尿病の頻度

従来，小児では 1 型糖尿病が多く，2 型糖尿病は成人に多いといわれてきたが，現在のわが国では学童期以降は 2 型糖尿病の方が多く約 7 割を占めている．2 型糖尿病の多くは肥満を伴っている．1970 年代から 2000 年代は，肥満小児の増加とともに 2 型糖尿病の小児も増加していたが，2000 年以降の 2 型糖尿病患者の頻度は横ばいである．

現在，わが国では学童腎臓病検診の早朝尿を用いた尿糖検査によるスクリーニングが行われている．

2) 糖尿病の診断

糖尿病の診断は成人と同様に血糖値と HbA1c を用いて行われており，カットオフ値も成人と同様に空腹時血糖≧126 mg/dL，随時血糖≧200 mg/dL，HbA1c(NGSP)≧6.5％である．1 型と 2 型の鑑別には，膵島自己抗体の測定が用いられる．

3) 糖尿病の治療

小児期の糖尿病に対する食事療法は，成長に必要なエネルギーや栄養素が不足しないように注意しつつ，肥満を伴う場合には健常小児の約 90％程度，非肥満小児では健常小児の 95％程度に減量する．食事療法と同時に運動も奨励するが，食事・運動療法が奏功しない場合には，薬物療法も行う．2 型糖尿病は 1 型糖尿病と異なりインスリン療法が必須でないため，コントロール不良となりやすく，将来，糖尿病合併症が発症しやすい．

5 貧　血

鉄欠乏性貧血がもっとも多い

思春期は，乳幼児期と同様に貧血が生じやすい．貧血の多くは鉄欠乏性貧血であり，鉄の積極的な摂取を勧めるべきである．食事療法が無効な場合は鉄剤を投与する．

a 学童期から思春期の貧血の診断

貧血とは，血液中のヘモグロビン（hemoglobin，Hb）濃度が低下した状態である．Hb の基準値は WHO の基準が用いられており，5 ～ 11 歳では男女とも 11.5 g/dL 以下，12 ～ 14 歳では男女ともに 12.0 g/dL 以下，15 歳以上では，男性は 13.0 g/dL 以下，女性は 12.0 g/dL 以下なら貧血とする．

b 学童期以降の貧血の原因

鉄欠乏性貧血がもっとも多い．鉄が欠乏する原因としては，①鉄供給の低下，②需要の増大，③鉄の喪失の 3 つがある(**表 7-11**)．この時期は成長期であることと，ダイエットに関心をもちはじめること，女子では月経がはじまること，鉄摂取量が少ないことから鉄欠乏が生じやすい．

表 7-11 鉄欠乏性貧血の原因

鉄供給の低下	鉄需要の増大	鉄の喪失	
● 過度のダイエット ● 偏食 ● 吸収不良症候群 ● 胃酸の減少 ● 胃切除	● 成長期 ● 妊婦 ● 授乳中	● 月経過多症 ● 子宮筋腫 ● 子宮内膜症 ● 子宮がん ● 慢性消化管出血	● がん ● 消化性潰瘍 ● 痔疾など ● スポーツ ● 外傷・鼻出血など

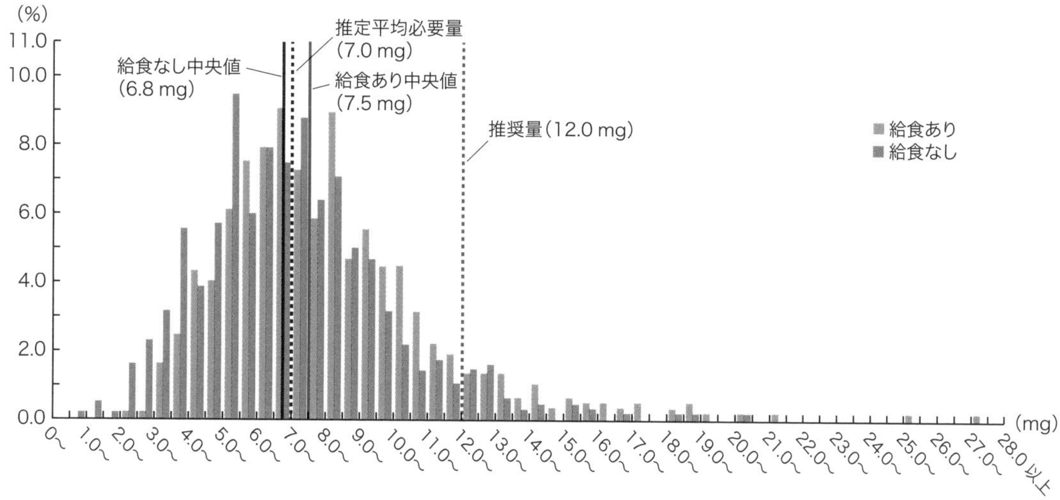

図 7-9 中学 2 年生女子の 1 日あたり鉄摂取量の度数分布

鉄摂取量の中央値は，改定された日本人の食事摂取基準(2020 年版)の推奨量(12.0 mg)の 6 割程度である.
[資料 日本スポーツ振興センター学校安全部令和 2(2020)年度児童生徒の食事状況等調査報告書(日本人の食事摂取基準の改定に伴い一部改変)]

c 鉄欠乏性貧血の症状

自覚症状として，易疲労感，頭痛，めまい，動悸，息切れがある．他覚症状として皮膚，眼瞼結膜，爪床の白色化，**匙状爪**，舌炎がある．鉄欠乏性貧血に特徴的な**異食症**では氷を好むことがある．鉄欠乏性貧血は，乳幼児期には精神運動発達遅滞の原因になることが知られているが，学童期以降でも記名力や注意力低下が生じうる．

d わが国の児童生徒の鉄摂取状況

2017(平成 29)年度国民健康・栄養調査によると，児童生徒の鉄摂取量の平均値は，日本人の食事摂取基準(2020 年版)の推定平均必要量を満たしていない．

図 7-9 に中学 2 年生女子の 1 日あたりの鉄摂取量の度数分布を示す．鉄摂取量の中央値は，推奨量の 6 割程度で，ほとんどの者で不足のリスクがある．鉄の体内分布は，約 60 〜 70%が Hb として存在し，20 〜 30%は貯蔵鉄で，残りが組織鉄や血清鉄である．鉄欠乏貧血の過程は，まず貯蔵鉄が減少して潜在性鉄欠乏症となり，続いて血清鉄も低下して鉄欠乏症となり，最後に Hb が低下して鉄欠乏性貧血に至る．高度の鉄欠乏性貧血になると組織鉄も

減少してしまう．

e 学童期から思春期の貧血への対応

鉄欠乏の原因が明らかな場合には原因に対する治療を行い，それに加えて食事指導や鉄剤投与を行う．食事性の鉄吸収はヘム鉄の方が非ヘム鉄よりよいので，ヘム鉄を豊富に含む食品を積極的に摂取する．ビタミンCは鉄の吸収を促進させ，反対にお茶に含まれるタンニンは鉄の吸収を阻害する．鉄欠乏性貧血では，鉄剤投与が行われる場合が多く内服薬が第一選択であるが，悪心，腹痛，下痢，便秘，黒色便などの副作用が生じやすい．

6 偏　食

栄養素不足が生じないための知識を与え，自己肯定感を養う

偏食とは，「食品の好き嫌いが極端で，ある特定の食品を食べられない」ことである．広義には，「好きなものしか食べない」「食べる時間が定まらず，勝手な時間に食べること」を含む場合もある．偏食は，離乳が完了し成人と同様の食事内容に変化する幼児期に生じやすいが，学童期以降の偏食はその後の食生活習慣に大きな影響を及ぼす．

a 偏食の原因

偏食の原因として，家庭環境や養育の問題と子ども自身の問題がある．家庭環境や養育の問題としては，家族に偏食者がいる，料理のレパートリーが乏しく十分な食体験が得られない，食事を無理強いされたことがトラウマになっている場合などがあげられる．子ども自身の問題としては，反抗期，**自閉症スペクトラム**（autism spectrum disorder，ASD），う歯などがある．特に，「食べること」は食物（異物）を直接身体に入れることであり，「不安・緊張・恐怖」を伴う．ASDの子どもは，食物の外観，色，香（り），味，舌触りなどに過敏であるため，偏食を生じやすい．

b 偏食への対応

現在のわが国は，食材の種類が比較的豊富で栄養学的に代替可能な食品があるため，多少の偏食があっても極端な栄養不良になるケースはまれである．しかし，ASDの児童生徒では極端な偏食から，鉄や亜鉛などの微量ミネラル欠乏やビタミンD欠乏が生じることがあるので注意を要する．

思春期は，生涯でもっともエネルギーや各種栄養素の必要量が増加する時期である．この時期は，自分でダイエットをはじめたり友人同士で外食する機会も増えるので，エネルギーや栄養素不足が生じないための知識を与え，自己肯定感を養うことをめざした支援を行う．

7 健康の保持・増進と疾病予防

喫煙，飲酒，性交などについて正しい知識を教育し，理解させる

心血管疾患，2 型糖尿病，慢性肺疾患，がんなどの**非感染性疾患**(non-communicable diseases，NCDs)の予防には，小児期から健康的な生活習慣を身につけることが大切である．

a 生活リズム

内閣府の調査によれば，わが国の中学生の携帯電話・スマートフォンの所持率は年々上昇し，2011(平成 23)年には 40%代であったのが 2016(平成 28)年度には 60%を超えている．そして，2014(平成 26)年度全国学力・学習状況調査結果では，小学生では携帯電話やスマートフォンの利用時間が長いほど学力が低い傾向がみられる．携帯電話やスマートフォンを長時間利用していることは，視力，体力，コミュニケーション力を低下させ，食事時間や睡眠時間，落ち着いて自省する時間など，健康の保持・増進に必要な時間が奪われることになる．

日本学校保健会の 2012(平成 24)年度の児童生徒健康状態サーベイランス事業報告書によれば，**睡眠不足**を訴える子どもは年齢が長じるほど増加し，高校生では 6 割以上が睡眠不足を訴えている．

「早寝，早起き，朝ごはん」運動が奏功して，毎日朝食を食べる者の割合は約 95%であるが，中学生，高校生になるにつれて毎日朝食を食べる者の割合が低くなる．

思春期には，自らの身体に関する興味が強くなるが，極端なやせを志向する者が存在する．極端なやせ願望は，摂食障害の一症状である場合が多く，健康障害を引き起こすばかりでなく，ドーハッド(developmental origins of health and disease，DOHaD)(☞第 3 章 B，59 頁)の機序によって次世代の非感染性疾患の増加にもつながる．

b 喫　煙

喫煙は，重要な動脈硬化危険因子の 1 つであり，動脈硬化によって生じる心血管疾患以外にも，喉頭がん，肺がん，食道がん，膀胱がん，慢性閉塞性肺疾患，胃十二指腸潰瘍，骨粗鬆症，糖尿病などの発症リスクを上昇させる．受動喫煙も健康に悪影響を与えるため，大人は子どもの前では喫煙しないことが望ましい．

中高生の喫煙経験者は女子より男子の方が多く，年齢が高いほど増加する．しかし，2000 年以降は中高生の喫煙経験率は低下傾向にあり，2014(平成 26)年に施行された全国調査による高校 3 年生の喫煙率は，男子が 13.2%，女子が 6.1%である．喫煙は，未成年の時点ではじめたほど 60 歳までに肺がんに罹患する危険性が高まるので，たばこに接触させないことが大切である．

7 学童期，思春期

c 飲　酒

未成年飲酒の問題として，脳神経細胞の正常な発達を妨げること，学力や生殖機能が低下すること，問題行動を起こしやすくなること，急性アルコール中毒や，交通事故や転落などの危険性が上昇すること，麻薬等を試すきっかけとなることが知られている．中高生の飲酒経験者の割合も，喫煙経験者の割合同様に低下している．女子においては，慢性アルコール中毒は胎児アルコール症候群の児を出産するリスクを高めることになり，次世代への健康上の大きな問題である．

d 性　交

わが国の未成年の性交経験者数は減少傾向にあり，2014(平成26)年度児童・生徒の性に関する調査報告書によれば，高校3年生の経験率は男子で約27%，女子は約18%である．しかし，同年の厚生労働省報告によると人工中絶数は，17歳は3,283件，18歳は4,679件であった．未成年の性交はクラミジアや梅毒などの性感染症ばかりでなく，子宮頸がんの発症リスクも高める．さらに，未成年の妊娠は当事者や家族の大きな悩みの原因となり，中絶しなかった場合も子宮内発育遅滞から低出生体重児となりやすく将来の非感染性疾患の発症リスクが高くなる．

思春期には，社会や周囲の大人への反発から逸脱行為が生じやすくなる．しかし，自らの肉体や精神はかけがえのないものであり，自らの健康は自分で育て守るべきものであることを学童期のうちから教育し，理解させることが大切である．

C 学童期，思春期の食事摂取基準と学校給食

1 児童生徒における食事摂取基準

カルシウムや鉄の摂取不足が深刻である

学童期，思春期は，乳幼児期ほどではないものの身体的な成長が著しく，性的に成熟して成人レベルに至る時期である．精神的にも親から自立してゆく時期である．

サルコペニアやオステオペニア(骨密度低下)の基礎は成長期にある．したがって，高齢期または将来のフレイルを予防するためにも，思春期に十分な筋量や骨量を蓄える必要がある．

2017(平成29)年度国民健康・栄養調査におけるエネルギーや各栄養素などの摂取量と日本人の食事摂取基準(2020年版)の値を比較すると，エネルギーや食物繊維，カルシウム，鉄の摂取量が少なく，たんぱく質摂取量が多く，脂肪エネルギー比率は上限に近い値となっている．学童期，思春期の栄養摂取状況は成人後の生活習慣病の罹患率と関連があるため，学童期，思春期に適切な食習慣を身につける必要がある．

a エネルギー

小児の推定エネルギー必要量（kcal/日）は，基礎代謝×身体活動レベル＋エネルギー蓄積量で算出する．エネルギー蓄積量は成長に必要なエネルギー量であり，思春期に最大となる．さらに，身体活動量については，この時期に運動習慣がある者と運動習慣がない者の二極化が生じるため，日常の身体活動レベルを評価して身体活動レベルに合致したエネルギーを摂取する必要がある．

長期にわたりエネルギーや栄養素不足が生じると，成長障害や思春期発来の遅延が生じる．成長に見合ったエネルギーや栄養素を供給するためには，対象児の体格や性成熟度，身体活動レベルを把握した上で，日本人の食事摂取基準（2020年版）に記載されているエネルギーや栄養素の数値を参考にして設定する．

b たんぱく質

日本人の食事摂取基準（2020年版）では，小児のたんぱく質の推定平均必要量は，たんぱく質維持必要量とたんぱく質蓄積量から要因加算法で算出されている．たんぱく質推奨量は，個人間の変動係数を12.5％と仮定して，推定平均必要量に1.25を乗じて算出されている．

現在のわが国の小児のたんぱく質摂取量は，必要量と比較してやや多い．ジュニアアスリートのなかには，筋量増加を目的としてたんぱく質のサプリメントを利用している者もいるが，たんぱく質は食事から摂取するのが原則であり，過剰摂取は控えるべきである．

c 脂　質

飽和脂肪酸の過剰摂取は高LDLコレステロール血症の原因となり，高LDLコレステロール血症は動脈硬化の危険因子であることから，成人における飽和脂肪酸摂取の目標量は7％エネルギー（％E）以下と定められている．

日本人の食事摂取基準（2020年版）では，3～14歳の目標量は男女とも10％以下，15～17歳は8％以下に設定された．小児期の食習慣が成人期に引き継がれ疾病の罹患率に影響を及ぼすことから，小児期からの適正な脂質摂取が望まれる．

d 炭水化物（食物繊維）

幼児から高齢者まで，炭水化物エネルギー比率は男女とも50～65％Eとされている．食物繊維の摂取量は，さまざまな生活習慣病の罹患率と関連がある．成人では食物繊維摂取量が多いほど，心血管疾患や糖尿病，肥満，乳がんなどの罹患率が減少する．

日本人の食事摂取基準（2020年版）では，わが国の小児の食物繊維摂取量をもとにして，3～17歳の目標量が設定されている．男女ともに6～7歳は10 g/日以上，8～9歳は11 g/日以上，10～11歳は13 g/日以上，12～14歳は17 g/日以上，15～17歳は男子が19 g/日以上，女子は18 g/日以上である.

e ビタミンD

国際的に, 母乳栄養児のビタミンD不足が問題となっている. わが国でも, 母乳栄養の推進, 乳幼児用日焼け止めクリームの普及, 魚離れなどから, 乳幼児や小児のくる病が増加している.

日本人の食事摂取基準(2020年版)では, 小児(6～17歳)のビタミンDの目安量は, 4.5～9.5 μg/日に設定されている.

f ナトリウム

ナトリウムの多くは食塩として摂取されている. 2012年のWHOのガイドラインでは, 小児の摂取量は, エネルギー必要量に応じて成人の5 g/日未満を修正するように勧められている. しかし, 日本人の食塩摂取量は過剰であり, 小児期からの食塩過剰摂取は成人後の高血圧や肥満の発症率を上昇させるため, ナトリウムの目標量が引き下げられている.

日本人の食事摂取基準(2020年版)では, 6～7歳の食塩相当量としての目標量は男女とも, 4.5 g/日未満, 8～9歳では5.0 g/日未満, 10～11歳では6.0 g/日未満, 12～14歳男子は7.0 g/日未満, 女子は6.5 g/日未満, 15～17歳男子は7.5 g/日未満, 女子は6.5 g/日未満である.

g カルシウム

小児期, 特に思春期は急激に骨量が増加するため生涯でもっともカルシウム必要量が増加する時期である. しかし, 国民健康・栄養調査結果によると, この時期の小児のカルシウム摂取量は非常に少ない.

日本人の食事摂取基準(2020年版)ではカルシウムの推奨量は, 12～14歳で男子が1,000 mg/日, 女子は800 mg/日である.

h 鉄

鉄は, ヘモグロビン, ミオグロビンの主要な構成要素であるばかりでなく, 補酵素としてさまざまな役割を演じている.

日本人の食事摂取基準(2020年版)では, 小児の基準値は要因加算法を用いて設定されているが, 小・中学生の鉄摂取は不足しており, 鉄摂取量が推定平均必要量を満たしていない者が, 中学生男子の約54%, 中学生女子の約60%も存在する.

2 学校給食実施基準

食事摂取基準を参考に定められている

文部科学省は, 2018(平成30)年8月1日に**学校給食実施基準**を一部改正した. 改正後の学校給食摂取基準を**表7-12**に示す.

●学校給食実施基準

表 7-12　児童または生徒 1 人 1 回あたりの学校給食摂取基準(2018 年改正)

区分	基準値			
	児童			生徒
	(6 ～ 7 歳)	(8 ～ 9 歳)	(10 ～ 11 歳)	(12 ～ 14 歳)
エネルギー(kcal)	530	650	780	830
たんぱく質(%エネルギー)	学校給食による摂取エネルギー全体の 13 ～ 20			
脂質(%エネルギー)	学校給食による摂取エネルギー全体の 20 ～ 30			
ナトリウム［食塩相当量(g)］	2 未満	2 未満	2.5 未満	2.5 未満
カルシウム(mg)	290	350	360	450
マグネシウム(mg)	40	50	70	120
鉄(mg)	2.5	3	4	4
ビタミン A(μgRAE)	170	200	240	300
ビタミン B_1(mg)	0.3	0.4	0.5	0.5
ビタミン B_2(mg)	0.4	0.4	0.5	0.6
ビタミン C(mg)	20	20	25	30
食物繊維(g)	4 以上	5 以上	5 以上	6.5 以上

注：1.　表にあげるもののほか，次にあげるものについても示した摂取について配慮すること.
亜鉛：児童(6 ～ 7 歳)2 mg，児童(8 ～ 9 歳)2 mg，児童(10 ～ 11 歳)2 mg，生徒(12 ～ 14 歳)3 mg
注：2.　この摂取基準は，全国的な平均値を示したものであるから，適用にあたっては，個々の健康および生活活動等の実態ならびに地域の実情等に十分配慮し，弾力的に運用すること.
注：3.　献立の作成にあたっては，多様な食品を適切に組み合わせるよう配慮すること.
［資料　文部科学省：児童又は生徒 1 人 1 回当たりの学校給食摂取基準，2018］

学校給食摂取基準は，厚生労働省が策定した日本人の食事摂取基準(2015 年版)を参考に，「食事摂取基準を用いた食生活改善に資するエビデンスの構築に関する研究」(食事状況調査)の結果を勘案し，児童生徒の健康や食育の推進をはかるための望ましい栄養量を算出したものである．基準値設定に際しては，食事摂取基準で定められている目標量または推奨量の 1/3 を基本としている．

❸ 食物アレルギー

学校給食における食物アレルギー対応の指針が策定されている

食物アレルギーは乳幼児に多く，ときにはショック症状を呈し生命の危険が生じる．食物アレルギーの頻度は年齢が高いほど低下するが，児童生徒のクラスのなかには食物アレルギーの者が存在していることを前提として対応する必要がある．2012(平成 24)年に，食物アレルギーを有する児童が学校給食終了後のアナフィラキシーショックによって死亡した事故を受けて，文部科学省は 2015(平成 27)年に学校給食における食物アレルギー対応の指針を策定した(☞表 6-29，154 頁)．

練習問題

以下の問題について，正しいものには○，誤っているものには×をつけなさい．

(1) スキャモンの発育曲線では眼球の発育は一般型に分類される．
(2) 学童期は幼児期と比較して身長の成長速度は遅くなる．
(3) 学校保健安全法に基づく児童生徒の健康診断の際の体格指標として BMI が用いられている．
(4) 小児肥満症の第 1 治療目標は，10％の減量である．
(5) エリクソンによる発達心理理論における学童期に解決すべき課題は，「自己同一性(アイデンティティ)の確立」である．
(6) 原発性高コレステロール血症でもっとも頻度が多いのは，家族性高コレステロール血症である．
(7) 性成熟度の評価には皮下脂肪厚を用いる．
(8) 学童期から思春期の貧血は鉄欠乏性貧血がもっとも多い．
(9) 小児期メタボリックシンドローム診断には，臍高の腹部 CT が必須である．
(10) 初経は通常，身長最大発育量年齢の後に発来する．
(11) 思春期開始年齢は，男子の方が女子より早い．
(12) 神経性やせ症の病型は，制限型とむちゃ食い / 排泄型の 2 つがある．
(13) 一般に低身長の学童に対し，たんぱく質サプリメント投与は有効である．
(14) 成長ホルモン分泌不全性低身長症では，通常プロポーションの異常を伴っている．
(15) 小児期高血圧の大部分は二次性高血圧である．
(16) 小児の糖尿病は 1 型が大部分を占める．
(17) 自閉症児は偏食を伴いやすい．
(18) わが国の中高生の飲酒経験者の数は増加している．
(19) 小児の推定エネルギー必要量は基礎代謝×身体活動レベルで算出できる．
(20) 学童期以降の鉄欠乏性貧血では，まず組織鉄が減少し次に貯蔵鉄が減少する．

8 成人期

学習目標

1. 成人期の身体的・社会的特性を説明できる
2. 成人期の栄養および食生活において配慮すべき点を説明できる
3. 成人期における栄養と病態・疾患の関連について説明できる

A 成人期の身体的および社会的特性

成人期の明確な定義はないが，おおむね 18 〜 20 歳から 64 歳までの年齢を指すことが多い．国勢調査などにおける年齢 3 区分では，15 〜 64 歳の年齢区分がこれにあたり，日本経済を支える中心的な役割を果たす年齢層である．2016（平成 28）年の調査によるとこの年代層の人口比率は全体の約 60％を占めるが，1992（平成 4）年の 69.8％をピークに低下の一途をたどっている．

成人期の年齢幅は広く，その身体特性は多様である．この時期，身体的な成長・発達はゆるやかな進行からほぼ完了を迎え，その後，成熟した**安定期**を迎える．しかしながら後期にさしかかると，ゆるやかな**退行性の変化**（**老化**）がみられるようになり，加齢とともに加速していく．各臓器のサイズや機能においても同様であり，たとえば多くの臓器重量は 20 〜 40 歳頃をピークとして徐々に減少していく．

また成人期は，個人の生活の多様化やさまざまな外的要因（居住環境，労働環境，人間関係など）により，多彩な影響を受ける時期である．さらにこの時期は，**生活習慣病***が発症しはじめる時期でもある．このように成人期は，身体的・環境的にさまざまな変化をきたす時期であり，成人期における栄養管理では，単なる暦年齢だけではなく各個人の状況に応じた適切なケアが必要となる．またこの時期に適切な栄養摂取を行うことで，生活習慣病発症を予防することも，成人期の栄養管理において重要なポイントである．

本章では成人期をさらに，青年期，壮年期，中年期（もしくは実年期）の 3 つに分けて各期の特徴を以下に述べる．

＊生活習慣病　1996（平成8）年末に公衆衛生審議会の意見具申「生活習慣に着目した疾病対策の基本的方向性について」を受けて，厚生省（当時）が従来の「成人病」に代わって新たに提唱した疾病の一次予防を目指した概念．食習慣，運動習慣，休養，喫煙，飲酒などの生活習慣が，その発症，進行に関与する疾患群であり，ほとんどすべての成人期に多い疾患が含まれる．

表 8-1 年代別の死因(上位 5 つ)

年齢(歳)	死因				
	1 位	2 位	3 位	4 位	5 位
15 ～ 19	自殺	不慮の事故	悪性新生物	心疾患	先天奇形等
20 ～ 24	自殺	不慮の事故	悪性新生物	心疾患	先天奇形等
25 ～ 29	自殺	不慮の事故	悪性新生物	心疾患	脳血管疾患
30 ～ 34	自殺	悪性新生物	不慮の事故	心疾患	脳血管疾患
35 ～ 39	自殺	悪性新生物	心疾患	不慮の事故	脳血管疾患
40 ～ 44	悪性新生物	自殺	心疾患	脳血管疾患	不慮の事故
45 ～ 49	悪性新生物	自殺	心疾患	脳血管疾患	不慮の事故
50 ～ 54	悪性新生物	心疾患	自殺	脳血管疾患	肝疾患
55 ～ 59	悪性新生物	心疾患	脳血管疾患	自殺	肝疾患
60 ～ 64	悪性新生物	心疾患	脳血管疾患	不慮の事故	肝疾患

［資料 厚生労働省：平成 29 年(2017)人口動態統計月報年計(概数)の概況］

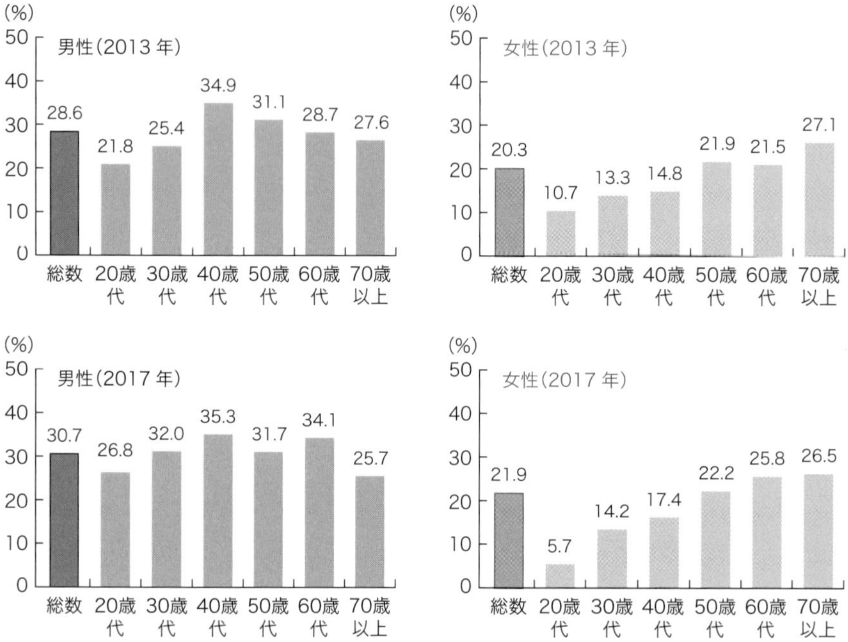

図 8-1 20 歳以上の年代別・性別の肥満者(BMI≧25 kg/m²)の割合

［資料 平成 25(2013)年，平成 29(2017)年 国民健康・栄養調査結果の概要］

1 生理的変化と社会的変化

青年期，壮年期，中年期の各時期に特有の生理的・社会的変化がある

a 青 年 期

20 歳頃～ 29 歳を指す．この時期は身体機能の発達や性成熟はほぼ最終段階となり，身体機能が安定する．身体能力は高く，死亡率や有病率は最低の年齢層である．社会的には自立を果たす時期，もしくはその準備期にあたる．このため環境的には大きな変化にさらされることが多い．また男女とも婚姻

に至る時期であり，さらに女性の場合は**妊娠・出産**の時期にもあたる．ただし近年の晩婚化に伴い，これらのイベントは次のステージにまたがることも多い．この年代では，さまざまな環境変化によるストレスや高い活動量などの特徴を背景に，死因に占める**自殺**や**不慮の事故**の割合が高くなっている(**表8-1**)．

この年代の疾病に関する栄養学的な問題として，男性では肥満者の割合の増加があげられる．国民健康・栄養調査によると，この年代の男性の肥満者(BMI≧25)の割合は，21.8%(2013年)から26.8%(2017年)に増加している(**図8-1**)．一方，女性はやせの比率が高いことがあげられる．この年代の女性の**やせ**の者(BM＜18.5)の比率は21.7%(2017年)であり，ここ20年間は，その比率は20%前後で推移している．

b 壮年期

30～49歳を指す．身体は成熟し機能的にも安定・充実しているが，40歳代に入ると身体は少しずつ衰退の過程に入り，**体力の低下**や**疲労感**を自覚するようになる．社会的には，家庭，職場ともに中心的な役割を果たす．2018(平成30)年の総務省調査によれば，この年代の男性の就業率はきわめて高く(35～44歳94.0%，45～54歳93.5%)，女性でも高い水準を保っている(35～44歳75.8%，45～54歳77.7%)．職場では責任が重い立場となり，またさまざまな社会的活動などにより，きわめて多忙な時期でもある．近年の**晩婚化**に伴い，婚姻や妊娠・出産などの大きなイベントをこの時期に経験する者も多い．育児も重なり，多種・多様・多忙な生活が営まれる．

有病率は増えはじめ，外来受診回数や入院が増加傾向を示す．また30歳代では**悪性新生物(がん)**が死因の2位を，40歳代では1位を占めるようになる(**表8-1**)．不規則かつ多忙な生活から栄養学的に問題が生じることも多く，肥満や生活習慣病が顕在化してくる時期でもある．この年代の男性**肥満者**(BMI≧25)の割合は，30歳代で30%を超え40歳代で35.3%(2017年)と全年代中でピークを示し，女性でも壮年期から肥満者の割合が急増する(**図8-1**)．また女性では40歳代後半から更年期症状(☞191頁)が現れる者が増えてくる．

c 中年期(実年期)

50～65歳を指す．身体機能が徐々に低下していく時期である．社会的には**高齢期への準備期**であるが，個人差が大きく，壮年期にも増して仕事や社会活動が多忙になる者もいれば，仕事も育児も一段落して自由な時間が増える者もいる．また，近年の晩婚化に伴いこの年齢層でも子育てをする者もいれば，高齢の親の介護などの問題を抱える者もいるなど，一昔前と比べてこの年代のライフスタイルは大きく変化している．

さまざまな疾患が顕在化して疾病罹患が急増する年代であり，外来受診回数も入院回数も増加する．**生活習慣病**であるがん，心疾患，脳血管疾患による死因が上位を占めるようになる(**表8-1**)．日本人女性の平均的な閉経年齢である50歳を前後して，女性では**更年期障害**(☞次頁)がみられる時期でもある．

2 更年期の生理的変化

卵巣機能が低下し，エストロゲンが減少することでさまざまな変化が生じる

閉経とは，卵巣機能が次第に消失した結果，月経が永久に停止した状態をいう．12ヵ月以上の無月経を確認した上で，1年前を振り返って閉経とすることが多い．日本人の平均閉経年齢はおおよそ51歳だが個人差が大きく，早い人では40歳台前半，遅い人では50歳台後半に閉経を迎える．

◉閉経

更年期とは，女性における生殖成熟期から老年期への移行期間である．日本産婦人科学会では，閉経前の5年間と閉経後の5年間とを併せた10年間を**更年期**としている．更年期では，急激な卵巣機能の低下に伴う**女性ホルモン(エストロゲン)**分泌の不規則な変動により，身体の各機能に大きな変化が現れる．

a 生殖・内分泌機能

更年期の卵巣では卵胞数の減少に伴い，卵巣からのエストロゲンやプロゲステロンの分泌が低下する．エストロゲンの減少により女性生殖器は退行性の変化をきたす．

子宮は内膜･筋層ともに次第に萎縮し，子宮内膜からの分泌物が減少する．同様に膣粘膜も萎縮して分泌物が減少するため細菌感染などによる膣炎を起こしやすくなる．エストロゲンの減少によりネガティブフィードバックが起こり，視床下部の**性腺刺激ホルモン放出ホルモン(GnRH)**，下垂体の**卵胞刺激ホルモン(FSH)**，**黄体形成ホルモン(LH)**の分泌は増加するが，FSHやLHに対する卵巣の反応性は低下し，その結果として正常な性周期や排卵が起こらなくなるため，月経不順や不妊などの異常が生じるようになる．月経血は徐々に減少し，月経周期が徐々に延長し，やがて**月経が停止**する．そのほか，乳房などの萎縮も生じる．

b 代謝機能

エストロゲンは生殖器のみでなく，全身の代謝にも重要な役割を果たしている．エストロゲンは脂質，特にコレステロール代謝に関与しており，LDLコレステロールを低下させる作用がある．このため更年期では血中コレステロール値は上昇傾向を示す．

エストロゲンは骨代謝にもかかわっている．エストロゲンは破骨細胞の活性化を制御し骨芽細胞を活性化するはたらきがあるため，閉経後の女性ではエストロゲンの分泌が低下して骨吸収が優位となり，骨量が減少し骨粗鬆症をきたしやすくなる．

表 8-2　更年期の主な症状

1. 自律神経失調症状
   - 血管運動神経症状：のぼせ，ほてり，発汗，寒気，冷え，動悸
   - 胸部症状：胸痛，息苦しさ
   - 全身的症状：疲労感，頭痛，肩こり，めまい
2. 精神症状
   - 情緒不安定，イライラ，怒りっぽい
   - 抑うつ，涙もろい，意欲低下，不眠
   - 不安感
3. 身体症状
   - 泌尿生殖器症状：排尿障害，頻尿，性交障害，外陰部違和感
   - 運動器症状：関節・筋肉痛，むくみ，しびれ
   - 消化器症状：食欲不振，腹痛，便秘・下痢
   - 皮膚粘膜症状：乾燥感，湿疹，かゆみ

表 8-3　簡略更年期指数(SMI)

症状	症状の程度(点数)				点数
	強	中	弱	無	
1. 顔がほてる	10	6	3	0	
2. 汗をかきやすい	10	6	3	0	
3. 腰や手足が冷えやすい	14	9	5	0	
4. 息切れ，動悸がする	12	8	4	0	
5. 寝つきが悪い，または眠りが浅い	14	9	5	0	
6. 怒りやすく，すぐイライラする	12	8	4	0	
7. くよくよしたり，憂うつになることがある	7	5	3	0	
8. 頭痛，めまい，吐き気がよくある	7	5	3	0	
9. 疲れやすい	7	4	2	0	
10. 肩こり，腰痛，手足の痛みがある	7	5	3	0	
合計点					

自己採点評価法；
0～25点　問題なし
26～50点　食事，運動に注意を払い，生活様式などにも無理をしないように
51～65点　医師の診察を受け，生活指導，カウンセリング，薬物療法を受けた方がよい
66～80点　長期間(半年以上)の計画的な治療が必要
81～100点　各科の精密検査を受け，更年期障害のみである場合には専門医での長期的な治療が必要

[小山嵩夫，麻生武志：更年期婦人における漢方治療—簡略化した更年期指数による評価．産婦漢方研のあゆみ 9：30-34，1992 より引用]

c 心血管機能

エストロゲンは，血管内皮細胞から放出される一酸化窒素(NO)産生の促進や，血管平滑筋増殖抑制作用などを介して血管に直接的にはたらき，動脈硬化を抑制する．したがって，エストロゲンが減少すると動脈硬化が促進する．さらに，エストロゲンが急激に減少すると自律神経機能にも異常が起こりやすく，血管収縮・拡張調節がうまくいかなくなる．コレステロール上昇などが相乗的にはたらき，閉経後の女性では動脈硬化性疾患のリスクが急激に上昇する．

d 更年期症状

更年期の身体機能の変化に伴って起こるさまざまな身体的・精神的な不調(自覚症状)を**更年期症状**と呼び，そのなかでも症状が重く日常生活に支障をきたす状態を**更年期障害**という．更年期の主な症状を**表 8-2** に示す．

◉更年期症状

更年期障害については，その診断や重症度判定のスコア化のためのチェックリストが複数開発されている．わが国では日本人女性特有の更年期症状を反映し臨床の場で使いやすいものとして，小山らにより開発された**簡略更年期指数**(SMI)が広く用いられている．簡単な質問紙に答えることで更年期症状の有無や程度，治療の要否などを自ら把握することも可能である(**表 8-3**)．

B 成人期の食事摂取基準の特徴

日本人の食事摂取基準(2020年版)についての基礎的事項および総論については第2章に譲り，ここでは成人期の食事摂取基準について，その特徴を述べる．なお，妊産婦については第4章を参照されたい．

1 エネルギー

壮年期以降の男性の肥満の割合と，若年女性のやせの者の割合が高い

日本人の食事摂取基準(2020年版)では，エネルギーの摂取量と消費量のバランスの指標としてBMIを採用し(☞第2章B2f，31頁)，目標とするBMIは，男女ともに18～49歳で18.5～24.9 kg/m^2，50～64歳では20.0～24.9 kg/m^{2}としている．

成人期では，壮年期以降の男性の肥満の割合と若年女性のやせの者の割合が高いことが問題であり(**図8-1**)，特にこれらの年齢層ではエネルギー管理に配慮が必要である．

2 たんぱく質

疾病予防の観点から，推奨量と目標量は重要である

近年では，サルコペニアやフレイルを予防するために，たんぱく質摂取の重要性が認識されている．

成人の**推奨量**は，男性では65 g/日，女性では50 g/日である．**目標量**はたんぱく質摂取量が多くても少なくても他のエネルギー産生栄養素とともに生活習慣病の発症や重症化に関連することから，範囲として設定されている．目標量の下限値は推奨量以上でなければならず，推奨量を満たした上で，生活習慣病やフレイルの発症予防を目的とする場合に目標量を満たさなければならない点について理解しておく必要がある．目標量は，男女ともに18～49歳で13～20%エネルギー(%E)，50～64歳で14～20%Eとしている．

3 脂　　質

コレステロールやトランス脂肪酸の摂りすぎに注意する

日本人の食事摂取基準(2020年版)では，目標量として脂質の総エネルギーに占める割合(脂肪エネルギー比率)に加え，生活習慣病との関連が知られている**飽和脂肪酸**のエネルギー比率が定められている．成人期においては，脂質の目標量は20～30%E，飽和脂肪酸は7%E以下としている．*n*-3系脂肪酸および*n*-6系脂肪酸については，目安量を絶対量(g/日)として定めている．

一価多価不飽和脂肪酸や**コレステロール**については，指標は設定されていない．しかし，脂質異常症の重症化予防の目的からコレステロール摂取量を200 mg/日未満にとどめることが望ましいとしている．**トランス脂肪酸**については指標は設定されていないが，摂取量は1%E未満にとどめることが望ましいとしている．

4 炭水化物

食物繊維は，理想的な摂取量と実際の摂取量に約10 g/日の差がある

日本人の食事摂取基準(2020年版)では，**炭水化物**と**食物繊維**について指標が定められている．特に糖質は重要なエネルギー源であり，目標量はアルコールを含めて，男女ともに50～65%Eとしている．糖質の種類(単糖および二糖類と多糖類)によって，健康に対する影響は異なると考えられるが，日本人におけるこれらの糖の健康影響については十分明らかになっておらず，今後の研究課題となっている．

一方，食物繊維は生活習慣病の発症を予防することが明らかになっており，目標量が示されている．アメリカ・カナダの食事摂取基準を参考に，成人での理想的な摂取量(24 g/日以上)と2016(平成28)年国民健康・栄養調査における18歳以上の中央値(14.6 g/日)の中間値をもとに，日本人の摂取実態を考慮し目標量の算定が行われ，成人男性21 g/日以上，女性18 g/日以上としている．

5 脂溶性ビタミン

ビタミンA，ビタミンD，ビタミンEは耐容上限量が設定されている

ビタミンAについては推定平均必要量と推奨量が，**ビタミンD**，**ビタミンE**，**ビタミンK**については目安量が設定されている．

ビタミンDは多くの日本人で欠乏または不足している可能性がある．そこで日本人の食事摂取基準(2020年版)では，アメリカ・カナダの食事摂取基準で示されている推奨量から日照による産生量を差し引いた上で，摂取実態を踏まえて成人の目安量8.5 μg/日が設定された．

脂溶性ビタミンの摂取と生活習慣病の発症および重症化予防に関しては，十分な科学的根拠がなく，目標量および重症化予防を目的とした基準値は設定されていない．またビタミンA，ビタミンD，ビタミンEについては過剰摂取による健康障害が起こることが知られており，耐容上限量が設定されている．

6 水溶性ビタミン

ナイアシン，ビタミンB6，葉酸は耐容上限量が設定されている

ビタミン B_1，ビタミン B_2，ナイアシン，ビタミン B_6，ビタミン B_{12}，葉酸，ビタミンCについては推定平均必要量と推奨量が，パントテン酸とビオチンについては目安量が設定されている．

水溶性ビタミンの摂取量と生活習慣病予防および重症化予防に関しては十分な根拠がなく，目標量および重症化予防を目的とした基準は設定されていない．またナイアシン，ビタミン B_6，葉酸は過剰摂取による健康障害が知られているため，耐容上限量が示されている．

7 多量ミネラル

ナトリウム/カリウム比が心血管疾患リスク増加や全死亡に重要である

a ナトリウム

ナトリウム摂取量は**食塩摂取量**に依存する．食塩の過剰摂取は**高血圧**，**慢性腎臓病**(CKD)の発症や重症化，胃がんのリスク増加など，さまざまな疾患に直接結びつくことから，わが国では減塩政策を強く進めてきた．この結果，国民健康・栄養調査結果によると日本人の食塩摂取量は11.0 g(2007(平成19)年)から9.8 g(2017(平成29)年)と10年間で1.2 g減少した．

WHOのガイドライン(2012年)では，成人におけるナトリウム摂取量は食塩相当量で5 g/日未満を推奨しているが，2016(平成28)年国民健康・栄養調査の結果や個人内日間変動を考慮すると，習慣的な摂取量で5 g/日未満の者はきわめて少ないと考えられ，日本人の食事摂取基準(2020年版)では実現可能性を考慮し，5 g/日と2016(平成28)年国民健康・栄養調査における摂取量の中央値の中間値をとり，**男性7.5 g/日未満，女性6.5 g/日未満を目標量**としている．

ナトリウムは不可避損失量を補う観点から，推定平均必要量も設定されている．18歳以上では男女ともにナトリウム摂取量600 mg/日(食塩相当量1.5 g/日)を推定平均必要量としている．実際には通常の食事で食塩摂取量が1.5 g/日を下まわることはない．

b カリウム

推定平均必要量，推奨量を設定するための科学的根拠が乏しいため，目安量として男性は2,500 mg/日，女性は2,000 mg/日が設定されている．WHOのガイドライン(2012年)では，成人の血圧と心臓血管系疾患，脳卒中(脳血管疾患)，冠動脈心疾患のリスクを減らすために，カリウム摂取量として3,510 mg/日を推奨している．しかし，現在の日本人のカリウム摂取量はこの値よりもかなり少ない．そこで実行可能性を考慮し，日本人の食事摂取基

準(2020年版)では，2016(平成28)年国民健康・栄養調査の結果における成人のカリウム摂取量の中央値と3,510 mg/日との中間値を参照値として，成人の目標量を男性で3,000 mg/日以上，女性で2,600 mg/日以上としている．

ナトリウムとカリウムの摂取については，**ナトリウム/カリウム比**が重要であるという報告もある．日本人のナトリウム摂取量を考慮するとカリウムが豊富な食物を摂取することが望ましいが，特に高齢者や腎機能障害，糖尿病に伴う高カリウム血症には注意が必要である．

C その他の多量ミネラル

カルシウムは骨の健康にとって重要であるため，日本人の食事摂取基準(2020年版)においては**骨量の維持**に必要な量として，推定平均必要量および推奨量を設定している．推奨量は，男性は18～29歳で800 mg/日，30～64歳で750 mg/日，女性は18～64歳で650 mg/日としている．また2,500 mg/日を耐容上限量としているが，通常の食品からの摂取でこの値を超えることはなく，サプリメントなどを使用する場合に注意が必要となる．

マグネシウムについては，平衡状態を維持できる摂取量から，推定平均必要量および推奨量が設定されている．また，食品以外からのマグネシウム摂取の耐容上限量を350 mg/日としている．

リンについては，目安量と耐容上限量が設定されている．リンは多くの食品中に含まれていること，食品添加物としても用いられることから，通常の食事で不足や欠乏することはなく，過剰摂取の回避が重要といえる．リンの過剰摂取は血清無機リン濃度の上昇，副甲状腺機能の亢進をきたすことが問題視されており，男女ともに耐容上限量を3,000 mg/日としている．

8 微量ミネラル

成人期の女性の鉄の必要量は，月経の有無別に基準値が定められている

鉄，亜鉛，銅，ヨウ素，セレン，モリブデンでは推定平均必要量および推奨量が設定されている．**マンガン，クロム**は目安量である．また，微量ミネラルについては，すべての栄養素で**耐容上限量**が示されている．

日本人の食事摂取基準(2020年版)では，成人期女性の鉄の必要量について，月経ありと月経なしで基準値が示されており，男性および月経のない女性においては，推奨量が男性で7.5 mg/日，月経のない女性で6.5 mg/日であるのに対し，月経のある女性では推奨量が18～49歳で10.5 mg/日，50～64歳で11.0 mg/日となっている．**月経の有無**やその量によって大きな影響を受けるため，貧血の有無等を個別に把握するなどし，食事摂取基準を柔軟に利用することが勧められる．

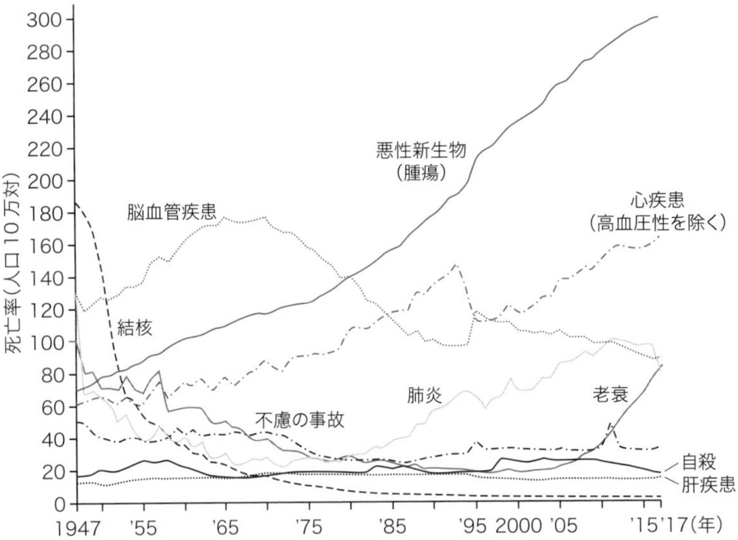

図 8-2　主な死因別にみた死亡率(人口 10 万対)の年次推移
［資料　厚生労働省：平成 29(2017)年人口動態統計月報年計(概数)］

C 栄養と疾患，病態

日本人の人口動態統計をみると，**悪性新生物**(がん)，**心疾患**，**脳血管疾患**(**脳卒中**)などが，長らく死因の上位を占めている(**図 8-2**)．心筋梗塞などの心疾患や脳血管疾患は動脈硬化を基盤とした疾患であり，日本人の約 2/3 は，がんと動脈硬化関連疾患で亡くなることになる．これらの疾患は生活習慣病であることが知られている．

生活習慣病は 40 歳前後から急激に増加する．対策事業として 2008(平成 20)年から，40 ～ 74 歳の国民を対象に，生活習慣病の予防を目的とした**特定健康診査・特定保健指導**(☞コラム，198 頁)が開始されている．

1 肥満とメタボリックシンドローム

減量，特に内臓脂肪の減少がもっとも重要である

◉肥満
◉メタボリックシンドローム

わが国における生活習慣病としてもっとも問題となるのが，**肥満**と**メタボリックシンドローム**であろう．肥満とは脂肪組織が過剰に蓄積した状態を指し，わが国では BMI 25 kg/m^2 以上を肥満と定義している．30 歳代以降では基礎代謝量が年齢とともに低下し，また社会的多忙などを背景に身体活動量も減少する場合が多い．それにもかかわらず，食事からのエネルギーや脂質摂取量などは変わらないか，むしろ漸増することにより収支がアンバランスとなり肥満を生じることになる．2017(平成 29)年国民健康・栄養調査では，20 歳以上の肥満者の割合は男性で 30.7%，女性で 21.9%であり，この 10 年間でみるとその比率は男女ともほぼ横ばいである．

腹腔内脂肪蓄積
ウェスト周囲径　　男性≧85 cm
　　　　　　　　　女性≧90 cm
（内臓脂肪面積　男女とも≧100 cm^2 に相当）

上記に加え以下のうち 2 項目以上

高トリグリセリド血症　≧150 mg/dL
かつ/または
低 HDL コレステロール血症　<40 mg/dL　男女とも

収縮期血圧　≧130 mmHg
かつ/または
拡張期血圧　≧85 mmHg

空腹時高血糖　≧110 mg/dL

図 8-3　メタボリックシンドロームの診断基準

［メタボリックシンドローム診断基準検討委員会：メタボリックシンドロームの定義と診断基準．日内会誌 94(4)：188-203，2005 より許諾を得て転載］

表 8-4　肥満症の食事・運動療法のポイント

食事療法	●摂取エネルギー：(BMI ≧ 25 の場合）25kcal × 目標体重（kg）以下とする．(BMI ≧ 35 の場合）20 ～ 25 × 目標体重（kg）以下とする．上記で十分な減量が得られない場合は 600kcal/ 日以下の超低エネルギー食（VLCD）を考慮する． ●糖質：50 ～ 65%（エネルギー比率）とする．短期間であれば指示エネルギーの 40% 程度までの糖質制限も指示可能である． ●たんぱく質：13 ～ 20%（エネルギー比率）とする． ●脂質：20 ～ 30%（エネルギー比率）とする． ●ビタミン・ミネラル：十分に摂取する．
運動療法	●低～中強度 (最大酸素摂取量 40 ～ 60% 相当，ボルグスケール 11 ～ 13 相当) の有酸素運動（速歩，ジョギング，水泳，サイクリングなど）を週に 150 ～ 300 分程度実施する． ● 1 日 30 分以上（短時間の運動を数回に分け，合計 30 分以上でもよい）週 5 日以上行うことが推奨される． ●レジスタンス運動（筋力トレーニング）の併用はサルコペニア肥満の予防・改善に効果的である． ●運動療法を行う前にはメディカルチェックを行うことが望ましい．

［肥満症診療ガイドライン 2022 をもとに作成］

肥満だけではすぐに治療の対象とはならないが，肥満に伴う合併症がある場合や，**内臓脂肪型肥満**の場合は**肥満症**と呼ばれ，食事療法を中心とした加療が必要となる．特に，内臓脂肪型肥満は耐糖能異常（糖尿病）・脂質異常症・高血圧などの疾病を高率に合併し，動脈硬化のハイリスク群となる．このように，肥満にさまざまな動脈硬化性の疾患を合併する病態はメタボリックシンドロームと呼ばれ，2005 年にわが国における診断基準が示された（**図 8-3**）．この診断基準に基づくと，2006（平成 18）年国民健康・栄養調査の結果では，40 ～ 74 歳男性の 2 人に 1 人，女性の 5 人に 1 人がメタボリックシンドロームの該当者もしくは予備軍となり，まさに国民病であることが明らかとなった．

肥満症やメタボリックシンドロームの治療では，減量，特に内臓脂肪の減少がもっとも重要であり，食事療法を中心として運動療法なども含めた包括

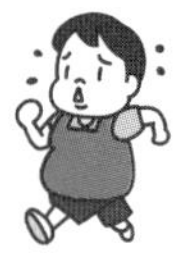

コラム　特定健康診査・特定保健指導

疾病の早期発見・早期治療を重視して行われてきた従来型の検診に代わり,「メタボリック症候群該当者および予備群」を減少させることを目的として，新たな健診である特定健康診査が 2008(平成 20)年 4 月から開始された.

特定健康診査では，腹囲の測定の義務づけや，LDL コレステロールが測定項目に加えられるなど，メタボリックシンドロームを重視した健診となっている．また，該当者とその予備群と診断された者に対しては特定保健指導(積極的支援，動機づけ支援)を行い，疾病の発症や重症化を未然に防ごうとする点も特徴である.

的な生活改善が望まれる．**表 8-4** に肥満症の食事療法と運動療法についてまとめた.

2 インスリン抵抗性と糖尿病

食事療法と運動療法を行い，必要があれば薬物療法を併用する

近年，わが国における糖尿病患者は増加の一途をたどり，2016(平成 28)年国民健康・栄養調査によると 20 歳以上の人口における「糖尿病が強く疑われる者」の割合は 12.1%(男性 16.3%，女性 9.3%)，同様に「糖尿病の可能性を否定できない者」の割合は 12.1%(男性 12.2%，女性 12.1%)となっている．糖尿病有病者数についても，糖尿病人口の推計をはじめた 1997(平成 9)年の 690 万人から右肩上がりで推移し，2016 年には初の 1,000 万人台になった．糖尿病は今や国民病といっても過言ではなく，その対策は喫緊の課題である.

◉2型糖尿病

糖尿病の約 95%は **2 型糖尿病**であり，**インスリン分泌の低下**と**インスリン抵抗性**(**インスリン感受性の低下**)が，その発症にかかわっている(**図 8-4**)．インスリン分泌低下やインスリン抵抗性は，遺伝素因に肥満，過食，運動不足，ストレスといった環境因子，加齢などが加わることにより増強する．特に日本人を含めたアジア系人種は白人系や黒人系人種と比べて，肥満による糖尿病を発症しやすいことがわかっており，成人期における過食や運動不足などの生活習慣の乱れによる肥満をいかにコントロールするかが，糖尿病の予防・治療には重要である.

2 型糖尿病の予防・治療の基本は，適切なエネルギー摂取量を柱とした**食事療法**と，**運動療法**であり，必要があれば薬物療法を併用する．エネルギー摂取量については，血糖値のコントロール状況や肥満の有無，年齢・性別，身体活動量など総合的に評価して決める．肥満がある場合はエネルギー制限が必要である(**表 8-4**)．たんぱく質，脂質，炭水化物の摂取については，エネルギー比率でそれぞれ 20%E まで，20 ～ 30%E，50 ～ 60%E 程度とする．糖尿病治療の最大の目標は，合併症である血管合併症を予防することにあり，

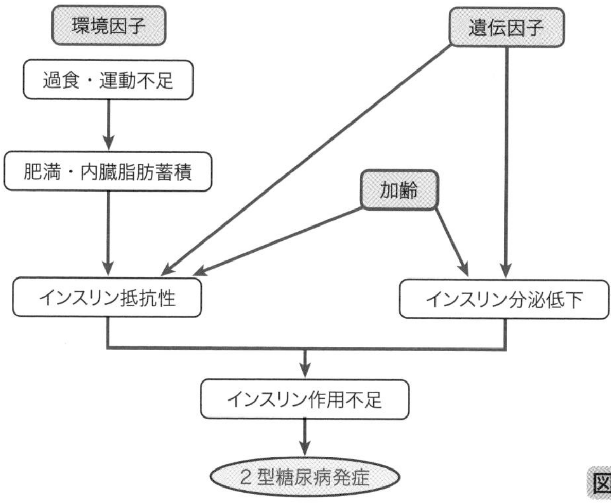

図 8-4　**2 型糖尿病の発症メカニズム**

コラム　食塩感受性高血圧

食塩の過剰摂取は，高血圧になりやすいことがよく知られているが，そのメカニズムについてはわかっていないことも多い．食塩を過剰摂取すると血液の浸透圧を一定に保つために血液中の水分が増え，結果的に体内を循環する血液量が増えて血圧が上がるという説明があるが，そう単純なものでもなさそうである．

実は，高血圧患者を詳細に検討すると，食塩摂取量が多くなると血圧が顕著に上がる患者と食塩摂取量が増えてもそれほど血圧が上がらない患者がおり，前者を「食塩感受性高血圧」，後者を「食塩非感受性高血圧」と呼ぶ．人の疫学研究から，加齢，性別(女性＞男性)，人種(黒人＞白人)などが食塩感受性高血圧に関連していることが知られていたが，近年の研究の発展により，いくつかの遺伝子レベルの違いにより 2 つのタイプにおける発症のしかたが異なることが明らかになった．

日本人は遺伝的にも食塩感受性の人が多いといわれている．食塩非感受性高血圧だから食塩制限は不要というわけではないが，食塩による高血圧のメカニズムが明らかになれば，タイプに応じた食事療法を行うことでより効果的な降圧ができるようになるかもしれない．

このため，血糖値のコントロールだけでなく，高血圧や脂質異常の管理も併せて行うようにする．

3 高 血 圧

食塩制限がもっとも重要である

高血圧は糖尿病，脂質異常症とともに，動脈硬化の重大な危険因子であり，

◉高血圧

8
成人期

a.　初診時の血圧レベル別の高血圧管理計画

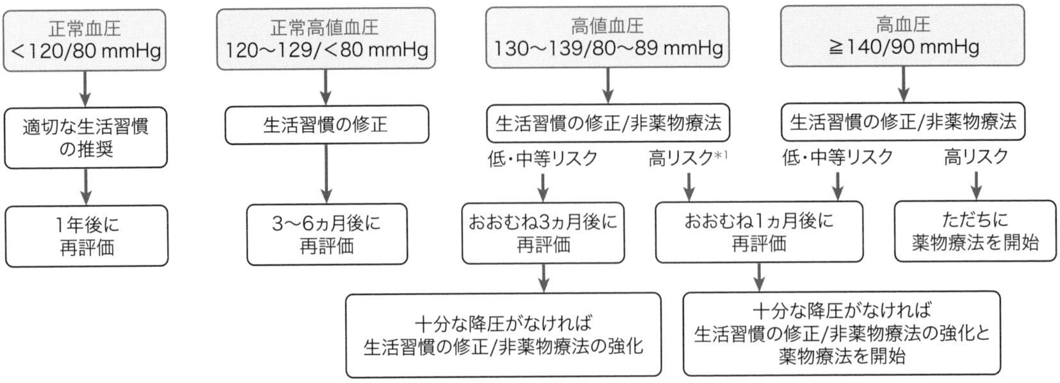

*1 高値血圧レベルでは，後期高齢者(75 歳以上)，両側頸動脈狭窄や脳主幹動脈閉塞がある，または未評価の脳血管障害，蛋白尿のない CKD，非弁膜症性心房細動の場合は，高リスクであっても中等リスクと同様に対応する．その後の経過で症例ごとに薬物療法の必要性を検討する．

b.　診察室血圧に基づいた脳心血管病リスク層別化

血圧分類 / リスク層	高値血圧 130～139/80～89 mmHg	Ⅰ度高血圧 140～159/90～99 mmHg	Ⅱ度高血圧 160～179/100～109 mmHg	Ⅲ度高血圧 ≧180/≧110 mmHg
リスク第一層 予後影響因子がない	低リスク	低リスク	中等リスク	高リスク
リスク第二層 年齢(65 歳以上)，男性，脂質異常症，喫煙のいずれかがある	中等リスク	中等リスク	高リスク	高リスク
リスク第三層 脳心血管病既往，非弁膜症性心房細動，糖尿病，蛋白尿のある CKD のいずれか，または，リスク第二層の危険因子が 3 つ以上ある	高リスク	高リスク	高リスク	高リスク

JALS スコアと久山スコアより得られる絶対リスクを参考に，予後影響因子の組合せによる脳心血管病リスク層別化を行った．
層別化で用いられている予後影響因子は，血圧，年齢(65 歳以上)，男性，脂質異常症，喫煙，脳心血管病(脳出血，脳梗塞，心筋梗塞)の既往，非弁膜症性心房細動，糖尿病，蛋白尿のある CKD である．

図 8-5　高血圧の分類と管理

［日本高血圧学会：高血圧治療ガイドライン 2019，ライフサイエンス出版，p50 - 51，2019 より許諾を得て転載］

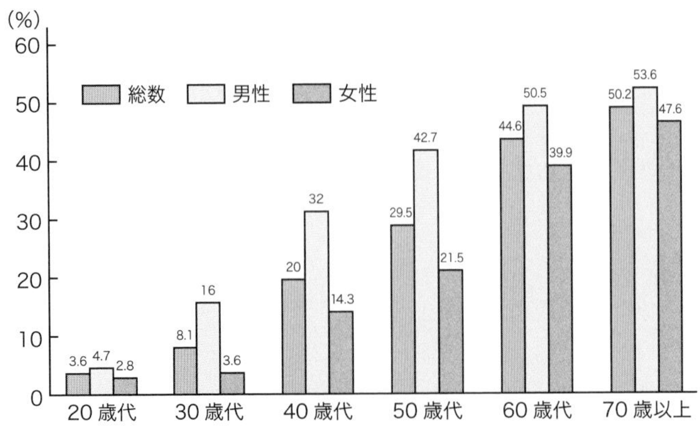

図 8-6　高血圧の有病率

収縮期血圧 140 mmHg 以上または拡張期血圧 90 mmHg の者の比率を示した．
［資料　厚生労働省：平成 29(2017)年国民健康・栄養調査結果］

表 8-5 高血圧における生活習慣の修正項目

1. 食塩制限 6 g/日未満
2. 野菜・果物の積極的摂取*   飽和脂肪酸, コレステロールの摂取を控える   多価不飽和脂肪酸, 低脂肪乳製品の積極的摂取
3. 適正体重の維持：BMI(体重[kg]÷身長[m]^2)25 未満
4. 運動療法：軽強度の有酸素運動(動的および静的筋肉負荷運動)を毎日 30 分, または 180 分/週以上行う
5. 節酒：エタノールとして男性 20 ～ 30 mL/日以下, 女性 10 ～ 20 mL/日以下に制限する
6. 禁煙

生活習慣の複合的な修正はより効果的である.
*カリウム制限が必要な腎障害患者では, 野菜・果物の積極的摂取は推奨しない. 肥満や糖尿病患者などエネルギー制限が必要な患者における果物の摂取は 80 kcal/ 日程度にとどめる.
［日本高血圧学会：高血圧治療ガイドライン 2019, ライフサイエンス出版, p64, 2019 より許諾を得て転載］

その管理は脳血管疾患や虚血性心疾患といった動脈硬化を基盤とする疾病の予防において重要な課題である. 日本高血圧学会では, **収縮期血圧 140 mmHg 以上かつ/または拡張期血圧 90 mmHg 以上**の場合を高血圧と定義している. さらにその重症度に応じて, Ⅰ度高血圧, Ⅱ度高血圧, Ⅲ度高血圧に分類される(**図 8-5**).

また, **正常高値血圧**や高値血圧と呼ばれる血圧域を示すことで, 高血圧予備軍にあたる人たちに注意を促している.

高血圧の有病率は年齢とともに上昇し, 2017(平成 29)年国民健康・栄養調査では, 男性では 40 歳代の 3 人に 1 人, 50 歳代の 5 人に 2 人が, 女性でも 50 歳代では 5 人に 1 人が高血圧である(**図 8-6**). 日本高血圧学会が発行する「高血圧治療ガイドライン 2019」では, 高血圧を有する人を, 高血圧以外のリスク要因の有無と血圧の程度により, 低リスク群, 中等リスク群, 高リスク群の 3 群に分類し, それぞれの指導・治療方針を示している(**図 8-7**). それによると, 低リスク群, 中等リスク群の場合は, まずは食事療法や運動療法といった生活改善を行うことを推奨している.

高血圧の食事療法では, **食塩制限**, 果物・野菜の積極的摂取, エネルギー制限による減量, 飲酒制限などを勧める. また禁煙や適度な運動も重要である. **表 8-5** に, 生活習慣の修正が必要な項目とその目標値についてまとめた.

④ 脂質異常症

高LDLコレステロール血症は内臓脂肪の蓄積とはあまり関係がない

脂質異常症は, コレステロール値のみが異常を示すもの, **トリグリセリド(中性脂肪**, TG)値のみが異常を示すもの, 両者の異常を示すものに分類される. 異常と診断される基準を**表 8-6** に示す. 高 LDL コレステロール血症, 低 HDL コレステロール血症, 高トリグリセリド血症のいずれもが動脈硬化のリスク因子となることが明らかになっており, それぞれのコントロールが重要である.

◉脂質異常症

メタボリックシンドロームの診断基準には, HDL コレステロール値とト

脂質異常症のスクリーニング

↓

冠動脈疾患またはアテローム血栓性脳梗塞（明らかなアテローム*を伴うその他の脳梗塞も含む）があるか？ →「あり」の場合→ 二次予防

↓「なし」の場合

以下のいずれかがあるか？

糖尿病(耐糖能異常は含まない)
慢性腎臓病(CKD)
末梢動脈疾患(PAD)

→「あり」の場合→ 高リスク

↓「なし」の場合

久山町研究によるスコア				予測される10年間の動脈硬化性疾患発症リスク	分　類
40～49歳	50～59歳	60～69歳	70～79歳		
0～12	0～7	0～1	―	2%未満	低リスク
13以上	8～18	2～12	0～7	2%～10%未満	中リスク
―	19以上	13以上	8以上	10%以上	高リスク

久山町研究スコア（下図）に基づいて計算する．

注：家族性高コレステロール血症および家族性Ⅲ型高脂血症と診断された場合はこのチャートを用いずに出典の第4章「家族性高コレステロール血症」，第5章「原発性脂質異常症」の章をそれぞれ参照すること．

①性別	ポイント
女性	0
男性	7

②収縮期血圧	ポイント
＜120mmHg	0
120～129mmHg	1
130～139mmHg	2
140～159mmHg	3
160mmHg～	4

③糖代謝異常（糖尿病含まない）	ポイント
なし	0
あり	1

③血清LDL-C	ポイント
＜120mg/dL	0
120～139mg/dL	1
140～159mg/dL	2
160mg/dL～	3

⑤血清HDL-C	ポイント
60mg/dL～	0
40～59mg/dL	1
＜40mg/dL～	2

⑥喫煙	ポイント
なし	0
あり	2

①～⑥のポイント合計	点

治療方針の原則	管理区分	脂質管理目標値(mg/dL)			
		LDL-C	non-HDL-C	TG	HDL-C
一次予防 まず生活習慣の改善を行った後薬物療法の適用を考慮する	低リスク	＜160	＜190	＜150（空腹時）*** ＜175（随時）	≧40
	中リスク	＜140	＜170		
	高リスク	＜120 ＜100*	＜150 ＜130*		
二次予防 生活習慣の是正とともに薬物治療を考慮する	冠動脈疾患またはアテローム血栓性脳梗塞（明らかなアテローム****を伴うその他の脳梗塞を含む）の既往	＜100 (＜70)**	＜130 (＜100)**		

図8-7　リスク区分別脂質管理目標値

- *頭蓋内外動脈に50%以上の狭窄，または弓部大動脈粥腫（最大肥厚4mm以上）
- *糖尿病において，PAD，細小血管症（網膜症，腎症，神経障害）合併時，または喫煙ありの場合に考慮する．（出典の第3章5.2参照）
- **「急性冠症候群」，「家族性高コレステロール血症」，「糖尿病」，「冠動脈疾患とアテローム血栓性脳梗塞（明らかなアテロームを伴うその他の脳梗塞を含む）」の4病態のいずれかを合併する場合に考慮する．
- 一次予防における管理目標達成の手段は非薬物療法が基本であるが，いずれの管理区分においてもLDL-Cが180mg/dL以上の場合は薬物治療を考慮する．家族性高コレステロール血症の可能性も念頭に置いておく．（出典の第4章参照）
- まずLDL-Cの管理目標値を達成し，次にnon-HDL-Cの達成を目指す．LDL-Cの管理目標を達成してもnon-HDL-Cが高い場合は高TG血症を伴うことが多く，その管理が重要となる．低HDL-Cについては基本的には生活習慣の改善で対処すべきである．
- これらの値はあくまでも到達努力目標であり，一次予防（低・中リスク）においてはLDL-C低下率20～30%も目標値としてなりうる．
- ***10時間以上の絶食を「空腹時」とする．ただし水やお茶などカロリーのない水分の摂取は可とする．それ以外の条件を「随時」とする．
- ****頭蓋内外動脈の50%以上の狭窄，または弓部大動脈粥腫（最大肥厚4mm以上）
- 高齢者については出典の第7章を参照．

［日本動脈硬化学会：動脈硬化性疾患予防ガイドライン2022年版，p69,71，2022より許諾を得て改変し転載］

表 8-6 脂質異常症診断基準

LDL コレステロール	140 mg/dL 以上	高 LDL コレステロール血症
	120 ～ 139 mg/dL	境界域高 LDL コレステロール血症**
HDL コレステロール	40 mg/dL 未満	低 HDL コレステロール血症
トリグリセライド	150 mg/dL 以上(空腹時採血*)	高トリグリセライド血症
	175mg/dL 以上 (随時採血*)	
non-HDL コレステロール	170 mg/dL 以上	高 non-HDL コレステロール血症
	150 ～ 169 mg/dL	境界域高 non-HDL コレステロール血症**

*基本的に 10 時間以上の絶食を「空腹時」とする．ただし水やお茶などカロリーのない水分の摂取は可とする．空腹時であることが確認できない場合を「随時」とする．
**スクリーニングで境界域高 LDL-C 血症，境界域高 non-HDL-C 血症を示した場合は，高リスク病態がないか検討し，治療の必要性を考慮する．
・LDL-C は Friedewald 式（TC－HDL-C－TG/5）で計算する（ただし空腹時採血の場合のみ）．または直接法で求める．
・TG が 400mg/dL 以上や随時採血の場合は non-HDL-C（=TC－HDL-C）か LDL-C 直接法を使用する．ただしスクリーニングで non-HDL-C を用いる時は，高 TG 血症を伴わない場合は LDL-C との差が＋30mg/dL より小さくなる可能性を念頭においてリスクを評価する．
・TG の基準値は空腹時採血と随時採血により異なる．
・HDL-C は単独では薬物介入の対象とはならない．
[日本動脈硬化学会：動脈硬化性疾患予防ガイドライン 2022 年版，p22，2022 より許諾を得て転載]

＊non-HDLコレステロール
総コレステロール(TC)からHDLコレステロールを引いた残りの脂質であり，「non-HDLコレステロール＝TC－HDLコレステロール」の式で算出される．LDL，IDL，VLDLをはじめ，レムナントやsmall dense LDLなどの動脈硬化惹起性の高いリポたんぱく質を含んでいる．

食事療法のポイント

1. 適正体重の維持と栄養素配分のバランス
   - 標準体重と日常生活活動量をもとに，総エネルギー摂取量を適正化する
   - 肥満を解消するためには，エネルギー摂取量(kcal/日)＝標準体重((身長m)^2 × 22)(kg)×身体活動量(軽い労作で 25 ～ 30，普通の労作で 30 ～ 35，重い労作で 35 ～)(kcal)をめざすが，まずは，現状から 1 日に 250 kcal 程度を減じることからはじめる
   - エネルギー配分は，脂質 20 ～ 25%，炭水化物を 50 ～ 60% とする
2. 脂質の選択
   - 飽和脂肪酸の多い食品を摂りすぎない(エネルギー比率として 4.5% 以上7% 未満)
   - *n*-3 系多価不飽和脂肪酸の摂取を増やす
   - 工業由来のトランス脂肪酸の摂取を控える
3. 炭水化物の選択
   - グリセミックインデックス(GI)の低い食事が望ましく，グリセミックロード(GL)を低く保つ工夫をする
   - 食物繊維はできるだけ多く摂る(1 日 25 g 以上を目安とする)
   - ショ糖(砂糖)，ブドウ糖，果糖の過剰摂取に注意する
4. 大豆・大豆製品，野菜，糖質含有量の少ない果物を十分に摂る
5. 食塩摂取を 6 g/日未満にする
6. アルコール(エタノール)摂取を 25 g/日以下に抑える

運動療法のポイント

運動の種類；有酸素運動を中心に行う(ウォーキング，速歩，水泳，サイクリングなど)
運動の強度；中強度以上を目標にする
運動の頻度・時間；週に 3 回以上，1 日合計 30 分以上を目標にする

[日本動脈硬化学会：動脈硬化性疾患予防のための脂質異常症診療ガイド 2018 年版，p50，58，2018 をもとに作成]

リグリセリド値が示されている一方で，LDL コレステロール値は示されていないことからもわかるように，高トリグリセリド血症や低 HDL コレステロール血症は内臓脂肪蓄積に伴うことが多い．一方，LDL コレステロール血症は内臓脂肪の蓄積とはあまり関係がないことが知られている．厚生労働省が 3 年ごとに実施している 2017(平成 29)年度患者調査によると，脂質異常症の総患者数(継続的な治療を受けていると推測される患者数)は 220.5 万人で，性別では男性 63.9 万人，女性 156.5 万人と，女性の方が多い．

脂質異常症の治療の最大の目的は動脈硬化性疾患の予防にある．このため日本動脈硬化学会では，リスク因子の有無により個々の患者を細別化して，

3つの管理区分(カテゴリー)に分類し，各カテゴリー別に脂質異常症の管理目標を設定している(**図 8-7**)．脂質異常症の予防・治療では，いずれの管理区分においてもまずは生活習慣の改善が必須である．生活改善には，食事療法，運動療法，禁煙があげられ，また内臓脂肪型肥満がある場合には減量を行う．食事療法，運動療法のポイントは**表 8-7** のとおりである．

5 慢性腎臓病(CKD)

推定総患者数は1,330万人とされる

◉慢性腎臓病(CKD)
◉糸球体濾過量(GFR)

慢性腎臓病(chronic kidney diseases，CKD)とは，**蛋白尿**といった腎臓の障害，もしくは**糸球体濾過量**(**GFR**)の低下を伴う腎機能低下が 3 ヵ月以上持続している状態の総称であり，従来の病理組織的変化を基礎とした腎臓疾患分類とは別に，慢性疾患として腎障害を包括的にとらえようとする概念である．

このように蛋白尿や GFR で診断するようになった背景には，CKD は，その基礎となる腎疾患の種類にかかわらず，将来的に人工透析が必要な腎不全に至る可能性が高いことや，CKD が脳卒中や心筋梗塞などの動脈硬化性疾患の高いリスクとなることなどがあげられる．このため CKD では，腎臓の機能低下を抑える治療と同時に，心血管疾患の発症を予防する治療も並行して行うことが重要である．

CKD の重症度や病期判定は，蛋白尿の程度と GFR の値で規定される(**表 8-8**)．2005 年の調査結果では，わが国における CKD の推定総患者数は 1,330 万人とされ，20 歳以上の成人の 8 人に 1 人を占める．国をあげての対策が必要である．

CKD は，年齢や遺伝的要因のほかに，肥満や喫煙といった生活習慣，糖尿病，高血圧，高尿酸血症，脂質異常症などの生活習慣病が，その発症・増悪因子となりうる．このため CKD 発症・進行予防には，食事管理，適度な運動，禁煙といった生活習慣の是正とともに，他の生活習慣病の管理も併せて行うことが重要である．CKD の食事管理に関しては，日本腎臓学会が発行する「慢性腎臓病に対する食事療法基準」に，主に GFR に基づくステージごとの食事の基準について詳細な方針が示されている(**表 8-9**)．

6 高尿酸血症・痛風

プリン体を多く含む食事の制限以外にも，減量や飲酒制限も必要である

◉高尿酸血症

血清尿酸値が 7.0 mg/dL を超えた場合を**高尿酸血症**という．高尿酸血症が持続すると，過剰な尿酸が結晶化する．たとえば関節内で結晶化すると激しい痛みを伴う関節炎を発症する．これを**痛風**という．

また尿中で結晶化すると，**腎機能不全**(**痛風腎**)や**尿路結石**などを発症する．高尿酸血症は男性に圧倒的に多い．これは女性ホルモンであるエストロゲン

表 8-8　慢性腎臓病(CKD)の重症度分類

原疾患		蛋白尿区分		A1	A2	A3
糖尿病		尿アルブミン定量 (mg/日) 尿アルブミン/Cr 比 (mg/gCr)		正常	微量アルブミン尿	顕性アルブミン尿
				30 未満	30 ～ 299	300 以上
高血圧 腎炎 多発性嚢胞腎 移植腎 不明 その他		尿蛋白定量 (g/日) 尿蛋白/Cr 比 (g/gCr)		正常	軽度蛋白尿	高度蛋白尿
				0.15 未満	0.15 ～ 0.49	0.50 以上
GFR 区分 (mL/分/ 1.73 m²)	G1	正常または 高値	≧90			
	G2	正常または 軽度低下	60 ～ 89			
	G3a	軽度～ 中等度低下	45 ～ 59			
	G3b	中等度～ 高度低下	30 ～ 44			
	G4	高度低下	15 ～ 29			
	G5	末期腎不全 (ESKD)	＜15			

重症度は原疾患・GFR 区分・蛋白尿区分を合わせたステージにより評価する．CKD の重症度は死亡，末期腎不全，心血管死亡発症のリスクを　　のステージを基準に，　，　，　の順にステージが上昇するリスクは上昇する．KDIGO CKD guideline2012 を日本人用に改変．
[日本腎臓学会(編)：CKD 診療ガイド 2012，東京医学社，p3，より許諾を得て転載]

表 8-9　CKD ステージによる食事療法基準

ステージ (GFR)	エネルギー (kcal/kg 体重/日)	たんぱく質 (g/kg 体重/日)	食塩 (g/日)	カリウム (mg/日)
ステージ 1 (GFR ≧ 90)	25 ～ 35	過剰な摂取をしない	3 ≦ ＜ 6	制限なし
ステージ 2 (GFR60 ～ 89)		過剰な摂取をしない		制限なし
ステージ 3a (GFR45 ～ 59)		0.8 ～ 1.0		制限なし
ステージ 3b (GFR30 ～ 44)		0.6 ～ 0.8		≦2,000
ステージ 4 (GFR15 ～ 29)		0.6 ～ 0.8		≦1,500
ステージ 5 (GFR＜15)		0.6 ～ 0.8		≦1,500
5D (透析療法中)	別表(出典参照)			

注：エネルギーや栄養素は，適正な量を設定するために，合併する疾患(糖尿病，肥満など)のガイドラインなどを参照して病態に応じて調整する．性別，年齢，身体活動度などにより異なる．
体重は基本的に標準体重(BMI ＝ 22)を用いる．
[日本腎臓学会(編)：慢性腎臓病に対する食事療法基準 2014 年版，東京医学社，p2，より許諾を得て転載]

に尿酸の排泄を促進するはたらきがあるためであり，閉経後は女性でも尿酸値が上昇するので，50 歳以降の男女差は小さくなる．成人男性における高尿酸血症は 30 歳頃から増加し，成人男性の 20 ～ 30％が高尿酸血症である

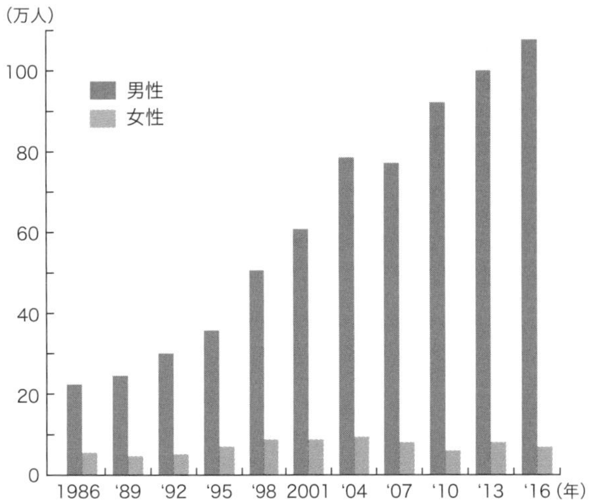

図 8-8　国民生活基礎調査から推定される痛風患者数

国民生活基礎調査(厚生労働省ホームページhttps://www.mhlw.go.jp/toukei/list/20-21.html)より算出.
[日本痛風・核酸代謝学会：高尿酸血症・痛風の治療ガイドライン，第3版，診断と治療社，p20，2019より許諾を得て転載]

表 8-10　高尿酸血症の生活改善のポイント

1. 食事療法
 - 適正なエネルギーの摂取
   標準体重と日常生活活動量をもとに，総エネルギー摂取量を適正化する.
   肥満がある場合は 25 kcal × 標準体重(kg)とし，体重減少をめざす.
 - プリン体の多い食品を控える.
   プリン体の1日の摂取量は400 mg程度までとする.
 - 水分を十分に摂取する.
   尿路結石を予防するために1日の尿量が2,000 mL程度を保つように，十分な水分を摂取する.
2. 飲酒制限
   アルコール自体が血清尿酸値を上昇させるので，アルコール飲料は控える．アルコール飲料のなかでも特にビールはプリン体を多く含むので避ける.
3. 運動療法
   激しい運動は高尿酸血症の誘因となるので避ける．運動は軽めの有酸素運動を中心とし，1日合計30分以上を目標として行う.

[日本痛風・核酸代謝学会：高尿酸血症・痛風の治療ガイドライン，第3版，診断と治療社，2019をもとに作成]

ともいわれる．さらに，高尿酸血症は肥満やメタボリックシンドロームに併発しやすいことが知られている．高尿酸血症や痛風の患者数は，男性では増加の一途をたどっている(**図 8-8**).

高尿酸血症の治療の目的は痛風発作や腎不全などを予防することにあり，そのためには血清尿酸値を 6.0 mg/dL 程度までに抑えることが有効である．尿酸は，**核酸**の主要な構成成分である**プリン体**の代謝産物で，体内で毎日一定量が産生され体外に排出される．また食事から摂取されたプリン体も体内で尿酸へと代謝される．したがって，プリン体を多く含む食品を制限することは，高尿酸血症の改善に一定の効果がある．さらに，肥満や飲酒なども血清尿酸値を上昇させることが知られており，減量や飲酒制限なども含めた包括的な生活習慣改善を指導することが重要である．**表 8-10** に高尿酸血症予防のための生活改善のポイントをまとめた.

7 虚血性心疾患

動脈硬化のリスク因子が虚血性心疾患のリスク因子そのものとなる

◉虚血性心疾患

虚血性心疾患とは，冠動脈の狭窄や閉塞により心筋に十分な血液が供給されずに心筋の障害を生じる疾患の総称で，**狭心症**や**心筋梗塞**などがある．中でも心筋梗塞は致死率の高い疾患である．日本人の死因の第2位は心疾患であるが，このうち心筋梗塞もしくは虚血性心疾患による死亡が約40%を占めており，その予防は重要な課題である.

虚血性心疾患の基盤的な病態には**冠動脈**の動脈硬化があり，そのため動脈硬化のリスク因子が虚血性心疾患のリスク因子となる．虚血性心疾患に関し

表 8-11　コホート研究における虚血性心疾患の危険因子

	福岡（久山）		広島/長崎		新潟（新発田）	NIPPON DATA	共同研究1	共同研究2		JACC		Honolulu（日系人）	Framingham		ARIC study	
	男	女	男	女	男女	男女	男	男	女	男	女	男	男	女	男	女
年齢	＋	＋	＋	＋		＋	−					＋	＋	＋		
血圧	＋	＋	＋	＋	＋	＋	＋					＋	＋	＋	＋	＋
喫煙	＋	＋	＋	＋	＋	＋	＋			＋	＋	＋	＋	＋	＋	＋
血清コレステロール	＋	−	＋	＋	−	＋	＋					＋	＋	＋	＋	＋
HDL コレステロール						−	＋*					＋*	＋*	＋*	＋*	＋*
トリグリセリド（TG）								＋	＋			＋	−	＋	−	＋
耐糖能異常	＋	−	−	−	−	＋	＋					＋	＋	＋	＋	＋
肥満	−	＋			−		−			＋	＋	＋	＋	＋		
心電図異常	−	＋	−	−	−								＋	＋		
飲酒	−	−			−		＋*					＋*	＋*	＋*		
フィブリノーゲン							＋†					＋	＋	＋	＋	＋

＋：正の有意な危険因子，＋*：負の有意な危険因子，−：有意でない危険因子，＋†：男女込みでの解析
共同研究 1：大阪現業を中心とした研究
共同研究 2：井川町（秋田県），協和町（茨城県），野市町（高知県），八尾市（大阪府）の住民による共同研究
NIPPON DATA：National Integrated Project for Prospective Observation of Noncommunicable Disease and Its Trends in the Aged
JACC：Japan Collaborative Cohort Study for Evaluation of Cancer Risk Sponsored by Monbusho
ARIC：The Atherosclerosis Risk in Communities
［日本循環器学会：虚血性心疾患の一次予防ガイドライン（2012 年改訂版）http://www.j-circ.or.jp/guideline/pdf/JCS2012_shimamoto_h.pdf（最終アクセス 2020 年 7 月 30 日）より許諾を得て改変し転載］

表 8-12　虚血性心疾患の一時予防のための留意点

1. 加齢（男性 45 歳以上，女性 55 歳以上）はリスク因子である．
2. 虚血性心疾患の家族歴はリスク因子である．
3. 喫煙習慣はリスク因子であり，禁煙を要する．
4. 高血圧（血圧が 140/90 mmHg 以上）はリスク因子であり，改善を要する．
5. 肥満（BMI≧25，ウエストが男性 85 cm，女性 90 cm 以上）はリスク因子であり，改善を要する．
6. 糖尿病はリスク因子であり，空腹時血糖 120 mg/dL 以下，HbA1c は正常上限＋1％以内をめざす．
7. 高コレステロール血症（LDL コレステロール 140 mg/dL 以上）はリスク因子であり，140 mg/dL 以下を目標とする．危険因子がほかにもある場合には 120 mg/dL 以下を目標とする．
8. 高トリグリセリド血症はリスク因子であり，トリグリセリド 150 mg/dL 以下を目標とする．
9. 精神的・肉体的ストレスはリスク因子であり，ストレスをためない生活を心がける．
10. タイプ A と呼ばれる性格分類の人（真面目で攻撃的，競争心が強く，仕事に常に追われている人）はリスクが高いので注意する．

ては，加齢，高血圧，喫煙，高コレステロールなどが強いリスク因子となる（**表 8-11**）．男性の場合，急性心筋梗塞の罹患率は 40 ～ 50 歳頃から上昇するのに対し，女性では 50 ～ 60 歳頃と約 10 年遅れて上昇する．これは女性ホルモンの抗動脈硬化作用による．

コホート研究 NIPPON DATA80 の冠動脈疾患のリスク評価では，男性の場合，血圧・喫煙・コレステロール・年齢・血糖値が，女性の場合は年齢と血糖値が，それぞれ死亡率の上昇に関与することが示されている．そのほかにも，肥満，高トリグリセリド血症，CKD，精神的ストレスなどが虚血性心疾患のリスク因子として知られる．特に肥満はメタボリックシンドロームを引き起こし，動脈硬化の強いリスク因子となることから，食事や運動による肥満の改善は虚血性心疾患予防のためにも重要である．日本循環器学会が策定した「虚血性心疾患の一次予防ガイドライン（2012 年改訂版）」では，

一次予防のための留意点を提唱している(**表 8-12**).

⑧ 脳血管疾患(脳卒中)

脳梗塞による死亡は依然として高い水準で推移している

◉脳卒中

脳卒中とは，**脳出血**，**脳梗塞**，**くも膜下出血**などの脳血管疾患の総称である．第 2 次世界大戦後，脳血管疾患による死亡は高い比率を示し，死因の第 1 位を占めていた(**図 8-2**)．しかし 1970 年頃から低下し，現在は総死亡の 8.2％(2017 年)で，死亡原因の第 3 位に位置している．

疾患別にみると，脳出血による死亡は 1960 年頃から著しく減少し，現在は 1/4 ～ 1/5 程度となっている(**図 8-9**)．脳出血はその名のとおり出血性疾患であり，高血圧，飲酒や低コレステロールなどが危険因子として知られる．栄養状態の改善や減塩政策により，その発症が減少したと考えられている．

一方，脳梗塞による死亡は 1950 ～ 1970 年頃まで急増し，その後も 2000 年頃まで漸増を示し，現在も毎年約 5 ～ 6 万人が脳梗塞で死亡している．すなわち，日本人の脳血管疾患による死亡数が減っているのは，脳出血が減っていることに起因し，脳梗塞による死亡は依然として高い水準で推移している．脳梗塞は，脳塞栓症と脳血栓症に分けられ，特に後者は虚血性心疾患と同様，動脈硬化を基盤的病態として発症する．このため，動脈硬化を引き起こすような肥満や糖尿病，脂質異常症，高血圧などが危険因子となる．「脳卒中治療ガイドライン 2015(追補 2017)」によると，脳血管疾患の発症予防として，高血圧・糖尿病・脂質異常症(高コレステロール血症)の管理や，心房細動における血栓コントロール，禁煙，適量飲酒などが重要である．

なお，くも膜下出血は多くの場合脳動脈瘤が破裂することにより発症する．動脈瘤ができる原因はよくわかっていないが，高血圧，喫煙，家族歴などが危険因子として知られている．

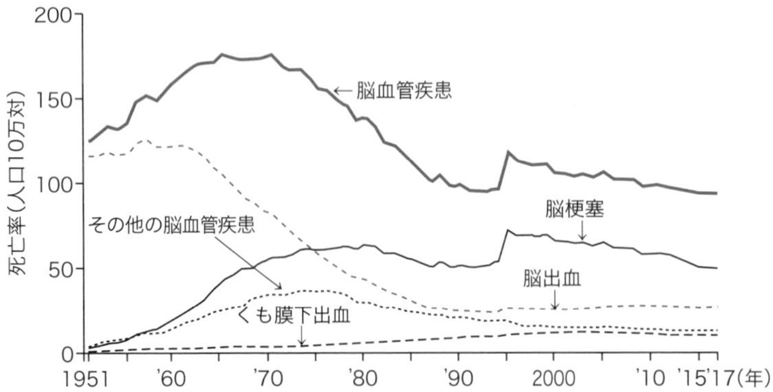

図 8-9　脳血管疾患の死亡率の推移

注　1)脳血管疾患は，脳内出血と脳梗塞とその他の脳血管疾患の合計である．
　　2)くも膜下出血は，その他の脳血管疾患の再掲である．
［資料　厚生労働省：人口動態統計］

9 悪性新生物（がん）

がんの多くは生活習慣病であると考えられている

1981（昭和 56）年以来，日本人の死因の第 1 位は**悪性新生物（がん）**が占め，年々増加の一途をたどっている（**図 8-2**）．がんに罹患する人は 30 歳代後半より増えはじめ，60 歳代以降は男性が女性より顕著に多い．また臓器別でみると，以前は男女ともに胃がんによる死亡者が多かったが，近年では，男性は肺がん，大腸がん，膵臓がん，女性では大腸がん，肺がん，膵臓がん，乳がんによる死亡者が増えている（**図 8-10**）．

◉悪性新生物（がん）

がんの多くは，改善可能な生活習慣や環境要因を原因とすることから，生活習慣病であると考えられている．わが国では 2006（平成 18）年にがん対策基本法が制定され，総合的ながん対策として**がん対策推進基本計画**を策定することが宣言された．国民に対し，「喫煙，食生活，運動その他の生活習慣が健康に及ぼす影響等，がんに関する正しい知識をもち，がんの予防に必要な注意を払うよう努めるとともに，必要に応じがん検診を受ける」ように求めている．

国立がん研究センターをはじめとする研究グループでは，日本人のがんの予防にとって重要な「禁煙」「節酒」「食生活」「身体活動」「適正体重の維持」「感染」の 6 つの要因を取りあげ，がんリスクを減らすための生活習慣について提言をしている（**表 8-13**）．

10 う蝕および歯周病

歯周病は，口腔内の生活習慣病とも呼ばれる

う蝕（虫歯）や**歯周病**に代表される歯科疾患は，歯の喪失につながるので，食生活や社会生活に支障をきたし全身の健康に影響を与える．特に，歯周病

◉う蝕
◉歯周病

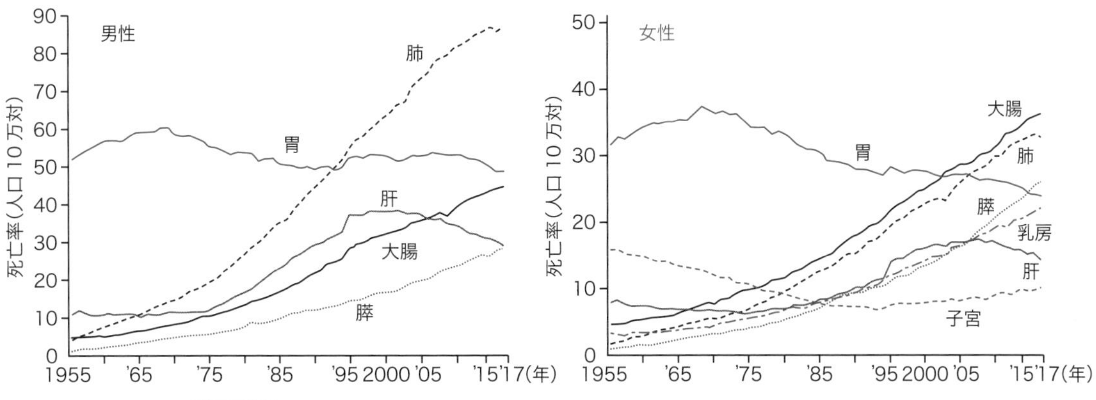

図 8-10　悪性新生物（がん）の主な部位別死亡率（人口 10 万対）の年次推移
［資料　厚生労働省：平成 29（2017）年人口動態統計月報年計（概数）］

表 8-13　科学的根拠に基づくがん予防

喫煙	たばこは吸わない．他人のたばこの煙を避ける．
飲酒	節酒する．飲酒量の目安は 1 日あたり純エタノール量換算で 23 g 程度(日本酒 1 合，ビール大 1 本)とする．
食生活	減塩する． 野菜と果物を摂る． 熱い飲食物は冷ましてから食べる．
身体活動	歩行またはそれと同等以上の強度の身体活動を 1 日 60 分行うようにする．
体型	適正体重を維持する．男性は BMI 値 21 ～ 27，女性は BMI 値 21 ～ 25 の範囲になるようにする．
感染	一度は肝炎ウイルスの検査を受け，感染があれば専門医に相談する． 機会があればピロリ菌(ヘリコバクター・ピロリ)の検査を受け，感染があれば専門医に相談する．

[国立がん研究センター：がん情報サービス https://ganjoho.jp/public/pre_scr/cause_prevention/evidence_based.html(最終アクセス 2020 年 7 月 30 日)をもとに作成]

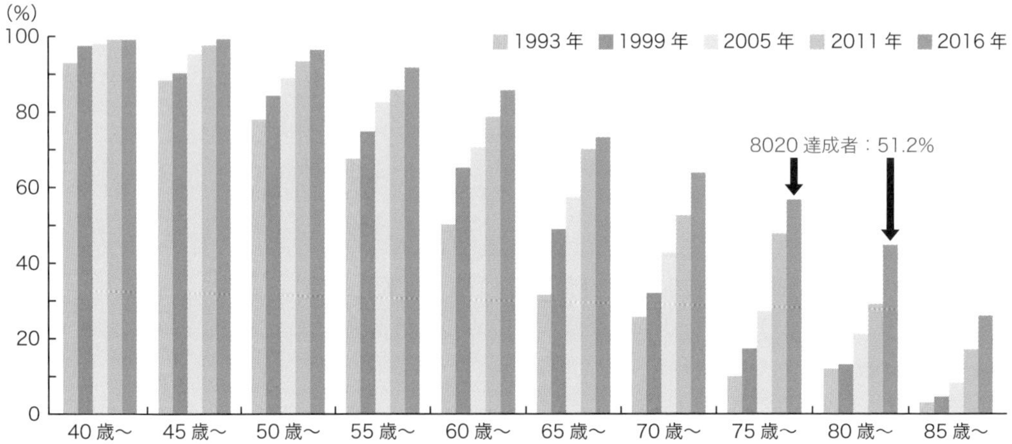

図 8-11　20 本以上の歯が残っている人の割合

[資料　厚生労働省：平成 28(2016)年歯科疾患実態調査の結果(概要)]

は口腔内の生活習慣病とも呼ばれ，糖尿病，肥満，動脈硬化などの生活習慣病とも密接にかかわることが知られている．たとえば，糖尿病患者には歯周病がある者が多く，歯周病が悪化すると糖尿病が悪化する．さらに，歯周病患者は健常者と比べて心臓発作の発症率が高いこと，冠動脈や脳血管の動脈硬化病巣の形成に歯周病の原因菌の関与が示唆されること，などが報告されている．

歯の健康について，1989(平成元)年より厚生省(現厚生労働省)と日本歯科医師会は合同で「80 歳になっても 20 本以上自分の歯を保とう」という **8020(ハチマル・ニイマル)運動**を推進している．8020 運動は健康日本 21 でも引き継がれ，その結果，80 歳になっても自分の歯が 20 本以上ある人の割合は 2016 年には 51.2%と年々増えている(**図 8-11**)．う蝕や歯周病の予防には口腔内を清潔に保つことが重要である．具体的には，甘い物を避ける，食後に歯磨きをする，定期検診を受けることなどである．また喫煙(受動喫煙含む)はう蝕や歯周病の危険因子であり，禁煙が勧められる．

◉8020運動

⑪ 骨粗鬆症

若いときから骨粗鬆症予防のための生活習慣を心がける

加齢とともに骨密度は低下し，骨折のリスクを伴う**骨粗鬆症**を発症する．骨粗鬆症とは，骨量が減少して骨強度が低下することにより骨折を生じやすくなる病態を指し，その発生率は女性が圧倒的に高い．これは，女性ホルモンであるエストロゲンに骨吸収を抑制するはたらきがあるが，更年期以降はエストロゲンの分泌が減少するためと考えられている．骨粗鬆症は骨折などにより生活機能や生活の質（QOL）を低下させるだけでなく，長期的には骨折の有無にかかわらず死亡リスクを有意に上昇させることが知られている．

骨量は 20 歳頃にほぼその最大値を示し，その後は安定に推移するが，50 歳前後から特に女性においては著しく減少する（☞図 7-4, 166 頁）．このため，思春期から成人期にかけて獲得する骨量をいかに高めるかが，骨粗鬆症の予防には重要である．したがって若い時期から骨粗鬆症予防のための生活習慣を心がける必要があり，十分なたんぱく質，**カルシウム**，**ビタミン D**，ビタミン K を摂取すること，荷重的な運動を行うことなどが，骨粗鬆症の予防のために推奨される．

体型に関してはさまざまな疫学調査より，やせ・過体重ともに骨粗鬆症の危険因子となることが報告されており，適切な体重を維持することが重要である．また，喫煙者と常習的飲酒者の骨折リスクは男女とも高いことがわかっており，禁煙，節酒（エタノール量で 24 g 未満）などが勧められている．

D 栄養アセスメント

成人期の栄養ケア・マネジメントでは，生活習慣病の予防と治療が主となる．栄養アセスメントでは，生活習慣病の予防と治療へ適切な介入を行うために，対象者の栄養状態に加え基礎疾患・合併症，食行動，食環境，生活習慣などの情報を収集することが重要である．これらの情報をもとに対象者の問題点を把握し，介入方法を検討する．

① 問　診

医療に関する情報収集を行いながら，良好な信頼関係を構築する

問診では対象者または家族などから，対象者の状態を評価するために必要な情報を聴取する．問診は医療従事者と傷病者との良好な信頼関係を構築する上でも重要である．医療に関する情報収集を行いつつ，対象者に共感しながらコミュニケーションをとる．

まずはじめに対象者の**主訴**を聴き取り，対象者の栄養面における課題を把握する．さらに現病歴について聴取し，現在注目している症状や病態の時間

的な経過について明らかにする．このほか，食生活や栄養状態に関連しうる要因として，**既往歴**，家族歴，社会歴，生活習慣などの情報収集も行う．管理栄養士・栄養士は，外食や間食などの食習慣に関する情報に加え，食事調査により日常の食事について詳細に聴き取りを行う．さらに，食知識や食スキル，食環境などは対象者の行動変容に影響を与える要因でもあるため，評価を行う(☞第 1 章 C2，18 頁)．

2 身体計測

a 身体測定

対象者のエネルギー摂取量を把握する簡便な方法である．身長，体重から**BMI**(body mass index)を算出し，肥満や低体重の評価を行う．BMI に加え，体重の増減はエネルギー収支バランスの不均衡を評価する 1 つの目安となる．

b 体脂肪率

生体電気インピーダンス法(BIA)が一般的に用いられている．近年は BIA を用い，体脂肪率とともに骨格筋量の評価が行えるツールも広く用いられるようになっている．

c 内臓脂肪型肥満の判定

ウエスト周囲長測定または腹部コンピュータ断層撮影法(CT)や，磁気共鳴イメージング(MRI)による内臓脂肪面積測定などの方法がある．

d 骨　量

二重 X 線吸収測定法(DEXA)による腰椎，大腿骨頸部，橈骨などの骨密度測定や，定量的超音波測定法による踵骨の骨量測定がある．

3 臨床検査

一般的に行われる臨床検査では血液検査や尿検査などを用いて，①たんぱく質代謝，②糖代謝，③脂質代謝，④核酸代謝，⑤電解質，⑥貧血，⑦免疫機能，⑧内分泌機能，⑨感染症，⑩悪性新生物などを反映する臨床検査項目の評価を行う．

4 食事調査

食事調査法はそれぞれに長所と短所がある

食事調査法には，**食事記録法**，**24 時間食事思い出し法**，**食物摂取頻度法**，**食事歴法**などがある(☞第 2 章，表 2-3，44 頁)．

各食事調査法の詳細については他章に譲るが，食事調査法ではそれぞれに長所と短所があること，さらに食事調査は自己申告で行われていることから，申告誤差は避けられない点についても留意を要する．これらのことをふまえ，栄養アセスメントの際は得られた食事調査の結果について解釈をする必要がある．

E 栄養およびその他の生活習慣のケアのあり方

1 生活習慣病の予防

生活習慣の改善を主とした一次予防と二次予防が重要である

生活習慣病に対しては，**一次予防**と**二次予防**が重要である．一次予防は，動脈硬化性疾患の危険因子である脂質異常症や高血圧，糖尿病，肥満などの発症を，食事や運動などの生活習慣から予防することである．二次予防とは，生活習慣病の早期発見，早期治療のことを指し，食事などの生活習慣の改善を主体として生活習慣病の進行を予防することを意味する．これらを実践していく上で，食事や運動に加え，睡眠，喫煙，飲酒などの生活習慣の改善を行うことが重要である．

2 食生活指針

健全な食生活のため，食生活指針と食事バランスガイドを活用する

食生活指針は健全な食生活の実践をはかることを目的に，2000（平成12）年に当時の文部省，厚生省，農林水産省によって示された．食生活指針では，QOLの向上を重視し，バランスのとれた食事内容を中心に，食料の安定供給や食文化，環境に配慮した食生活の目標を示している．策定から16年が経過し，食生活に関する幅広い分野での施策に進展がみられたことから，2016（平成28）年に食生活指針の一部が改定された（**図8-12**）．

また，食生活指針を具体的に行動に結びつけるために，2005（平成17）年に厚生労働省，農林水産省により**食事バランスガイド**が示されている．食事バランスガイドは1日に，「何を」「どれだけ」食べたらよいかをわかりやすく示したものであり，食事の望ましい組み合わせやおおよその量がイラストで示されている．これらを上手に活用することが望まれる．

3 身体活動指針

さまざまな疾患の予防や改善に，身体活動や運動は効果的である

適切な食事とともに，運動はさまざまな疾患の予防や改善に高い効果を生

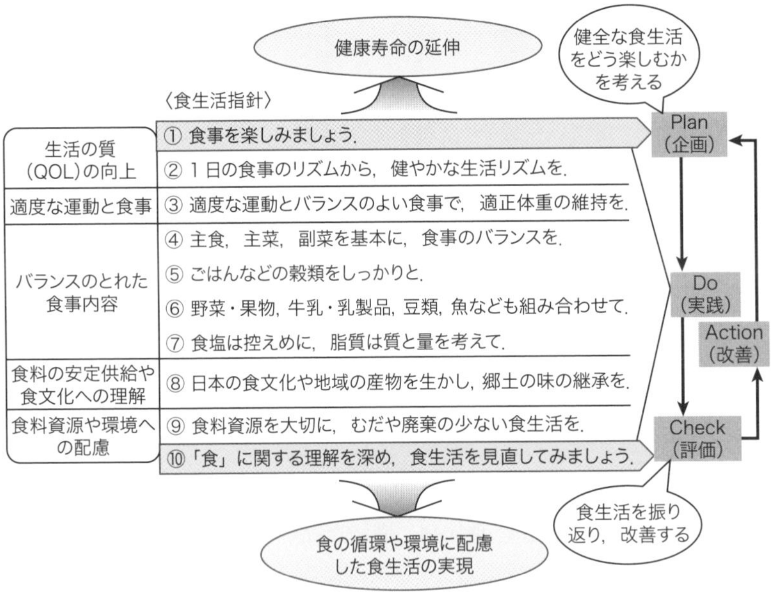

図 8-12　食生活指針（2016 年改定）の全体構造
［資料　文部科学省・厚生労働省・農林水産省：食生活指針の解説要領 https://www.mhlw.go.jp/file/06-Seisakujouhou-10900000-Kenkoukyoku/0000132167.pdf（最終アクセス 2020 年 7 月 30 日）］

み出す．厚生労働省は，ライフステージに応じた健康づくりのための身体活動（生活活動・運動）を推進するために，2006（平成 18）年に健康づくりのための運動基準 2006 を策定し，その指針としてエクササイズガイド 2006 を策定した．その後，健康づくりにおいては運動だけでなく生活活動も含め身体活動全体に着目することが重要であるとし，「運動基準」から「身体活動基準」に名称を改め，2013（平成 25）年に**健康づくりのための身体活動基準 2013** と**健康づくりのための身体活動指針（アクティブガイド）**が策定された．

◉健康づくりのための身体活動指針（アクティブガイド）

健康づくりのための身体活動基準 2013 では，従来の糖尿病，循環器疾患等に加え，ロコモティブシンドロームや認知症も身体活動の増加でリスクが低減できることを明確にしている．アクティブガイドでは，1 日 10 分身体を多く動かすこと **+10（プラス・テン）**をメインテーマとし，対象者 1 人ひとりの身体活動状況や運動習慣に応じて身体活動や運動を増やすための気づきと行動変容を促すための工夫がなされている．

4 睡眠指針

十分な睡眠は生活習慣病の発症予防のために重要である

睡眠不足や不眠症状がある者では，生活習慣病のリスクが高いことが明らかとなっており，睡眠不足や不眠を改善することで生活習慣病の発症を予防することができる．厚生労働省は健康維持・増進のための睡眠の重要性を周知するために，2003（平成 15）年に「健康づくりのための睡眠指針〜快適な

表 8-14 健康日本 21(第二次)における栄養・食生活，身体活動・運動，休養，飲酒，喫煙および歯・口腔の健康に関する生活習慣および社会環境の改善に関する目標

	目標項目
栄養・食生活	① 適正体重を維持している者の増加(肥満，やせの減少) ② 適切な量と質の食事をとる者の増加 ア 主食・主菜・副菜を組み合わせた食事が 1 日 2 回以上の日がほぼ毎日の者の割合 イ 食塩摂取量の減少 ウ 野菜と果物の摂取量の増加 ③ 共食の増加(食事を 1 人で食べる子どもの割合の減少) ④ 食品中の食塩や脂肪の低減に取り組む食品企業および飲食店の登録の増加 ⑤ 利用者に応じた食事の計画，調理および栄養の評価，改善を実施している特定給食施設の割合の増加
身体活動・運動	① 日常生活における歩数の増加 ② 運動習慣者の割合の増加 ③ 住民が運動しやすいまちづくり・環境整備に取り組む自治体数の増加
休養	① 睡眠による休養を十分とれていない者の減少 ② 週労働時間 60 時間以上の雇用者の割合の減少
飲酒	① 生活習慣病のリスクを高める量を飲酒している者（1 日あたりの純アルコールの摂取量が男性 40 g 以上，女性 20 g 以上の者）の割合の減少 ② 未成年者の飲酒をなくす ③ 妊娠中の飲酒をなくす
喫煙	① 成人の喫煙率の減少(喫煙をやめたい人がやめる) ② 未成年者の喫煙をなくす ③ 妊娠中の喫煙をなくす ④ 受動喫煙(家庭・職場・飲食店・行政機関・医療機関)の機会を有する者の割合の減少
歯・口腔の健康	① 口腔機能の維持・向上 ② 歯の喪失防止 ③ 歯周病を有する者の割合の減少 ④ 乳幼児・学齢期のう蝕のない者の増加 ⑤ 過去 1 年間に歯科検診を受診した者の割合の増加

［資料 厚生労働省：健康日本 21(第二次)の推進に関する参考資料 2012］

睡眠のための 7 箇条～」を策定した．その後，2014(平成 26)年に**健康づくりのための睡眠指針 2014** が策定された(☞巻末の参考資料表 17，334 頁)．指針は 12 ヵ条からなり，第 1 条で総論，第 2 ～第 5 条で科学的所見，第 6 ～第 10 条で睡眠不足の予防，第 11 ～第 12 条で睡眠障害等の早期発見について示している．

⑤ 健康日本 21(第二次)の目標値

生活習慣病および合併症の発症・重症化予防を主目的としている

2012(平成 24)年に策定された**21 世紀における国民健康づくり運動(健康日本 21(第二次))**では，2013 ～ 2022 年度における国民の健康増進に関する基本的な方向が示されている．主要な生活習慣病であるがん，循環器疾患，糖尿病，慢性閉塞性肺疾患(COPD)に対処するための食生活改善や運動習慣の定着などによる発症予防と重症化予防に重点をおいた対策を推進するとともに，合併症の発症や症状の進行などの予防に重点をおいた対策を推進すべきとしている．また，国民の健康増進の基本である，栄養・食生活，身体活動・運動，休養，飲酒，喫煙，歯・口腔の健康に関する生活習慣および社会環境の改善について，具体的な目標を設定している（**表 8-14**）．

練習問題

以下の問題について，正しいものには○，誤っているものには×をつけなさい．

(1)　20 歳代の女性のうち，やせの者の割合は 20%近くを占める．
(2)　40 歳代の死因の第 1 位は自殺である．
(3)　日本人女性では晩婚化に伴い 30 歳代，40 歳代での出産が増えている．
(4)　日本人女性の平均閉経年齢は 55 歳前後である．
(5)　閉経期は卵巣刺激ホルモンや黄体形成ホルモンの血中濃度は上昇を示す．
(6)　女性ホルモンであるエストロゲンは血中コレステロールを低下させる．
(7)　成人期のエネルギー必要量については BMI を指標とし，18.5 ～ 24.9 kg/m^2 を目標とする．
(8)　成人期の脂質摂取量についてコレステロール摂取をエネルギー比率 7%以下となるようにする．
(9)　カリウムの摂取不足は高血圧のリスク要因の 1 つである．
(10) 日本人の死因上位を占める悪性新生物，心疾患，脳血管疾患などは生活習慣病といえる．
(11) メタボリックシンドロームの診断基準にトリグリセリド値は含まない．
(12) 日本人の糖尿病の大部分は 2 型糖尿病であり，インスリン抵抗性がその発症にかかわる．
(13) 高血圧改善のために，日本高血圧学会では 1 日 8 g 未満の食塩の摂取を推奨している．
(14) 慢性腎臓病（CKD）は心血管疾患のリスク因子である．
(15) 高尿酸血症は女性に多く，その患者数は近年増加している．
(16) 80 歳になっても自分の歯が 20 本以上ある人の割合は年々減少している．
(17) 骨粗鬆症は閉経期以降の女性に起こりやすい．
(18) 内臓脂肪型肥満の判定には腹部コンピュータ断層撮影（CT）による内臓脂肪面積測定が有用である．
(19) 疾病の一次予防とは，疾病を早期発見，早期治療することを指す．
(20)「健康づくりのための身体活動基準 2013」における身体活動とは運動を指し，生活活動は含めない．

9 高齢期

学習目標

1. 老化の概念と高齢期の特徴を説明できる
2. 精神・生理的機能の変化と特徴を説明できる
3. フレイルを理解し，その栄養管理について説明できる

A 高齢期の特徴

1 加齢と老化

生理機能は不均一に低下する

加齢と老化はよく混同されるが，第3章ですでに述べたように，加齢は全ライフステージを通した変化を意味するのに対し，老化は成熟期以降の**退行性変化***の過程を主に意味する．したがって，老化は加齢の一部として存在する．老化学説の内容を**表9-1**にまとめた．

＊退行性変化　臓器・組織の変化のうち，変性あるいは萎縮による質的および量的な機能低下を退行性変化という．加齢に伴って，胸腺，骨格筋，脳，ネフロンなどさまざまな臓器・組織に不均一に退行性変化が現れる．外傷やストレス，疾病などは退行性変化を加速する．

2 高齢者の年齢区分

暦年齢のもつ意味は小さい

老化度の客観的・包括的評価指標がないこと，および年齢とともに老化が進行することは間違いないことなどから，老化の程度を評価する指標として，

表9-1 老化学説

仮説　1．プログラム説：老化の原因は遺伝子にプログラムされている
　　　2．フリーラジカル説：活性酸素による酸化障害が老化の原因となる

プログラム説	フリーラジカル説
1．時計遺伝子が存在する，遺伝的早老症（ウェルナー，プロジェリア）が確認されている 2．動物種固有の寿命がある 3．細胞に分裂寿命がある 4．ゲノムDNAには細胞分裂によって短縮するテロメア領域がある 5．最大寿命を延長する遺伝子（長寿命遺伝子*）が実験動物で確認されている すなわち，生物の老化や寿命に関する情報は遺伝子に書き込まれている	生体内では，エネルギーを獲得する過程で，反応性がきわめて高く毒性の強い活性酸素種が産生される．活性酸素消去系の処理能力を超えて活性酸素が生成した場合，脂質，核酸，たんぱく質，その他の生体物質に過酸化が起こる．その結果，生体膜，DNA/RNA，たんぱく質などに機能異常が生じ，これが蓄積して老化の原因となる

＊長寿命遺伝子　老化の過程や生存時間をコントロールする遺伝子があり，老化の過程を促進する老化遺伝子（*Age-1*，*daf-2*など）と生存時間を延長するいわゆる長寿遺伝子（SIRTなど）の存在が報告されている．SIRTは老化の過程を抑制して長寿命をもたらすと考えられており，ラットやマウスで証明されている「食事制限による生存時間の延長」を説明しうる遺伝子として注目されている．

表 9-2　高齢者の年齢区分

国連機関による年齢区分	
WHO(世界保健機関)	
60～74 歳 75 歳以上 85 歳以上	年長者 the elderly 高齢期 the aged 超高齢者 very old
ILO	
16～64 歳 65 歳以上	労働力人口 高齢者

日本における法律上の適用年齢区分		
40 歳以上 75 歳未満 65 歳以上	特定健診・特定保健指導 国民生活基礎調査	
65～74 歳 75 歳以上	前期高齢者 後期高齢者	高齢者医療制度

表 9-3　高齢者の健康状態

	有訴者率（人口 1000 人対）		健康状態はよくない（%）	
	男性	女性	男性	女性
60～69 歳	330.6	373.5	14.7	14.1
70～79 歳	432.3	477.2	21.1	21.4
80 歳以上	499.1	533.2	32.3	35.0
65 歳以上	417.5	468.9	21.6	23.4

［資料　平成 28(2016)年度国民生活基礎調査］

現在のところ**表 9-2** に示す暦年齢が用いられているが，いろいろである(☞第 8 章 A1，188 頁).

3 高齢者の現状

有訴者数は増加し，健康状態には自信をもてなくなる

内閣府によると，2017(平成 29)年におけるわが国の総人口は 1 億 2,671 万人，65 歳以上者の人口は 3,515 万人で，65 歳以上の者が総人口に占める割合(**高齢化率**)は 27.7%となった．65～74 歳(前期高齢者)および 75 歳以上(後期高齢者)の者の割合は，それぞれ 13.9%および 13.8%と発表されている．高齢化率は 2012(平成 24)年の 24.1%より 3.6%も増加し，今後も増加すると推定されている．

元気な高齢者が増えれば，生産者人口が減り続けているわが国にとって高齢者は重要な戦力となり，また高齢者自身の QOL も高まる．しかし一方，加齢性疾患や生活習慣病をもつ高齢者が増えれば，国家的には介護・医療費の増大をまねき，家庭内では介助による負担が重くのしかかることになる．

65 歳以上の高齢者の健康状態について，厚生労働省は平成 28(2016)年度国民生活基礎調査で，有訴者率(人口 1,000 人あたり，ただし入院者を除く)は男性 417.5 人，女性 468.9 人と報告している．一方，65 歳以上の高齢者が自分の健康状態を「あまりよくない，よくない」と答えた者の割合は男性 21.6%，女性 23.4%となっている．これを年齢階級別にみると，年齢層が高いほど上昇し，また，70 歳代以降の年齢層において女性が男性を上まわっ

コラム　食餌エネルギーと寿命

実験動物(ラット，マウス)では，給餌量を制限すると生存時間が延長することが確認されている．ラットは成長期以降も，主に体脂肪蓄積による体重増加が認められ，およそ600日齢で体重は最大に達する．最大寿命は，衛生環境が整った条件ではおよそ1,200日程度である．餌を自由摂取したラットの50%程度の量に制限給餌をした条件では，体脂肪蓄積は抑制され，加齢性疾患の発症も抑制され，病原菌を排除した環境(specific pathogen free，SPF)条件では平均寿命および最大寿命はともに延長する(**図**)．

サルを用いた2つの長期飼育試験の結果は，食餌制限は肥満や生活習慣病の抑制に有効と考えられるが，寿命を延長するか否かについての結論は一致していない．

制限給餌による寿命延長メカニズムとして，酵母や線虫で確認されている長寿命遺伝子サーチュインとのかかわりが知られている．最近，エネルギー制限による長寿命遺伝子サーチュイン-1の活性化をNAD(nicotinamide adenine dinucleotide)およびその代謝系が調節するという概念「NAD World」が提唱され，注目されている．

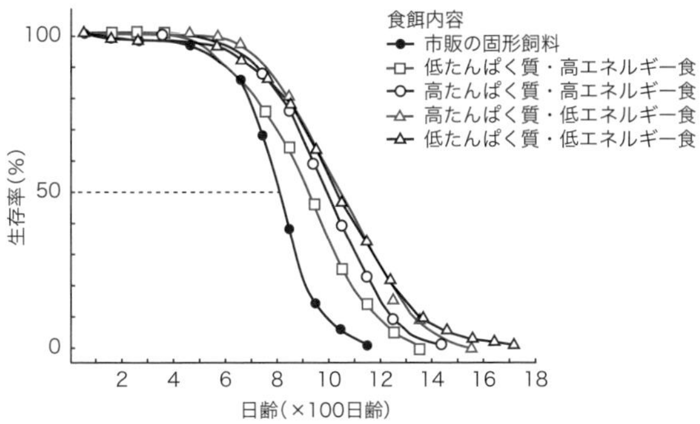

図　ラットの生存率に対する食餌エネルギーとたんぱく質制限の影響

SD系ラットで，たんぱく質源にはカゼインを，エネルギー源にはスクロースを用いた．
生存率の改善効果がもっとも大きいのは食餌エネルギーの制限，次いでたんぱく質の制限であった．低たんぱく質・低エネルギー食が最長の生存率を，市販固形飼料は最低の生存率を示した．
[Ross MH：Length of life and nutrition in the rat．J Nutrition 75：197–210，1961より引用]

ている(**表9-3**)．

高齢者の栄養を考えるとき，大きく分けて2つのストーリーが用意されている．1つは，成長期以降徐々に進行する老化の過程を抑制し，加齢に伴う生理機能の低下を最小限に抑制することを目的とした，ライフステージにわたる栄養である．栄養による加齢制御ということもできる．もう1つは，高齢期に達した人がそれ以降も健康であり続けることを目的とした，健康寿命を延伸するための栄養である．

B 高齢者の生理的特徴

1 感覚機能（視覚，聴覚，嗅覚，味覚）

塩味と甘味を感じにくくなる

感覚機能は加齢に伴って全般的に低下する．視覚機能低下は40歳頃から自覚するようになる．いわゆる**老眼***である．聴覚の機能低下は全音域で認められるが，特に高音域で著しい．味覚の低下は，特に甘味，塩味で著しい．塩味の味覚閾値が高くなることはよく知られている．嗅覚も加齢により低下する．嗅覚は，味覚と協調して食べ物の味を感じて評価する役割を果たしている．味覚および嗅覚が低下すると，食べ物の味を感じにくくなり，味つけが濃くなる原因となる．

＊老眼　老眼と呼ばれることが多いが，正しくは老視という．40歳頃以降に自覚する，近くのものが見えにくくなる現象で，加齢とともに水晶体が硬く，膨らみにくくなることにより，近距離での焦点が合わせにくくなる．その結果，大きな文字や遠くの景色は見えるが携帯電話の文字や新聞が読みにくくなる，といったことが起こる．

2 脳・神経系

脳は萎縮し，機能も低下する

脳室の拡大が認められ，脳容積および重量は減少する．神経細胞およびシナプスの減少も観察される．またリポフスチンやアルツハイマー神経原線維が増加する．脳における神経伝達物質は加齢により影響を受け，神経伝達速度は低下している．短期記憶機能と関係が深い海馬も萎縮する（**表9-4**）．

身体を機敏に動かしさまざまな動作を行ったり，簡単な暗算ができるなど，動作に現れる能力である**動作能力**は加齢に伴って低下する．しかし，価値判断や概念で考える能力である**言語性能力**は，ほとんど低下しないといわれている．

3 咀嚼・嚥下機能

誤嚥が起こりやすくなる

a 咀嚼機能

咀嚼（そしゃく）機能は主に歯数に依存する．十分な咀嚼機能を維持するためには上下顎で20歯が必要といわれ，8020（ハチマル・ニイマル）運動の根拠となって

◉咀嚼

表9-4　脳の形態的変化

- 脳全体の萎縮（体積と重量の減少）
- 脳溝と脳室の拡大
- 新皮質，下オリーブ核，黒質，海馬，プルキンエ細胞などの減少
- グリア細胞の増加
- アルツハイマー神経原線維の増加
- リポフスチンの沈着

表 9-5　咀嚼・嚥下機能の評価

症状	予想される機能低下や問題点
いつまでも口の中に食べ物をためている	咀嚼・嚥下機能低下を疑う
食べ物をこぼす	顎や唇の筋力低下，麻痺を疑う
むせる	唾液分泌の低下，嚥下反射の低下を疑う
咳をする	食事中の咳は誤嚥のサインである
痰が出る	誤嚥により痰の量は増える．食物残渣と一緒に出ることも多い
咽頭部の違和感や残留感を訴える	誤嚥した食塊が気管に残っている
食事をすると声が変わる	食塊が咽頭部に残っているサインである．誤嚥の原因になる
食べ方の変化(上を向いて飲み込む)	頸の筋力が低下して頭部を支えられない，または食塊を喉の奥に送り込めない

注：食欲の低下，食事の好みが変わる，食事時間の延長，食事を残すなども，嚥下機能の低下あるいは誤嚥を起こしているサインである．

いる(☞第 8 章 C10，210 頁)．残存歯数が 20 本以下となり，減少するにしたがって咀嚼機能は低下する．咀嚼機能の低下は，肉や野菜など繊維を多く含んだ食品の摂取量を減少させ，炭水化物主体の軟らかい食品を摂取することにつながり，便秘しやすくなる(**表 9-5**)．

9 高齢期

b　嚥下機能

嚥下(えんげ)は，舌と咽頭を形成する複数の筋肉と神経の協調によって行われる複雑な機能である．咀嚼され軟らかくなった食塊は咽頭を通って食道に送り込まれるが，このとき嚥下にかかわる多数の筋肉が定められた順序で収縮と弛緩を繰り返す必要がある．神経と筋肉が十分協調できない場合は嚥下障害を引き起こし，食塊の一部が気管に入ることがある．これを誤嚥(ごえん)という．高齢者では誤嚥による肺炎発症を防ぐため，食物を摂る行為そのものに十分注意が必要である(**表 9-5**)．

◉嚥下

◉誤嚥

嚥下体操やイメージトレーニングなどを行い，食物を摂るための体勢づくりをするとともに，誤嚥を防ぐために開発された嚥下補助食品などを活用するなどの対策が重要である．

4 消化器系

食事は時間をかける

a　消化管の変化

消化管筋層は薄くなり(**図 9-1**)，**消化管の運動**は低下する．特に**萎縮性胃炎***のため胃酸分泌量は減少し，高齢者では無酸症の割合も高い．胃がん，胃ポリープ，胃潰瘍および萎縮性胃炎は加齢により増加する．胃酸は食物の無害化，ミネラルの可溶化に必要であるため，胃酸分泌が低下している高齢者では小腸における細菌の過増殖が起こりやすく，またビタミン B_{12} や鉄，カルシウムの吸収は低下しやすい．

＊萎縮性胃炎　慢性胃炎の組織学的分類で，粘膜全層で炎症性変化を認め，胃腺が萎縮したものを萎縮性胃炎という．これに対して，表層性胃炎では胃腺には変化がみられない．

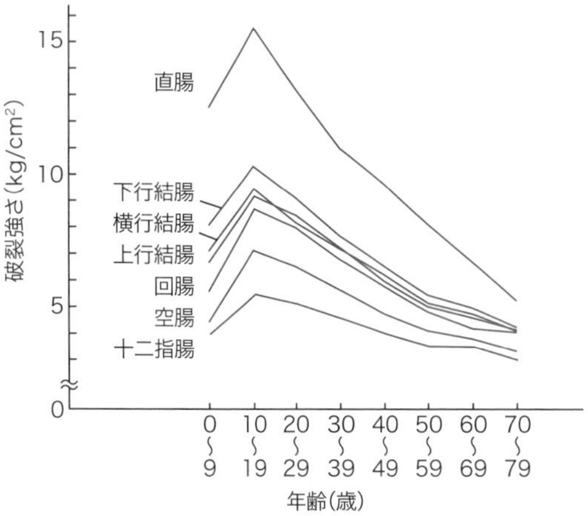

図 9-1　腸管壁各部分の強さの年齢別比較（腸管壁の破裂強さの年齢別比較）

［日本国際生命科学協会(編)：栄養とエイジング，木村修一，小林修平(監)，健帛社，p49，1993 より引用］

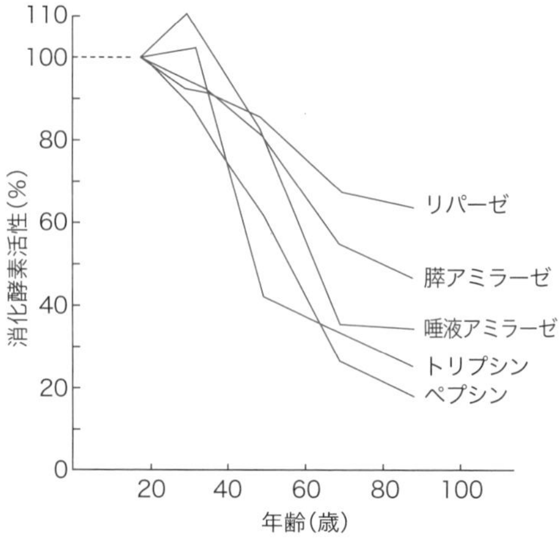

図 9-2　消化酵素活性の加齢変化

［折茂　肇(編)：老年病研修マニュアル，メジカルビュー社，p87，1995 より引用］

b 消化・吸収機能

多くの消化酵素の活性が加齢により低下することはよく知られている．しかし，消化・吸収率は高齢者でも高く維持されているという報告が多く，消化管全体としての機能は高齢者でも比較的高く維持されている．食事回数を増やすなど，少量をゆっくり時間をかけて食べる工夫によって，高齢者でも食物を十分消化・吸収できる．

一度に多量に食べると，消化管運動や消化液分泌量が低下していることや，消化酵素活性が低下していることなどから，下痢や胃もたれなどが起こりやすい(図 9-2)．

5 食欲不振，食物摂取量の低下

食事は3食，必ず食べる

食欲の低下は食物の摂取不足をまねき，低栄養状態に陥る大きな要因となる．高齢者の食欲低下および食物摂取量の低下をもたらす要因は，上述の身体機能や感覚機能など生理機能の低下だけではなく，服薬の種類や量，社会参加の機会や趣味の有無など多岐にわたる．いずれにせよ，高齢者の食物摂取量は，これらの要因が複雑に関連し合って低下しやすい状況にある．

6 日常生活動作(ADL)の低下

高齢者は生理機能の低下などによって，歩行，身支度，着替え，食事，家事，排泄など日常生活を営むための生活動作を自分自身で行うことが徐々に困難になってゆく．視力や聴力の低下，失禁，認知機能の低下は自立した生

コラム　高齢者と食事

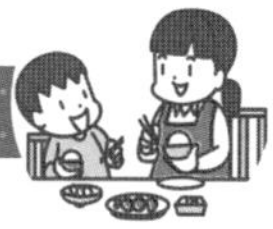

美しく盛りつけられた料理を楽しく会話しながら食べることは大変心地よく，食事は充実した生活を実感する場である．食事の役割は必要な栄養素を身体に供給することであるが，同時に，好きな食べ物をつくる，料理を選んで食べる，なつかしい食材やおいしい料理を食べて食習慣と嗜好を満足する，友人や家族と会話しながら食事を楽しみコミュニケーションをはかることでもある．また，心と身体の健康および豊かさを実感し，主観的な満足感をもたらす意味もある．

食事を摂るためには，箸をはじめとする食器を使う，好き嫌いや香りなどをもとに食べたい料理を選択する，口に運ぶ，味わうなどの，食べるための諸機能を動員する必要があり，精神・身体機能の維持も期待できる．また，食事をおいしく摂るためには適度な空腹感をもっていることが望ましい．さらに，何より「食べるための理由」が，特に高齢者では必要である．これはすなわち「生きがい」をもつことである．具体的には，社会参加や趣味，家庭あるいはコミュニティでの役割をもつことが，身体活動を促し，食事への欲求を高めるのである．自分で食事を準備しなければならない高齢者であればなおさらのことである．充実した生活を送るためには，過不足なく栄養素を摂取し健康であり続けなければならない．

高齢者に食事を提供する管理栄養士・栄養士は，高齢者の食行動，食態度などについて評価し，食スキルの向上や食習慣の改善など食行動変容につながる提案や指導ができなければならない．また同時に，高齢者を尊敬し信頼関係を構築することが何より大切である．

活を営む上で大きな障害になる．

私たちは目覚めてから就寝するまでの間に，着替え，食事の支度，食事，会話，片づけ，掃除，読書，排泄，買い物，入浴，歩行や車いすでの移動など，さまざまな身体的・精神的活動およびコミュニケーションを行っている．これらの日常生活を営む上で行われる一連の基本的な身体動作を**日常生活動作**(activities of daily living, ADL)という．高齢者の栄養状態はADLの高さに大きな影響を受ける．高齢者のADLを総合的に評価できる指標として，わが国では老研式活動能力指標がある(☞**表9-8**，231頁)．

◉日常生活動作(ADL)

7 エネルギー・たんぱく質代謝の変化

肉・魚，何でも食べて痩せない努力

高齢者ではほとんどすべての臓器・組織の実質細胞数が低下しているため，**除脂肪体重**(lean body mass, LBM)は低値を示し，**骨量**も低下する．体脂肪量は加齢によってほとんど変化しないため，高齢者では体脂肪率は増加している．

◉除脂肪体重(LBM)

骨格筋量は加齢によって明らかに低下するが，臓器重量はゆるやかに減少

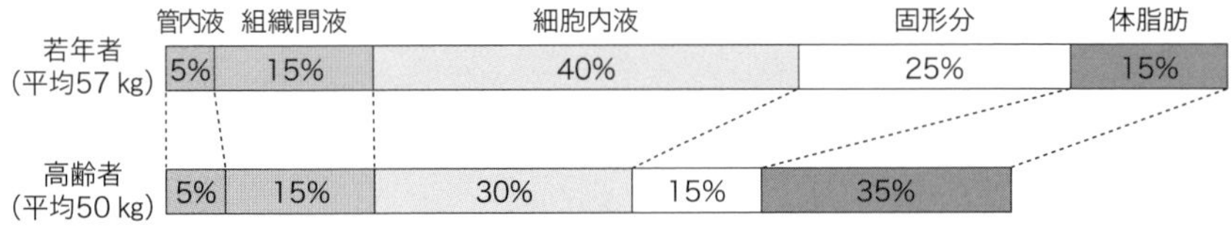

図 9-3　若年者(20 〜 30 歳)と高齢者(65 〜 70 歳)の体構成成分の比較

[中坊幸弘，木戸康博(編)：栄養科学シリーズ NEXT 応用栄養学，講談社，p112，2013 より引用]

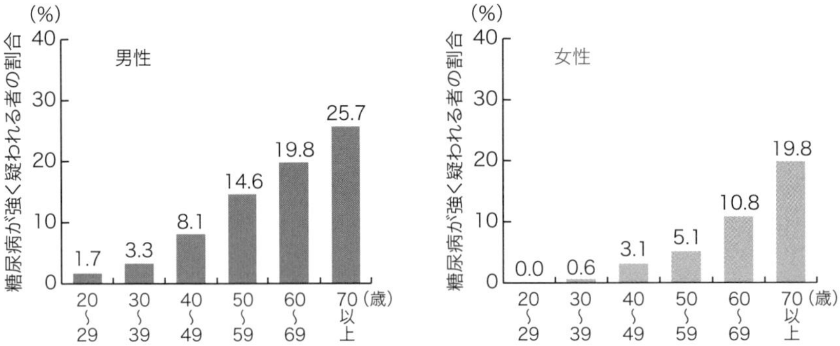

図 9-4　耐糖能異常の経年代的変化

注：「糖尿病が強く疑われる者」の判定は，ヘモグロビン A1c の測定値がある者のうち，ヘモグロビン A1c(NGSP)値が 6.5%以上または「糖尿病治療の有無」に「あり」と回答した者．

[資料　厚生労働省：平成 29(2017)年度国民健康・栄養調査]

するため，高齢者では総代謝に対する骨格筋の貢献度は低下し，臓器の貢献度は相対的に高まっている(**図 9-3**)．

a　エネルギー代謝

骨格筋量の低下を主とした加齢による実質細胞数の減少などにより，基礎代謝量は成人と比較して 5%程度低いことが報告されている．特に，男性における減少率が大きい．しかし，この基礎代謝量低下の原因は，食事誘発性体熱産生の加齢変化も含め，いまだ十分には解明されていない．さらに，身体活動も不活発化するため，高齢者のエネルギー消費量は低下している．

また，グルコース負荷時のインスリン分泌量の減少，インスリン受容体数の減少と感受性の低下により，高齢者では耐糖能異常が増加する傾向にある(**図 9-4**)．

b　たんぱく質代謝

加齢により，たんぱく質合成速度および分解速度はともに低下する．肝臓におけるアルブミン合成速度も低下し，血清アルブミン値は加齢に伴い低下する．低アルブミン血症の高齢者は，食事たんぱく質量を増やしても血清アルブミン濃度は上昇しにくい．高齢者では血清アルブミン濃度の低下は**転倒のリスク***の増大，QOL の低下，余命の短縮と相関するが，高齢者のたんぱく質必要量が成人のそれと異なるか否かおよび，フレイル(虚弱)を改善す

＊転倒のリスク　転倒のリスクは，歩行能力の低下，バランス能力の低下，筋力の低下，骨粗鬆症(円背)，多種類の服薬，居宅内の障害物や段差，視力・聴力の低下，転倒に対する不安とそれによるADLの制限がある，などである．厚生労働省から転倒リスク評価表が発表されている．

表 9-6　総体たんぱく質代謝の加齢変化

	性別	年齢(歳)	合成速度(g/kg 体重/日)	分解速度(g/kg 体重/日)
若年者	男性	20～25	3.33±0.30	2.94±0.24
	女性	18～23	2.63±0.20	2.35±0.14
高齢者	男性	65～72	3.18±0.71	2.64±0.69
	女性	67～91	2.25±0.37	1.94±0.36

[Watson RR：Handbook of Nutrition in the Aged，CRC，p35-36，1985 より引用]

るためのたんぱく質摂取量についてのエビデンスは十分ではない(**表 9-6**).

食物摂取により血液中にアミノ酸やインスリンなどのホルモンが増加すると，骨格筋たんぱく質の同化が亢進し，たんぱく質異化は抑制される．ロイシンは，mTOR(mammalian target of rapamycin)* シグナルの活性化を介して，筋たんぱく質同化作用を有することが解明されている．また，レジスタンス運動によって骨格筋でのたんぱく質合成が促進されることも知られている．

一方，骨格筋における炎症性サイトカイン，酸化ストレス，グルココルチコイドなどの刺激は，骨格筋たんぱく質の異化をまねく．

高齢者では，食後(たんぱく質摂取後)に誘導される骨格筋におけるたんぱく質合成が成人に比べて低下している(同化抵抗性)ことから，食事と運動を上手に組み合わせるなどして，筋萎縮を抑制するための方策を検討する必要がある．

＊mTOR　TOR(target of rapamycin)は，抗生物質ラパマイシンの標的分子として発見されたたんぱく質キナーゼの1つで，細胞内シグナル伝達に関与している．ほ乳類ではたんぱく質合成の促進および分解の抑制にかかわっており，mTORと呼称されている．アミノ酸，グルコース，インスリンシグナルなどによって活性化される．

c　カルシウム代謝の変化

カルシウム代謝と関係が深いホルモン，およびホルモン様物質としてのビタミンDの血中濃度は，加齢による影響を受ける．副甲状腺ホルモンは，60歳代以降，一般に上昇する．一方，血中カルシトニンは，基礎濃度は加齢に伴ってやや低下する程度だが，カルシウム負荷後の血中濃度の上昇は加齢によって低下する．また，血中ビタミンD濃度も60歳代以降減少する．以上のように，血中カルシウム濃度は高齢者でも成人同様の値に維持されているが，低下しやすい状況におかれている．

血中カルシウム濃度の低下は骨吸収を促進させ，閉経後女性および高齢期男性における骨粗鬆症発症のリスクを高める．十分なカルシウムおよびたんぱく質摂取と適度な運動などにより骨密度を高めておくことが，骨粗鬆症抑制のためのもっとも効果的な対策である．

8　免　疫　系

自己と非自己の判別が曖昧になる

免疫機能は加齢に伴う機能低下のもっとも著しい機能の1つである．顆粒球やマクロファージなどの自然免疫系機能の加齢による低下は小さいが，T

細胞やB細胞の獲得免疫系機能は加齢による低下が著しい．

細胞性免疫の基本的機能は，T細胞による自己と非自己の識別能力に依存している．胸腺は，T細胞の教育の場として機能しているが，成熟期以降急速に萎縮して機能は低下する．B細胞やマクロファージがライフステージを通して骨髄から供給され続けるのとは対照的に，T細胞は胸腺から供給される．このような理由から，高齢者ではT細胞の外来抗原に対する反応性の低下および自己免疫反応の増加が避けられず，易感染性，がん，自己免疫疾患*は増加する．

＊自己免疫疾患　免疫系が異物だけでなく，正常な臓器・組織，細胞などにも反応して抗体を産生し，自分自身を攻撃してしまう疾患の総称で，多くは原因不明である．全身性エリトマトーデス，重症筋無力症などが難病に指定されている．

9 筋・骨格系

筋力の衰えは転倒・骨折につながる

骨格筋は加齢による萎縮がもっとも著しい組織であり，加齢によって持久力および瞬発力はともに低下し，身体活動は制限されるようになる．腱や関節へのコラーゲン蓄積は増加し，また**架橋構造***も増えるため，関節の可動域は減少する．その上，空間認識および認知機能も低下するため，小さな段差につまずいたり，転倒したりする危険性が高くなる．

骨量(骨密度)は25歳頃に最大値に達し(**最大骨量**)，それ以降は維持または漸減傾向を示す．骨はエストロゲンによって守られているため，閉経後女性の骨量は急激に減少する．骨量と骨質により規定される**骨強度**が加齢に伴って低下し，骨折しやすくなった状態を骨粗鬆症という．70歳以上の高齢女性の腰椎平均骨密度は，骨折閾値を下まわっているという報告がある(☞図7-4，166頁)．このような高齢者では，転倒は骨折の大きな要因になる．

＊架橋構造　コラーゲン線維同士が互いに架橋構造を形成して結合し，本来の構造とは異なった構造になるため，柔軟性が失われて硬くなる．架橋形成は活性酸素や紫外線などにより促進される．臓器に架橋構造が増加すると細胞機能の低下が起こり，皮膚に増加すると皺が増え，腱に増加すると関節が硬くなる．

10 循環器系

血管は柔軟性を失い硬くもろくなる

加齢に伴って，動脈は，エラスチン，コラーゲン，カルシウム，コレステロールなどの蓄積により弾力性を失い，動脈内膜および中膜厚は厚くなる．そのため血液は流れにくくなり，血圧は加齢に伴って上昇する．

血管の肥厚および硬化によって血管抵抗は増加し，必要な血液を送り出すために心臓は強く収縮しなければならなくなる．長期にわたるこのような心臓への負荷によって，高齢者の心臓では筋層が肥厚し，コラーゲンやエラスチンの増加とともに脂肪浸潤がみられるようになる．その結果，心臓重量は増加するが，心拍出量は減少し，心機能は低下する．

さらに，血圧受容器の機能も低下するため血圧の調節に時間がかかるようになる．たとえば，急に立ち上がったときに血圧が上がらず立ちくらみを起こす，あるいは運動後も血圧が上がったまま下がらない，などがみられる．

⑪ 呼吸器系

酸素飽和度は低下する

肺活量は加齢により低下するが，通常の生活では機能低下の影響はみられない．通常の呼吸時の1回換気量は，若年者と高齢者との差はないといわれるが，肺におけるガス交換能が低いため血中酸素濃度は加齢に伴って低下する．血中酸素濃度は化学受容器によってモニターされているが，高齢者では化学受容器による呼吸促進反射が低下しているため，血中酸素濃度の低下を是正できない．すなわち，高齢者では血中酸素濃度は低下しやすい．

⑫ 腎　　臓

ネフロンは半減する

腎臓は片側に100万個のネフロンがあるといわれているが，高齢者では約半数に減少している．ネフロンの減少は血液濾過機能の低下を意味するが，予備力がきわめて大きく，機能性ネフロンの数が30％程度にまで減少しないと明らかな症状は現れない．血液濾過は糸球体毛細血管と呼ばれる動脈で行われている．

糖尿病や高血圧により動脈硬化病変が引き起こされると，腎機能は著しく障害される．また，腎臓は造血ホルモンであるエリスロポエチンを分泌しているため，加齢による腎機能の低下は貧血のリスクを高める．

C 高齢者の精神的変化

高齢者では，身体状況の変化と同様に精神的変化も加齢による影響を受ける．社会・経済的な環境も，特に定年や引退を境に大きく変化し，高齢者に不安や喪失感をもたらす一因となる．

高齢者の精神的特徴として，人格，感情，知的機能などに変化が現れ，自己中心的で猜疑心が強くなり，また保守性が強くなる場合が多いことが知られている．さらに，頭痛，めまい，脱力感など，さまざまな主観的異常を感じ，疾病ではないかと気に病むことが多くなる（**表9-7**）．

このように，高齢者はさまざまな理由により不安を抱えている．身体状況

表9-7　高齢期にみられる人格の変化と心理的特徴

人格の変化型	予想される機能低下や問題点
拡大型：もともとの人格がさらにはっきりしてくるタイプ 反動型：もともとの人格と反対の人格に変化するタイプ 円熟型：円熟して調和のとれた人格に変化するタイプ	自己中心的になる，猜疑心が強い 心気性が強くなる，保守的で変化を好まない 慎重で用心深くなる　など

に合わせた栄養ケアが必要なように，このような精神的変化に対応した栄養ケアが必要である．

1 不安と喪失

社会的つながり，経済的基盤，そして健康に対する不安は増してゆく

a 社会的なつながりの喪失と経済的不安

定年や引退などにより仕事を通した人間関係や交流の場は喪失する．一方，家庭内でも，子の独立や配偶者との離婚や死別など，高齢者を取りまく人間関係は大きく変化するようになる．身体機能の低下により自立歩行が困難になるなど，移動手段が制限されるとこの傾向はさらに加速し，外部との交流は失われる．

家に閉じこもり外部との交流をもたない高齢者は，生活のなかでの刺激がなくなり，存在意義や社会での役割など，生きていくことの価値や意味が不明確になりやすい．このような場合，高齢者に無力感や孤独感をもたらす．

家庭内での役割をもつ，趣味をもつ，地域活動に参加して社会との交流を保つなど，生きる目的を失わないように前もって準備をはじめることが重要である．

b 経済的基盤の変化

定年の時期を迎えると，経済的基盤はそれまでの労働収入から年金収入にシフトし，収入は多くの場合減少する．その一方で医療や介護の必要性は年齢とともに高くなり，高齢になるほど経済的な不安は高まる．

c 健康への不安

高齢者では，若いときにはできたことが徐々にできなくなる，忘れっぽくなるなど，機能低下を実感することが多くなる．また，足腰の衰えを感じる，疾病が治りにくい，配偶者や友人の死去など，「寝たきり」や「死」を意識することも多くなり，健康に対する不安感は高まる．

D 高齢期の栄養アセスメント

高齢者は，多くの臓器・組織の機能が低下しており，その結果，適応力や予備力が低下している．そのため，疾病やけがなどによって食事バランスの崩れや欠食が起こると，低体重や低栄養状態に陥りやすい．要介護高齢者の多くは食物摂取量が少なく，**たんぱく質・エネルギー低栄養状態**(protein energy malnutrition，PEM)にあるといわれている．栄養状態の良・不良は高齢者のQOLや転倒リスクと相関し，薬物療法や外科手術など，治療の成否や予後の経過にもきわめて大きな影響を与える．血清アルブミン濃度の低下は死亡率を高める(**図9-5**)．

高齢者は複数の慢性疾患をかかえ服薬している上に，臓器・組織の加齢に伴う機能低下もみられ，高齢者の栄養状態にはこれらが複雑に影響し合っている．栄養アセスメントに際して，このような特徴を考慮した総合的な評価が必要である．

1 身体計測

身長の計測はむずかしい

身体計測によって，長期間にわたる栄養状態を評価できる．測定項目として，身長，体重，胸囲，上腕周囲長，皮下脂肪厚，上腕筋囲，上腕筋面積などが多く用いられている．体格指数としてはBMI(body mass index)が一般的である．高齢者は腰や背骨が曲がっていることも多く，またベッドから起き上がれないなど，身長計による身長の計測ができないことがある．上腕周囲長，上腕筋面積はともに骨格筋量を反映し，たんぱく質栄養状態の判定指標として使われている．

2 生化学検査

数値が成人と同じであっても，臨床的な意味は同じとは限らない

高齢者にとって重要な栄養障害は，PEMと貧血である．たんぱく質栄養状態は，アルブミン，トランスフェリン，レチノール結合たんぱく質，**プレアルブミン***など，食事たんぱく質摂取量の多寡によって変動する血清たんぱく質濃度変化，あるいは総体たんぱく質代謝を評価できる窒素出納試験などによって評価されている．貧血の有無は，ヘモグロビンまたはヘマトクリット，血球数測定により評価される．

評価指標は，成人の場合と基本的に同じである．しかし，高齢者のための基準値に関するデータが十分でないこと，個人差が大きいこと，日常生活活動の程度も検査値に影響することなど，高齢者に対する生化学検査値は評価

*プレアルブミン　プレアルブミンの半減期は2日程度と短く，また，食事たんぱく質量の不足による濃度の低下，たんぱく質栄養状態の改善による濃度の回復がみられる．レチノール結合たんぱく質(RBP)などとともに，短時間のたんぱく質栄養状態評価に応用されている．

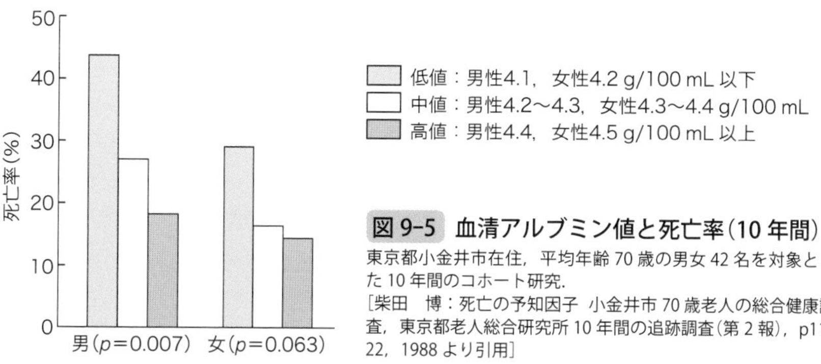

図 9-5 血清アルブミン値と死亡率(10年間)
東京都小金井市在住，平均年齢70歳の男女42名を対象とした10年間のコホート研究．
［柴田　博：死亡の予知因子 小金井市70歳老人の総合健康調査，東京都老人総合研究所10年間の追跡調査(第2報)，p11–22，1988より引用］

が困難で，1 回のみの検査では正しい判断はむずかしい．経過を観察して検査値の変化を読み取り，高齢者の栄養状態を評価する必要がある．

3 問診・観察

体重減少は大きな意味をもつ

高齢者の問診・観察では，体重減少(るいそう・やせ)の有無，食欲低下，脱水, 便秘の有無およびその原因に注意する．特に体重減少は, 高齢者にとって大きな意味をもつ．

長期間にわたる低栄養状態(PEM)，慢性的な消耗性疾患あるいは身体活動の低下などによる体重減少は, 骨格筋の萎縮をもたらす．このような場合, 血清アルブミン値の低下を伴うことも多い．現病歴，既往歴，家族歴も考慮して問診･観察結果を評価し，栄養状態の改善につなげることが重要である．

4 食事調査

精度の高い調査は困難で，得られた結果の評価もむずかしい

食物摂取量を評価する主な方法として，食事記録法，食事思い出し法，食物摂取頻度法，食事歴法がよく用いられている(☞第 2 章 C3a，43 頁)．高齢者は，程度の差こそあれ記憶能力が低下している．比較的正確な食物摂取量を把握するためには，同居家族あるいは介護者の協力が必要である．

このように，信頼性の高い食事調査を実施するのがむずかしいばかりでなく，調査結果をもとにした栄養アセスメントもむずかしい．食事からの栄養素摂取量が推奨量や目標量に見合っていたとしても，疾病の有無および進行の程度や服用している薬剤の影響などによって，栄養素の消化・吸収や生体内利用率は影響を受け，欠乏状態に陥っている可能性が否定できない．

5 食事摂取基準

低栄養，過栄養，フレイルへの対応を考慮している

中年期以降，個人差は徐々に大きくなり，暦年齢と生物学的年齢の差は拡大する．すなわち，高齢者の老化の度合いを暦年齢で区分することの妥当性は高齢になるにしたがって失われる．古谷野らは老化度の評価を試みているが(**表 9-8**)，栄養面を含めた老化の全体像を客観的に評価しうる指標はない．さらに，80 歳以上の高齢者における研究は十分ではない．

日本人の食事摂取基準(2020 年版)では，詳細な年齢区分の設定が必要であるとしつつも，高齢者については 65 歳以上とし，年齢階級については 65 ～ 74 歳，75 歳以上の 2 つの区分を設定している．ただし，栄養素等によっ

ては，高齢者における各年齢階級のエビデンスが必ずしも十分でない点には留意すべきであるとしている．

高齢者の食事摂取基準は健康寿命の延伸や介護予防の視点から，過栄養だけでなく高齢者が陥りやすい「低栄養」「栄養欠乏」の問題への対応を考慮した内容になっている．高齢者が要介護状態に陥る原因として，「認知症」「転倒」と並んで「高齢による衰弱」がある．これにはフレイル（frailty，虚弱）も含まれ，低栄養との関連がきわめて強い．

このようなことから，日本人の食事摂取基準（2020年版）では，高齢期の低栄養と過栄養，フレイルおよびサルコペニアと栄養との関連，認知機能低下および認知症と栄養との関連について，最新の知見を提供している．

a エネルギー

日本人の食事摂取基準（2020年版）では，観察疫学研究において，65～74歳および75歳以上の総死亡率がもっとも低かったBMIは両年齢階級ともに22.5～27.4 kg/m^{2}と成人期に比べて高いことが明らかにされている．しかし，さまざまな要因がその背景にあるので，生活習慣病予防およびフレイル予防の両者に配慮し，65～74歳および75歳以上の**高齢者が目標とするBMIの範囲**は両年齢階級ともに**21.5～24.9** kg/m^{2}とされた．

高齢者の基礎代謝基準値は，65～74歳は男性21.6 kcal/kg体重/日，女性20.7 kcal/kg体重/日，75歳以上は男性21.5 kcal/kg体重/日，女性20.7 kcal/kg体重/日である．**身体活動レベルの代表値**レベルⅡ（ふつう）は，**65～74歳は1.70，75歳以上は1.65**と見積もられている．また，推定エネルギー必要量は，65～74歳では男性2,400 kcal/日および女性1,850 kcal/日，75歳以上では男性2,100 kcal/日および女性1,650 kcal/日とされている．

表9-8 年齢区分ではなく老化度を評価する試み（老研式活動能力指標）

1.	電車やバスを使って1人で外出できますか．	はい・いいえ
2.	日用品の買い物ができますか．	はい・いいえ
3.	自分で食事の用意ができますか．	はい・いいえ
4.	請求書の支払いができますか．	はい・いいえ
5.	銀行預金・郵便貯金の出し入れができますか．	はい・いいえ
6.	年金などの書類が書けますか．	はい・いいえ
7.	新聞を読んでいますか．	はい・いいえ
8.	本や雑誌を読んでいますか．	はい・いいえ
9.	健康についての記事や番組に関心がありますか．	はい・いいえ
10.	友達の家を訪ねることがありますか．	はい・いいえ
11.	家族や友達の相談に乗ることがありますか．	はい・いいえ
12.	友人を見舞うことができますか．	はい・いいえ
13.	若い人に自分から話しかけることがありますか．	はい・いいえ

質問項目の1～5は手段的自立，6～9は知的能動性，10～13は社会的役割についての評価項目になっている．「はい」と答えたら1点，「いいえ」と答えたら0点を配点する．いわゆる基準点は設けられていないが，得点が高いほど能力が高いと評価され，合計点で10点以上あれば元気な高齢者ということができる．本指標により，生活機能の改善や低下を評価することができる．

［古谷野 亘ほか：地域老人における活動能力の測定―老研式活動能力指標の開発．日公衛誌 34：109-114，1987より引用］

b たんぱく質

たんぱく質の目標量は，生活習慣病の発症予防を目的とした指標であり，フレイルやサルコペニアの発症予防も視野に入れて設定されている．

高齢者のたんぱく質維持必要量は，成人の値より高い値を設定しなければならない十分な根拠が得られていないため，成人男女と同じ0.66 g/kg 体重/日を用いている．推奨量は，個人間の変動係数を12.5%と見積もり，推定平均必要量に推奨量算定係数1.25を乗じた値で，65～74歳および75歳以上とも男性60 g/日，女性50 g/日である(☞第2章D2，49頁)．

低栄養状態にある高齢者では，負の窒素出納を示し，特にたんぱく質摂取量が低下している高齢者においては，フレイルがみられることが報告されている．身体活動量が低下すると骨格筋のたんぱく質代謝が低下し，たんぱく質の推定平均必要量は大きくなる．また，エネルギー摂取量が低い場合にもたんぱく質の推定平均必要量は大きくなるため，そうした対象には健康人とは別にたんぱく質補給量を考慮する必要がある．

c *n*-3系脂肪酸

n-3系脂肪酸や魚介類の摂取が，循環器疾患のリスクを下げることが確認されている．高齢者にとって循環器疾患のリスクを下げるために望ましいEPAおよびDHAの摂取量が算定されている．また，**加齢黄斑変性症**(☞242頁)のリスクを低下させることも報告されている．

d ビタミンAおよびビタミンE

高齢者におけるサプリメント使用等によるビタミンAの多量摂取については留意が必要である．また，高齢者では血中トコフェロール濃度が高くなりがちなため，ビタミンE摂取量に留意が必要である．

e ビタミン B_6，B_{12} および葉酸

加齢に伴い，**血漿総ホモシステイン*濃度**は上昇する．ホモシステイン濃度高値が循環器疾患のリスクになることは以前から報告されており，またビタミン B_6，B_{12} および葉酸は，いずれが不足しても血漿総ホモシステイン濃度が上昇する．日本人の食事摂取基準(2020年版)では，特に高齢者で必要量を多く設定してはいないが，血中のビタミン B_6 や B_{12} 濃度の低値は高齢者の脆弱性や身体機能の低下と関連していたとの報告もあり，これらビタミンの摂取が減少して欠乏状態がもたらされることがないように留意が必要である．

＊循環器疾患のリスクとしてのホモシステイン　ホモシステインは，代謝の過程で過酸化水素やスーパーオキシドラジカルなどが発生し，血管内皮細胞の傷害や酸化LDLの増加を介して血管内皮に対する酸化ストレスを高める．そのため，血液中ホモシステイン濃度の上昇は，血管内皮細胞傷害，血管平滑筋細胞増殖，血栓形成促進などのリスクを高める．

f ナトリウムおよびカリウム

ナトリウム(食塩相当量)の平均摂取量は高齢者でも目標量を超えており，血圧上昇のリスクとなっている．しかし，ナトリウムは味覚と深くかかわっており，低ナトリウム食が食欲を低下させて低栄養のリスクを高めることがないよう留意が必要である．日本人の食事摂取基準(2020年版)では高血圧

および慢性腎臓病(CKD)の重症化予防を目的とした量が新たに設定された．

カリウムについては，日常的に食物から十分量を摂取することが高血圧と脳卒中の予防に有効であることが示唆され，さらに骨量維持に対する有効性も示されている．これらの疾患の抑制は高齢者のQOLにきわめて大きな影響を及ぼすため，十分なカリウム摂取が求められる．しかし，カリウム摂取量は70歳以上の男女ともに目標量を下まわっており，積極的に摂取するよう努める必要がある．その一方で，腎機能障害や糖尿病に伴う高カリウム血症に注意が必要である．

g カルシウムおよびビタミンD

高齢者のカルシウム摂取不足は，骨粗鬆症のみならず脳卒中や大腸がんの罹患率の増加と関連することが示唆されている．摂取量の低い者では適切なカルシウム摂取が必要である．カルシウムサプリメント(1,000 mg/日)により循環器疾患の発症が増加したとの報告もあるので，高齢者ではサプリメントの利用には十分な留意を要する．カルシウム摂取量とフレイルとの関係性が注目されているが，フレイル予防を目的とした量の設定は見送られている．

ビタミンDは，腸管でのカルシウム吸収を促進するため，カルシウム摂取量が相対的に少ない日本人にとって重要な栄養素である．ビタミンDの栄養状態が不良であると，骨粗鬆症，身体機能低下，大腸がんなどのリスクが上昇するという報告がある．また，比較的高用量の摂取は高齢者の転倒を予防すると報告されている．25 μg/日程度の摂取が望ましいとされているが，平成29(2017)年国民健康・栄養調査結果によると，65～74歳および75歳以上のビタミンD摂取量はそれぞれ8.5 μgおよび8.6 μg/日であった．

紫外線を浴びることにより皮膚でビタミンDが産生される．適度な日光浴を行うことは日常生活のなかで容易にできることなので，高齢者のビタミンD栄養状態を維持するために特に推奨される(**表9-9**)．

E 高齢者の疾患と栄養ケア

疾病にかかりやすく，治りにくい

高齢者の疾患の特徴は成人期とは大きく異なる．感染症に罹患しても発熱しない，他覚症状がなくても自覚症状を訴えるなど，症状は個人差が大きく非定型性を示すことが多く，診断を困難にしている．また，高齢者は免疫機能が低下し，たんぱく質合成速度や**修復代謝***も低下しているため，疾患にかかりやすく治りにくい．病態は複雑で，相反する治療法を同時に必要とすることも多い．高齢期における栄養ケアは，これら疾患の特徴を理解した上で行わなければならない．

適切なケアにより栄養状態を良好に保つこと，およびこれら疾患のリスクを下げることは，健康長寿をまっとうする上できわめて重要な意味をもつ．高齢者の身体的・精神的機能は多くの場合低下しているが，維持されている

＊修復代謝　外傷，細菌感染，ストレス，その他さまざまな理由により傷害を受けた臓器・組織では，傷害をもたらした原因が取り除かれた後，細胞増殖やたんぱく質合成などが著しく促進され修復される．修復のためには十分なエネルギーと栄養素が必要である．成長ホルモンは修復代謝の中心的な役割を担っている．

表 9-9　高齢者（65 ～ 74 歳および 75 歳以上）の食事摂取基準

栄養素			男性					女性				
			推定平均必要量	推奨量	目安量	耐容上限量	目標量	推定平均必要量	推奨量	目安量	耐容上限量	目標量
たんぱく質		（g/日）*1	50	60	–	–	–	40	50	–	–	–
たんぱく質		（%エネルギー）	–	–	–	–	15～20*2	–	–	–	–	15～20*2
脂質	脂質	（%エネルギー）	–	–	–	–	20～30*2	–	–	–	–	20～30*2
脂質	飽和脂肪酸	（%エネルギー）	–	–	–	–	7 以下*2	–	–	–	–	7 以下*2
脂質	*n*-6 系脂肪酸	（g/日）	–	–	9 8	–	–	–	–	8 7	–	–
脂質	*n*-3 系脂肪酸	（g/日）	–	–	2.2 2.1	–	–	–	–	2.0 1.8	–	–
炭水化物	炭水化物	（%エネルギー）	–	–	–	–	50～65*2	–	–	–	–	50～65*2
炭水化物	食物繊維	（g/日）	–	–	–	–	20 以上	–	–	–	–	17 以上
ビタミン（脂溶性）	ビタミン A	（μgRAE/日）*3	600 550	850 800	–	2,700	–	500 450	700 650	–	2,700	–
ビタミン（脂溶性）	ビタミン D	（μg/日）	–	–	8.5	100	–	–	–	8.5	100	–
ビタミン（脂溶性）	ビタミン E	（mg/日）*4	–	–	7.0 6.5	850 750	–	–	–	6.5	650	–
ビタミン（脂溶性）	ビタミン K	（μg/日）	–	–	150	–	–	–	–	150	–	–
ビタミン（水溶性）	ビタミン B_1	（mg/日）	1.1 1.0	1.3 1.2	–	–	–	0.9 0.8	1.1 0.9	–	–	–
ビタミン（水溶性）	ビタミン B_2	（mg/日）	1.2 1.1	1.5 1.3	–	–	–	1.0 0.9	1.2 1.0	–	–	–
ビタミン（水溶性）	ナイアシン	（mgNE/日）*5	12 11	14 13	–	330 （80）（75）*1	–	9	11 10	–	250 （65）（60）*1	–
ビタミン（水溶性）	ビタミン B_6	（mg/日）	1.1	1.4	–	50	–	1.0	1.1	–	40	–
ビタミン（水溶性）	ビタミン B_{12}	（μg/日）	2.0	2.4	–	–	–	2.0	2.4	–	–	–
ビタミン（水溶性）	葉酸	（μg/日）	200	240	–	900	–	200	240	–	900	–
ビタミン（水溶性）	パントテン酸	（mg/日）	–	–	6	–	–	–	–	5	–	–
ビタミン（水溶性）	ビオチン	（μg/日）	–	–	50	–	–	–	–	50	–	–
ビタミン（水溶性）	ビタミン C	（mg/日）	80	100	–	–	–	80	100	–	–	–
ミネラル（多量）	ナトリウム	（mg/日）	600	–	–	–	–	600		–	–	–
ミネラル（多量）	（食塩相当量）	（g/日）	1.5	–	–	–	7.5 未満	1.5	–	–	–	6.5 未満
ミネラル（多量）	カリウム	（mg/日）	–	–	2,500	–	3,000 以上	–	–	2,000	–	2,600 以上
ミネラル（多量）	カルシウム	（mg/日）	600	750 700	–	2,500	–	550 500	650 600	–	2,500	–
ミネラル（多量）	マグネシウム	（mg/日）*6	290 270	350 320	–	–	–	230 220	280 260	–	–	–
ミネラル（多量）	リン	（mg/日）	–	–	1,000	3,000	–	–	–	800	3,000	–
ミネラル（微量）	鉄	（mg/日）	6.0	7.5 7.0	–	50	–	5.0	6.0	–	40	–
ミネラル（微量）	亜鉛	（mg/日）	9	11 10	–	40	–	7 6	8	–	35 30	–
ミネラル（微量）	銅	（mg/日）	0.7	0.9 0.8	–	7	–	0.6	0.7	–	7	–
ミネラル（微量）	マンガン	（mg/日）	–	–	4.0	11	–	–	–	3.5	11	–
ミネラル（微量）	ヨウ素	（μg/日）	95	130	–	3,000	–	95	130	–	3,000	–
ミネラル（微量）	セレン	（μg/日）	25	30	–	450 400	–	20	25	–	350	–
ミネラル（微量）	クロム	（μg/日）	–	–	10	500	–	–	–	10	500	–
ミネラル（微量）	モリブデン	（μg/日）	20	30 25	–	600	–	20	25	–	500	–

*1 65 歳以上の高齢者について，フレイル予防を目的とした量を定めることはむずかしいが，身長・体重が参照体位に比べて小さい者や，特に 75 歳以上であって加齢に伴い身体活動量が大きく低下した者など，必要エネルギー摂取量が低い者では，下限が推奨量を下回る場合がありうる．この場合でも，下限は推奨量以上とすることが望ましい．
*2 範囲に関しては，おおむねの値を示したものであり，弾力的に運用すること．
*3 推定平均必要量，推奨量はプロビタミン A カロテノイドを含む．耐容上限量は，プロビタミン A カロテノイドを含まない．
*4 α-トコフェロールについて算定した．α-トコフェロール以外のビタミン E は含んでいない．
*5 耐容上限量は，ニコチンアミドの重量（mg/日），（　）内はニコチン酸の重量（mg/日）．
*6 通常の食品以外からの摂取量の耐容上限量は，成人の場合 350 mg/日とした．通常の食品からの摂取の場合，耐容上限量は設定しない．
注：表中の色の数値は 75 歳以上で 65 ～ 74 歳と値が異なるもの．
［資料　日本人の食事摂取基準（2020 年版）］

機能も多く，残存機能の程度には大きな個人差がある．高齢者の栄養状態，ライフスタイル，身体的特徴に配慮し，残された機能を活かした個人対応の栄養ケアが必要である．

表 9-10　高齢者の代表的な低栄養の要因

1. 社会的要因	独居，介護力不足・ネグレクト，孤独感，貧困
2. 精神的心理的要因	認知機能障害，うつ，誤嚥・窒息の恐怖
3. 加齢の関与	嗅覚障害，味覚障害，食欲低下
4. 疾病要因	臓器不全，炎症・悪性腫瘍，疼痛，口腔内の問題，薬物副作用，咀嚼・嚥下障害，日常生活動作障害，消化管の問題（下痢・便秘）
5. その他	不適切な食形態の問題，栄養に関する誤認識，医療者の誤った指導

［資料　厚生労働省：日本人の食事摂取基準（2020 年版）］

1 肥満とるいそう（やせ）

高齢者の適正体重は大きな個人差があり，幅が広く評価がむずかしい

成人は単純性肥満が多いが，高齢者では二次性肥満が増えてくる．高齢期に入ってからの体脂肪蓄積による**肥満**は，高血圧・動脈硬化のリスクを高める．しかし，60 ～ 70 歳代では総死亡率が最低となる BMI 値は 23.0 より高く，40 ～ 50 歳代と比べて高値であり，高齢者の適正な体重の評価は複雑である．高齢者における過栄養は，成人と同様に生活習慣病に直結するため避けなければならない重要な問題であるが，生活習慣病が高齢者，特に後期高齢者（75 歳以上）に対しても成人と同様に生命予後に著しい影響を与えるか否かは不明である．

一方，**るいそう**は**低栄養**をまねく．高齢者が低栄養状態に陥った場合，生理機能が低下していることが多く，その栄養改善は困難なことが多い．そのため，高齢者の体重減少は避けなければならない．日本人の食事摂取基準（2020 年版）では，高齢者の低栄養の要因を示している（**表 9-10**）．

◉るいそう

高齢者における低栄養は，フレイル，サルコペニアおよびこれらとの関連要因としてのロコモティブシンドロームなどのリスクを高めることにつながる．

さらに，肥満やるいそうに加えて，高齢者における重大な低栄養問題として**貧血**があげられる．平成 29（2017）年国民健康・栄養調査によると，65 ～ 74 歳および 75 歳以上の女性の平均赤血球数はそれぞれ $437.7 \pm 36.8 \times 10^4/\mu L$ および $419.9 \pm 39.8 \times 10^4/\mu L$ と報告されている．このうち，$400 \times 10^4/\mu L$ 未満の者の割合は 65 ～ 74 歳および 75 歳以上でそれぞれ 17.2％および 28.1％ときわめて高く，75 歳以上の女性の 4 人に 1 人は明らかな貧血である．

消化管粘膜の機能が低下し，ムチン層が薄くなったり病原菌やウイルスに対する抵抗性が低下している高齢者では，胃炎や腸炎を起こしやすい．胃がん，胃ポリープ，胃潰瘍および萎縮性胃炎は加齢により増加する．これらの病態による出血もまた貧血の原因になる．

高齢者の血清トランスフェリン濃度は低く，貯蔵鉄の利用も低下する．そのため，貯蔵鉄は増加しているのに貧血になっていることが多い．

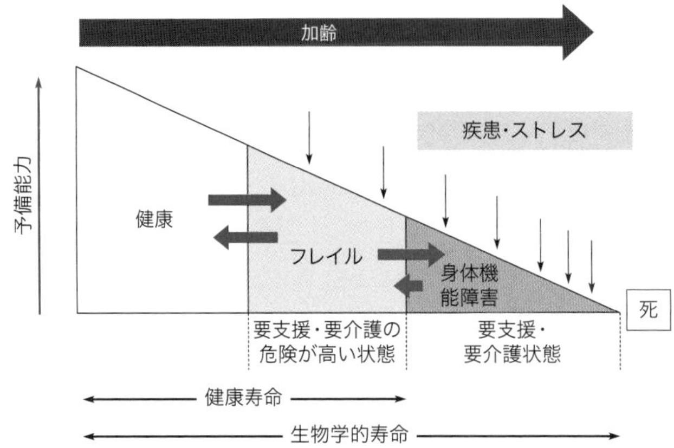

図 9-6 フレイルと寿命

日本老年医学会は高齢者が筋力や活動が低下している状態（虚弱）を「フレイル」と呼ぶことを 2014 年 5 月に提唱した．また，医療介護に携わる専門職にフレイルの理解と予防に取り組むことを呼びかけている．
［長寿医療研究センター病院レター第 49 号，https://www.ncgg.go.jp/hospital/iryokankei/documents/hospitalletter49.pdf（2020 年 8 月 30 日アクセス）より引用］

2 運動器疾患

「立って歩けて自分でできる」を目標にした食生活を目指す

ここでは運動器疾患とそれを誘発しうる身体状態ならびに症候群について説明する．

a フレイルおよびサルコペニア

◉フレイル
◉サルコペニア

フレイル（**虚弱**）とは，老化に伴うさまざまな機能低下を基盤とし，健康障害（ADL 障害，要介護状態，疾病発症，入院，生命予後）に対する脆弱性が増加している状態を指す（**図 9-6**）．フレイルの判定基準を**表 9-11** に示した．

コラム サルコペニア（sarcopenia）

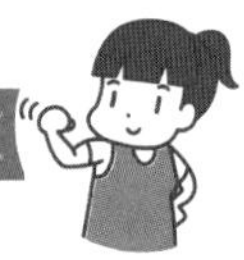

ギリシャ語の筋肉 “sarx” と損失・減少を意味する “penia” の造語で，1989 年 Rosenberg が命名した．サルコペニアは筋肉量減少を伴うが，同時に体脂肪量の増加がみられるため，必ずしも体重減少を伴わない．さらに，筋肉量の減少と筋力低下は直線的な関係ではないことから，2010 年にサルコペニアの定義と診断に関する欧州作業チーム（EWGSOP）が，「骨格筋量の減少に加えて，身体機能の低下あるいは筋力低下のいずれかを伴う現象」と定義した．筋量の値が標準的な若年者の平均値よりも 2SD 未満の者を重度サルコペニア（severe sarcopenia），1SD ～ 2SD 低い者を軽度サルコペニア（moderate sarcopenia）と分類する．

表 9-11 Fried らのフレイル評価

評価項目	評価指標
1. 体重減少	1 年間に 4 ～ 5 kg 以上の意図しない体重減少があった
2. 筋力の低下	握力が低下した
3. 主観的疲労感	最近疲れていると感じる
4. 遅い動作	歩行速度が遅くなり，1 m/秒未満になった
5. 活動量の減少	日常生活において活動量が減った

5 項目のうち，3 項目以上該当したらフレイル，1 ～ 2 項目該当したらプレフレイルと評価する.
[Fried LP et al：Frailty in older adults：evidence for a phenotype. J Gerontol 56A：M146-M156，2001 を参考に作成]

フレイルの原因の 1 つに**サルコペニア***(sarcopenia)がある．低栄養が存在するとサルコペニアにつながり，活力低下，筋力低下，身体機能低下を誘導し，活動度，エネルギー消費量の減少，食欲低下をもたらし，さらに栄養不良状態を促進させるというフレイルサイクル(☞図 10-16，264 頁)が構築される．フレイルとサルコペニアの予防・抑制のためには，たんぱく質栄養状態を良好に維持することが重要となる．国内外の研究結果から，サルコペニアの高齢者に対する栄養療法と運動療法の併用が有用であることが明らかにされている．具体的な栄養素としては，たんぱく質のほかに以下のものがある．

＊サルコペニア　進行性および全身性の骨格筋量および骨格筋力の低下を特徴とする症候群．筋肉量の減少を必須項目とし，筋力または身体能力の低下のいずれかが当てはまればサルコペニアと診断される．

1) ビタミンD

ビタミンDは，カルシウム代謝，骨代謝を通して高齢者の骨粗鬆症抑制に有効なことに加えて，高齢者の転倒，骨折リスクとも関係している．そのため，ビタミンD欠乏はフレイルやサルコペニアのリスクを高める可能性がある．食事からのビタミンD摂取に加え，適度な日光浴(晴れた日なら 10 ～ 15 分間，くもりなら 30 分間程度)が勧められる．

2) その他の栄養素

抗酸化作用に関連する栄養素の摂取量が少ないと，運動機能が低下し，フレイル状態に陥る可能性があると報告されている．関連栄養素として取り上げられているのは，ビタミンC，ビタミンE，カロテノイド，亜鉛，セレン，マンガンである．

ホモシステインについては，前述(D5e，232 頁)を参照のこと．

また，*n*-3 系脂肪酸の食事への補給が高齢者の筋肉たんぱく質合成を促進し，サルコペニアの予防と治療の可能性を示したという報告もある．

b ロコモティブシンドローム

自立した生活を営む上でもっとも重要なことは，要介護の原因をもたないことである．平成 28(2016)年国民生活基礎調査によると，要介護になる原因として，脳血管疾患，認知症とともに関節疾患や骨折・転倒などの運動器疾患(ロコモティブシンドローム)が全体の 17.2％を占めている．

ロコモティブシンドロームとは，「運動器(骨格，関節，骨格筋，腱，靭帯)の障害による要介護の状態，および要介護のリスクの高い状態」と定義され

◉ロコモティブシンドローム

9 高齢期

構成要素	はたらき	障害・疾患名
骨格 関節・椎間板 筋肉・神経	身体を支えている 骨と骨を繋いでいる 骨を動かしている	骨粗鬆症 変形関節症 サルコペニア

変形性膝関節症の患者数は2,530万人
変形性腰椎症の患者数は2,790万人
骨粗鬆症の患者数は1,710万人
が罹患していると推定されている

↓
転倒リスク増大
↓
ロコモティブシンドローム

図 9-7　運動器の構成，はたらき，障害
患者数は，（公財）ヒューマンサイエンス振興財団の将来動向調査「ロコモティブシンドロームの将来動向」（平成 26 年度）より引用.

ている．運動器の障害は，食事，入浴，排泄などに不都合を生じさせ，QOL を著しく低下させる（**図 9-7**）．骨粗鬆症，変形性関節症，サルコペニアはいずれもロコモティブシンドロームの大きな原因である．ロコモティブシンドロームは，運動器自体の疾患（変形性関節症，易骨折性，変形性脊椎症，骨粗鬆症など）あるいは加齢による運動器機能不全（筋力低下，持久力低下，反応時間延長，運動速度低下，巧緻性低下，バランス能力低下など）によってもたらされる．ロコモティブシンドロームになると，痛みや麻痺，関節可動域の減少，筋力低下やバランス能力の低下などにより運動機能が低下しているため，転倒しやすくなる．運動機能は，筋力，歩行能，立位バランス能により，評価することができる（**表 9-12**）.

C 骨粗鬆症（☞第 8 章 C11，211 頁）

高齢者では，身体活動の低下および筋力低下などにより骨格筋への機械的刺激は減少し，骨量は低下しやすい状況にある．

カルシウム摂取量を増やして骨量を高める試みもなされているが，カルシウム摂取のみを増やしても骨量の増加は望めない．適切なエネルギーとたんぱく質を確保した上でビタミンDやビタミンK，マグネシウムを十分に摂取し，適度な運動をすることによって，高齢者でも骨量の低下抑制あるいは増加が期待できる．しかし，高齢者がカルシウムを過剰に摂取した場合，血管や腎臓にカルシウムが沈着しやすいことから，カルシウム摂取の増加は慎重に行うべきである．

骨粗鬆症状態にある高齢者は，転倒により骨折を起こしやすい．転倒事故は 70 歳以降増加する．高齢者における転倒は大腿骨近位部骨折のもっとも大きな原因である．骨粗鬆症患者の大腿骨近位部骨折は予後が不良で，寝たきり，低栄養，余命の短縮など高齢者の QOL を著しく低下させる．

骨折の危険因子は，①低い骨密度，②骨の大きさ，骨内部の微細構造，骨を構成するⅠ型コラーゲンとハイドロキシアパタイト結晶の特性，骨の代謝状態などの骨質を決定する因子，③筋力低下，視力低下，麻痺，睡眠薬の服用などの外的因子に分類されている．これらの危険因子の有無によって，骨折のリスクを評価できる．

骨粗鬆症を予防して骨折のリスクを高めないよう，管理栄養士・栄養士は

表 9-12　高齢者の運動機能の評価

運動機能	評価方法
筋力	握力
歩行能	歩行速度*1
立位バランス能	開眼片足立ち時間*2

*1 歩行速度は，筋力，立位バランス能，柔軟性，全身協調性を総合的に反映するもっともよい指標である．歩行速度が速い高齢者ほど生活機能を維持しやすく余命も長いという報告がある．
[Shinkai S et al：Walking speed as a good predictor for the onset of functional dependence in a Japanese rural community population. Age Ageing 29：441-446，2000，Studenski S et al：Gait speed and survival in older adults. JAMA 305：50-58，2011 より引用]
*2 長くできる人ほど歩行中に転倒しにくい．また，片足立ち保持が 30 秒可能な者には，最近 1 年間に転倒した者はいなかった．
[村田　伸ほか：地域在住高齢者の開眼片足立ち保持時間と身体機能との関連．理学療法科学 21(4)：437-440，2006 より引用]

骨量低下のリスクと骨量以外のリスクを知っておく必要がある．最近，血中ホモシステイン濃度の上昇が骨量とは独立した骨折の危険因子となる可能性も報告されている．

d 変形性関節症

関節内で接する骨同士は，関節軟骨およびヒアルロン酸を含んだ関節内液を介することによって滑らかに動くことができる．

関節炎は，感染や自己免疫反応などにより関節に炎症が起こり，関節軟骨の摩耗や関節内液の増加によるヒアルロン酸濃度の低下などが引き起こされる状態である．

一方，変形性関節症は，加齢や慢性的な過負荷などによる原因不明の非炎症性の疾患である．関節面を平滑にする関節軟骨が退行性変化を起こして弾力性を失い，露出した骨面が硬くなるとともに特有な骨新生（骨棘（こつきょく））が引き起こされて関節が変形する．日常的に負荷が加わりやすい膝関節と股関節に多くみられる．発生頻度は膝関節の方が高く，重症例は股関節に多くみられる．膝を動かすと，「ピキッ」という異音がすることがある．

関節炎，変形性関節症を発症した場合，その関節が曲がりにくくなるだけでなく，他の関節や筋肉への負担が増し関節痛や関節軟骨の変性が促進されるという悪循環が形成されやすくなる．

3 誤嚥性肺炎

嚥下体操を取り入れる

嚥下補助を目的とした食品および補助食品を活用することは重要であるが，食事のときの姿勢を整えることで，誤嚥*はかなり防ぐことができる．食事前に嚥下体操を行うことも大変有効である．食事のときに「むせる」「咳込む」「食べるのが遅い」「いつまでも飲み込まず，口の中で咀嚼を続けてい

＊誤嚥　食物の一部や唾液，逆流した胃液などが，食道ではなく誤って気管に入ること．寝ている間に唾液や胃液などが気管に入ることもある．高齢者の誤嚥は肺炎の原因にもなる．

る」などは，誤嚥が起こっているサインである(☞**表 9-5**，221 頁).

唾液や胃液が少量ずつ肺に入り続ける，あるいは胃からの逆流や嚥下できないことにより食塊が気管に入ると，筋力や肺活量が低下している高齢者はこれを排除できず，これら異物に付着している細菌が体内に入り込むことになる．高齢者では免疫機能も低下しているため，気管支あるいは肺で病原菌が繁殖し肺炎の原因となる．

4 褥瘡と失禁

予防が大切

脳梗塞による麻痺や意識障害，筋力の衰えなどにより体位を変えたり寝返りを打ったりできない場合や，介護や介助が不十分で同じ体位で長時間臥位を強いられている場合などは，**褥瘡**(じょくそう)になりやすい．褥瘡の好発部位は，後頭部，肩甲骨部，腰部，踵部などである．これらの部位は筋肉層が薄く，骨が突出しているため，臥位では圧迫されてうっ血しやすい．およそ2時間おきに体位を変え，うっ血を防ぐことが，褥瘡を防ぐもっとも有効な手段である．しかし，いわゆる寝たきり状態になっている高齢者はたんぱく質栄養状態が低下していることが多いので，皮膚が壊死を起こし，一度褥瘡ができると，患部はふさがらず治りにくい．

◉褥瘡

褥瘡は治療可能であるが，長い経過を要し，再発も多い．褥瘡の栄養ケアでは，予防および治療の観点から PEM への対応(血清アルブミン値を正常域まで上昇させ，全身的な栄養状態の改善をはかる)が最重要視されている．褥瘡の栄養ケアにおいて重要な栄養素として，亜鉛とアルギニンが知られている．亜鉛は，核酸の合成に必須であり皮膚組織の増殖時に大量に必要とされる微量元素であり，亜鉛不足は褥瘡治療を遅らせる．アルギニンは患部における血流を増加させて免疫機能を高め，コラーゲン合成を高める．褥瘡の栄養ケアでは，亜鉛とアルギニンが不足しないように積極的な摂取が望まれる．

失禁は，排泄物による皮膚の汚染を引き起こす．下痢が起こった場合は糞便による皮膚汚染が起こる．失禁や下痢により皮膚が排泄物で汚染されると，皮膚は湿潤状態となり，免疫機能や弾力性などの皮膚機能が低下する．また，尿や糞便により皮膚炎が起こり，発赤やびらんを引き起こす．すなわち，傷つきやすく裂けやすくなる．このような状態の皮膚に細菌感染が起こると，褥瘡はさらに起こりやすく，治りにくくなる．皮膚に尿や糞便が接触しないように，紙おむつや撥水パウダーを上手に活用する必要がある．

5 脱水と水分補給

時間を決めて水を飲む

脱水症は高齢者，特に後期高齢者で増加する．高齢者の脱水をまねくもっとも大きな原因は飲水量の不足であるが，血液浸透圧の上昇や循環血液量の減少を感知して飲水を促す口渇中枢の感受性が加齢によって低下することも大きな要因となる．また，下痢，嘔吐，発熱，利尿薬の多用，食物摂取量の低下など，脱水のリスクは多様である．さらに，高齢者では膀胱の柔軟性が低下して排尿が頻回になる．頻尿を避けるために水を飲まない高齢者も多い．

脱水により血液濃縮が起こると血栓のリスクは高まり，また起立性低血圧の原因にもなる．脱水を予防するもっとも有効な手立ては，こまめな給水である．口渇感を覚えなくても時間を決めて飲水するなど，生活習慣のなかに飲水を組み込む工夫が有効である．

夏期に起こりやすい高齢者の健康上の問題として，熱中症をあげることができる(☞第 11 章 C1，296 頁)．高齢者では，加齢による皮膚機能低下も熱中症の大きなリスクになっている．老化した皮膚の特徴として，汗腺数の減少，皮膚血流量の低下などが知られており，高齢者では皮膚からの熱放散および発汗量が低くなっている．また皮膚にしわがよっていることが多いため，発汗しても汗が皮膚をおおう面積は小さく，皮膚からの熱放散はそれほど高まらない．飲水量が不足しやすいことに加えて，体温を下げるしくみがうまくはたらかなくなっているため，熱中症に陥りやすい．

高齢者の熱中症予防のための食事の工夫として，水分補給を兼ねた味噌汁やスープ，野菜や豆腐などの食物摂取が有効である．

6 消化器系疾患

健康診断を受ける

中年期以降，胃がん，胃ポリープ，胃潰瘍，萎縮性胃炎などの発症率は高まる．高齢者は消炎鎮痛薬を常用している場合も少なくない．このような場合，潜在的に潰瘍病変が発症しても痛みなどの自覚症状が現れにくく，病変は進行しやすい．消化管疾患による連続的な出血は，高齢者の貧血の原因となる．

7 眼科疾患

視力低下は避けられない

白内障は，本来透明な水晶体が灰白色または黄褐色の色調を帯び，視力障害をもたらす疾患である．活性酸素や紫外線の関与が推定されているが，加齢性白内障の原因は不明である．45 歳頃から発症し，80 歳以上ではほとんどの人が発症しているといわれているが，発症年齢および障害の程度ともに個人差が大きく，すべての人が視力障害を自覚するとは限らない．視力障害が起こると，食べ物が見えにくくなり食生活に支障をきたすほか，**転倒**の大きな要因となる．

加齢黄斑変性症は，加齢に伴う黄斑部の変化による疾患で，急速に視力が低下する滲出型と，緩やかな萎縮型に大別される．黄斑とは，網膜中心付近の黄色くみえる部分を指す．黄斑の中心には中心窩と呼ばれる領域があり，中心視野での視力に寄与している．人は中心窩で「見ている」ため，この部位の網膜に剝離や変形，萎縮などが起こると視力が低下する．主な症状は視力低下，変視症(ゆがんで見える)，小視症(小さく見える)などである．

8 認 知 症

◉認知症

見守り・サポートで本人と家族のQOL低下を防ぐ

認知症とは，後天的な器質障害により脳の神経細胞が減少し，知能，記憶，見当識などの障害および人格障害を伴う症候群である．加齢による脳機能の低下も促進する．主な認知症は，**アルツハイマー型認知症*** と脳血管性認知症* の 2 つである．これらのほかにレビー小体型認知症がある．発症により知能低下や人格障害などが現れるため，本人および家族の QOL は著しく低下する．

＊アルツハイマー型認知症　いくつかの原因遺伝子がみつかっているが原因不明で，脳のほとんどの領域で萎縮が進行する．症状は徐々に進行し，「ものわすれ」が特徴的な初期自覚症状である．発症には生活習慣(栄養，運動，休養)，社交性，知的活動性などが関係しているが，詳細は不明である．

＊脳血管性認知症　脳に梗塞などが起こるたびに症状が進行する．めまい，ふらつきなど自覚症状が多い．また，うつ状態を伴うことが多い．

アルツハイマー型認知症は，神経細胞が徐々に減少して脳全体が萎縮し，機能を失う症候群である．いくつかの原因遺伝子が存在すること，神経細胞へのアミロイドβ(老人斑)沈着と関係があることなど，断片的な証拠はみつかっているが，発症原因は明らかになっていない．脳血管性認知症は，脳出血，脳動脈硬化，脳梗塞などによって脳組織の一部に虚血が起こった結果，神経細胞が死んで減少し，神経ネットワークが失われる．

現在は，脳血管性認知症よりもアルツハイマー型認知症患者の方が多くみられる．脳血管性認知症に対しては，高血圧，脂質異常症を抑制して脳卒中を予防する食事ケアが有効とされている．アルツハイマー型認知症と生活習慣の関係についてはいくつか報告があり，発症には，栄養，運動，休養，精神的な安定，知的活動や社交性が関係していると考えられている．食習慣との関係は特に重要で，野菜類，果物，魚介類の積極的な摂取，あるいは脂質や糖の過剰摂取を避けることなどが，アルツハイマー型認知症の抑制に有効とされている．

認知症と栄養との関連に関する研究は，ホモシステインに関連するビタミン(ビタミン B_6，B_{12}，葉酸)，n-3 系脂肪酸，ビタミン D，抗酸化に関連するビタミン(ビタミン C，ビタミン E，カロテノイド)について行われているが，いずれも結論を得るには至っていない．

F 身体的特徴に配慮した栄養ケア

高齢者の生活活動の低下は，エネルギーおよびその他の栄養素摂取量の減少をまねき，加齢に伴う低栄養のリスクを高めている．味覚や嚥下機能の低下あるいは認知機能の低下は，食事を楽しむ機会を奪ってしまう．さらに高齢者は，それまでの生活習慣の適否によって，さまざまな慢性疾患を併せもっている．

このような多様な背景および精神・身体的特徴をもつ高齢者に対する栄養ケアでは，食べることを通して「加齢に伴う低栄養の軽減」「QOL の向上」および「合併症の予防」が重要となる．

1 味覚機能の低下に対応した栄養ケア

味つけは，うすくなりすぎないように

高齢者では，味覚，特に塩味に対する閾値が上昇しており，食塩摂取量が増加しやすい．食塩摂取量の増加は血圧の上昇リスクを高める．高齢者では嗅覚機能も低下していることが多く，**香辛料***による食塩使用量の抑制に大きな期待はできない．うす味に慣れることは可能であるが，味をうすくしたことによって食物摂取量が減少するようなことは避けなければならない．

口腔内を清潔に保ち，口臭を抑えることで，味覚閾値を下げることが可能である．また，十分咀嚼することによって食べ物本来の味を楽しむことができる．歯や口腔の手入れとともに，時間をかけて少しずつうす味に慣れさせる指導も大切である．

＊香辛料　唐辛子，西洋からし，わさび，カレー粉などの香辛料，にんにく，しそ，しょうが，ねぎなどの香味野菜，梅干，酢，レモン汁，ゆずなどの酸味料を上手に食事に取り入れると，食欲を高めるとともにうす味でもおいしく食べることができる．ただし酸味料については，むせないように高濃度での使用は避ける．

2 消化器機能の低下に対応した栄養ケア

無理して食べず，おやつを活用する

高齢者では消化酵素の活性が低下しているが，消化管機能としての消化・吸収率は維持されている．

すなわち，肝臓での代謝速度は低下していることから，食物由来のグルコースや脂質などが急激に吸収されて血液中に放出されると，高血糖状態が引き起こされる．このような状況は血管障害をまねき，生活習慣病のリスクを高めてしまう．消化・吸収機能や代謝速度に合わせて適量をゆっくり食べる場合は，このような高血糖や高脂血症状態は起こらない．

高齢者では個人差が大きいため，消化・吸収機能および代謝速度に見合った食事の量，回数および食べ方を指導する必要がある（**表 9-13**）．

a 咀嚼機能の低下

歯牙欠損や義歯の不具合，唾液分泌量の減少，顎の筋力低下などにより咀

表 9-13　食物摂取に関連する機能と影響する要因

関連する機能	主な原因
食欲	味覚・嗅覚・視覚の低下
摂食動作	上肢・手指の障害（麻痺・関節のこわばり・ふるえ・筋力低下）
咀嚼機能低下	歯牙欠損による残存歯数の減少，唾液分泌量の低下
嚥下機能低下	嚥下反射の低下
消化・吸収機能低下	消化管の萎縮・慢性疾患，消化液の分泌低下
排泄（主に便秘）	腸管運動の減弱

社会的要因	精神的要因
経済的な困窮	抑うつ
栄養への関心の低さおよび知識の欠如	生きがいの喪失
買い物能力の低さ	孤独感
調理・かたづけ能力の低さ	精神障害
食品の貯蔵・保蔵設備なし	上記と関連した食欲不振

嚼機能が低下すると，食物摂取量の低下，欠食，残食の原因となる．また，軟らかく食べやすい炭水化物に偏り，動物性たんぱく質，ビタミン，ミネラル，食物繊維などが不足し，低栄養に陥るリスクが高まる．さらに，食物繊維の摂取不足は便秘のリスクを高める．義歯の装着により咀嚼力を高めること，および残存している咀嚼能力に応じた食事を提供できるよう，調理法や料理の形態，硬さを調節するなど，工夫することが必要である．

b　嚥下機能の低下

高齢者では神経伝達速度は低下し，咀嚼機能も低下している．そのため，嚥下障害が発生しやすく，食べ物が喉に詰まって窒息したり，あるいは気管への誤嚥が発生する．肺炎で死亡した高齢者の3～4人に1人は，肺の中に食物由来の異物がみられる**誤嚥性肺炎**である．

嚥下機能を補うことは，誤嚥性肺炎を防ぐ意味においても大変重要である．調理を工夫して飲み込みやすい食品および形態にして提供する．液体の誤嚥にも注意が必要である．残存機能の活用を心がけることが必要である．

c　咀嚼・嚥下障害者のための食品と支援

食事中に咳込んだりむせたりするのは，本人の苦痛もさることながら，同席している家族や友人にとっても辛いことである．

誤嚥を防ぐための基本は，食事をするときに姿勢を維持することや食事前に嚥下体操をするなどの食事のための体勢づくりと，飲み込みやすい食事の提供である．口の中で最後まで均一な軟らかさを保って適度にまとまり，飲み込むときにはゆっくりと喉を通過するよう，食物の大きさや硬さ，粘性を調節することにより，誤嚥を防ぐことができる．増粘剤を上手に利用できるようになると，使える食品の種類や料理の幅が広がり，高齢者のQOL向上にもつながる．

d　嚥下しやすい食べ物の形態

適当な粘性があって，口の中でバラバラにならず，口腔や咽頭に付着しに

表 9-14 嚥下しやすい形態と食品

形態	食品名
ゼリー状	果物やスープのゼリー，ヨーグルトゼリー
プリン状	プリン，茶碗蒸し，ムース
すり身状	魚のすり身，ながいも
濃厚スープ状	ポタージュ，シチュー
乳化状	アイスクリーム，ヨーグルト
ネクター状	ももの缶詰，バナナ，りんご
蒸し物	茶碗蒸し

表 9-15 使用に注意を要する形態と食品

形態	食品名
液状で粘性のないもの	水，お茶，ジュースなど
小さくて硬いもの	ごま，ピーナッツなど
しっかりした小さな食塊を形成するもの	かまぼこ，ちくわ，寒天ゼリーなど
粘度が高く大きな食塊を形成しやすいもの	パン，まんじゅう，カステラなど
口腔や咽頭に付着しやすいもの	だんご，餅など
フィルム状で口腔や咽頭に付着しやすいもの	わかめ，のりなど
繊維が多くて硬いもの	ごぼう，たけのこなど
パサパサして，まとまりにくいもの	焼き魚，固ゆで卵など
酸味が強くむせやすいもの	オレンジジュース，酢の物など

くい食べ物が好ましい．味噌汁やコンソメスープ，牛乳などの水分が多い食品は，デンプンや**増粘剤***を加え，適切なとろみをつけて提供するとよい．嚥下しやすい調理形態とそれに適した食品(**表 9-14**)，および使用に際し注意を要する食品(**表 9-15**)を示した．

*増粘剤　飲料や汁物に添加して使用することができ，とろみをつけたり固めたりするのに大変簡便である．増粘剤として多くの商品が市販されているが，デンプンやデキストリンを主原料としたものが多い．ペクチン，ゼラチン，寒天なども用いられている．

❸ 身体活動に対応した栄養ケア

高齢者にとっても，空腹は最高の調味料である

地域社会やコミュニティとのかかわりが多く，仕事やボランティア活動を行っている活動的な高齢者は，一般に栄養状態が良好である．一方，コミュニティから隔離され，知人や友人とのかかわりが少なく身体活動性が低い高齢者の栄養状態は一般に不良である．

筋力が低下し関節可動域が減少している高齢者では，身体活動がしにくく，エネルギー代謝量は低下している．このような高齢者では，エネルギー摂取量が消費量を上まわれば肥満傾向となり，高血圧，糖尿病，動脈硬化症などの生活習慣病発症のリスクを高める．一方，身体活動が低下してエネルギー摂取量が低下すると，たんぱく質やビタミン，ミネラルなどの摂取量減少の原因となり，低栄養のリスクを高める．

自立高齢者が過栄養あるいは低栄養に陥らないよう，きめ細かな指導が必要である．身体活動を積極的に心がけ，エネルギー摂取量の低下を防ぐ努力が重要である．

高齢者では，社会性も栄養状態に影響する．友人や知人が少なくコミュニティから隔離され，喪失感が強まり生きる目的を失ってしまい，健康に生きることの意味を見出せないことが，食事量の減少の原因になっていることも多い．このような高齢者の栄養状態を守るためには，地域やコミュニティ活動への勧誘や意識改革のための教育が必要である(**表 9-16**)．

高齢者住宅財団によると，高齢者が居住している住宅の**バリアフリー***化は十分ではなく，高齢者の住環境はよいとはいえない．高齢者は多くの転倒リスクを併せもっており(**表 9-17**)，また転倒事故が起こる頻度がもっとも

*バリアフリー　障害者や高齢者が生活する上で，物理的あるいは精神的障害となるものを取り除いた状態をいう．スロープつきのバス，段差のない建物，点字や音声による案内などがその例である．バリアフリー政策として，「高齢者，障害者等の円滑な移動及び建築物等の施設の円滑な利用の確保に関する施策を総合的に推進するための法律」(いわゆるバリアフリー新法)が，2006(平成18)年に公布されている．

表 9-16　老化遅延のための食生活指針

1. 3食のバランスをよくとり，欠食は絶対避ける
2. 動物性たんぱく質を十分に摂取する
3. 魚と肉の摂取は1：1程度の割合にする
4. 肉は，さまざまな種類を摂取し，偏らないようにする
5. 油脂類の摂取が不足にならないように注意する
6. 牛乳は，毎日 200 mL 以上飲むようにする
7. 野菜は，緑黄色野菜，根野菜など豊富な種類を毎日食べ，火を通して摂取量を確保する
8. 食欲がないときは特におかずを先に食べごはんを残す
9. 食材の調理法や保存法を習熟する
10. 酢，香辛料，香り野菜を十分に取り入れる
11. 味見してから調味料を使う
12. 和風，中華，洋風とさまざまな料理を取り入れる
13. 会食の機会を豊富につくる
14. 噛むを維持するため義歯は定期的に点検を受ける
15. 健康情報を積極的に取り入れる

［熊谷　修ほか：自立高齢者の老化を遅らせるための介入研究―有料老人ホームにおける栄養状態改善によるこころみ．日公衛誌 46(11)：1003-1012，1999 より引用］

表 9-17　高齢者の転倒危険因子

1. 老化によるもの	老人性歩行，運動機能低下，下肢筋力低下，予備能力低下，視力・聴力低下
2. 疾病によるもの	脳血管障害(片麻痺歩行)，起立性障害，血圧上昇，てんかん(発作)，認知症(徘徊，夜間せん妄など)，パーキンソン病(歩行)，糖尿病(低血糖発作)，脊髄小脳変性症など
3. 薬剤によるもの	眼薬，抗不安薬，抗精神病薬，抗ヒスタミン薬，糖尿病治療薬，降圧薬，利尿薬，抗けいれん薬，パーキンソン病治療薬など〔薬剤に起因する疾患(副作用)として，起立性低血圧(降圧薬)，骨粗鬆症(ステロイド薬)などがある〕
4. 環境によるもの	軽度の段差，敷き物・マット，床材のつなぎ目，障害物，照明の不足，床上にこぼれた水，ブレーキ不備の車椅子，ベッド柵の不備，畳上の新聞・ビニール，浴室タイル，介護と見守りの不足，など

高い場所は自宅である［内閣府，高齢社会白書(平成 28(2016)年度版)］．

G 介護予防・合併症予防のための栄養ケア

1 QOL 向上の条件

高齢者は食べる理由を欲している

高齢者では，生きる意欲をもつことは，食生活を介した QOL 向上を実現するための要因である．生きる意欲をもった高齢者にとって食事は栄養素を補給する大切な場であるだけでなく，生活のなかの大きなイベントであり楽しみでもある．このような高齢者は食事に対して積極的に取り組むことができる．

食生活を介した QOL 向上を実現するためには，①身体的にも精神的にも自立していること，②役に立っていると自覚できること，あるいは役に立ちたいと願うこと，③健康であり続けたいと願うことが必要である．

2 食事の役割

身体を養い生活を高める

食事は，特に高齢者にとって，栄養素供給としての役割と満足感や社会性を高める役割を併せもっている．

a 栄養学的役割

高齢者は低栄養状態に陥りやすく，回復しにくい．そのため，以下のことに注意して過不足なく栄養素を供給できるように，食事を提供する必要がある．

① 身体活動レベルに見合ったエネルギー量を摂取しているか
② エネルギー産生栄養素バランスは適切か
③ 加工食品や調理ずみ食品に偏ることなく，多種類の食品を摂取しているか
④ 主食・主菜・副菜，および動物性・植物性食品のバランスは適切か
⑤ 残食が増えていないか
⑥ 間食の内容や栄養バランスが偏っていないか
⑦ 食事回数が1日2回以下に減っていないか

b 満足感や社会性を高める役割

会話を楽しみながら食事するなど家族や友人，コミュニティの仲間達と食事をすることは大きな喜びとなり，生きる力の源にもなる．そして「ベッドの上ではなく食卓で食べる」「自分の食習慣や嗜好に配慮したメニュー」を「自力で口の中に入れる」ことができれば，高齢者の食べる喜びはさらに高まる．そのためには，快適で清潔な喫食環境の整備，喫食場所への移動や，自力で喫食するための自助具の準備や使い方支援など**食事環境の改善**が重要である．

味覚，視覚，聴覚，嗅覚，触覚などの感覚機能の低下は食事を介したQOLを低下させる原因になるが，低下する感覚機能の種類や低下の程度は個人によって大きく異なり，維持されている機能も少なくない．食材料，調理法，食器・盛りつけを工夫し，**残存機能を活用**しつつ食習慣や嗜好等に配慮した食事の提供が望まれる．

このような個人に対応したきめ細かな支援は，食事の栄養学的役割を高めることにつながる．食べることは，身体の健康維持だけではなく，人間関係の構築を手助けしたり，社会活動への参加意欲を高めるきっかけになる．

管理栄養士・栄養士など食事提供者は，喫食者の食事への期待や好み，食事への不安などを理解して喫食者との間に強い**信頼関係を構築**し，喫食者が安心して食事ができる環境づくりに努力する必要がある．

練習問題

以下の問題について，正しいものには○，誤っているものには×をつけなさい．

(1) 高齢者が転倒事故を起こす頻度がもっとも高い場所は路上である．
(2) 高齢者が欠食する原因として社会やコミニュティからの隔絶がある．
(3) かまぼこ，ちくわは誤嚥しにくい食品である．
(4) 咀嚼機能が低下すると，炭水化物に偏り，低栄養に陥るリスクが高まる．
(5) 高齢者は味覚・嗅覚機能が低下しているため，香辛料の活用による食塩使用量の抑制はあまり期待できない．
(6) 高齢者の脱水をまねくもっとも大きな原因は身体活動に伴う発汗である．
(7) 褥瘡の好発部位は臀部である．
(8) ロコモティブシンドロームとは骨密度が低下して，骨折リスクが高い状態をいう．
(9) ビタミン D の欠乏はフレイルやサルコペニアのリスクを高める．
(10) 75 歳以上女性では 2 人に 1 人が貧血である．
(11) 高齢者における死亡率がもっとも低いと推定される BMI 値は成人における値よりも低い．
(12) 要介護高齢者の多くはエネルギー摂取過剰で肥満傾向にある．
(13) 高齢者では，外来抗原に対する T 細胞の反応性は低下している．
(14) 血清アルブミン値の低下は転倒リスクを高める．
(15) 高齢者は体脂肪量と除脂肪体重はともに低下する．
(16) 脳・神経系機能のうち，高齢者は言語性能力の低下が著しい．
(17) 高齢者の年齢区分では，85 歳以上を後期高齢者としている．

10 運動・スポーツと栄養

学習目標

1. 安静から活動時にかけて利用されるエネルギー源を説明できる
2. 身体活動によるエネルギー消費量に見合った栄養摂取を説明できる

エネルギー消費を伴う骨格筋による身体の動きを**身体活動***(physical activity)と呼び，安静にしている状態に比べてより多くのエネルギーを消費するすべての動きを指し，**生活活動**と**運動**(スポーツ)に分けることができる(**図10-1**)．

＊身体活動　生活活動と運動に区分される．単位はメッツ・時．健康づくりには身体活動量の全体を増やすことが重要であることから，健康づくりのための運動指針2013では身体活動の全量を上げるよう推奨している．

生活活動は身体活動のうち運動以外をいい，職業活動も含まれるのに対し，運動(exercise)とは体力の保持・向上をめざして計画的に繰り返し行う身体活動を指す．一方，**スポーツ**(sports)は，より速く，より高く，より遠くをめざして可能性へ挑戦するといった，自己を満足させるための身体活動とされている．スポーツ本来の語源が「楽しむ」にあることから，近年では運動とスポーツの間の厳密な区分をなくし，前者を健康スポーツ，後者を競技スポーツと呼ぶこともある．本章では，運動・スポーツの生理学的特徴を理解し，食生活支援のあり方を確認する．

A 運動時の生理的特徴とエネルギー代謝

1 骨格筋とエネルギー代謝

筋線維タイプによってエネルギー代謝は異なる

a 骨格筋の特性

筋肉は細長い繊維状の細胞の集合体であり，意識的に動かせる随意筋と動かせない不随意筋に分けられ，骨格筋は随意筋，心筋と内臓筋は不随意筋である．骨格筋は運動神経の支配で随意的に環境に柔軟に適応して自らの性質を変化させる可塑性をもった器官である．運動やトレーニングによって肥大し，不活動によって萎縮(廃用性萎縮)する．

筋細胞は横縞が見える横紋筋と横縞が見えない平滑筋に大別される．横紋筋は骨と骨の間に付着して関節を動かす骨格筋と心臓を動かす心筋に分類される．平滑筋は内臓筋とも呼ばれ，血管や尿管，消化器などの壁をつくる．

筋線維は内部で長軸方向に収縮しながら力を発揮し，化学的エネルギーを機械的エネルギーに変換する代表的組織であり，全体的に白っぽい白筋と赤

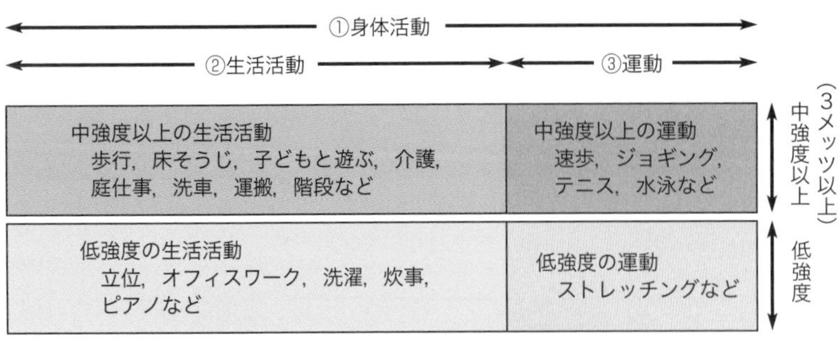

図 10-1　身体活動における生活活動と運動

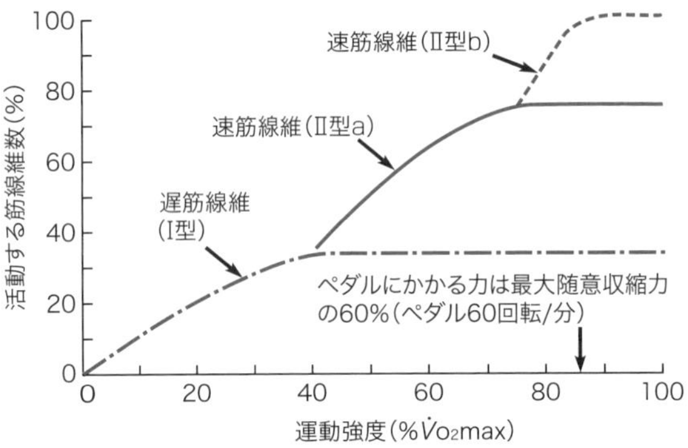

図 10-2　身体活動で動員される筋線維の種類とその数

表 10-1　骨格筋の筋線維タイプによる収縮特性，筋線維動員の順序，トレーニングの効果

	赤筋 （ヒラメ筋など）	白筋/赤筋 （腓腹筋，上腕三頭筋など）	白筋 （長趾伸筋，眼筋など）
	遅筋：slow twitch fiber（ST）または slow oxidative fiber（SO） Ⅰ型（type Ⅰ）	速筋：fast oxidative glycolytic fiber（FOG） Ⅱ型 a（type Ⅱ a）	速筋：fast twitch fiber（FT）または fast glycolytic fiber（FG） Ⅱ型 b（type Ⅱ b）
収縮時間（単収縮）	遅い	速い	速い
弛緩時間	遅い	速い	速い
収縮力	弱い	中間	強い
易疲労性	疲労しにくい	疲労しやすい	疲労しやすい
運動選手とのかかわり	持久的運動選手に多い	中間	スプリント選手に多い
ミトコンドリア密度	高い	高い	低い
ミトコンドリア含量	多い	中間	少ない
解糖系酵素活性	低い	高い	高い
酸素系酵素活性	高い	高い	低い
グリコーゲン含量	少ない	多い	多い
トリグリセリド含量	多い	中間	少ない
筋線維動員の順序	Ⅰ型（軽い強度）　→　Ⅱa 型（中等度）　→　Ⅱb 型（高強度）		
トレーニングの効果	トレーニングは筋線維をより遅筋型に変化させる （Ⅱb 型→Ⅱa 型→Ⅰ型，人ではⅡb 型→Ⅱa 型は確認されているが，Ⅱb 型→Ⅰ型への変換は証明できていない）		

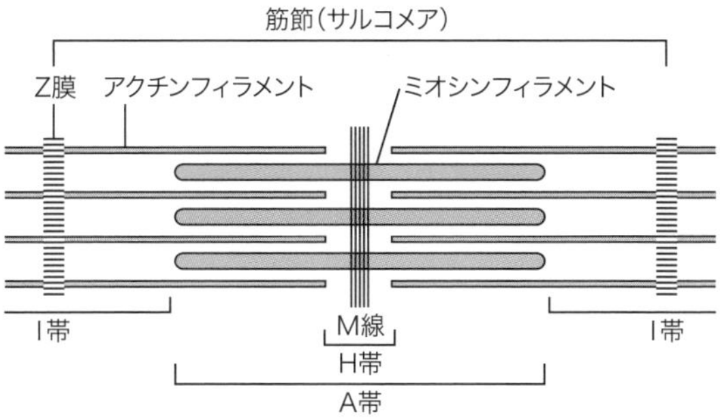

図 10-3 骨格筋の構造
Z 膜から Z 膜までを筋節と呼び，Z 線にはアクチンフィラメントが，その間にはミオシンフィラメントが位置している．ミオシンフィラメントからミオシン分子の一部が突出し，アクチン分子と結合したり解離したりして筋収縮の力を発生させる．ミオシンフィラメントを支えているのが，コネクチンである．コネクチンは Z 膜より左右にはじまり，M 線に連結されている．

みの強い赤筋がある．前者は素早い運動，後者はゆっくりした持続的な運動にかかわる．運動・トレーニングは，**有酸素運動**＊(aerobic exercise)，**無酸素運動**＊(anaerobic exercise)によらず筋持久力を増す方向へと変化させる(**表 10-1**，**図 10-2**)．

＊有酸素運動　エアロビック運動，好気的運動，有酸素性運動とも呼ばれる．筋収縮の直接的エネルギーであるATPを産生する際に酸素の供給を必要とする運動を指す．ジョギングやマラソン，テニス，エアロビクスなどがこれにあたる．

＊無酸素運動　無酸素性運動，無気的運動とも呼ばれる．筋に貯蔵されているクレアチンリン酸(creatine phosphate)やグルコースを嫌気的に分解して筋収縮のための化学エネルギーを獲得している運動を指す．全力疾走，ジャンプ，重量あげなどがこれにあたる．

b 骨格筋の構造

骨格筋には**筋原線維**が数百から数千本含まれている．筋原線維は収縮を起こす直接の器官であり，その最小単位は**筋節**［**サルコメア**(sarcomere)］である．1 本の筋原線維は多数の筋フィラメントとその周りを**筋小胞体**(sarcoplasmic reticulum，SR)，さらには表面膜が落ち込んだ**T 管**(T-tubule)で構成されている．細いフィラメントはアクチン(actin)，太いフィラメントはミオシン(myosin)である(**図 10-3**)．

c 骨格筋収縮のしくみ

骨格筋は**運動神経**からの**収縮指令**(**活動電位**)に基づき，**図 10-4** に示すように収縮する．①活動電位が筋線維に伝わると筋小胞体からカルシウムイオン(Ca^{2+})が放出され，筋線維内の Ca^{2+} 濃度が上昇し，②アクチンフィラメントとミオシンフィラメントが接触し，ミオシンフィラメントの ATP アーゼが ATP を分解してエネルギーを放出する．③このエネルギーによって細いアクチンフィラメントが太いミオシンフィラメントの間に滑り込み，筋収縮が起こる(フィラメント滑走説)．④活動電位が終わると Ca^{2+} は筋小胞体へ回収されて Ca^{2+} 濃度は低下，⑤アクチンフィラメントとミオシンフィラメントは乖離し，筋収縮は弛緩する．

2 身体活動時の呼吸・循環応答

身体活動時は酸素需要に応じて呼吸・循環が亢進する

a 活動時の酸素摂取量

筋の収縮活動にはエネルギーが必要であり，そのエネルギーはアデノシン三リン酸(adenosine triphosphate，ATP)を分解して獲得される．身体活動

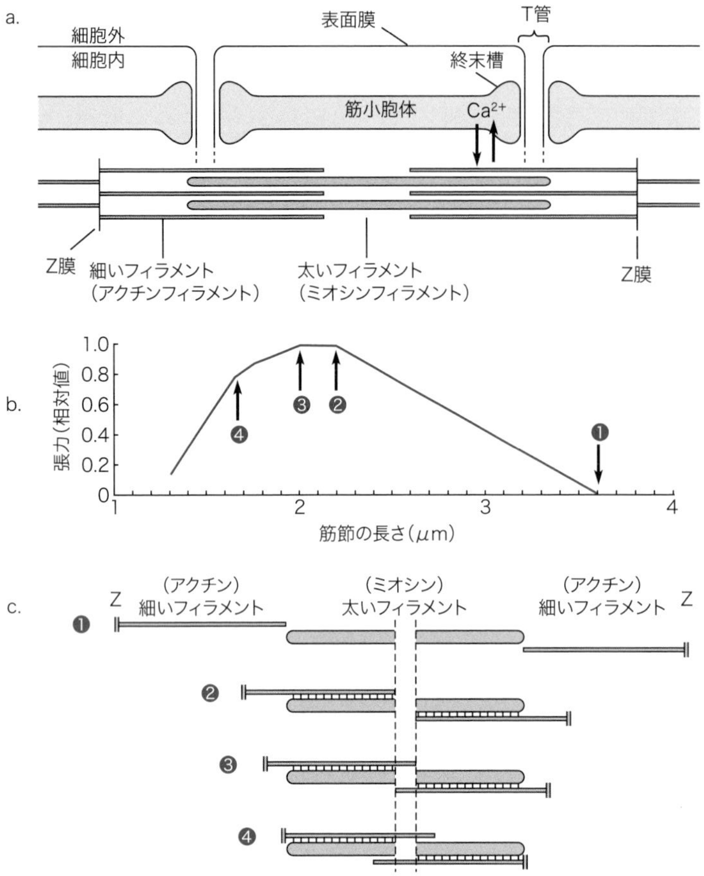

図 10-4 筋収縮とアクチン・ミオシンフィラメントのかかわり

a は収縮の引き金機構，b は筋節の長さを固定して収縮させたときの張力，c は収縮させたときの２種類のフィラメントの接する長さを示す．b と c の❶～❹はそれぞれのフィラメントの相対位置に対応する．

［彼末一之，能勢　博(編)：やさしい生理学，第６版，南江堂，p191，194，2011 より引用］

を継続するには**酸素**(O_2)を使った有酸素性エネルギー代謝系を主にはたらかせる必要がある．そのため，呼吸循環器系機能を亢進させて，活動筋で必要になる O_2 需要に応じた O_2 を供給することとなる(**図 10-5**)．

エネルギーを産生するために消費する O_2 の量を**酸素摂取量**(**$\dot{V}O_2$**)* といい，身体活動がはじまると $\dot{V}O_2$ は指数関数的に増加する．身体活動の開始直後は $\dot{V}O_2$ が活動筋での O_2 需要に追いつかず，不足する相がある．この O_2 需要量に対する不足量全体を**酸素借**と呼び(**図 10-5** 図中 A)，主に無酸素性のエネルギー代謝系がはたらいている．最大運動時ではやがて $\dot{V}O_2$ が需要量と一致するようになり，これを定常状態と呼ぶ(**図 10-5a**)．このとき，O_2 需要量＝A＋C，A＝B(酸素負債)の関係が成立する．

さらに，最大運動(**図 10-5b**)や超最大運動(**図 10-5c**)といった身体活動強度が高い場合は O_2 需要に供給量が追いつかず，運動を軽減するか，停止しなければならない．運動後，$\dot{V}O_2$ はゆっくりと安静時レベルへ回復する．この回復期全体を**酸素負債**(oxygen deficit)と呼ぶ．

＊酸素摂取量($\dot{V}O_2$)　oxygen uptakeといい，1分間に消費されるO_2の量「$\dot{V}O_2$」が使われる．Vはvolume(容量)，O_2は酸素，Vの上の点(ドット，dot)は単位時間あたりを意味する．

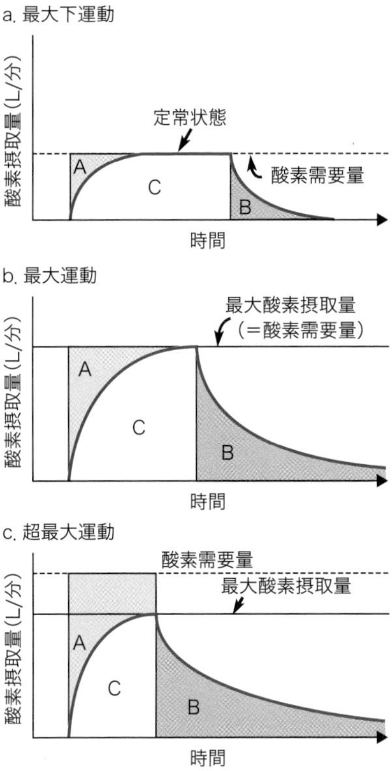

図 10-5 身体活動と酸素摂取量

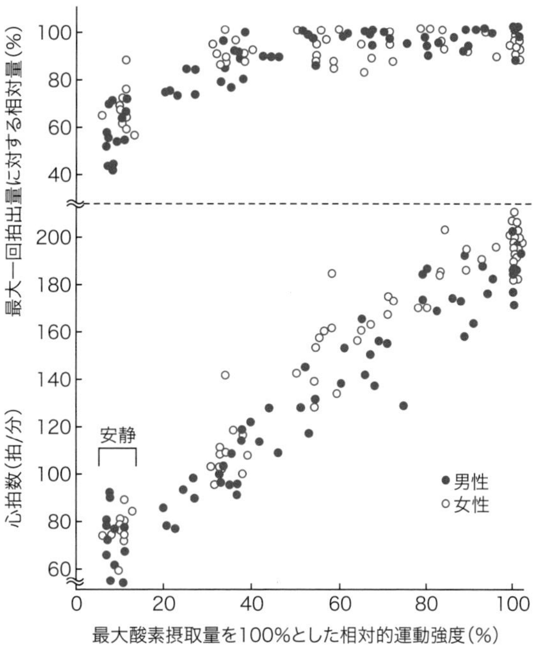

図 10-6 活動強度の増加に伴う心拍数と一回拍出量
［Åstrand PO, Rodahl K：オストランド運動生理学，大修館，p121, 1982 より引用］

酸素摂取量($\dot{V}O_2$)は以下の式で求められる．

$\dot{V}O_2$＝①動静脈 O_2 含量較差×②心拍出量
①動静脈 O_2 含量較差＝③動脈血中 O_2 濃度－④動静脈混合血中 O_2 濃度
②心拍出量＝⑤一回心拍出量×⑥心拍数

動静脈 O_2 含量較差①とは，動脈中の O_2 濃度③と全身の組織から心臓に戻った混合血中 O_2 濃度④の差であり，各組織から体内へ取り込まれた O_2 量を指す．また，心臓から全身へ送られる血液量(心拍出量)②とは一拍動あたりの血液量⑤に心拍数⑥を乗じて求める．したがって，身体活動に必要な

コラム　EPOC(excess postexercise oxygen consumption)

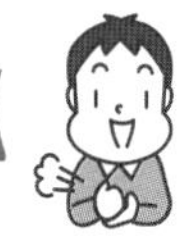

酸素負債とは，運動直後から安静時状態へ O_2 消費量が回復する状態であるが，最大 O_2 摂取量の 70%強度の持久性運動を長時間継続した後は，安静時レベルより O_2 消費量が亢進した状態が 10～24 時間観察される．これを EPOC と呼び，活動時に使用されたクレアチンリン酸(CP)や HCO_3 などの回復，上昇した体温やカテコールアミンの除去などのための O_2 消費量と考えられている．

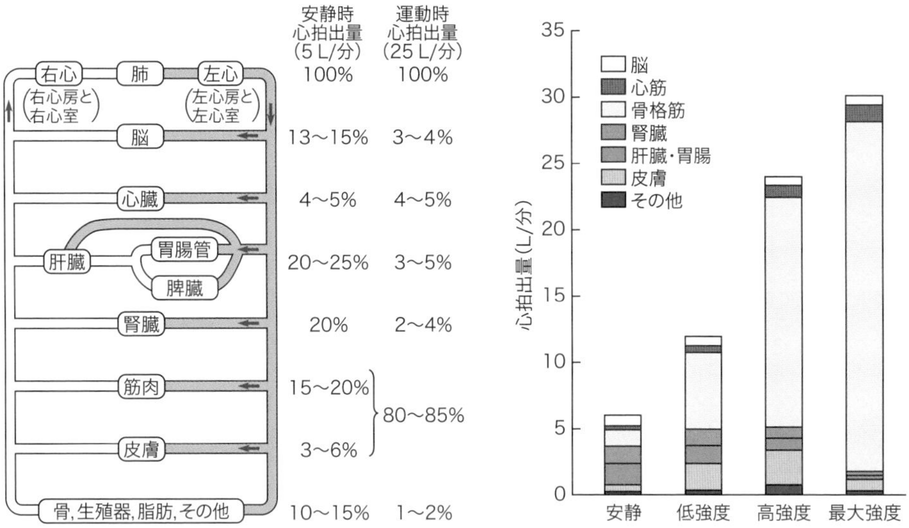

図 10-7　循環経路と安静時および運動時の血流配分(左，再配分)，心拍出量の変化(右，活動時)

［右図は(公財)健康・体力づくり事業財団：健康運動実践指導者養成用テキスト，p30，2019 より引用］

$\dot{V}O_2$ が増えるとき，心拍出量の増加，血液中の酸化ヘモグロビン濃度と組織が O_2 を受け取る能力のほか，一回の呼吸で吸入される空気の量(一回換気量)や呼吸数の増加も関与する(**図 10-6**).

b　活動時の循環器系のはたらき

身体活動は骨格筋へ血流量を増加させるとともに，**運動指令**を脳，心臓や肺に伝えて血液を適切に配分し，活動筋以外の臓器や組織への流れを調節する(**図 10-7** 左)．安静時の血流配分に配分し直すことを**血流再分配**(blood flow redistribution)と呼び，安静時は左心室から拍出される心拍出量(cardiac output)の 20 〜 30%は肝臓や腎臓へ，15%程度が骨格筋や脳へ配分されている．これは肝臓では栄養素の代謝，腎臓では水分の再吸収と排泄，脳では脳神経活動が活発に行われているためであり，体重の 35 〜 40%を占める骨格筋への血流量は少ない.

ところが，身体活動が開始されると活動強度とともに心拍出量が増加し，最大運動時には心拍出量が安静時の 4 〜 6 倍にもなり，その増大した心拍出量の約 8 割以上は活動筋や皮膚組織へと，配分されることになる(**図 10-7** 右).

c　活動時の換気亢進のしくみ

呼吸調節は一般に，①さまざまの受容器または上位中枢から延髄網様体付近にある呼吸中枢への入力，②呼吸中枢での入力統合と呼吸パターンの決定，③呼吸中枢から呼吸筋への出力という 3 つの要素に分けて考えられる(**図 10-8**).

活動を支えるために必要な O_2 や代謝産物である CO_2 などの血中濃度を感

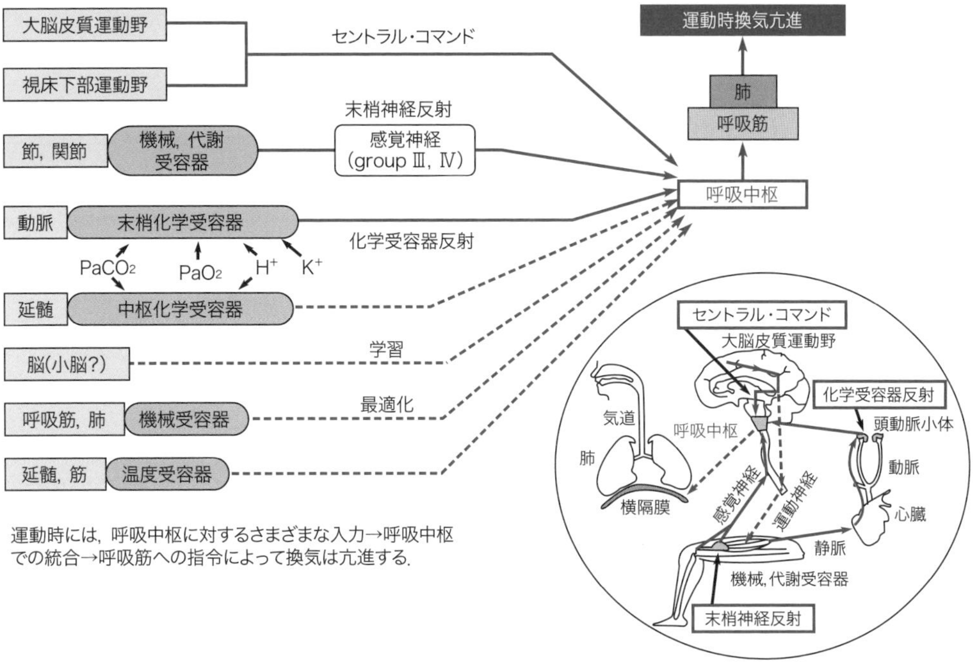

図 10-8　活動時の換気亢進のメカニズム
［石田浩司：健康運動指導士養成講習会テキスト上巻，(公財)健康体力づくり事業財団，p176，2013 より引用］

知する化学受容器反射経路は**呼吸の化学調節**と呼ばれ，身体活動中はもっとも重要な役割を果たしている．身体活動に伴い，動脈血中の O_2 分圧(PaO_2)は低下し，CO_2 分圧($PaCO_2$)は上昇，水素イオン(H^+)濃度は上昇して血中 pH が低下する．すると呼吸中枢が刺激されて，呼吸数は増加する．呼吸量の増加は $\dot{V}O_2$ を増やし，CO_2 排出を促すので，血中の $PaCO_2$ や PaO_2 は正常状態に回復する(フィードバック調節，**図 10-8**)．

化学調節以外には，運動に対する努力感などの主観的運動感覚や，筋疲労感覚が関与するセントラル・コマンドと呼ばれる神経系調節機構，末梢の受容器が筋や関節周りの動きや筋圧力の変化や乳酸産生などを感知して，反射的に呼吸中枢を刺激する末梢神経反射経路がある．これら複数の調節機構が関与して，身体活動による換気亢進に対応している．

3 運動・スポーツ活動とエネルギー供給

運動・スポーツ活動の強度・継続時間でエネルギー供給系は異なる

a 体内におけるエネルギー供給系

身体活動(筋収縮)に必要なエネルギーは **ATP** を加水分解して得られる．しかし，筋細胞内に蓄えられる ATP は少量であるため，筋細胞内で合成する必要がある(**表 10-2**)．ATP 供給材料には，筋肉に蓄えられている**クレアチンリン酸**(creatine phosphate，**CP**)やグリコーゲン，グルコース，遊離脂

表 10-2　体内のエネルギー貯蔵量とそれを利用しての運動継続時間

エネルギー源		エネルギー貯蔵量（J）	運動継続時間（時間）
リン酸化合物	ATP	0.005	0.002（7.2 秒）
	CP	0.015	0.006（43.2 秒）
食物	糖質	8.5	3.4
	たんぱく質	323	93
	脂質	309	157

体重 70 kg の人で身体組成が体脂肪 15%，たんぱく質 20%，運動は 1 分間に酸素 2.0 L を消費する強度.
［宮下充正：トレーニングの科学的基礎，Book House HD，p120，2001 より引用］

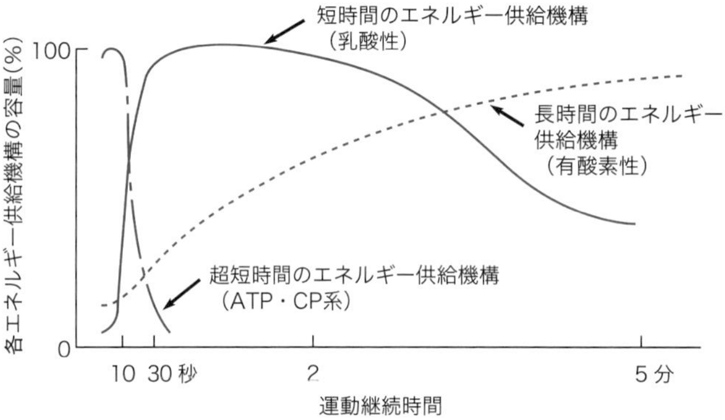

図 10-9　オールアウト運動での運動時間と種々のエネルギー供給機構の容量を示す模式図
［McArdle WD et al：Sports and Exercise Nutrition，3th ed，p185，2008 より引用］

肪酸（free fatty acids，FFA），乳酸，アミノ酸などがある.

ATP ⟶ ADP＋Pi＋エネルギー　（酵素：ミオシン ATP アーゼ）
　　　：標準自由エネルギー変化量＝7.3 kcal/mol
ADP＋CP ⟶ ATP＋C　（酵素：クレアチンキナーゼ）

筋肉での ATP 供給系には，O_2 を必要としない**無酸素性エネルギー代謝***（無酸素運動）と O_2 を必要とする**有酸素性エネルギー代謝***（有酸素運動）がある．前者には **ATP・CP 系**（別名：CP 系，非乳酸系）と**乳酸系**の 2 つがある（**図 10-9**）．運動開始直後から 30 秒以内といった，O_2 が筋細胞内に十分届いていない O_2 負債場面でもっとも簡便に ATP を供給できるのは，筋肉に蓄積された CP の分解であり，これを ATP・CP 系と呼ぶ．しかし，筋肉の CP 貯蔵量には限界があるため，やがて筋グリコーゲンや血糖を無酸素的に分解して乳酸を生じる解糖系を中心とした ATP 供給系が動員される．

さらに運動が 2 ～ 3 分以上経過し，細胞内にある程度の O_2 が取り込まれた状況では，筋グリコーゲンや血糖，FFA，また，筋肉に蓄えられたトリグリセリドなどを好気的に分解して ATP を供給する．これを有酸素性エネルギー代謝系と呼び，あらゆる身体活動の中心的エネルギー獲得手段となる．

＊無酸素性エネルギー代謝
O_2を必要としないエネルギー供給経路．クレアチンリン酸が分解されて非常に短時間のうちに筋活動のエネルギーを産出できるATP・CP系と，無酸素的にグルコースやグリコーゲンを分解し，最終産物として乳酸をつくる乳酸系がある．

＊有酸素性エネルギー代謝
O_2を使ってミトコンドリア内TCA回路でATPを合成して，身体活動のためのエネルギーをつくり出す代謝系のこと．エネルギー材料には炭水化物，脂肪酸，アミノ酸がある．

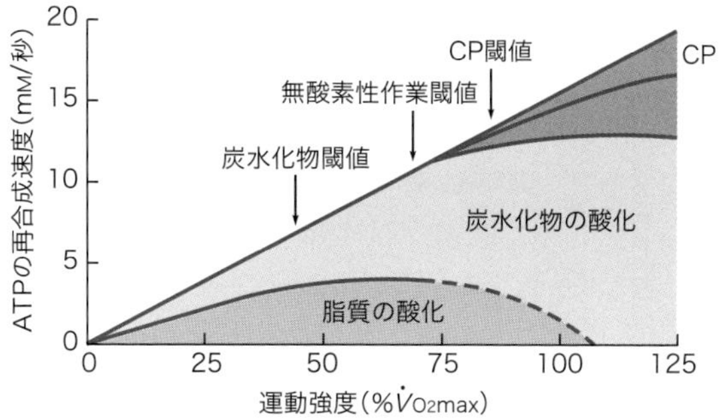

図 10-10 運動強度と ATP 合成

炭水化物閾値では，それ以上運動強度が高くなると脂質の酸化割合が減少し，炭水化物の酸化に依存する割合が増加する．

［宮下充正：トレーニングの科学的基礎，Book House HD，p120，2001 より引用］

有酸素性エネルギー代謝系ではたんぱく質(アミノ酸)も ATP 合成材料になるが，体内の貯蔵エネルギーが枯渇するなど，ごく限られた場合である．

b 運動時のエネルギー供給

安静時の筋肉では皮下や腹腔内にある白色脂肪組織由来の FFA が主なエネルギー源である．筋活動のエネルギー供給は運動強度と継続時間で変化する．筋肉の活動レベルが運動強度であり，これは単位時間内に行われた**仕事量**，パワーを単位として定量化できる．また，運動強度は最大 O_2 摂取量($\dot{V}O_2max$)や最大挙上重量といった最大運動に対する相対的割合で評価することが多い．一定強度で継続的かつ長時間実施できる運動は低強度であるのに対し，ほぼ全力で行われる短時間の運動は高強度となる．$\dot{V}O_2max$ の 25% 程度，軽い散歩程度では主に FFA が燃焼してエネルギー必要量のおよそ 80% を供給するのに対し，$\dot{V}O_2max$ の 65%，85% と運動強度が高まるにつれ，筋グリコーゲンが主なエネルギー供給源になる(**図 10-10**)．

運動時のエネルギー供給量は，日頃の栄養状態やホルモン変動，トレーニング状態などによって影響される．安静時から運動継続時間が約 90 分までは主に血糖，それ以上に運動が継続されると FFA 由来のエネルギー供給割合が増えてくる(**図 10-11**)．すなわち，運動開始時は，まず，無酸素性エネルギー代謝系がはたらき，O_2 の取り込みとともに筋グリコーゲンが，次いで血糖がエネルギー源となる．そのため，筋グリコーゲン貯蔵量の多少が血糖をエネルギー供給源として使うか否かの変換点になる．

Simonsen らは，糖質摂取量が多いほど筋グリコーゲン貯蔵量が多いことを報告している．しかし，筋グリコーゲンや血糖で対応できるエネルギー量には限りがある．そのため，グルカゴンが肝グリコーゲンを分解して血糖値を維持するとともに，筋細胞は血中から分枝アミノ酸(branched chain amino acid，BCAA)を取り込み，アラニンとして血中に放出し，肝細胞がこれをグルコースへと再合成することにより(**グルコース・アラニン回路*** glucose-alanine cycle)，血中グルコース濃度を保持している．

*グルコース・アラニン回路
アミノ酸を材料に行われる糖新生．血糖値が低下すると副腎皮質から糖質コルチコイドが分泌され，体たんぱく質の異化を促し，血液中にアミノ酸を供給，肝臓に運ばれたアミノ酸がグルコースへ変換される．

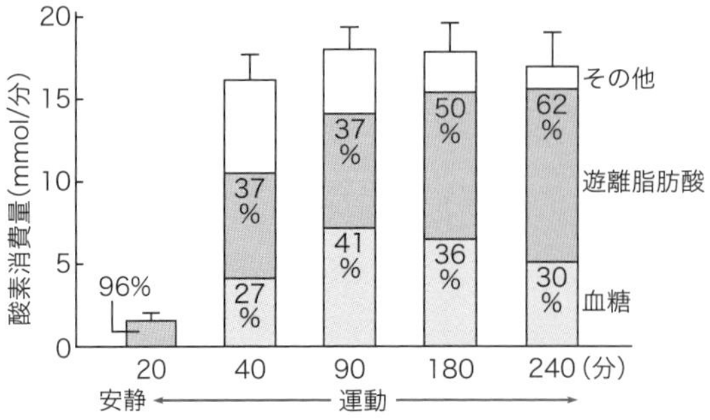

図 10-11 健常者における安静時と長時間運動時の下肢筋の酸素消費量(oxygen uptake)と基質の取り込み

［Ahlborg et al：Substrate turnover during prolonged exercise in men. J Clin Invert 53：1080-1090, 1974 より引用］

表 10-3 エネルギー獲得機構からみたスポーツ種目

段階	運動時間	エネルギー獲得機構	スポーツの種類(例)	パワーの種類
1	30 秒間以下	ATP・CP	砲丸投げ，100 m 走，盗塁，ゴルフ，テニス，アメリカンフットボールのバックスのランニング・プレー	ハイパワー
2	30 秒～1 分 30 秒間	ATP・CP＋乳酸性機構	200 m 走, 400 m 走, スピードスケート(500 m，1,000 m)，100 m 競泳	ミドルパワー
3	1 分 30 秒～3 分間	乳酸性機構＋有酸素性機構	800 m 走，体操競技，ボクシング(1 ラウンド)，レスリング(1 ピリオド)	
4	3 分間以上	有酸素性機構	1,500 m 競泳，スピードスケート(10,000 m), クロスカントリースキー，マラソン，ジョギング	ローパワー

［宮下充正：トレーニングの科学的基礎，Book House HD，2001 を参考に作成］

また，下垂体前葉から分泌される ACTH や副腎からのコルチゾール，アドレナリンなどが脂肪組織にはたらき，ホルモン感受性リパーゼ(hormone sensitive lipase, HSL)を活性化して，トリグリセリドを FFA とグリセロールに分解し，これを血液中に放出している．筋肉における FFA 利用割合はトレーニング状況に影響され，効果的なトレーニングの継続は筋グリコーゲンの利用を節約させる［**グリコーゲン節約作用***（glycogen sparing effect)］ことにつながる．

＊グリコーゲン節約作用　少ないグリコーゲンで効果的な仕事ができることであり，トレーニングによってもたらされる代表的効果である．

C スポーツ種目とエネルギー供給系

スポーツ種目は**表 10-3** のように分類される．

①ハイパワー系*(筋力・瞬発力系)：投擲(てき)やウエイトリフティングなど，30 秒以内で瞬発的に大きな力発揮が求められる競技．

②ミドルパワー系(筋持久力系)：400 m 走や自転車のトラック競技，体操競技など大きな力を持続的に発揮することを求める競技であり，主に解糖系が動員される．

＊ハイパワー系スポーツ　瞬発的に大きな力の発揮が求められる種目の総称．短時間で疲れる．

③ローパワー系*(持久力系)：マラソンなどの長距離走など，比較的低強度かつ持続時間が2時間以上に及ぶ競技．エネルギー源はグリコーゲンやFFAであり，有酸素的にATPを再合成する．

*ローパワー系スポーツ　比較的低強度で持続的な力の発揮が求められる種目の総称．長時間運動．

サッカーやラグビーなどの球技系種目やアーティスティック・スイミングなどの審美系種目はハイパワーとミドルパワーの両エネルギー供給系が動員されている．

多くのスポーツ活動は，運動中や休憩中，運動終了後を問わず，1つのエネルギー供給系だけで身体に必要なすべてのエネルギー必要量をまかなうことはできない．そのため，実際は無酸素性と有酸素性エネルギー代謝が複合的にはたらいてこれを補っている．

4 運動・スポーツと体力

筋力，パワー，スピード，スタミナは体力の構成要素である

a 体力の構成要素

体力(physical fitness)は，身体活動を行う能力に関連する複数の要素で構成され，身体的要素と精神的要素に大別される．身体的要素には骨格筋量や骨量などの体成分を意味する形態的要素と，筋力，瞬発力，敏捷性，持久性などの機能的要素を加えた**行動体力**と，体温調節や免疫力にかかわる防衛体力がある．精神的要素もまた，意志や判断など行動に影響する行動体力と精神的ストレスに対する**防衛体力**で構成される．

スポーツ活動の**体力的要素**には筋力，パワー，スピード，持久力(スタミナ)がある(**表 10-4**)．これを総合すると，スポーツ活動に伴う体力はエネルギーを供給する割合，単位時間あたりのエネルギー量(パワー)を単位として測定・評価することができる．

パワー＝仕事/時間＝力×(距離/時間)＝力×速度

b 健康増進と身体活動・運動量，体力

健康とは，身体的，精神的および社会的にも完全に良好な状態と定義される(WHO)．文部科学省(旧文部省)では1964(昭和39)年以来，国民の体力・運動能力の現状を把握することを目的に，体力・運動能力調査を実施している．1999(平成11)年度調査から導入された「新体力テスト」では，20 m シャトルラン(全身持久力＝心肺持久力)，握力や上体起こし(筋力・筋持久力)，長座体前屈(柔軟性)の3項目と反復横とび(敏捷性)を測定し，これらの合計値を体力要素としている(**図 10-12**)．

全身持久力とは，全身性の運動持続にかかわる要素であり，肺や心臓，血管の柔軟性と筋肉におけるO_2消費能力から構成される．筋力は筋量や栄養状態にも関係し，歩行能力や腰痛の発生など日常生活の質(QOL)と直結する．また，過度な疲労や運動不足，ストレスはバランス能力や柔軟性を低下

表 10-4 競技スポーツの体力的要素

筋力	・技術とならぶ運動能力の大きな因子 ・最大筋力：筋の長さが一定な等尺性収縮(アイソメトリック，静的収縮)時に発揮される最大の力，握力など ・最大挙上重量(1 RM)：動的収縮の求心性収縮(物を引き寄せる)と遠心性収縮(持ち上げた物をゆっくりおろす)
パワー	・ワット(watt，W) で表される ・運動に対する抵抗を最大速度で克服しようとする能力 ・「筋力×速度」で評価する
スピード	・敏捷性 ・身体や物質の移動速度で評価する
持久力 (スタミナ)	・長時間にわたって運動を継続できる能力 ・筋持久力：局所的なエネルギー貯蔵量や代謝量に依存 ・全身持久力：全身の有酸素性作業能力，心肺持久力，最大酸素摂取量で評価される

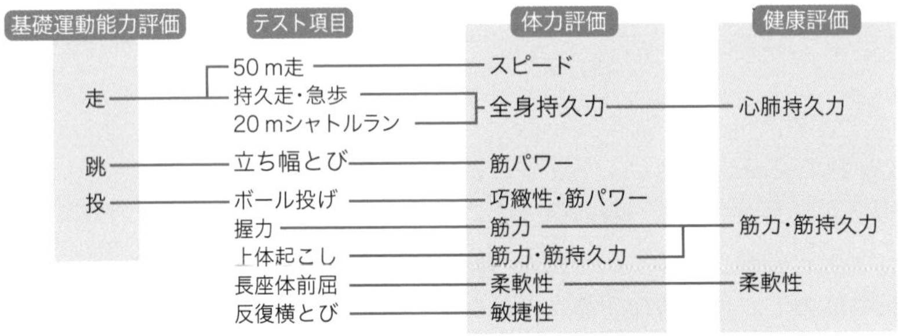

図 10-12 「新体力テスト」で測定評価される体力要素(文部省)
［山本利春：測定と評価，Book House HD，p18，2001 より引用］

させる．腰背筋群の柔軟性の低下は腰痛，大腿四頭筋は膝関節痛，肩関節周辺筋群は肩関節痛や肩こりの要因とされている．

健康と体力は必ずしも一致するわけではなく，体力の高いスポーツ選手が慢性のスポーツ障害で悩んでいることも多い．しかし，健康であるためには体力は必要不可欠な重要因子である．

C 運動トレーニング

トレーニング(training)には訓練，練習，身体を鍛えるという意味がある．体内環境を一定に保ちつつ，外部環境からの刺激に慣れるようにゆっくりと習性や形態を変えることを適応という．特定の動作・活動の応答性を高めるには，継続的な運動刺激，つまり運動トレーニングによって適応を促せばよい．

スポーツ活動時のトレーニングは脳神経系活動と筋肉のエネルギー供給系の連携を高めて，外部刺激に対する身体の調整力を向上させるとともに，強い筋力や速いスピード，高い跳躍力といった行動体力を培い，運動に伴う内部環境の変化に対応して生体内恒常性を維持しようとする防衛体力をも高めることができる．身体的トレーニングでそれなりの成果を期待するには，特定の運動をして適応力を養いつつ，負荷量を漸増して運動遂行能力を向上させる必要がある．

過負荷（オーバーロード）の原則とは，身体の適応能力以上の負荷を与え，適応水準を上げようということである．これに**全面性の原則**，**反復・継続性の原則**，**意欲・意識性の原則**，**個別性の原則**，**特異性の原則**，**漸進性の原則**を加えて**トレーニングの7原則**と呼ぶ．

トレーニングは，安静時の呼吸数と心拍数を低下させ一回拍出量を増大させて，スポーツ活動時のO_2需要に対応している（スポーツ心臓）．また，継続的なトレーニングは1分間あたりの$\dot{V}O_2max$を増大させ，アドレナリンやノルアドレナリン，グルココルチコイドなどの分泌量を減少させ，成長ホルモンやテストステロンの分泌を増大させる．

B 運動と栄養ケア

1 運動の健康に対する影響

適度な運動は生活習慣病の予防につながる

a 生活習慣病と肥満

肥満を予防する適切な食事と運動，つまりは日常的生活習慣の改善が，**生活習慣病**の発症や進行の予防につながることから，疾病を予防し，健康の保持・増進をめざす考え方が**健康増進法**によって導入された．

b 運動とインスリン作用

骨格筋細胞は脂肪細胞と同様に，**インスリン感受性細胞**＊である．有酸素運動は筋血流量を増大させて血糖や筋グリコーゲンを筋収縮のためのエネルギー源として消費するとともに，血糖値の恒常性維持にかかわっている．細胞内にはグルコースを取り込むために5種類の**グルコーストランスポーター**＊（glucose transporter，**GLUT**）が存在し，骨格筋や心筋，脂肪組織にはGLUT4が関与する（**図10-13**）．

①インスリン依存性糖輸送機構：インスリンが細胞膜に作用すると，GLUT4は細胞質から細胞膜へ移動（translocation）し，グルコース取り込みが促進される．2型糖尿病ではGLUT4は正常量存在するが，細胞質から細胞膜へのGLUT4移動量が低下するため，インスリン抵抗性が出現すると考えられている．

②インスリン非依存性糖輸送機構：筋細胞中のGLUT4はインスリンシグナルとは別に，AMPキナーゼ（adenosine monophosphate kinase，AMPK）を介しても移動できる．身体活動はインスリン依存性糖輸送機構と活動筋におけるAMPKを介したインスリン非依存性糖輸送機構の双方を高めて，糖質代謝の改善に寄与している．

長期にわたる軽度トレーニングはインスリン抵抗性を改善するとともに，

＊インスリン感受性細胞　インスリンに反応して，血糖を細胞内に取り込み，血糖値を下げることに寄与する細胞．

＊グルコーストランスポーター（グルコース輸送体，GLUT）　グルコースの細胞内外への輸送を行う担体．現在までに5種類が知られている．肝臓，腎臓，膵臓ではGLUT2，骨格筋や脂肪組織にはGLUT4，空腸にはGLUT5が主に発現する．

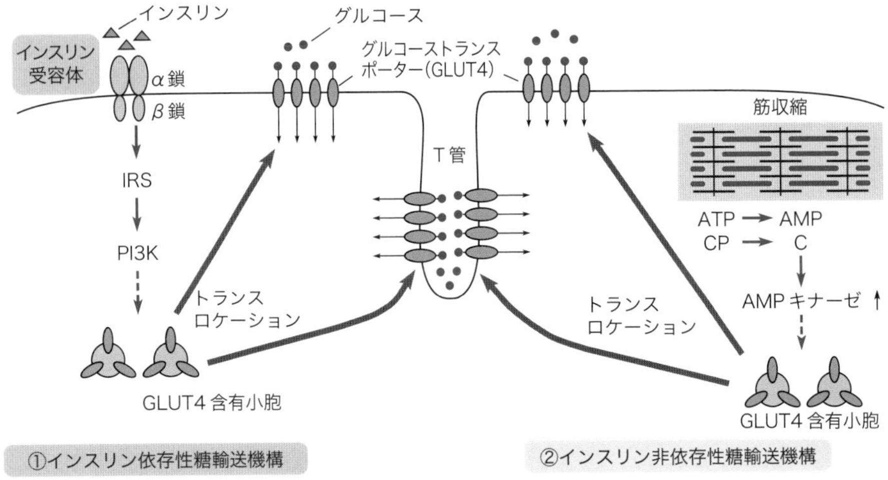

図10-13 骨格筋における糖輸送

IRS：インスリン受容体基質，PI3K：ホスファチジルイノシトール-3-キナーゼ，CP：クレアチンリン酸，C：クレアチン

インスリン非依存性の糖代謝も促進する．

c 運動と脂質代謝

FFAをエネルギー源とする有酸素運動は脂質代謝を亢進させる．すなわち，有酸素運動は血中トリグリセリド量および体脂肪量の減少(肥満の解消)，インスリン抵抗性の解消に伴う抗動脈硬化作用，血中コレステロール調節作用などに有効である．特に，**LDL**(low density lipoprotein)**コレステロール**を低下させ，**HDL**(high density lipoprotein)**コレステロール**を増加させることから，運動と食塩制限の併用は血圧を改善し，虚血性心疾患のリスクを低下させる．

d 運動と骨密度

骨量(骨塩量)は，加齢，栄養状態，運動習慣，疾病の有無や女性では閉経などによって変動する．すなわち，骨量は発育とともに増大し，おおむね20代までに生涯の最高値(**最大骨量 peak bone mass** ☞第7章A3a，166頁)に到達し，その後加齢とともに減少する．

骨密度を左右する第一の要因は力学的ストレス(**メカノスタット説*** mechanostat theory)と考えられている．身体活動量の低下が骨形成を妨げ，骨吸収を亢進させるため骨量の減少をまねくとされている．運動は骨に力学的ストレスを加え，骨付近に負の圧電位を生じさせ，陽イオンのCa^{2+}を吸着させて骨量を増大させると考えられている．

半年以上にわたる有酸素運動は，子どもや女性，中高年者の骨量を増やすとともに，16週間の無酸素性運動は筋力(45%)に加えて大腿骨頭部および腰椎の骨密度および骨形成指標を増加させると報告されている．また，$\dot{V}O_2max$と骨密度，筋力との間にも高い正相関がみられている．一般にスポー

*メカノスタット説　1987年Frost(フロスト)らが提唱．骨にメカニカルストレスを加えると，骨細胞のメカニカルストレスレセプターを介して骨のモデリングとリモデリングが開始され，骨密度を変化させるという考え方．

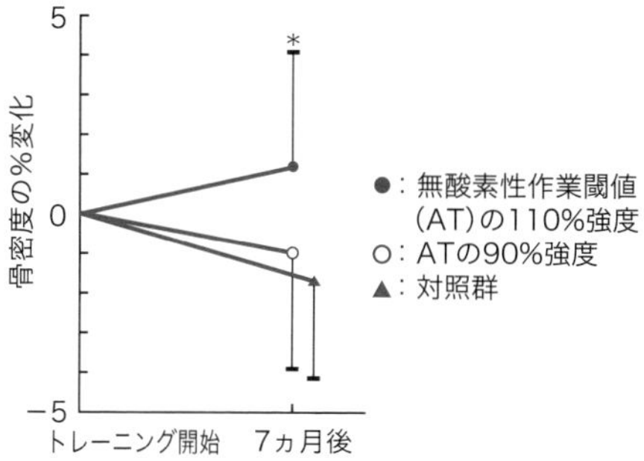

図 10-14 閉経後の女性におけるトレーニング強度と骨密度変化量との関係

45～67歳閉経後女性，週3回，1回30分歩行運動．
［Hatori M et al：The effects of walking at the anaerobic threshold level on vertebral bone loss in postmenopausal women.Calcif Tissue Int 52：411-414，1993より引用］

ツ選手は骨密度が高く，閉経後の女性でも適度な運動刺激がエストロゲンの分泌低下に伴う骨量の低下を抑えるという報告が多い(**図 10-14**)．

筋量と骨量の増減には，体重を含めた重力刺激(**自重負荷**＊)も影響する．宇宙飛行士の飛行期間中や長期間の入院生活・ベッドレスト(ベッドでの安静)は，筋量と骨量を著しく低下させる．

＊自重負荷　体重による重力負荷のこと．骨量増加にかかわる重要な因子の1つ．

e 運動と寿命

加齢は人の身体諸機能を低下させる．加齢に伴う肉類や油脂類，動物性食品の摂取頻度の低下は，エネルギーおよび栄養素摂取量を低下させ，高齢者の10年間の生存率に影響すること(小金井研究)が明らかにされている．加齢は，**日常生活動作**(**ADL** ☞第9章B6，222頁)を低下させるが握力や反復横とび，垂直とび，立位体前屈，上体起こしなどといった体力評価値が高い人は相対的死亡ハザード比は低かった(**図 10-15**)．

適切な栄養素摂取と身体活動は加齢による低栄養とサルコペニア(筋肉減少症)を予防し，ひいては**フレイル**(**虚弱**)の悪循環(**フレイルサイクル**，**図 10-16**)を断ち，高齢者の介護予防と **QOL** の向上，**健康寿命**の延伸につながることが期待される．

f 運動のデメリット

運動は肥満や糖尿病，高血圧，動脈硬化などインスリン抵抗性を示す疾病や骨量の増加に対して予防・改善効果が期待できる一方，運動刺激が身体に及ぼすストレスは予想以上に大きく，思わぬ障害や死に至る危険につながることがある．特に運動習慣がなかった者が運動を開始するにあたっては，心血管系疾患を有するハイリスク者を確認し，疾患の増悪とそれによる**突然死**を未然に防止する必要がある．運動に関連した突然死の主な原因疾患には，急性心不全，虚血性心疾患，脳血管障害，急性心筋梗塞，重症不整脈などがある．若年者では先天性の心血管系疾患が，中高年者では虚血性心疾患が大半を占めている．したがって，これらの予防には基礎疾患の有無や体力レベル，身体状況など事前の十分な**メディカルチェック**＊と，運動開始前の十分なストレッチおよび準備運動が必要である．

運動中の事故には整形外科的障害や外傷が多い．また，活動中に小さな力

＊メディカルチェック　スポーツ活動の開始にあたり，事前に医師によって実施される体調チェックのこと．

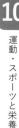

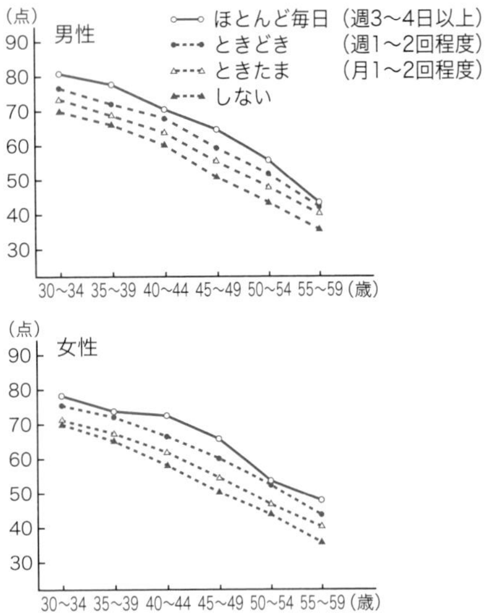

a. 運動・スポーツの実施状況別壮年体力テストの合計点［資料　文部科学省］

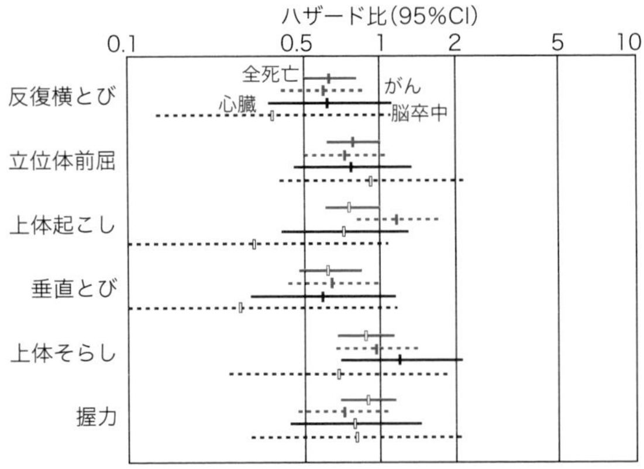

b. 体力テストの項目別にみた体力水準（高体力/低体力）による死亡のハザード比
［柳川　洋ほか：体力科学における疫学研究の意義とその活用．体力科学 50：375-380, 2001 より引用］

図 10-15　加齢におけるスポーツの役割

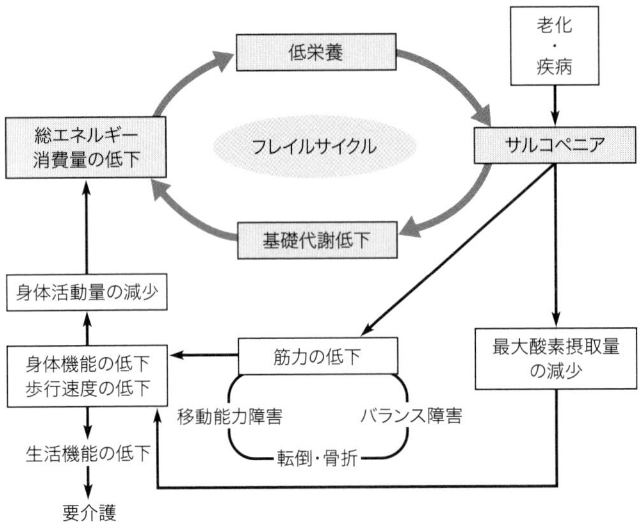

図 10-16　フレイルサイクル
［Xue QL et al：Initial manifestations of frailty criteria and the development of frailty phenotype in the Women's Health and Aging Study Ⅱ．J Gerontology 63：984-990, 2008 を参考に作成］

が繰り返し同じ骨の一部分に加わることで，一種の金属疲労現象を起こして折れることがある．これは**疲労骨折**と呼ばれ，成長期の 10 ～ 20 歳代の下肢（脛骨・腓骨）や陸上競技の長距離選手に多くみられる．

また，勝つことをめざすあまり**オーバートレーニング***（慢性疲労）や**オーバーユース**（使いすぎ症候群）といったスポーツ障害をまねくことがある．中

＊オーバートレーニング　過重なトレーニングで疲労がたまった状態．免疫力が低下し，トレーニング効果が落ちる．

学・高校生の野球ひじや膝の圧痛を伴うオスグット病がよく知られている．また，負けたことによって挫折感を味わったり，友情が壊れたり，価値観が大きく変わったりと，精神的にも大きなダメージを受けることが多い．そのため，勝敗と満足感，達成感，存在感などとのかかわりにおいても，スポーツ活動のメリットが活かされる環境づくりが重要である．

2 健康づくりのための身体活動基準 2013

健康づくりのための身体活動基準2013では身体活動量全体の増加に注目した

健康日本 21（第二次）を推進するため，「健康づくりのための身体活動基準2013」が策定された（☞第 8 章 E3，214 頁）．

3 運動時の食事摂取基準

運動する場合，増加した活動量に見合ったエネルギー・栄養素量を加える

O_2 1 L あたり約 5 kcal のエネルギーが消費されることから，スポーツ活動強度と継続時間に応じてエネルギー需要が増加する．そのため，増加したエネルギー消費量分を加味した栄養素摂取が必要となる．

a 推定エネルギー必要量

エネルギー摂取量の過不足を評価する体重は毎日同じ条件で測定することが望ましく，①起床空腹時（食後 8 時間以上），②排便・排尿後，③同じ服装で測定する．

推定エネルギー必要量（kcal/日）
　　＝基礎代謝量（kcal/日）×身体活動レベル（PAL）

選手の場合はトレーニング期や試合期，移行期といった年間トレーニング計画，また，トレーニングをする日としない日では総エネルギー消費量は大幅に変動する．現在，1 日あたりの総エネルギー消費量は，**二重標識水法**＊，ヒューマンカロリーメーター，心拍数法，加速度計法を用いて推定したり，基礎代謝量や安静時代謝量を実測後に 1 日の生活動作の種類と所要時間を記録して，R.M.R. や PAL，METs などにより，計算式から求める（**24 時間行動記録法**＊ 別名：生活時間調査法）．

＊二重標識水法　☞30頁

＊24時間行動記録法　24時間にわたる生活行動を5分刻みくらいの精度で本人または第三者が記録し，基礎代謝量や安静時代謝量，R.M.R.（エネルギー代謝率），Af，METs表をもとに1日のエネルギー消費量を算出する方法．

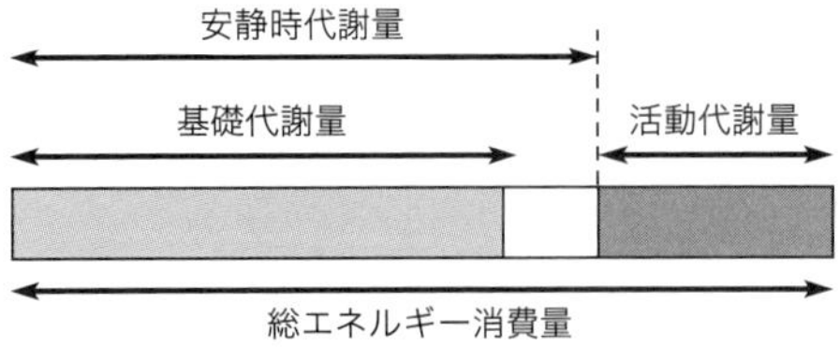

図 10-17　総エネルギー消費量の内訳（概念図）

基礎代謝量＝基礎代謝基準値（kcal/kg 体重/日）×体重（kg）
R.M.R.（エネルギー代謝率 relative metabolic rate）
＝活動代謝量/基礎代謝量
活動代謝量＝基礎代謝量× R.M.R.
PAL（身体活動レベル physical activity level）
＝総エネルギー消費量/基礎代謝量
Af（activity factor：基礎代謝の倍数として表した各身体活動の強度の指標）≒メッツ値×1.1
METs（メッツ）＝総エネルギー消費量/安静時代謝量
1 MET＝3.5 mL O_2 消費量/kg 体重/分
＝1.05 kcal/kg 体重/時＝安静時代謝量
Ex（エクササイズ）＝メッツ×時間（時）
運動で消費するエネルギー消費量（kcal）＝活動代謝量
＝エクササイズ（メッツ・時）×体重（kg）×1.05（kcal）
－安静時代謝量（kcal）
安静時代謝量≒基礎代謝量× 1.1

b　炭水化物（糖質）

トレーニングは筋グリコーゲン蓄積量を減少させ，高糖質食は低糖質食に比べて筋グリコーゲン量をより適切に回復させる（**図 10-18a**）．また，持久

コラム　METs（メッツ）

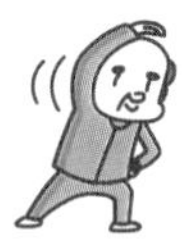

METs とは安静時代謝量に対する総エネルギー消費量の割合である．1 MET は安静時代謝量であり，1.05 kcal/kg体重/時に相当するエネルギー量である．わが国では「健康づくりのための身体活動基準 2013」において，ライフステージに応じた健康づくりのための身体活動（生活活動・運動）を推進すべく，65 歳以上の高齢者では強度は問わないものの身体活動量として毎日 40 分（10 メッツ・時/週）を，18 ～ 64 歳までは 3 メッツ以上の強度の身体活動を毎日 60 分（23 メッツ・時/週）と 3 メッツ以上の運動を毎週 60 分（4 メッツ・時/週）行うことを目標とした．

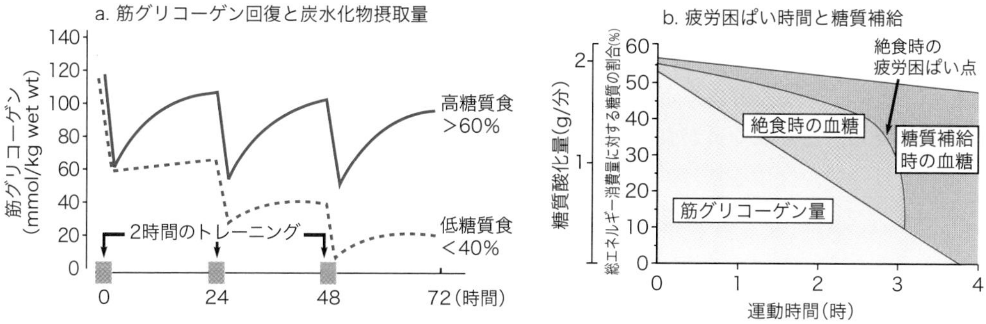

図 10-18　運動後の炭水化物(糖質)の補給

a. 筋グリコーゲンの回復には高糖質食が必要である.
［Costill DL, Miller JM：Nutrition for endurance sport：carbohydrate and fluid balance. Int J Sports Med 1：2-14, 1980 より引用］
b. 最大酸素摂取量の 70%の強度で運動した場合の全糖質消費量の時間変化および筋グリコーゲン，血中からのグルコースと経口摂取したグルコースのおのおのの消費量の時間変化.
［Coggan AR, Coyle EF：Carbohydrate ingestion during prolonged exercise：effects on metabolism and performance. Exerc Sport Sci Rev 19：1-40, 1991 より引用］

力(スタミナ)の高低は筋グリコーゲン量と相関し，トレーニング途中の糖質摂取は血中グルコース濃度の低下を抑制し，疲労困ぱい状態になるまでの時間を延長させる(**図 10-18b**)．持久力はすべての競技に共通する運動能力であるので，**グリセミック指数**(glycemic index, GI)を考慮した適切な炭水化物供給が必要である.

炭水化物摂取量はトレーニング量に合わせて増減させ，持久系種目で 7～10 g/kg 体重/日(350～700 g/日)，筋力系種目で 5～6 g/kg 体重/日が目標とされている．しかし，日常トレーニングではパワーと持久力をともに鍛える必要があることから，約 5 g/kg 体重/日(エネルギー比率で 55～60% E)程度が理想である.

コラム　グリセミック指数(GI)

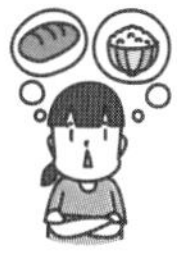

GI は食物摂取 2 時間後までの血糖曲線下面積(area under the curve, AUC)で評価され，食品に含まれる炭水化物の消化・吸収率を考慮した，いわゆる炭水化物の「質」を表した値である.

GI 値は α デンプンと β デンプンの違い，単糖，脂質やたんぱく質，食物繊維などの含有割合，加工の程度，調理具合などの多くの因子によって影響される．一般に，日頃の食事やトレーニング 3～4 時間前の食事では持久力の維持・向上をめざして GI 値の低い炭水化物を，トレーニング直前やトレーニング中，トレーニング直後は血糖値の維持や筋グリコーゲンの回復を目的に，GI 値の高い炭水化物を摂ることが勧められる.

c たんぱく質

スポーツ選手にとってのたんぱく質は，筋肉の肥大，強さ，修復といった細胞成分の補給因子として，また酵素やホルモンなど生体機能調節物質として重要である．そのため，たんぱく質が直接エネルギー源として，体内に貯蔵されたりすることはない．身体活動のエネルギー源として炭水化物を十分に摂取することは重要である（**炭水化物によるたんぱく質節約作用**，**図 10-19**）．

日本人の食生活を考慮すると，エネルギー摂取量が十分な場合，選手のたんぱく質推奨量は持久系スポーツ選手で 1.2 ～ 1.4 g/kg 体重/日，筋力系（パワー系）スポーツ選手で 1.7 ～ 1.8 g/kg 体重/日，たんぱく質エネルギー比率は 20％未満とされている（**図 10-20**）．食生活の欧米化により，肉，卵，乳・乳製品などの動物性たんぱく質摂取量が増えると脂質摂取量，特に飽和脂肪酸の増加につながることから注意が必要である．

d 脂　質

脂質は長時間運動時のエネルギー供給源としてだけでなく，臓器の保持と固定，ホルモンの材料，衝撃に対するクッション作用，保温，おいしさの提供という点で，スポーツ選手においても重要な栄養素である．しかし，多くの選手は，いかに体脂肪量を抑えて除脂肪体重を増やすかに最大の関心がある．女性選手の極度な体脂肪量の減少は初経発来の遅延や無月経，月経周期異常を誘発させる一方，脂質の過剰摂取は虚血性心疾患，乳がん，大腸がんなど生活習慣病の発症リスクを上げる．

原則として日本人の食事摂取基準（2020 年版）の考え方を遵守し，脂質摂取量は 20 ～ 30％ E の範囲内，飽和脂肪酸量は 18 歳以上で 7.0％ E 以下が目標量である．また，n-6 系脂肪酸，n-3 系脂肪酸やコレステロール摂取量にも配慮する必要がある．

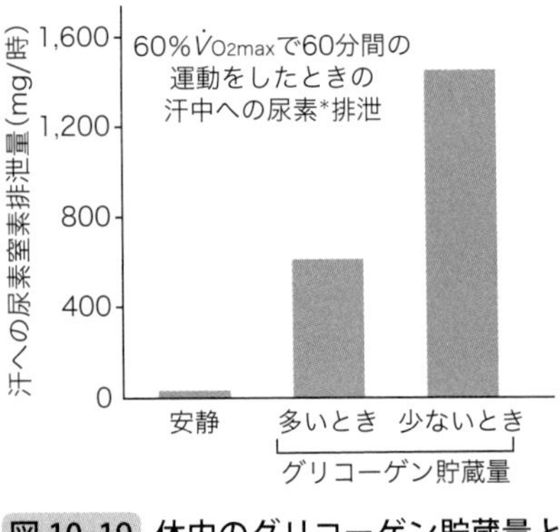

図 10-19 体内のグリコーゲン貯蔵量と運動時の体たんぱく質の分解

＊尿素：たんぱく質代謝の主な最終産物

［Lemon PW，Mullin JP：Effect of initial muscle glycogen levels on protein catabolism during exercise．J Appl Physiol 48：624-629，1980 より引用］

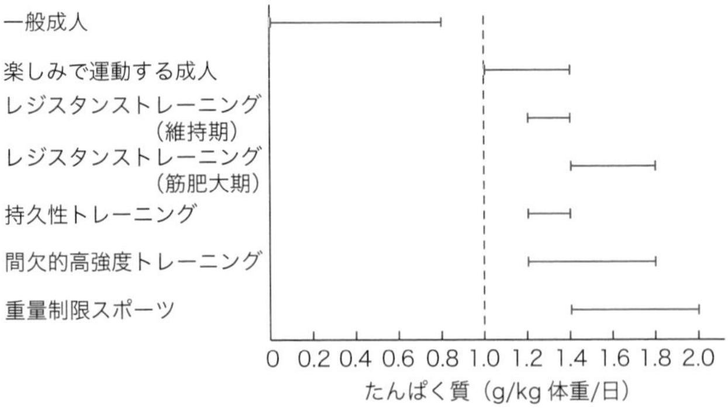

図 10-20 たんぱく質推奨量

［国際スポーツ栄養学会（編）：Essentials of Nutrition and Supplements，p256，2008 を参考に作成］

e ビタミンおよびミネラル

ビタミンは，補酵素やホルモン様作用によってスポーツ活動時のエネルギー産生，鉄やカルシウムの吸収，たんぱく質の合成，抗酸化剤としてはたらく．また，ミネラルは赤血球や筋肉，骨の構成材料，細胞内・外液の浸透圧の保持，エネルギー代謝の賦活剤，各種ホルモンや神経刺激の伝達物質として代謝調節機能にかかわっている．減量を繰り返したり，エネルギー摂取量は十分であっても多様な食品を摂っていないと，鉄欠乏性貧血や疲労骨折，若年性骨粗鬆症を発症することが多い．これらを未然に防ぐには，十分なビタミン，ミネラルの摂取が必要で，食事摂取基準の推奨量または目安量から耐容上限量範囲までを目安とすることが望ましい．

f 水　分

水は人の生命維持や健康維持のため不可欠であり，身体活動レベルの高い人では1日あたり3.3～3.5 L程度必要とされている．体水分の増減は運動能力とも深くかかわり，体水分量が2%減少すると，運動能力や体温調節能力の低下，食欲の減退，血液濃縮，尿量の低下が観察される．そのため，口渇前からの積極的な水分摂取が勧められている．基本的に水でよいが，特に激しい脱水状態では水だけの摂取では細胞外液の回復が十分でないため(自発的脱水)，0.1～0.2%程度の食塩を同時に摂取することが望ましい．

スポーツ種目や季節を問わず，練習30分前に250～500 mL，練習中は15分ごとに，練習後は体重減少量の70～80%程度をめどにたっぷり水分を摂る．水温は5～15℃に冷やして飲むと喉ごしがよく，体温上昇を抑制する効果が期待できる(**表10-5～7**)．

表10-5 運動強度と水分補給の目安

運動強度			水分摂取量の目安	
運動の種類	運動強度(最大強度の%)	持続時間	競技前(mL)	競技中
トラック競技，バスケット，サッカーなど	75～100	1時間以内	250～500	500～1,000 mL
マラソン，野球など	50～90	1～3時間	250～500	500～1,000 mL/1時間
ウルトラマラソン，トライアスロン，など	50～70	3時間以上	250～500	500～1,000 mL/1時間 必ず塩分を補給

注意　1)環境条件によって変化するが，発汗による体重減少の70～80%の補給を目標とする．気温の高いときには15～20分ごとに飲水休憩をとることによって，体温の上昇が抑えられる．1回200～250 mLの水分を1時間に2～4回に分けて補給する．
2)水の温度は5～15℃が望ましい．
3)食塩(0.1～0.2%)と糖分を含んだものが有効．運動量が多いほど糖分を増やしてエネルギーを補給する．特に1時間以上の運動をする場合には，4～8%程度の糖分を含んだものが疲労の予防に役立つ．
[日本体育協会(編)：スポーツ活動中の熱中症予防ガイドブック，2008より引用]

表 10-6　熱中症予防 5 ケ条

1. 暑いとき，無理な運動は事故のもと
2. 急な暑さに要注意
3. 失われる水と塩分を取り戻そう
4. 薄着スタイルでさわやかに
5. 体調不良は事故のもと

［日本スポーツ協会（編）：スポーツ活動中の熱中症予防ガイドブック，p10 ～ 14，2019 より作成］

表 10-7　熱中症予防運動指針

WBGT℃	湿球温度℃	乾球温度℃		
			運動は原則中止	特別の場合以外は運動を中止する．特に子どもの場合には中止すべき．
31 ▲▼	27 ▲▼	35 ▲▼	厳重警戒（激しい運動は中止）	熱中症の危険性が高いので，激しい運動や持久走など体温が上昇しやすい運動は避ける．10 ～ 20 分おきに休憩をとり水分・塩分を補給する．暑さに弱い人※は運動を軽減または中止．
28 ▲▼	24 ▲▼	31 ▲▼	警　戒（積極的に休憩）	熱中症の危険が増すので，積極的に休憩をとり適宜，水分・塩分を補給する．激しい運動では，30 分おきくらいに休憩を取る．
25 ▲▼	21 ▲▼	28 ▲▼	注　意（積極的に水分補給）	熱中症による死亡事故が発生する可能性がある．熱中症の徴候に注意するとともに，運動の合間に積極的に水分・塩分を補給する．
21 ▲▼	18 ▲▼	24 ▲▼	ほぼ安全（適宜水分補給）	通常は熱中症の危険は小さいが，適宜水分・塩分の補給は必要である．市民マラソンなどではこの条件でも熱中症が発生するので注意．

1）環境条件の評価には WBGT（暑さ指数ともいわれる）の使用が望ましい．
2）乾球温度（気温）を用いる場合には，湿度に注意する．湿度が高ければ，1 ランク厳しい環境条件の運動指針を適用する．
3）熱中症の発症のリスクは個人差が大きく，運動強度も大きく関係する．運動指針は平均的な目安であり，スポーツ現場では個人差や競技特性に配慮する．
※暑さに弱い人：体力の低い人，肥満の人や暑さに慣れていない人など．
［日本スポーツ協会（編）：スポーツ活動中の熱中症予防ガイドブック，p15，2019 より引用］

4 炭水化物とたんぱく質の摂取

トレーニングに見合った炭水化物とたんぱく質の摂取が必要である

a 炭水化物摂取量とトレーニング

炭水化物摂取量は肝臓や筋肉に蓄積されるグリコーゲン量に影響を及ぼす．高糖質・低脂質食は，混合食や低糖質・高脂質食に比べて肝臓で 3 ～ 4 倍，骨格筋で約 2 倍多いグリコーゲン蓄積量を示すことが報告されている．**筋グリコーゲン蓄積量が多いほど運動持続時間が長く**，糖質摂取量と持久力との間には正の相関関係もみられている（**図 10-21**）．つまり，炭水化物は日常的トレーニングや試合における持久力と，最大パワーの発揮にもっとも大切な栄養素である．

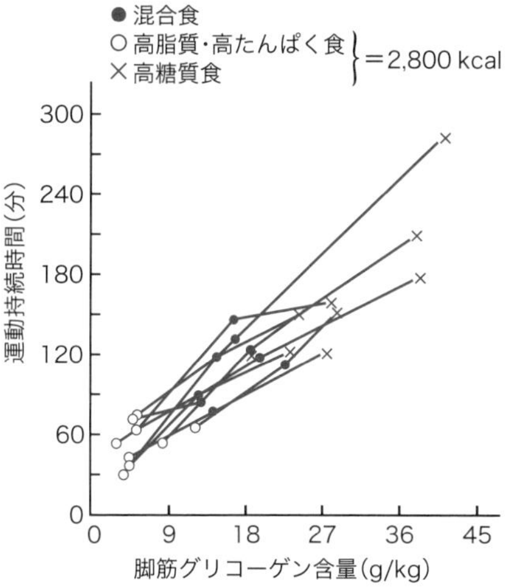

図 10-21　糖質摂取量と筋グリコーゲン量，筋持久力の関係

9 名の被験者が異なる食事をとって，75% V̇o2max の強度で運動したときの，大腿四頭筋の運動前グリコーゲン含量と運動持続時間との関係.

[Bergsröm J et al : Diet, muscle glycogen and physical performance. Acta Physiol Scand 71 : 140-150, 1967 より引用]

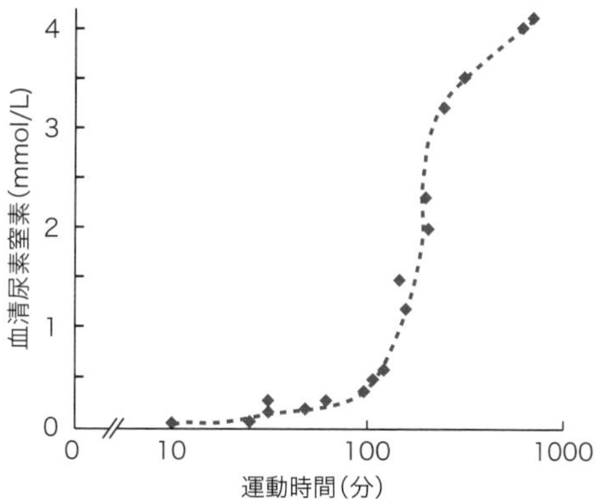

図 10-22　運動時間とアミノ酸の異化(分解)の関係

[Haralambie G et al : Serum urea and amino nitrogen changes with exercise duration. Eur J Appl Physiol Occup Physiol 36 : 39-48, 1976 より引用]

b　たんぱく質摂取量とトレーニング

運動強度が高まるにつれ，アミノ酸の分解が高まる．血中尿素窒素濃度は特に運動継続時間が 100 分を超えると急速に上昇する(**図 10-22**)．また，同じ強度のトレーニング条件下では，たんぱく質摂取量を 0.86 g/kg 体重/日から 1.4 g/kg 体重/日に増加させると，全身たんぱく質合成能は有意に上昇するが，1.4 g/kg 体重/日から 2.4 g/kg 体重/日に増加させても全身たんぱく質合成能は変わらず，逆にたんぱく質分解が亢進することが報告されている．この結果は，筋肉のたんぱく質合成にトレーニングが不可欠であるとともに，たんぱく質はある一定量を超えて摂取しても，必ずしも筋たんぱく質合成に使われないこと，また，筋たんぱく質として使われなかった余剰分は分解されてエネルギーとなる可能性を示している．また，たんぱく質摂取量を 0.86 g/kg 体重/日から 1.5 g/kg 体重/日へと増やすことで，**窒素出納**(**N-balance**)* が保持されたという報告もある．

また，身体活動は筋たんぱく質の代謝回転速度を高め，空腹時の身体活動は相対的にたんぱく質分解を亢進させることが明らかにされた．そのため，アミノ酸やたんぱく質摂取が筋たんぱく質の分解を抑え，筋たんぱく質バランスを正常に維持するために必要であると考えられる．食品中に多く含まれる BCAA は運動時に補助的にエネルギーとして利用されるアミノ酸であり，運動時の中枢性疲労を低減させる可能性も示唆されている．また，ロイシンは mTOR を活性化し，たんぱく質合成を増加させ，分解を抑制する．

特定のアミノ酸摂取が筋力向上に有効とする報告は，総じて 1 日のたんぱく質摂取量が少ない場合が多い．特定のたんぱく質摂取やアミノ酸摂取に偏

＊窒素出納　たんぱく質の構成元素である窒素の摂取量と，尿や糞便，汗，皮膚，毛髪などへの排泄量によって求められる．ゼロ出納を維持するたんぱく質量は身体を維持するために必要な体たんぱく質維持量・必要量である．

ることなく，多種類のたんぱく質を含む食事で1日のたんぱく質摂取量を確保することが，日頃のトレーニング効果としての筋力の向上および維持に重要である．

5 水分・電解質補給

大量の発汗時には水分と電解質を補充する

スポーツ活動は開始とともに熱を産生し，その量は運動強度や時間に比例して増加する．この熱は輻射・伝導・対流によって放散されるが，身体は活動量が増えると体温を一定に保つために皮膚の血管血流量を増加させて，熱放散を高める．熱産生量が放散量を上まわると，**発汗**が唯一の放熱経路になる．

汗中への**体水分**の損失量が増えると循環血液量が減少し，最大運動能力を低下させる．すなわち，脱水下の運動では血漿量が減少して1回拍出量が低

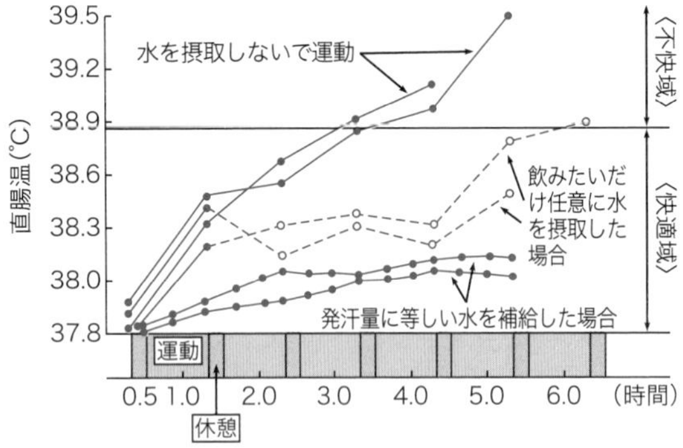

図 10-23 高温環境下における運動時の直腸温の変化に水分摂取が及ぼす影響

角度 2.5%，速度 5.63 km/ 時，温度 37.8 ℃，相対湿度 35 ～ 45%の条件で運動した場合．
［Pitts GC et al：Work in the best as affected by intake of water, salt and glucose. Am J Physiol 142：253-259，1944 より引用］

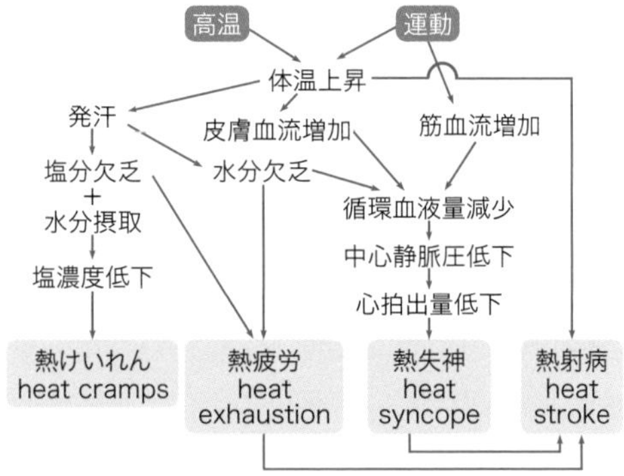

図 10-24 暑熱環境下での運動時の生体反応と熱中症

［森本武利：地球環境変化の健康への影響―環境生理学の立場より―，退職記念業績集，p56-66，1999 より引用］

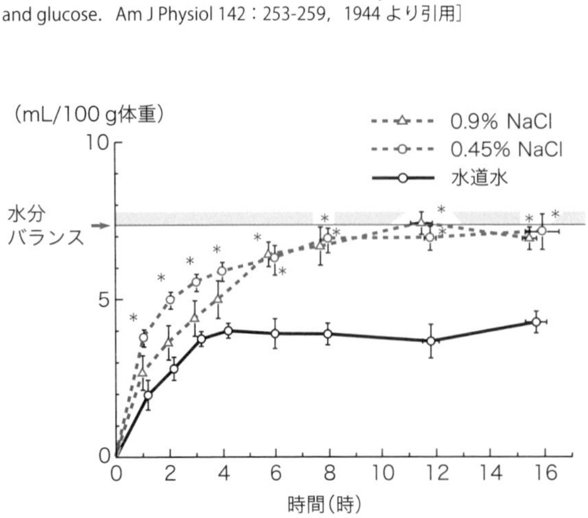

図 10-25 温熱脱水ラットの水分回復に及ぼす食塩濃度の影響

水分バランスは水分摂取量から尿量を差し引いて求めたもので，7 例の平均値と SE で示した．
［Nose H et al：Osmotic factors in restitution from thermal dehydration in rats. Am J Physiol 249：166-171，1985 より引用］

下し，結果として心拍数が増大する．さらに，体温の上昇による皮膚への血流要求量が高まると，心拍出量の一部が皮膚に振り分けられ，活動筋への血液供給量が減少し，競技力が低下すると考えられている．したがって，運動中の水分摂取は身体活動による体温の上昇を抑え(**図 10-23**)，血漿量の減少を防ぎ，持久力の低下を抑制する．

運動・スポーツ活動中，特に夏季のグランドなどでは**熱中症**＊(**図 10-24**)予防の観点から，積極的に水分を摂ることが勧められている(**表 10-5 ～ 7**)．

運動・スポーツ活動中はミネラル水や水道水にエネルギー補給をめざしてグルコースやフルクトース(果糖)，デキストリンを加えることがある．グルコースが多い飲料を摂ると急激な血糖上昇により大量のインスリンが分泌され，**低血糖**が起こること(**インスリンショック**＊)もあり，注意が必要である．また，大量に発汗したときの水のみの補給は**自発的脱水**＊が起こりやすいため，同時に電解質を補う必要がある(**図 10-25**)．

トレーニングは，汗中へのナトリウム濃度を低下させて血液量や間質液量の保持に役立っている(**スターリング力**)．また，暑熱順化は発汗量を増大させ暑熱環境に適応できる．パフォーマンスへの影響や熱中症予防のためにも，運動前はもちろん，運動中も喉が渇く前に積極的に水分を摂ることが勧められている．

＊熱中症　☞296頁

＊インスリンショック　血中グルコース濃度が一定範囲以下に急激に低下する状態．消化・吸収の速いグルコースを大量に摂取すると，血糖値が急激に上昇し，同時にインスリンも大量に分泌される．その結果，血中グルコースの細胞内への取り込みが急速に進み，血糖値が低下する．

＊自発的脱水　発汗などで大量の電解質が失われると，摂取した水分は体内に保留されることなく，そのまま尿として排泄される現象．

⑥ スポーツ貧血

スポーツ選手に多くみられる貧血は鉄欠乏性貧血である

1970 年，吉村寿人らはスポーツ活動に伴って発現する貧血を**スポーツ貧血**(**運動性貧血**)と称した．その後の研究成果によりスポーツ選手における貧血発現機構が明らかにされた．スポーツ貧血の原因は，①鉄の摂取不足，②消化管や尿への出血，③繰り返される機械的衝撃や激しい運動に伴う赤血球膜の酸化および浸透圧変化による血管内破壊(溶血)，さらには，④循環血漿量の増大による(**希釈性貧血**，**見かけの貧血**)とされている(**図 10-26，27**)．

赤血球(Hb)の分解速度(量)と合成速度(量)が同じ場合には赤血球数(Hb 濃度)は正常量を維持できるのに対し，赤血球の合成速度の低下または分解速度の亢進により，合成と分解のバランスが崩れると，鉄欠乏性貧血が起こる．一過性の自転車運動や数日間の運動トレーニングでは赤血球合成が高まることが明らかになりつつある．スポーツ貧血の多くは**鉄欠乏性貧血**である．鉄の栄養状態は，ヘモグロビン(Hb)濃度，平均赤血球容積，血清フェリチン濃度，トランスフェリン濃度(総鉄結合能)，血清鉄濃度，トランスフェリン飽和度などによって判定される．

0.3 g/dL の Hb 濃度低下は $\dot{V}O_2max$ を 1％程度，持久力を 2％程度低下させるといわれる．激しいトレーニングは血中フェリチン濃度を一時的に低下させたり，ハイパワー系種目の選手が非ハイパワー系種目の選手に比べて Hb 濃度が高かったりと，鉄の栄養状態はスポーツ種目やトレーニング内容・

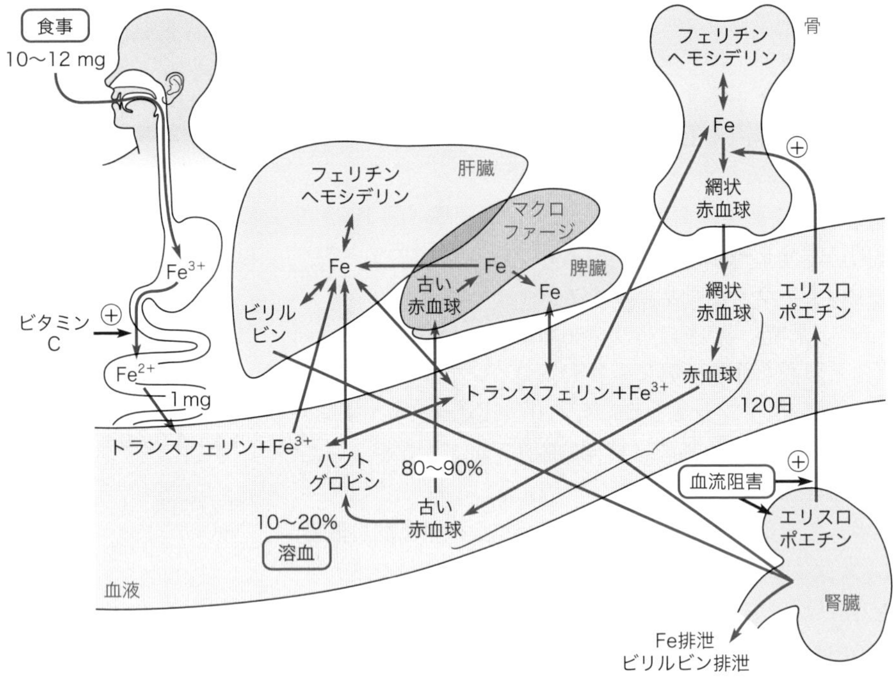

図 10-26 鉄代謝の概略

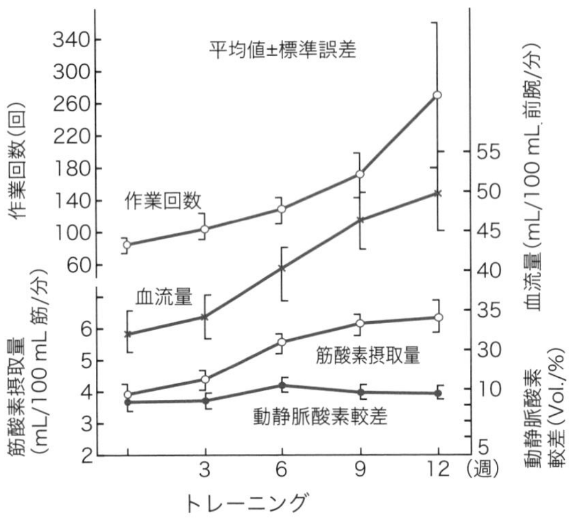

図 10-27 筋持久力のトレーニングにおける作業回数，作業時血流量，筋酸素摂取量，動静脈酸素較差の変化

［Ikai M, Taguchi S：A study on muscle oxygen intake following exhaustive exercise in the human forearm. Res J Phys Educ 13：17-25, 1969 より引用］

量によって変化する.

マラソンや長距離走選手が試合前によく行う高所トレーニング法は，高所が低圧・低酸素環境であるため，血中**エリスロポエチン**濃度が上昇して赤血球合成能が高まり，結果的に全身持久力の向上が期待できるためである．赤血球合成能が上昇しても，栄養素の摂取不足は鉄欠乏性貧血を引き起こすので高所トレーニングにおいても，たんぱく質や鉄，ビタミンが不足しないように十分な配慮が求められる.

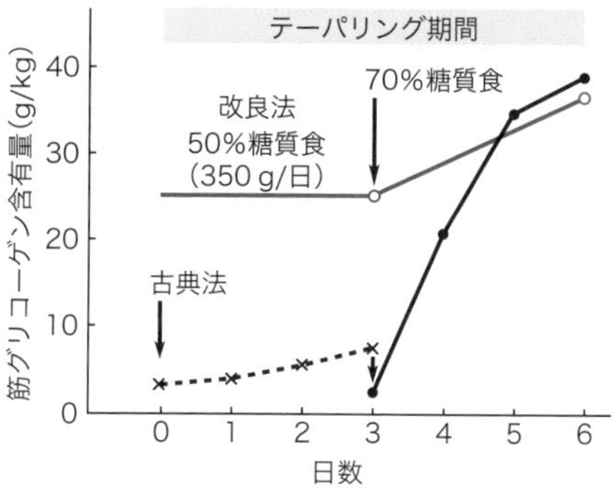

図 10-28 古典的グリコーゲンローディング法と改良法による筋グリコーゲン含有量の増加状況の比較
[Sherman WM：Ergogenic Aids in Sports, Williams MH (eds), Human Kinetics Publishers, p3-26, 1983 より引用]

7 食事内容と摂取のタイミング(筋グリコーゲンの再補充)

筋グリコーゲンの再補充には高炭水化物食が望ましい

a 日常トレーニング期の炭水化物摂取

日常トレーニング期の炭水化物摂取タイミングは，トレーニングで消費するエネルギー量を補いたいのか，筋グリコーゲンを早期に回復させたいのかといった目的に合わせて選ぶことになる．特定の目的がない場合はエネルギー必要量が確保できる限り，個人の好みや利便性に合わせて米飯やパン，麺などのデンプン含量の多い穀類，いも類，野菜類，果実類(乾燥果実を含む)，豆類を積極的に摂取することが勧められる．一方，**ジャンクフード***の摂取は控える．

＊ジャンクフード　高エネルギー・高糖質・高脂質食品，具体的にはスナック類や砂糖・菓子類などを指す．

b 試合前日までの炭水化物摂取(グリコーゲンローディング法)

試合時間が 90 分以下の場合は，1 日に必要なエネルギー量を確保する．試合時間が 90 分以上の場合は，3 ～ 4 日前からグリコーゲンローディングを行う(**図 10-28**)．グリコーゲンローディング法には，Åstrand(1967 年)による古典法と，Sherman(1981 年)による改良法がある．

古典法は，試合前 1 週間で筋グリコーゲンの**超回復***(supercompensation)をねらう方法である．すなわち，試合 7 日前から 3 日前までは厳しい炭水化物制限食(60 ～ 100 g/日)と過酷な運動負荷で筋グリコーゲンを枯渇させ，試合前 3 日間は運動量を減らし，高炭水化物・低脂質食(炭水化物 400 ～ 600g/日)を摂って筋グリコーゲン量を増やす方法である．この方法は厳格な食事制限を伴うことから，ストレスによる下痢やグルコースの代謝障害をまねく危険性があり，実践しにくい．

＊超回復　各種トレーニングを行うと，一時的に生体機能は低下するが，生体にとって適切な範囲内であれば，トレーニング後の十分な栄養素補給，十分な休養によって低下した生体機能は徐々に回復し，その水準はトレーニング前に比べて高い水準にまで回復し持続する．この現象を超回復と呼んでいる．

近年では，このような厳しい食事制限をせずに，試合前 3 日間を炭水化物エネルギー比率が 70％以上の食事を摂取して古典法とほぼ同量の筋グリコーゲン量が獲保できる「改良法」が主流となっている(**図 10-28**)．したがって，食事内容は炭水化物が豊富で食物繊維や残渣が多くない食物，試合時の体重に影響しない食物を選ぶとよい．

c 試合直前の炭水化物摂取

望ましい炭水化物摂取量は1.0～4.0 g/kg体重/時で，食事やエネルギー補給は試合1～4時間前までにすませ，細かなタイミングや摂取量，摂取する食物の種類は，運動種目を考慮しつつ個人の経験に合わせて選ぶべきである．ただし，試合直前はストレスにより下痢や腹痛を訴える消化管障害を引き起こすことがある．そのため，脂質やたんぱく質，食物繊維の多い食事は避けるのが望ましい．また，運動中に炭水化物を補給できない場合は，GI値の低い食物を選ぶと身体活動に必要なエネルギーを持続的に供給できることとなる．

d 試合中の炭水化物摂取

試合時間が45分以内の場合は，途中で炭水化物を補う必要は少ない．1時間程度であれば，少量の糖や甘味料を含んだ飲料で口をすすぐ(マウスリンス*)と，疲労回復とパフォーマンスの向上が期待される．試合時間が1～2時間の場合は1時間あたり30～60 gの炭水化物を，2.5時間以上の場合は炭水化物の摂取量が多いほどパフォーマンスが高まるとされている．ただし，炭水化物は試合1時間あたり90 gをめどに摂ることが実践的であり，カットフルーツや果汁，小分けした和菓子やおにぎりのほか，ゼリー状・ブロック状のスポーツフード等が利用しやすい．同時に5～15℃の飲料を摂ることも重要である．これらの補食は日常のトレーニング中などで試行して，試合当日に体調不良を起こさないか必ず確認する．

＊マウスリンス　甘味を感じる溶液を口に含むと，口腔内のグルコース受容体を介して脳が活性化される．これにより中枢性疲労が防止され，1時間の自転車タイムトライアルの成績が向上したとする試験結果がある．

e 試合後のエネルギー補給

試合間隔が8時間以内の場合，試合終了後4時間以内に1.0～1.2 g/kg体重/時の炭水化物を補給し，2試合目を考慮しながら食事を摂ることが望ましい．炭水化物を豊富に含むおにぎりやカステラなどの軽食や，バナナ，りんごなどの果物，飲料が手軽である．試合間隔が8時間以上ある場合は，GI値の低い炭水化物が豊富な食事を通常どおり摂取する．

8 ウエイトコントロール(減量)と運動・栄養

ウエイトコントロールは達成目標日から逆算して計画的に行う

スポーツ選手の減量は，単に体重を落とすことではなく，**体脂肪量(率)**を下げることである．減量はエネルギー摂取量をエネルギー消費量よりも抑えることで達成される．

エネルギー摂取量の制限は除脂肪体重も減らしやすいので，減量期間中は体重と体脂肪量(率)をモニタリングしながら，急激な体重減にならないようにすることが筋量を維持した減量につながる．長距離走選手や跳躍系競技の選手では，少しでも速く，高く跳ぶために減量する．フィギュアスケートや新体操では，審美性を高めるために日常的に細い身体づくりが行われる．

慢性的なエネルギー摂取量の制限に付随する問題として，**利用可能エネルギー**(EA)がある(☞第7章A6b，169頁)．この概念は当初，女性アスリートを対象に研究され，慢性的なEAの減少が摂食障害，無月経，骨密度の低下と関連していることが明らかとなった．低EAは，不十分なエネルギー摂取と高いエネルギー消費量の組み合わせにより生じやすく，除脂肪体重(kg)あたり30 kcal/日未満が目安となっている．

女性に限らず，人にとって低EA状態が短期的あるいは長期的に繰り返されることは，運動能力のみならず健康な身体を損うことにつながる．種目に合った身体づくりのため，巻末の参考資料表16(☞333頁)のオリンピック日本代表選手の形態計測結果を参考にするとよい．

階級性種目などでみられるサウナや脱水などによる**急速減量**は1週間に4～5 kgの減量をめざすため，結果的に細胞内液を含めた体水分と除脂肪体重までを失ってしまう選手が多い．このような方法ではかえって体力が消耗し，試合におけるコンディショニングを乱すことから，減量目標は1～2 kg体重/週とし，計画的に体重を管理することが勧められる．

減量と増量を繰り返す(**ウエイト・サイクリング***)女性選手では，遅発月経，思春期遅発症，原発性無月経，続発性無月経，稀発月経，不整周期症などの各種の月経周期異常(**運動性無月経**と呼ぶ)が頻発するとともに，**摂食障害**(**神経性やせ症**，**神経性過食症**)が多くみられる(☞第7章B2d，174頁)．また，偏った食生活は骨粗鬆症や疲労骨折，鉄欠乏性貧血を引き起こす．

＊ウエイト・サイクリング　減量と体重の回復が繰り返される現象を指し，別名，ヨーヨー現象とも呼ぶ．若年女性やスポーツ選手には減量と増量を繰り返すものが多く，増減量を繰り返すことはやせにくい身体につながることが多いので，注意が必要である．

減量はエネルギー摂取量を制限しつつも，たんぱく質やビタミン，ミネラル摂取量は減らさないように，計画的に行う必要がある．また，エネルギー摂取量の制限は必要な栄養素摂取量の低下につながることから，栄養補助食品の利用も考える必要がある．

9 栄養補助食品の利用

栄養補助食品を利用する前に必要性を考える

英語のsupplementとは「補助」や「追加」という意味である．現在，サプリメントと呼ばれている食品・物質には国内外において共通の定義や分類はない．わが国では，特定成分を濃縮したサプリメント(錠剤，カプセル，粉末など)の大半が一般食品として流通しており，安全性の検証が十分になされていない成分が含まれていたり，原材料や製品の品質にばらつきがあったりなど，安全性や機能性の面での問題が指摘されている．また，食品として流通しているために医薬品のような安全性のチェックは行われていないことが多い．

a 食品表示と保健機能食品

2013(平成25)年に，消費者庁は食品表示に関する一元的な制度として食品表示法を創設し，食品販売事業者に栄養成分表示を行うことを義務づけた．

表 10-8 保健機能食品の位置づけ

<table>
<tr><th colspan="3">区 分</th><th>表示上の注意</th></tr>
<tr><td colspan="3">一般食品</td><td>・保健機能食品ではないので機能性表示はできない
・医薬品成分は添加できない</td></tr>
<tr><td rowspan="6">保健機能食品</td><td colspan="2">機能性表示食品</td><td>事業者の責任において，科学的根拠に基づいた機能性を表示した食品．販売前にその成分の安全性・機能性の科学的根拠の情報が国へ届けられている．</td></tr>
<tr><td colspan="2">栄養機能食品</td><td>含まれる栄養素量が規格範囲．</td></tr>
<tr><td rowspan="4">特定保健用食品(トクホ)
＊表示内容は国が審査し，消費者庁長官が許可</td><td>条件付き</td><td>・その成分の「作用機序は明らかだが，有効性が低い」または「作用機序は不明だが有効性は認められる」
・「根拠は確立されていませんが～」の表示必須</td></tr>
<tr><td>疾病リスク低減表示</td><td>「〇〇を豊富に含みます．〇〇を豊富に含む食品と若い頃からの適切な＊＊は△△症状のリスクを低減させます」</td></tr>
<tr><td>規格基準型</td><td>その成分を含んだ他のトクホの実績や科学的根拠が十分ある食品について，規格基準をクリアしたもの．個別審査はなし．</td></tr>
<tr><td>個別許可型</td><td>表示内容は国は審査し許可されたもの．従来型のトクホ．</td></tr>
<tr><td colspan="3">医薬品</td><td>医薬部外品を含む．食品ではない．</td></tr>
</table>

表示内容はその商品の一食分や重量あたりのエネルギー，たんぱく質，脂質，炭水化物，食塩相当量であり，消費者が習慣的に栄養成分表示を見て自らの健康管理に役立てることができる．

保健機能食品とは，栄養機能表示，健康強調表示ができる食品で，特定保健用食品(トクホ)，栄養機能食品，機能性表示食品に分類される(**表 10-8**)．これらの食品は科学的根拠に基づいて保健用途(機能性)表示が許可された食品であるが，一般消費者を対象とした調査ではトクホ利用者の 4 割が摂取の目安量を知らなかったり守らなかったりしたという．科学的根拠が活かされるためには，利用者本人が正しい利用法を知る必要がある．

b スポーツとサプリメント

国立スポーツ科学センター(JISS)では，サプリメントを「ダイエタリーサプリメント(dietary supplements)とスポーツフード(sports foods)」「エルゴジェニックエイド*(ergogenic aids)」と分類し，正しい情報の収集・発信を行っている(**表 10-9**)．

＊エルゴジェニックエイド 食品以外にも，生理学的エルゴジェニックエイドとして，衣服や水着，シューズ，スケート靴などがある．

ダイエタリーサプリメントやスポーツフードは，日常の食事で摂取できる栄養素(炭水化物，たんぱく質，ビタミン，ミネラルなど)を含む．食事ができない，海外遠征などで入手できる食べ物が限られるなど，食事から十分な量が摂取できない場合に栄養素等を補うものとしている．エルゴジェニックエイドとは，競技力向上に関連するといわれる栄養素や成分の総称である．運動条件などによって有効性が異なり，運動能力に関する根拠も明白でない成分もある．また，長期摂取による安全性を研究中の物質もある．

健康づくりを目的にスポーツする人たちにおいては，運動不足の解消をめざして身体活動を行っていることが多い．たんぱく質やアミノ酸，デキストリンなどの糖質を含むサプリメントの利用は過食につながる可能性があり，

表 10-9 国立スポーツ科学センター(JISS)におけるサプリメントの分類

分類	物質名	例(商品名)
ダイエタリーサプリメント(dietary supplements) スポーツフード(sports foods)	たんぱく質	プロテイン など
	炭水化物	エネルギーゼリー, スポーツバー, スポーツジェル など
	ビタミン	マルチビタミン, ビタミンC など
	ミネラル	マルチミネラル, カルシウム, 鉄 など
	炭水化物, ミネラル	スポーツドリンク など
	その他	
エルゴジェニックエイド(ergogenic aids)	アミノ酸	BCAA, カルニチン など
	クレアチン	クレアチンパウダー など
	カフェイン	
	ユビキノン	コエンザイム Q_{10} など
	重炭酸ナトリウム	
	ハーブ	ウコン, エゾウコギ など
	その他	

注意が必要である.

c 医薬品とドーピング

オリンピックや世界大会などに出場した選手で, しばしば**ドーピング検査**に陽性反応を示して, メダルが剝奪される悲劇を目にする. 禁止薬剤の催眠薬, たんぱく質同化ステロイド, 興奮剤などが風邪薬や漢方薬, お茶, コーヒー, 滋養強壮ドリンクなどの嗜好飲料や, 輸入サプリメントに混入していたということが多い. インターネットや個人輸入, 通信販売などで世界中からいろいろな栄養補助食品が簡単に購入できるようになったことから, ますますドーピング対象薬剤に触れる機会が増えている.

日本オリンピック協会(JOC)から正しい情報を入手する努力が必要なだけでなく, 選手はもちろん, スポーツを楽しむ一般の人たちも注意する必要がある. さらに詳細な情報はウェブサイトから得ることができる(日本アンチ・ドーピング機構 https://www.playtruejapan.org/).

d 食事から必要な栄養素を摂るための食知識・スキル

日常のトレーニング効果を支え, 目標を達成するには食事から栄養素を十分に摂ることが必要であるという認識は, 選手, 監督, コーチの間にも浸透しつつある. 身体づくりやコンディショニング維持のために, 不足栄養素を補う目的でサプリメントを利用する選手もいるが, 栄養素摂取量の過不足を管理栄養士に評価してもらった上で利用するケースはまだ少ない. 管理栄養士・栄養士は, 選手や指導者の食生活変容に対する考え方や準備性から行動変容へ導く栄養教育スキルを養うとともに, スポーツ医学・スポーツ科学の分野に精通することが求められている.

練習問題

以下の問題について，正しいものには○，誤っているものには×をつけなさい．

(1)　トレーニングを積んだ選手は活動時の最大心拍数が低い．
(2)　身体活動はストレスホルモンを分泌させるので，毎日続けることは問題が多い．
(3)　高齢者や閉経後の女性でも一定強度の運動負荷が骨量を増加させる．
(4)　体力を高めると，HDL コレステロールが増加する．
(5)　試合前の食事の最善策は必ず炭水化物を摂ることである．
(6)　暑熱環境では発汗が唯一の熱放散経路である．
(7)　暑熱順化とはいつもより多めの水分を摂ることを指す．
(8)　試合前日に豚カツを食べることは科学的に正しい行為である．
(9)　必要栄養素が補えれば食事にこだわる必要はない．
(10) エネルギー摂取量の適否は体重変化で管理する．
(11) スポーツ貧血の検査項目は赤血球数，白血球数，血小板数である．
(12) 疲労骨折の予防は運動しないことである．
(13) ハイパワー系種目のエネルギー源確保にはクレアチン摂取が有効である．
(14) クレアチンは体内で合成されないか，または合成量が少ないので，食事で補う．
(15)「勝つため」と「健康づくり」の身体活動ではエネルギー供給系が異なる．

11 環境と栄養

学習目標

1. ストレスに対する生体防御のしくみ，関連疾患，栄養ケアの基本を説明できる．
2. 特殊環境，特に高温環境下の生理変化(熱中症)と，適切な対処について説明できる．
3. 災害時等における栄養・食生活支援のあり方を説明できる．

A 環境変化に対する生体の応答とホメオスタシス

生物は，温度，圧力，光などの外部環境の変化に適切に応答して，生きている．人も例外ではない．このような自然環境の物理・化学的要因(☞**表11-1**，288頁)だけを取りあげても外部環境は多様であり，それらの変化に対して生体は常に内部環境の**ホメオスタシス**(homeostasis)を確保するように厳密な調節機構をはたらかせている．人はさまざまな環境下で，生存に有利なようにホメオスタシス調節系が相互に機能して，全体としての調和を保っている(**図11-1**)．

1 生体のホメオスタシス調節のしくみ

ホメオスタシスの調節は，フィードバック制御が基本である

ホメオスタシスを維持するためのはたらきは，大きく2つに分けられる．

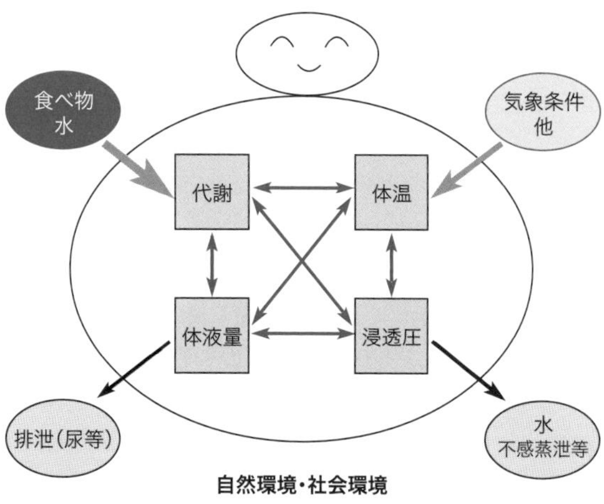

図11-1 生体におけるホメオスタシス調節系の相互作用

数秒から数分以内に起こる緊急的な変化に対応する調節と，数時間から数週間という単位の時間経過を経ての応答・調節である．前者は自律神経系や内分泌系を介しての調節であり，後者は遺伝子発現を介して細胞や組織・器官をつくり変えるような調節である．ここでは，前者の調節機構について説明する．

ホメオスタシス制御機構には3つの要素が関与している．①外部環境からの情報を受け取る受容器で，センサーとしてはたらく．②調節中枢で，受容器からの情報を受け取って解析処理する．③調節中枢からの指令により，効果器が反応する．この一連の経路は，反応の結果をみて必ずフィードバックして，調節中枢が効果器の反応を確認した上で続けてはたらく．これを**フィードバック制御**(feedback regulation)と呼ぶ．

この作用を主に司っている調節中枢が間脳に位置する**視床下部**(☞**図11-4**)であり，その指令の伝達網の役割を**自律神経系**＊や**内分泌系**＊が担っている．

たとえば，血糖値を一定濃度範囲に調節するシステムは，摂食行動，自律神経系，内分泌系等のさまざまなフィードバック制御で，非常に複雑な系が幾重にも機能している．

＊自律神経系　生体の内部環境(呼吸，循環，消化，代謝など)の調節にはたらく神経系で，交感神経系と副交感神経系からなる．情動の影響を強く受ける．

＊内分泌系　生体の内部環境調節のためにはたらくホルモンを情報伝達のシグナルとするネットワークシステム．

2 体温のホメオスタシス

体温調節は，主に視床下部視索前野の体温調節中枢が担っている

a 体温調節反応

人の体温調節能力は恒温動物のなかでも特に優れており，環境温度が変化しても**深部体温**(核心温)は約37℃に維持される(**図11-2**)．この体温調節のために，外気温が30℃を超すような暑さにはクーラーを入れ，寒さに対しては衣類や暖房で対処するという**行動性体温調節**を行う．また同時に，皮膚血管の拡張や発汗および呼吸性の**熱放散**とふるえや非ふるえによる**熱産生**による**自律性体温調節**が行われる．

◉熱産生

温熱的中性域とされる環境温度の範囲内(裸体の場合，27～31℃)では，皮膚血管の拡張・収縮のみで体温は調節される．発汗などによる蒸散性熱放散の起こる温度を**上臨界温**，熱産生が引き起こされる温度を**下臨界温**という(**図11-3**)．これらの臨界温は，基礎代謝量や皮下脂肪厚などの熱絶縁の程度，皮膚血管収縮の程度などにより異なるので，個体差が大きい．

人は暑さに対しては適応力が高く，1～2週間で**暑熱順化**するが，**寒冷順化**は少し異なる．寒冷下ではまず行動性調節により対応し，全身が寒冷にさらされることはまれである．昼間と夜間の温度差が激しい地域の住民は，夜間の気温低下に対処するために寒冷順化しているが，それは代謝亢進によるものではなく，皮膚血管の収縮による皮膚温の極端な低下と深部体温の低下で適応している．

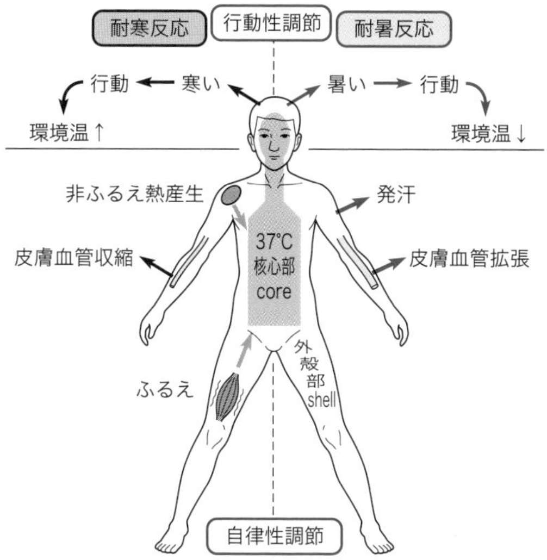

図 11-2　人の体温調節反応

［彼末一之ほか：体温–運動時の体温調節システムとそれを修飾する要因，ナップ，2002 より引用］

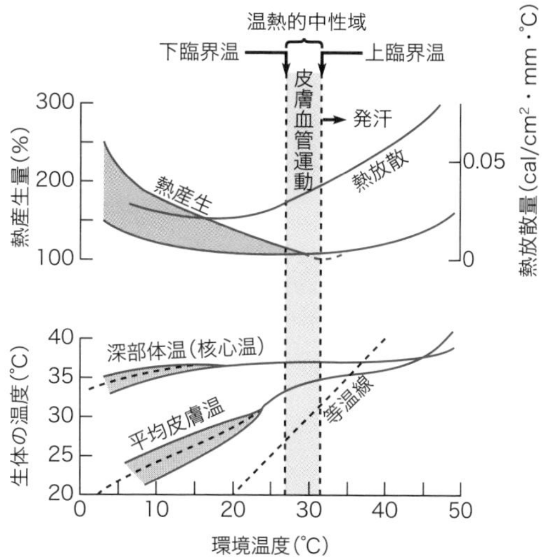

図 11-3　環境温度と熱産生，熱放散，および深部体温の関係

［入来正躬：標準生理学，第 3 版，医学書院，p744，1993 より引用］

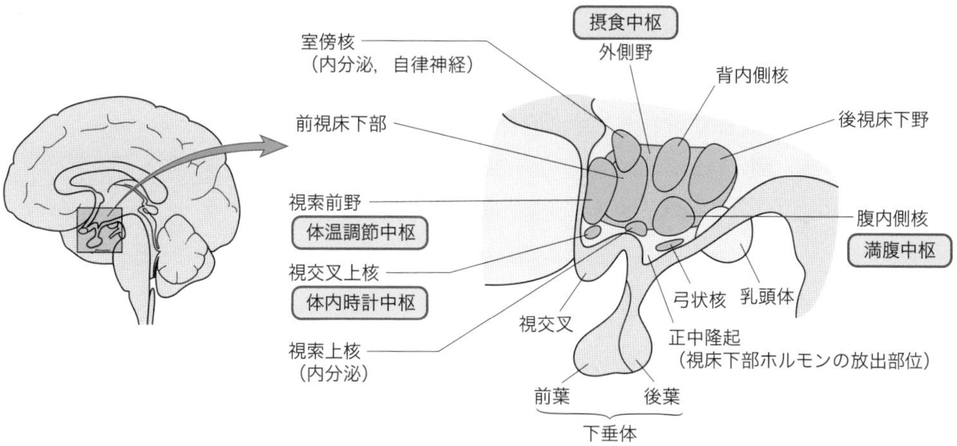

図 11-4　視床下部の構造と機能

視床下部は間脳に位置するわずか 4 g 程度の組織であり，交感神経・副交感神経機能や内分泌の統合的な調節を行う総合中枢である．体温調節，ストレス応答，摂食行動や睡眠・覚醒など多様な生理機能を協調して担い，生体のホメオスタシス維持に重要な役割を果たしている．

［佐藤昭夫：標準生理学，豊田順一ほか(編)，第 5 版，医学書院，p399，2000 を参考に作成］

b　体温調節のしくみ

体温は，深部体温によるフィードバック制御を主として，環境温度(皮膚温)感知による制御という 2 つのシステムの協調により調節されている．このような体温調節機構の主要な役割は，間脳の**視床下部視索前野**にある**体温調節中枢**が担っている(**図 11-4**)．また視床下部には摂食中枢が存在して，満腹中枢である腹内側核も体温調節において重要な役割を果たしている．

褐色脂肪組織*(brown adipose tissue，BAT)における**非ふるえ熱産生**

＊褐色脂肪組織　構成する脂肪細胞はミトコンドリアに富み，そのミトコンドリア内膜に特有のたんぱく質(UCP)が存在して H^+ を輸送し，熱を産生する．

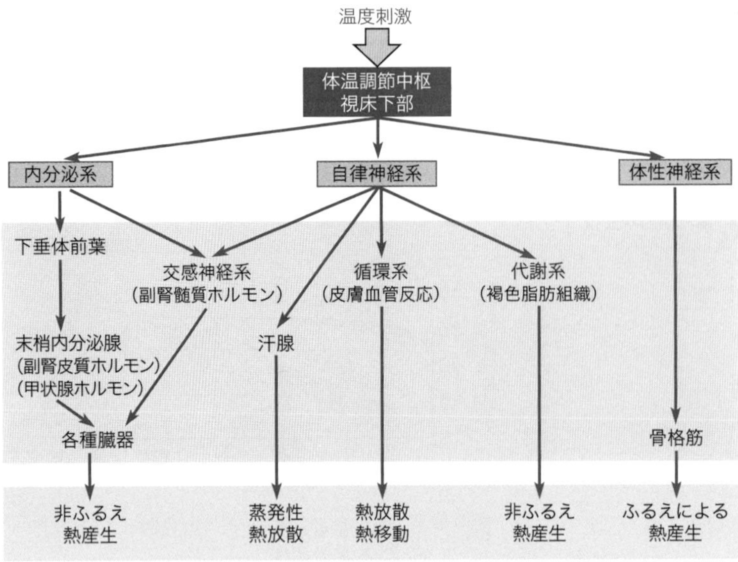

図 11-5　環境温度に対する生体の調節機能の概要

(non-shivering thermogenesis)と摂食中枢との関係も明らかにされている．摂食は「温」で抑制されて，「冷」で促進される．熱産生と熱放散には，代謝系，循環器系，呼吸器系，汗腺系，運動器系など生体の主要な器官系が関与している．体温調節は，視索前野を中心として，自律神経系や**体性神経系***，内分泌系により行われる(**図 11-5**)．したがって，生体はあらゆる生理機能を総動員して恒温(36.5～37℃)を維持するようなシステムとなっている．

＊体性神経系　末梢神経系は大きく自律神経と体性神経に分類される．体性神経系とは運動や感覚に関与している神経系のことで，知覚神経と運動神経がある．

3 体液のホメオスタシス

生体の水分調節は腎臓で行われ，体水分量の日内変動は体重の1%以下である

a 生体の水分分布

水は生体の主要構成成分で，体重の約 60%を占めている．その 2/3 が**細胞内液**として細胞機能や浸透圧の維持を担い，1/3 が**細胞外液**(間質液や血液)として，体温調節や循環機能を担っている．1 価のナトリウム(Na^+)，カリウム(K^+)および塩素(Cl^-)イオンが体液の浸透圧決定因子であり，細胞内液と細胞外液の量を決めている(**図 11-6**)．

b 生体水分調節のしくみ

水の摂取量と排泄量(尿，皮膚，呼吸，糞便からの排泄)の差は一定に保持されており，日内変動は体重の 1%以下(約 500 mL)である．水分欠乏は全体液の浸透圧を上昇させ，その結果として脳を循環する血漿浸透圧が上昇して視床下部にある口渇中枢や浸透圧受容体を刺激する．この 2 つの中枢は機能的，構造的に密接に関連しており，喉の渇きから飲水行動を引き起こす．

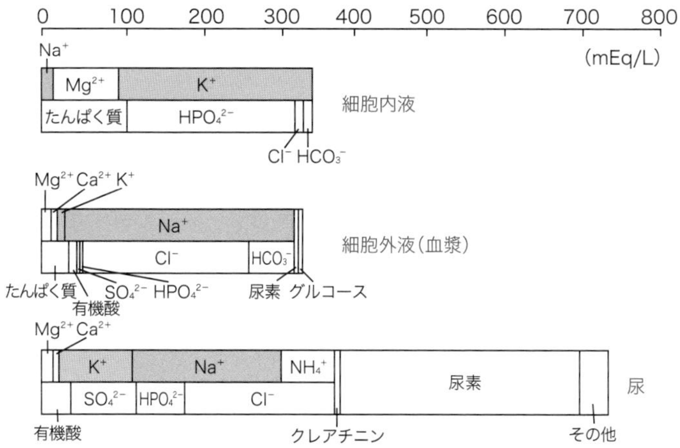

図 11-6 細胞内液，細胞外液，および尿の組成

［坂井建雄，河原克雅（編）：カラー図解 人体の正常構造と機能，日本医事新報社，p3，1999 を参考に作成］

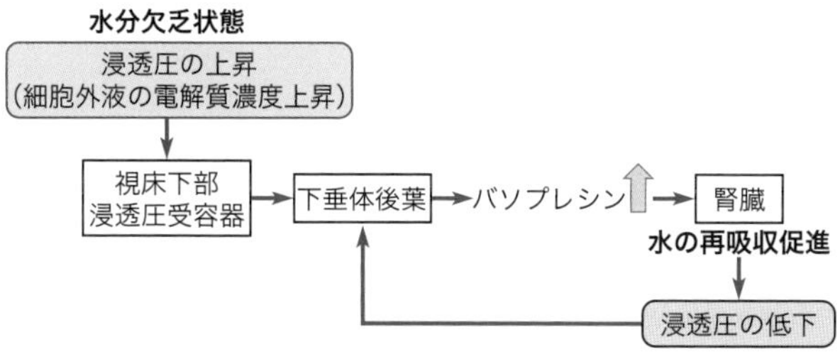

図 11-7 体液量の調節のしくみ

腎臓の主な機能は，体液の量・組成・浸透圧などのホメオスタシスの維持である．

体液の恒常性維持は，主に腎臓機能による．水分欠乏時は，**アルドステロン***(aldosterone)の分泌は増加して腎臓における Na^+ の再吸収と K^+ の排泄を促進し，さらにアンジオテンシンⅡにより Na^+ の摂取を促進させて，水分の体内貯留を促す．抗利尿ホルモンである**バソプレシン***(vasopressin)の分泌も増加し，腎糸球体の集合管において，水の吸収・尿の濃縮を行う．一方，生体に過剰の水分がある場合は反対の機序がはたらいて血漿浸透圧は低下し，腎尿細管での水分再吸収が減少して尿量が増加する(**図 11-7**)．

この体液調節機構は非常に厳密に制御されていて，200 ～ 300 mL の水分変化に反応する．このように摂取される水分量と排泄される水分量の間には動的平衡が保たれている．

＊アルドステロン　副腎皮質から分泌される主要なミネラルコルチコイドで，腎臓からのナトリウムの再吸収とカリウムの排泄を促す．分泌量が多いと高血圧となる．

＊バソプレシン　脳下垂体後葉から分泌されるホルモンで，主に腎臓や血管系に作用する．腎集合管で，尿を濃縮して水分の喪失を防ぐ．

4 血糖のホメオスタシス

血糖調節は，自律神経系と内分泌系の2つのシステムのはたらきによる

各組織細胞のエネルギー代謝は，主にグルコースによって調節されている．

コラム　生命の源，水の必要量はどのくらいか？

人の生命維持および健康維持に水は不可欠である．そのため，アメリカ・カナダやヨーロッパ諸国では，科学的根拠が不十分という理由で必要量は算定されていないが，目安量は設定されている．しかし，わが国においては目安量を策定するための研究報告も乏しく，目安量さえ示されていない．

日本人の食事摂取基準(2020 年版)には，日本人成人の習慣的な水の摂取量や尿量を調べた 2 つの報告が紹介されている(**図**)．水の平均摂取量は，男性 2,423 g/日，女性 2,037 g/日，全体では 2,230 g/日であり，その内訳は食物由来の水が 51%，飲み物由来の水が 49% という．尿量は，約 1.4 ～ 2.0 L/日である．両報告とも，年齢が高くなるほど水の摂取量や尿量が多くなる傾向がみられる．

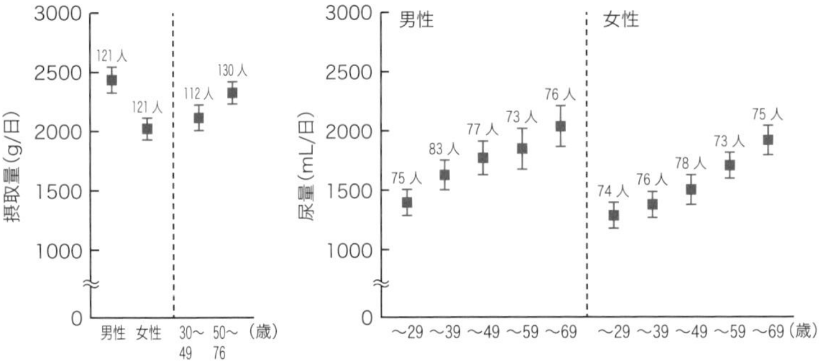

図　性・年齢区分別にみた水の摂取量と尿量

左：成人男女(30 ～ 76 歳)を対象として，16 日間の半秤量式食事記録法で調べた．
右：成人男女(20 ～ 69 歳)を対象として，24 時間蓄尿を 2 回行った．
［資料　日本人の食事摂取基準(2020 年版)］

そのため，血液中の糖質の約 95% はグルコースであり，そのグルコース濃度(血糖値)は一定の範囲(空腹時は 70 ～ 110 mg/dL，食物摂取により上昇しても約 1.5 倍の 160 mg/dL 未満)で調節されている．その調節は，視床下部を中心とした自律神経系，内分泌系の絶妙な協働による．血糖上昇ホルモンは複数存在するが，血糖降下ホルモンはインスリンが唯一である．この血糖調節メカニズムは，体温調節メカニズムに密接に関係している．

5 ホメオスタシスと概日(日内)リズム

ホメオスタシスに関与する内分泌系や免疫系は概日リズムを示す

生物時計は明暗などの外部環境と同調しながら神経系や内分泌系の制御を介して，多様な生理現象に概日(日内)リズムを形成している．特に，内分泌系や免疫系においては概日リズムが顕著に現れる場合が多い．人のさまざまな生理機能が最高値を示す時刻は決まっている．

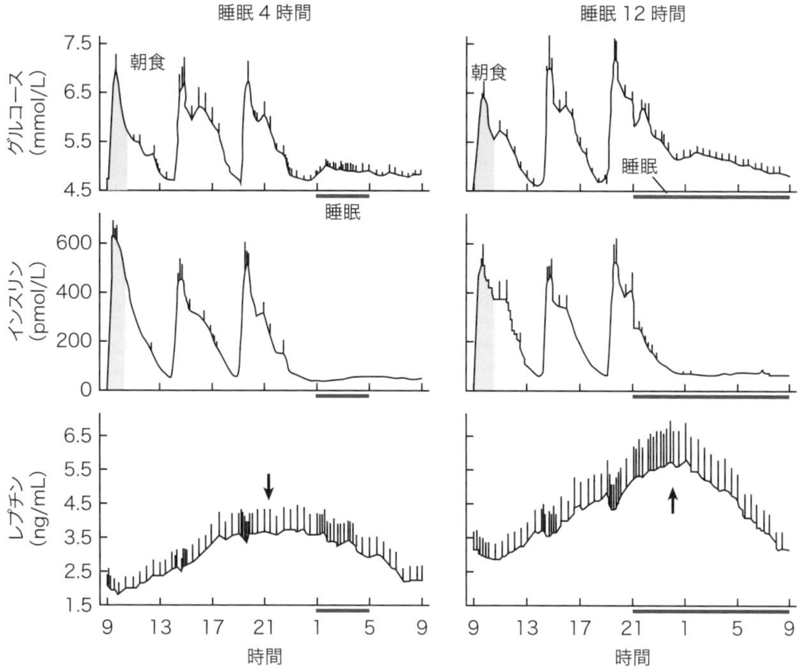

図 11-8　慢性の睡眠不足による内分泌・代謝系への影響

4 時間睡眠と 12 時間睡眠という条件で 6 日間をすごした場合の血中グルコース，インスリン，レプチン濃度の変化．慢性的な睡眠不足は，朝食後のインスリン分泌が増加するにもかかわらず，血糖値は上昇している．1 日を通してレプチン分泌は減少するので，体重増加のリスクが高まる．矢印はレプチン濃度の最高値を示す．
[田ヶ谷浩邦：睡眠関連ホルモンの計測．生体医工学 46(2)：169–172，2008 を参考に作成]

内分泌系では，生体のホメオスタシス維持に不可欠な副腎皮質ホルモン，**コルチゾール***(cortisol)が明瞭な概日リズムを示す．また，松果体からの**メラトニン***(melatonin)も血中への分泌量や尿中排泄量のいずれも夜間に高く昼間に低いという明瞭なリズムを示す．メラトニンには睡眠促進作用，概日リズムの同調促進作用や深部体温低下作用などが認められる．さらに，さまざまな生理現象のリズムを調節する．

これらのリズムは明暗や睡眠–覚醒の周期が崩れると乱れるが，さまざまな外的要因に直接左右されることはなく容易には消失しない．睡眠は，概日リズムと睡眠負債によって制御されている．したがって，糖質代謝や食欲抑制ホルモンのレプチン分泌も，慢性の睡眠不足により影響を受ける(**図 11-8**)．

*コルチゾール　副腎皮質から分泌される糖質コルチコイドの1つで，糖質，脂質およびたんぱく質代謝を制御する必須のホルモン．ストレスにより分泌量が増加し，血圧や血糖値を上昇させる．

*メラトニン　脳の松果体でトリプトファンからセロトニンを経て生成されるホルモン．睡眠促進作用などがある．

B ストレス応答と栄養

社会におけるストレス(stress)がもたらす問題は，ますますその重大性を増している．しかし，ストレスがかかる環境がなければ，人間の進歩や成長もないというのもまた事実である．

ストレスの概念やそのメカニズムが一般化された背景には，カナダの生理

表 11-1 ストレス刺激の種類

	主要な因子
物理・化学的要因	温度(寒冷，暑熱)，振動，騒音，気圧，放射線，身体への侵襲(外傷，熱傷，手術など)，有害化学物質など
生物学的要因	感染(細菌，ウイルスなど)，空腹，過激な運動，過重労働，睡眠不足など
心理・社会的要因	不安，緊張，恐怖，怒り，悲しみなど，職場や家庭での人間関係・トラブル，自然災害，戦争など

学者**ハンス・セリエ**(Hans Selye)のストレス学説(1936 年)がある．外部からの有害作用因子**ストレッサー**(stressor)によって引き起こされる生体の内部環境の**ホメオスタシスの乱れ**(ひずみ)，その後に起こる防御反応としての生体反応を総称して，ストレスと称している．

しかし，一般的にはストレッサーそのもの，またストレッサーとストレスをまとめて，生体のホメオスタシスを乱す要因はすべてストレスという概念でとらえる(**表 11-1**)．ストレスという言葉は，セリエが提唱した概念から発展して，現在はるかに広義に用いられている．

1 生体のストレス応答

ストレス防御は，自律神経系，内分泌系，免疫系のはたらきによる

a 汎(全身)適応症候群

生体には，ストレスに対処するためにホメオスタシスを維持する巧妙な調節機構が備わっている．ストレスに対する生体の適応過程は，ストレスの種類にかかわらず類似していて，新環境に適応するための総合的努力とみなされる．

セリエは，この**生体防御機構**を**汎(全身)適応症候群**(general adaptation syndrome)と称して，時間経過に伴い**警告反応期**，**抵抗期**，および**疲憊**(ひはい)**期**の3つの時期に分けている(**図 11-9**)．

◉警告反応期
◉抵抗期
◉疲憊期

b 個体レベルでのストレス応答(生体防御反応)

生体にストレスが加わったときに起こる反応は，自律神経系，内分泌系，免疫系，運動，情動，および記憶などの生体諸機能全体に及ぶ．

すべてのストレス刺激は，最初に認知機能を担っている大脳皮質で受け止められる．その後，刺激の種類によりさまざまな神経伝達物質が放出されて視床下部へ伝達され，一連の生体防御反応が起こる．この経路として，主に**自律神経系**と**内分泌系**，さらに**免疫系***が知られている．一般的には，まず自律神経系と一部の免疫機能が活性化されるが，その後は視床下部–下垂体–副腎皮質系(hypothalamic-pituitary-adrenal axis，**HPA 系**)が優位にはたら

＊免疫系　自己と非自己を識別して，非自己に対する生体防御に関与する臓器，組織，細胞，体液のネットワークシステム．リンパ節，脾臓，胸腺，骨髄などが主となる．

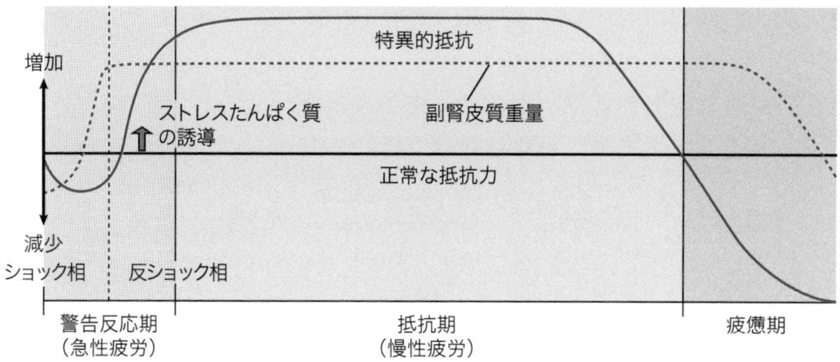

警告反応期 (alarm reaction phase)	ストレスにみまわれたときの急性反応で，2 つの時期に分けられる． ・ショック相は，いきなりストレス刺激を受けてショック状態の時期である．交感神経の活動は抑制され，体温や血圧の低下や筋肉の弛緩などがみられる． ・反ショック相は，ショック状態から立ち直るためにストレスに対する適応反応が起こり，ストレス刺激に対する防御反応体制が整う時期である．
抵抗期 (resistance reaction phase)	ストレスによる刺激に対して適応力を獲得した時期で，身体は常に緊張状態にある．この時期に他のストレス刺激が加わると，新たなストレスに対する抵抗力は弱くなる．高血圧や胃潰瘍などの症状が現れる．
疲憊(ひはい)期(exhaustion phase)	ストレス状態が持続すると，身体は適応力を維持できなくなり，再びショック相と同じような身体的変調がみられる．ストレス刺激が弱まることがなければ死に至る．

◉ショック相

◉反ショック相

図 11-9 汎(全身)適応症候群の 3 つの時期

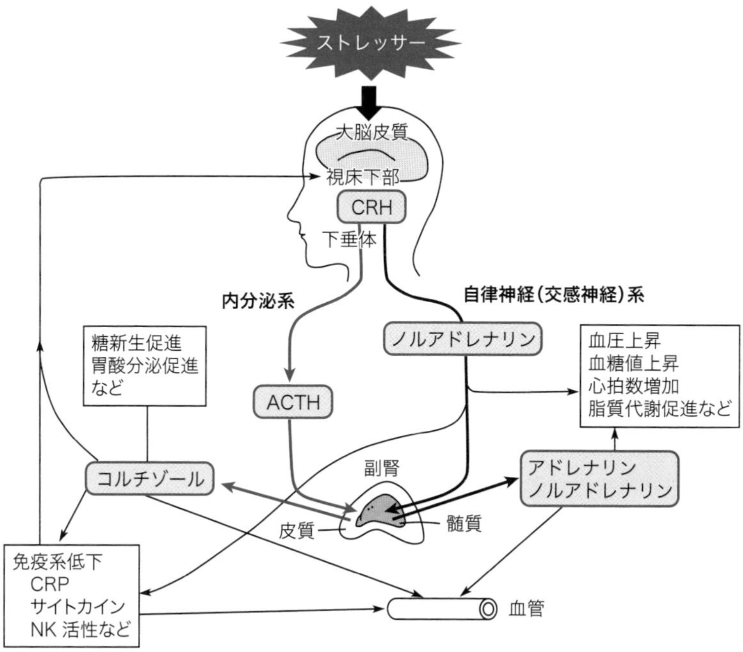

図 11-10 生体のストレス応答経路

CRH：副腎皮質刺激ホルモン放出ホルモン，ACTH：副腎皮質刺激ホルモン，CRP(C-reactive protein)：C 反応性たんぱく質(炎症の際に増加するたんぱく質)，サイトカイン：細胞から分泌されるたんぱく質で，細胞間相互作用に関与する生理活性物質の総称，NK 活性：natural killer 細胞活性，自然免疫力の評価に用いられる．

くと考えられている(**図11-10**).

1) 自律神経(交感神経)系

ストレス刺激は,視床下部で**副腎皮質刺激ホルモン放出ホルモン**(corticotropin-releasing hormone, **CRH**)の産生を高める.自律神経系では,CRHにより交感神経から神経伝達物質として**ノルアドレナリン***(noradrenaline)が放出されて,交感神経のはたらきが高まる.その刺激を受けて,副腎髄質からアドレナリン(adrenaline)・ノルアドレナリンが分泌される.

アドレナリン*・ノルアドレナリンの分泌増加は,インスリン分泌を抑制して血糖値を上昇させる.また,脂質代謝を促進して血中遊離脂肪酸濃度を上昇させ,心拍数も増加させる.このような変化が慢性化すると,高血圧,糖尿病などの生活習慣病の発症や増悪につながる.

*ノルアドレナリン 交感神経細胞から神経伝達物質として,また副腎髄質からホルモンとして放出される.心拍数の増加,血管収縮などを起こす.

*アドレナリン チロシンからノルアドレナリンを経て生合成されるホルモンで,ストレス刺激によって分泌される.血圧上昇,血糖上昇,トリグリセリド分解,インスリン分泌抑制などを引き起こす.

2) 視床下部-下垂体-副腎皮質系

視床下部から分泌されたCRHは,下垂体前葉に運ばれて**副腎皮質刺激ホルモン**(adrenocorticotropic hormone, **ACTH**)分泌細胞に作用して,ACTHの分泌を促進する.さらに,ACTHは副腎皮質を刺激し,ストレス応答ホルモンである**コルチゾール**の生成,分泌を促進する.血中コルチゾール濃度が高まると,CRHやACTHなどの分泌抑制も行うという負のフィードバック機構により,血中濃度が調節されている.

コルチゾールの分泌増加は,糖新生を促進し血糖値を上昇させて,たんぱく質の分解を促進する.また,胸腺を萎縮させて免疫力も低下させる.

3) 免疫系

胸腺,骨髄,脾臓,リンパ節などの組織は,自律神経系の支配を受けている.また,リンパ球などの免疫担当細胞は,過剰に分泌されたホルモンや神経伝達物質の影響を受ける.外部からのストレス刺激が直接免疫機能に影響を及ぼして,自律神経や内分泌系のはたらきを変調させることもある.

C 細胞レベルでのストレス応答

細胞レベルでの主なストレス応答は,**ストレスたんぱく質**(stress protein),あるいは熱ショックたんぱく質(heat shock protein, HSP)と呼ばれる一群のたんぱく質の誘導を引き起こす.このストレスたんぱく質は,生体内において急激な環境変化に対する抵抗力を誘導する基本的因子として認められている.高温(発熱など),活性酸素,重金属,ウイルス感染など,さまざまな物理・化学的因子によって誘導される(**表11-2**).

ストレスたんぱく質は,常時,細胞機能を維持するために必要なたんぱく質の合成・分解,細胞内輸送の調節にかかわっている.細胞が有害刺激を受けたときには,異常たんぱく質が蓄積しないようにはたらく.このような機能を**分子シャペロン***と呼び,細胞のホメオスタシス維持に関与している.

*分子シャペロン たんぱく質が産生されてから分解に至るまでのさまざまな過程における介添えたんぱく質全般を指す用語.たんぱく質のフォールデイング(立体構造)を助けるたんぱく質.

表 11-2 ストレス反応の要因と誘導されるたんぱく質の異常

ストレスたんぱく質誘導因子	誘導因子によるたんぱく質の異常
熱ショック，発熱	たんぱく質の変性
アミノ酸アナログ	異常たんぱく質の生成
重金属	酸化剤，SH 基の修飾によるたんぱく質の構造変化
グルコース欠乏	たんぱく質のグリコシル化阻害による異常たんぱく質の生成
虚血	酸素フリーラジカルによるたんぱく質の修飾
ウイルス感染	異種たんぱく質の出現

［三谷啓志：ストレスとホルモン，日本比較内分泌学会(編)，学会出版センター，p168，1997 より引用］

2 ストレス関連疾患

ストレスは，あらゆる疾患の発症と病態の経過に影響する

ストレス状態が持続すると，さまざまな臓器に変調をもたらす．ストレスが発病や病状に関与することが大きいと考えられる疾患を**ストレス関連疾患**と呼ぶ．

ストレスと疾患の関係を示すモデルとして，アメリカ国立産業安全保健研究所(National Institute for Occupational and Safety and Health，NIOSH)が作成した**職業性ストレスモデル**が知られている(**図 11-11**)．このように，ストレスはストレス刺激の大小だけでなく，個人的要因(性格，遺伝，年齢など)や緩衝要因(ソーシャルサポートなど)によって生体反応は異なり，ストレス関連疾患の発症や病態は変わる．

わが国では，ストレスに気づいて早めに対処して疾患を予防するために，2015(平成 27)年 12 月から職場における**ストレスチェック制度***(労働安全衛生法：平成 26 年法律第 82 号)が施行された．

＊ストレスチェック制度　労働者のメンタルヘルス不調を未然に防止するため，医師，保健師等による心理的な負担の程度を把握するための検査，およびその結果に基づく医師による面接指導等を内容とする制度．

a 心身症

「身体症状・身体疾患において，その発症や経過に心理社会的因子が密接に関与し，器質的・機能的障害が認められる病態」を**心身症**(psychosomatic disorder)という．心身症はあくまでも病態名であって，その病態は多様である．

社会心理的ストレスは，身体症状を引き起こし悪化させる一因となる一方で，その身体症状そのものが心理社会的ストレス(社会的不適応など)を引き起こす．相互に影響し合って，悪循環に陥ることが多い．

b 精神疾患

脳の機能的な障害や器質的な問題によって生じる疾患の総称である．ストレスや身体疾患などの環境要因や遺伝的要因などが複雑に関与して発症する

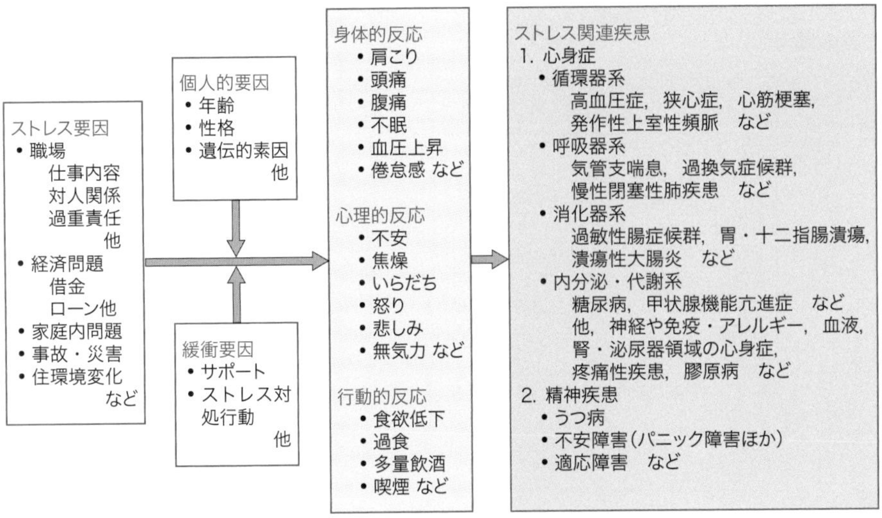

図 11-11　ストレスとストレス関連疾患

［アメリカ国立労働安全衛生研究所（National Institute for Occupational Safety and Health，NIOSH）による職業性ストレスモデルをもとに作成］

表 11-3　WHO による精神および行動の障害の分類

F1　精神作用物質使用による精神および行動の障害
　　アルコール依存症　など
F2　統合失調症，統合失調症型障害および妄想性障害
F3　気分（感情）障害
　　うつ病　など
F4　神経性障害，ストレス関連障害および身体表現性障害
　　恐怖症性不安障害，強迫神経症　など
F5　生理的障害および身体的要因に関連した行動症候群
　　摂食障害，非器質性睡眠障害　など
F6　成人の人格および行動の障害

WHO による国際疾病分類 International Statistical Classification of Diseases and Related Health Problems（ICD，2003）は A～U まで大分類が設定されている．F は精神および行動の障害を示す．ストレス要因が関連するとされる項目を選択した．

表 11-4　うつ状態でみられる症状

1. 自覚症状
　ゆううつ，気分が重い，気分が沈む，悲しい，不安である，イライラする，元気がない，集中力がない，好きなこともやりたくない，細かいことが気になる，悪いことをしたように感じて自分を責める，物事を悪い方へ考える，死にたくなる，眠れない
2. 周囲からみてわかる症状
　表情が暗い，涙もろい，反応が遅い，落ち着かない，飲酒量が増える
3. 身体的な症状
　食欲がない，身体がだるい，疲れやすい，頭痛，肩こり，動悸，胃の不快感，便秘がち，めまい，口が渇く

［資料　厚生労働省：疾患の詳細，うつ病 https://www.mhlw.go.jp/kokoro/speciality/detail_depressive.html（最終アクセス 2020 年 7 月 30 日）を参考に作成］

と考えられている．WHO による国際疾病分類第 10 版（ICD10，2003）では，**うつ病**（depression），不安障害，適応障害などは，**精神および行動の障害**に分類される（**表 11-3**）．

うつ病は自殺の原因として大きな割合を占め，近年増加している．うつ病発症のメカニズムは解明されていないが，脳内の神経伝達物質である**セロトニン***（serotonin），ノルアドレナリン，**ドーパミン***（dopamine）が関与している．過剰なストレスや過労などが引き金となって，これらの神経伝達物質の調節障害によりバランスが崩れると，さまざまなうつ症状が現れる（**表 11-4**）．

＊セロトニン　トリプトファンから生合成される神経伝達物質．脳，脾臓，胃腸，血清中に多く含まれる．脳神経系では，ドーパミン不足の調節に関与して心身の安定のためにはたらく．

＊ドーパミン　中枢神経や副腎髄質で，チロシンから生合成される神経伝達物質．ノルアドレナリン，アドレナリンの前駆物質である．パーキンソン病ではドーパミン不足がみられる．

コラム　職場における心の健康づくり―労働者の心の健康の保持増進のための指針

日常生活において強いストレスを感じている人が多い．厚生労働省の労働安全衛生調査(実態調査)によると，ストレス等を感じる労働者の割合は 2017(平成 29)年では 58.3%であった．その主な原因としては，①仕事の質・量(62.8%)，②仕事の失敗，責任の発生等(34.8%)，③セクハラやパワハラ等を含む対人関係(30.6%)があげられている(**図**)．

最新の 2018 年 4 月から 2023 年 3 月までの 5 年間に実施すべき取組みとして策定された「第 13 次労働災害防止計画」では，8 つの重点施策を定めている．その 1 つが職場における心の健康づくり対策の推進である．

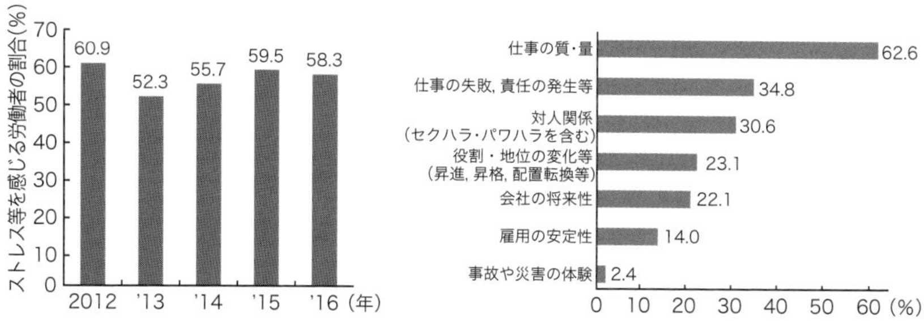

図　職業生活における強いストレス等の状況と原因

左：2014(平成 26)年は，当該項目を調査していない．
右：2017(平成 27)年のデータである．強いストレスを感じる事柄がある労働者を 100 としたときの割合．
［資料　厚生労働省：労働安全衛生調査(実態調査)］

③ ストレスと栄養

エネルギー代謝が亢進，糖質，たんぱく質，ビタミンCの補給に留意する

a　ストレスによる代謝亢進

ストレス負荷により**甲状腺ホルモン**の分泌も増加するので，基礎代謝が亢進する．たんぱく質・脂質・糖質代謝や免疫反応に関与する重要なホルモンであるコルチゾールの分泌も増加する．そのため肝臓での糖新生は亢進するとともに，脳機能の低下を防ぐために他の器官・臓器での糖利用を抑制して血糖値を上昇させる．一方，副腎髄質からのアドレナリン・ノルアドレナリンの分泌増加は，ホルモン感受性リパーゼを活性化して貯蔵脂肪の分解を促進し，遊離脂肪酸は血液中に放出される．

すなわち，ストレス状態では**エネルギー代謝は亢進**して，体内の貯蔵脂肪もエネルギー源として供給される．

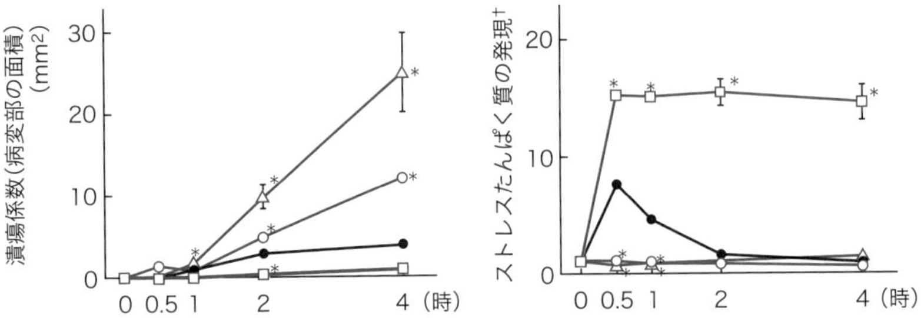

図 11-12 水浸拘束ストレスによるラット胃粘膜の潰瘍形成とストレスたんぱく質の誘導

●対照群, ○低たんぱく質栄養群, □迷走神経切除群, △両側副腎摘出群, $*p<0.05$
†ストレスたんぱく質の発現は, HSP70 mRNA/GAPDH mRNA で示す. HSP70 はストレスたんぱく質.
[六反一仁:ストレスから生体を守るストレス蛋白質. 化学と生物 35(9):617-622, 1997 より引用]

b ストレスと栄養素

1) たんぱく質

大きなストレスが加わると, 体たんぱく質, 特に骨格筋たんぱく質を分解してアミノ酸を動員するため, **窒素出納は負**に傾く. ホメオスタシス維持のための生体反応に必要な各種のたんぱく質合成を行うとともに, エネルギー源としても利用される. また, アミノ酸は神経伝達物質の材料でもある. 急性ストレス潰瘍の発生とストレスたんぱく質の誘導に関する動物実験の結果では, 低たんぱく質栄養の場合, ストレスたんぱく質の誘導は低下して潰瘍病変部が増大することが明らかにされている(**図 11-12**).

手術や外傷などの生体侵襲ストレスに比べて, 日常生活におけるストレスがたんぱく質代謝に与える影響については明らかではないが, 十分量のたんぱく質の補給に配慮すべきである.

2) 糖 質

脳, 神経組織, 赤血球, 腎尿細管, 酸素不足の骨格筋などは, 通常はエネルギー源としてグルコースしか利用できない組織である. ストレス状態ではエネルギー代謝も亢進するので, 脂質に先んじて糖質の供給は非常に重要となる. エネルギー代謝亢進のために体たんぱく質の分解をまねかないためにも, **糖質の供給**に留意しなければならない.

3) ビタミン

①ビタミンC:副腎や脳, 眼球に高濃度に存在する. 副腎皮質ホルモン(特にグルココルチコイド)やカテコールアミンの生成, 脂質代謝などにおいて, 酵素的ヒドロキシル化反応に必須である. また, ビタミンCは抗酸化作用や免疫賦活作用も有する.

②ビタミンE, カロテノイド:抗酸化作用をもつビタミンEやカロテノイドは, 酸化ストレスへの作用のみでなく免疫応答にも関与しているので, ストレス時には重要である.

③ビタミンB群(B_1, B_2, ナイアシン, B_6):ストレス状態では, エネルギー産生栄養素の代謝が亢進するので, それに伴って補酵素としてビタミンB_1, B_2, ナイアシン, ビタミンB_6の需要が高くなる.

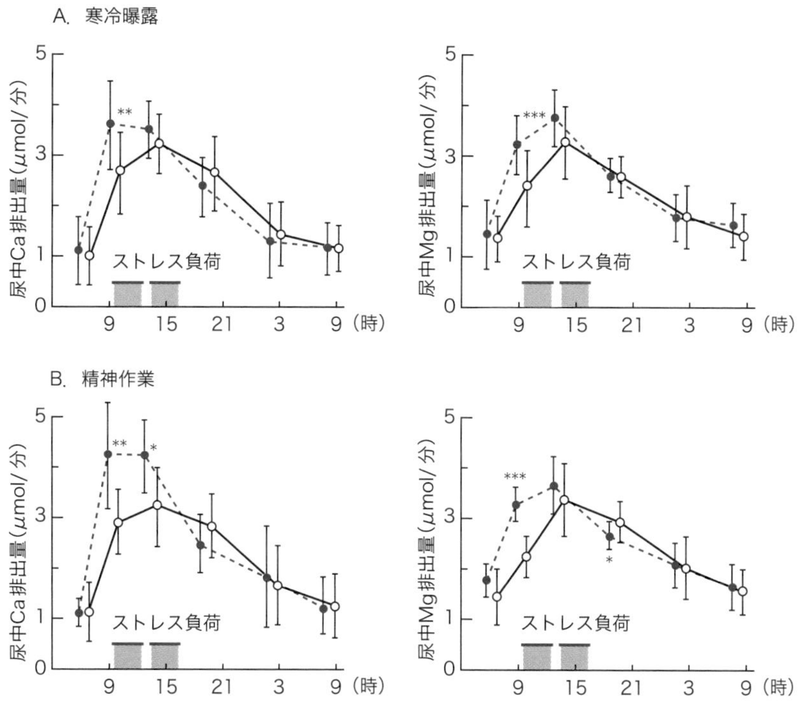

図 11-13　ストレスによるカルシウムとマグネシウムの尿中排泄

A：午前と午後，各 2 時間 30 分，コールドルーム（4℃）ですごす．
B：午前と午後，各 3 時間，小学 3 年生用ドリルを解答する．
被験者は大学 3 年生の女性．対照日は同一の食事でストレス負荷がない．
●ストレス負荷日，○対照日，$^{*}p<0.025$，$^{**}p<0.005$，$^{***}p<0.0005$
［西牟田守ほか：ストレスによる尿中マグネシウム排泄の増大．マグネシウム 7：123，1988 を参考に作成］

4)　ミネラル

ストレスにより，**カルシウム**や**マグネシウム**の尿中排泄量は有意に増加する（**図 11-13**）．カルシウムは神経や筋肉の機能維持，細胞内の情報伝達，細胞内酵素の活性化作用，さらに内分泌系や免疫系での作用など，多様な生理機能に関与している．また，マグネシウムも 300 種類以上の酵素の賦活剤として，たんぱく質合成などさまざまな生理機能に関与している．

ストレスに対する生体調節機能を高めるためには，日常的にたんぱく質，ビタミンやミネラルなどを十分考慮したバランスのとれた食事で，規則正しい食生活のリズムを心がけることが重要である．満足感のある食事には，ストレスに対する癒しの効果も期待できる．

C 特殊環境と栄養

1 高温・低温環境と栄養

熱中症では水分と電解質の補給，低温環境ではエネルギー摂取量を増加させる

a 高温環境と生体変化

皮膚や呼吸気道からは常に水分蒸発があり，**不感蒸泄***という．生体が高温環境(暑熱)に曝露されると，体温を一定に維持するために，まず熱放散(伝導，対流，輻射，蒸発)，特に**蒸散性熱放散**が促進される．さらに，皮膚温が上昇すると皮膚の血管が拡張して皮膚血流量は増加する．これに伴って相対的に各種臓器や骨格筋への血流量は減少し，組織液が流入して全血液量は増加して，血液は希釈される．心拍出量は低下して心拍数の増加がみられるが，水分蒸発は容易となる．

＊不感蒸泄　体温調節に重要で，発汗は含まない．通常成人では1日あたり皮膚から約600 mL，呼気から約300 mLである．気温が30℃から1℃上昇すると15%亢進する．

また，肺機能としては換気量が増加するため，呼気からの水分蒸発も増え

表 11-5 汗と血漿中のミネラル濃度

ミネラル	汗中濃度(mM)	発汗量との関係	血漿中濃度(mM)
ナトリウム	30～120	＋	139～146
塩素	10～100	＋	101～109
カリウム	5～35	－	3.7～4.8
カルシウム	1～10	－	2.1～2.6
マグネシウム	＜2.0	－	0.5～1.0

発汗量との関係の欄は，＋：発汗量の増加とともに濃度が上昇，－：発汗量の増加とともに濃度が低下．
[吉田宗弘：スポーツと栄養と食品，朝倉書店，p35，1996より引用]

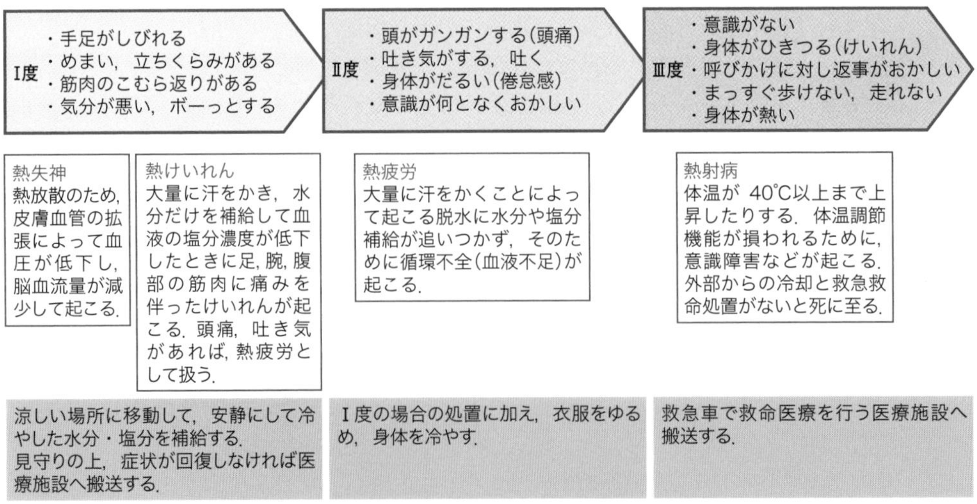

図 11-14 熱中症の症状と重症度
[環境省環境保健部：熱中症環境保健マニュアル 2018，日本生気象学会：日常生活における熱中症予防指針(Ver.3)確定版，2013 を参考に作成]

て体温が低下する．それでも体温上昇が続く場合は**発汗**がはじまる．汗の成分(**表11-5**)の99%以上は水分であり，発汗は体温を下げるのにもっとも有効な調節機構としてはたらく．

暑熱順化により発汗までの時間は短縮し，特に前胸部と前額部の汗が出やすくなる．さらに体温調節能力も向上する．暑熱順化は作業や運動の強度・時間・頻度にもよるが，日常運動することによって獲得でき，その期間は1～2週間といわれる．しかし，中断すると獲得した体温調節能力は3～4週間後に完全に失われる．

b 熱中症と水分・電解質補給

熱中症(hyperthermia)とは，高温環境下で主として体温上昇と脱水により発症する暑熱障害の総称である．症状によって，熱失神，熱けいれん，熱疲労，熱射病に分類されたり，重症度に従ってⅠ～Ⅲ度に分類されている(**図11-14**)．

熱中症は，従来，高温環境下での労働や運動・スポーツ時に発生していたが，最近ではヒートアイランド現象や地球温暖化による影響のため，日常生活において室内で発症するケースが多い．体温調節機能が低下している高齢者や，調節機能が未発達な乳幼児では，特に注意が必要である．

1) 熱中症の発症条件

熱中症が発生しやすい環境，身体状況，行動について**表11-6**にまとめた．熱中症を発生しやすい気象条件は，梅雨時から夏季になる季節の変わり目の急な気温上昇で**高温多湿**の場合，最高気温が30℃以上の真夏日や夜間の最低気温が25℃以上の熱帯夜が続く場合である(**図11-15**)．

2) 暑さ指数(WBGT)

熱中症予防のための高温環境の指標として，Yaglouらが1957年に提唱した**湿球黒球温度**(wet-bulb globe temperature，**WBGT**)がある．WBGTは，気温，湿度，陽射し，輻射熱，風の要素を総合的に評価した指標で，**暑さ指数**と呼ぶ．湿球温度，黒球温度，乾球温度(気温)を測定して，次式より求め

◉湿球黒球温度(WBGT)

表11-6 熱中症を引き起こす条件

環境	身体	行動
・気温が高い ・急な気温上昇 ・湿度が高い ・風がない，弱い ・陽射しが強い ・閉めきった室内 ・冷房がない 〈具体例〉 ・屋外：工事現場，グラウンド，野外コンサート会場 ・屋内：体育館，気密性の高いビルの最上階など	・高齢者 ・乳幼児 ・基礎疾患(糖尿病，心疾患，慢性腎臓病など)のある人 ・障害(特に脊髄損傷障害)のある人 ・低栄養状態の人 ・肥満者 ・体調不良者(下痢や嘔吐，風邪症状，睡眠不足，二日酔いなど)	・激しい運動 ・慣れない作業，運動 ・長時間の屋外作業，運動 ・水分補給がしにくい状況 ・朝食の欠食

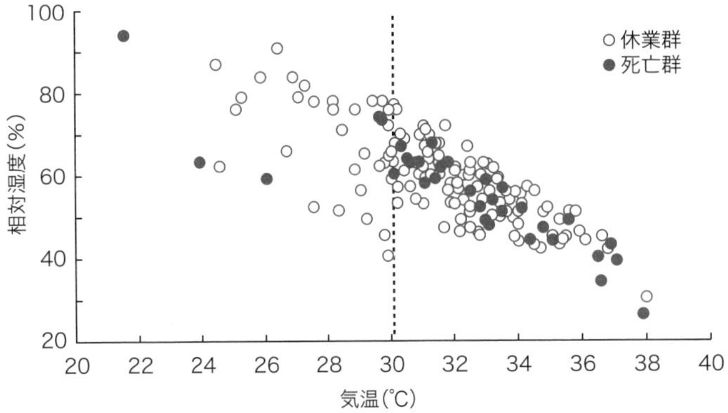

図 11-15 屋外作業中の熱中症発生時の気温と湿度

［澤田伸一ほか：夏季屋外作業による熱中症発生時の屋外気象条件．産業衛誌 44：278, 2002 より引用］

られる．

①屋外：WBGT＝0.7×湿球温度＋0.2×黒球温度＋0.1×乾球温度

②屋内：WBGT＝0.7×湿球温度＋0.3×黒球温度

- ・湿球温度：温度計の球部を常時湿らせた状態で測定する温度
- ・黒球温度：黒色に塗られた銅板球の中心部の温度（輻射熱の影響を測る）
- ・乾球温度：通常の温度計が示す気温

日本生気象学会は「日常生活における熱中症予防指針」(☞次頁コラム)で，日本スポーツ協会は「熱中症予防運動指針」(☞表 10-7，270 頁)で，この暑さ指数を基準としている．

3) 熱中症予防のための水分・電解質補給

体温の恒常性維持にもっとも重要なのは**水分補給**であり，口の渇きは体温上昇ならびに脱水の程度を反映している．しかし，軽い脱水状態では水分や浸透圧調節よりも体温調節の方が優先されるので，口の渇きを感じにくい．

自覚症状として口の渇きのほかに尿量の減少などがあるが，自覚症状よりも脱水状態が進行している場合が多いので，口の渇きの有無にかかわらず積極的な水分補給が必要である．

作業や運動などで大量に発汗した際に，水だけを補給するともとの体液量に戻る前に飲水要求が止まり，脱水状態が進行する．これを**自発的脱水**と呼ぶ．浸透圧平衡維持には，水だけでなく **Na などの電解質の補給**が求められる．Na を 400 ～ 1,100 mg/L と**糖質**（グルコースまたはスクロース）30 ～ 80 g/L を同時に摂取することが小腸での水分吸収を促進する効果があることが明らかにされている．

実際にはスポーツドリンク，または 0.1 ～ 0.2％食塩水などを摂取することが勧められる．飲料水の温度は，体温を下げるためにも 5 ～ 15℃程度が望ましい．

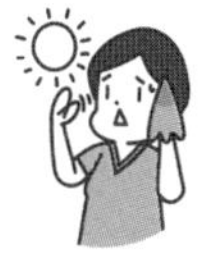

コラム　熱中症は，予防が大切

環境省の「熱中症環境保健マニュアル 2018」では，熱中症を防ぐための日常生活における注意事項をわかりやすく示している．

①暑さを避けましょう
- 行動の工夫(無理をしない，日陰を歩く，涼しい場所に避難，ときどき休憩する)
- 住まいの工夫(風通し，窓からの陽射しを遮断，空調設備の利用など)
- 衣服の工夫(通気性のよい吸汗・速乾素材の服，日傘・帽子の利用など)

②こまめに水分を補給しましょう
③急に暑くなる日に注意しましょう
④暑さに備えた身体づくりをしましょう
⑤各人の体力や体調を考慮しましょう
⑥集団活動の場ではお互いに配慮しましょう

また, 日本生気象学会による「日常生活における熱中症予防指針」を**表**に示す.

表　日常生活における熱中症予防指針

温度基準(WBGT)	注意すべき生活活動の目安	注意事項
危険(31℃以上)	すべての生活活動で起こる危険性	高齢者においては, 安静状態でも発生する危険性が大きい. 外出はなるべく避け，涼しい室内に移動する.
厳重警戒(28～31℃)		外出時は炎天下を避け，室内では室温の上昇に注意する.
警戒(25～28℃)	中等度以上の生活活動で起こる危険性	運動や激しい作業をする際は，定期的に十分に休息を取り入れる.
注意(25℃未満)	強い生活活動で起こる危険性	一般に危険性は少ないが，激しい運動や重労働時には発生する危険性がある.

［資料　日本生気象学会：日常生活における熱中症予防指針(Ver.3)，2013］

c 高温環境における栄養

高温環境下では一般に**食欲低下**がみられ，エネルギー摂取量は減少する．体温調節中枢機能の十分なはたらきのためには，神経伝達物質やホルモンの前駆物質であるアミノ酸や必須脂肪酸の供給は不可欠なので，たんぱく質および脂質の適切な摂取を心がける必要がある．

体液の浸透圧調節のために汗の成分として損失の大きい NaCl をはじめとしたミネラルの摂取は必須である．また，高温環境はストレスなので，糖質代謝に重要なビタミン B_1，B_2，ナイアシンなどのビタミン B 群，およびビタミン C，E，カロテノイドの摂取も必要である．

d 低温環境と生体の変化

体温が下臨界温度(**図 11-3**)より下がると，皮膚血管は収縮し，生体の熱産生は亢進する．安静時の熱産生は，脳で 10%，呼吸・循環器系で 10%，肝臓・腎臓・消化器系で 50%，骨格筋で約 20% である．ところが，寒冷曝

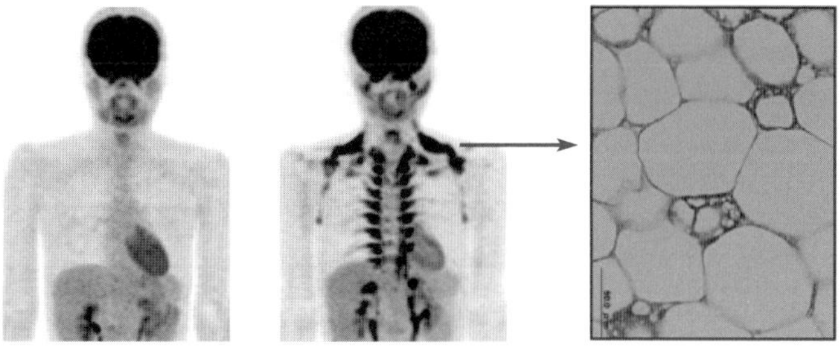

図 11-16 寒冷曝露による人褐色脂肪組織の検出

室温 19℃で，薄着の人に両足を氷冷する寒冷刺激を 2 時間与えると肩部や脊柱部の周囲の脂肪組織へ，放射性同位元素でラベルした非代謝性の 2-フルオロ-2-デオキシグルコース（FDG）の集積が認められる．
肩部から採取された脂肪組織中に多数の褐色脂肪細胞がみられる．UCP1 は，褐色脂肪組織のミトコンドリアに存在するたんぱく質で熱を生成するはたらきがある．
［斉藤昌之：褐色脂肪組織でのエネルギー消費と食品成分による活性化．化学と生物 50（1）：23-29，2012 より引用］

露によってふるえが起こると，骨格筋での熱産生の割合は非常に高くなる．

ふるえは骨格筋が不随意的に周期的に起こす収縮で，このエネルギーは100％熱となる．また，寒冷時の熱産生では，適応が進むにつれて**非ふるえ熱産生**機構がはたらく．この熱産生機構の主要部位は**褐色脂肪組織**（**図 11-16**）で，その代謝調節には交感神経系が関与し，ノルアドレナリンの分泌が亢進する．グルカゴンや副腎皮質刺激ホルモン（ACTH）も関与して，グルコースの取り込みやトリグリセリドの分解を亢進，さらに甲状腺ホルモンの分泌も亢進して，**基礎代謝量は増加**する．しかし，極度の低温環境下では，凍傷，凍死に至る（**表 11-7**）．

◉ふるえ

e 低温環境における栄養

低温環境下では，熱産生のためにエネルギー代謝は亢進する．骨格筋の主なエネルギー源はグルコース，脂肪酸である．摂食後，筋肉は重量の 1 ～ 2％のグリコーゲンを貯蔵できるが，肝臓と異なりグルコースを直接血液中に放出できない．したがって，エネルギー源としての糖質の摂取を前提とした脂質の摂取が必須となる．また，たんぱく質代謝も亢進するので，一般的に摂取たんぱく質量も増加させる必要がある．**エネルギー産生栄養素の摂取量増加**に配慮しなければならない．

このようなエネルギー代謝亢進に対応して，その円滑な代謝のために当然ビタミン B 群，およびビタミン C などの十分な摂取が必要である．ミネラルに関しては，寒冷環境下でのナトリウム（Na，食塩）摂取量の増加が問題にされるが，高血圧予防の見地から適正な摂取を心がける必要がある．

表 11-7 低温環境による健康障害

1. 末梢組織の障害
①凍瘡(しもやけ)：気温4～5℃，日内気温変動が10℃以上になるとなりやすい．末梢皮膚血管の局所的うっ血により，指先，耳たぶ，頬などが赤く腫れあがり，痒みを伴う．ひどい場合は水泡ができる．
②凍傷：極寒状況で，深部体温(直腸温)を保持するために、手足などの組織が凍結して細胞が破壊される障害(壊死)である．深部性凍傷は，病変が真皮から皮下組織や骨にまで達するもので，切断手術が必要となる．
2. 低体温症と凍死
寒さと風で体熱が奪われた結果，深部体温が35℃以下に低下した状態を低体温症という．さらに，体温が30℃以下まで下がると心肺機能も低下し，多臓器不全を起こしやすくなり，体温が20℃以下になって死に至るのが凍死である．

表 11-8 高圧環境による健康障害

1. 酸素中毒
急性型は，中枢神経系を侵し，けいれん，めまい，視野狭窄，意識障害などが起こる．慢性型は，肺活量の減少がみられ，息切れ，胸の圧迫感や痛みなど呼吸器症状が現れる．水中で酸素中毒が起こると溺死の原因になる．
2. 窒素酔い(窒素中毒)
空気中の窒素は，大気圧(1気圧)では不活性であるが，水深が増すほど麻酔作用を発揮する．窒素酔いは，個人差はあるが水深3m程度から起こる．二酸化炭素の体内蓄積も窒素酔いの原因となる．症状はアルコールが神経系統に与える作用に類似している．
3. 減圧症(潜水病，ケーソン病)
一定の高圧環境に滞在後，常圧に戻る際に減圧速度が速すぎると身体内で過飽和となった窒素が気泡となり，組織圧迫や血管塞栓を生じることにより発症する．潜水の場合，浮上後2時間以内に発症することが多く，中枢神経障害や関節・筋肉痛が起こる．なかには，2ヵ月以上の潜伏期を経て発症する慢性減圧症(無菌性骨壊死)もみられる．

2 高圧・低圧環境と栄養

高圧・低圧，いずれの環境においても，高エネルギー食が必要である

私たちは大気圧の下で日常生活を営んでいる．大気圧とは大気の質量によって生じる圧力のことで，海抜0mでは**1気圧(＝1013.25 hPa＝760 mmHg)**である．高所ほど大気層が薄くなるので，大気圧は低くなる．高度が10m上昇するごとに約1hPa低下する．一方，水中では水の重量が加わり，水深が10m増すごとに，1気圧ずつ高くなる．

a 高圧環境下における生理と栄養

1) 高圧環境と生体の変化

高圧環境は，水中や高圧ドライ環境での作業やスキューバダイビングの場でみられる．そのため，潜水では水深に相応した**圧縮空気**を呼吸することになる．水深30mでは4気圧となり，肺胞の気体の体積は1/4に圧縮される．これ以上の高圧になると，酸素，窒素の分圧が高くなって血液や生体組織中に溶解する．その結果，**酸素中毒**や**窒素酔い**が発生する．また，高圧の場所から急に気圧の低い場所へ移動(たとえば，潜水から急に水面に浮上)すると，**減圧症**が発生する(**表 11-8**)．

表 11-9　高度，気温，気圧および酸素分圧

高度(m)	気温(℃)	気圧(mmHg)	(気圧比)	酸素分圧(mmHg)
0	30.0	760	(1.000)	159
500	26.8	716	(0.942)	150
1000	23.5	674	(0.887)	141
2000	17.0	596	(0.785)	125
3000	10.5	525	(0.692)	110
4000	4.0	462	(0.608)	97
5000	−2.5	405	(0.533)	85
6000	−2.5	354	(0.466)	74
7000	−9.0	308	(0.405)	65
8000	−15.5	267	(0.351)	56
9000	−22.0	231	(0.303)	48

表 11-10　低圧(低酸素)環境での急性健康障害

1. 急性高山病
   - 頭痛，および次の症状のうち少なくとも 1 つ伴う：消化器症状(食欲不振，吐き気，嘔吐)，倦怠感・虚脱感，めまい・もうろう感，睡眠障害
   - 高度 2,500 m で 25％，3,500 m でほぼ 100％の人がこれらの症状を経験する．10％の人が重症化．
2. 高地脳浮腫
   - 急性高山病患者に，精神状態の変化か運動失調を認める場合
   - 急性高山病症状がないときは，精神状態の変化と運動失調の両者とも認める場合
3. 高地肺水腫
   - 次のうち少なくとも 2 つの症状がある：安静時呼吸困難，咳，虚脱感・運動能力低下，胸部圧迫感・充満感
   - または，次のうち少なくとも 2 つの徴候がある：一肺野でのラ音・笛声音，中心性チアノーゼ，頻呼吸，頻脈

［資料　日本登山医学会：急性高山病 http://www.jsmmed.org/info/pg51.html(最終アクセス 2020 年 7 月 30 日)］

2)　高圧環境における栄養

水中などの高圧環境は低温環境でもあるため，身体からの熱損失は著しく大きい．また，深海潜水では窒素酔い予防のために，ヘリウム混合ガスを使用するが，熱伝導率が窒素に比べて 6 倍も大きいので，熱損失はいっそう大きくなる．そのため，エネルギー消費量が増加するので，**高エネルギー食**が必要である．良質たんぱく質やビタミン類に配慮したバランスのとれた食事が望ましい．

b　低圧環境における生理と栄養

低圧環境は，高所においてみられる．標高が 1,000 m 増すごとに約 0.1 気圧ずつ低下し，気温は約 6.5℃低くなる．標高 3,000 m の山上では，地上(海抜 0 m)に比べると約 0.7 気圧で気温は約 20℃低くなる．

1)　低圧環境と生体の変化

低圧環境は，低温かつ低酸素環境でもある(**表 11-9**)．気圧低下は吸気中の**酸素分圧***の低下をもたらし，動脈血の酸素飽和度も低下するので，組織細胞への酸素供給は不十分となる．末梢組織への酸素運搬を担う**ヘモグロビン**には，**酸素解離特性**がみられる(**図 11-17**)．それゆえ，急性反応として酸素の取り込みや運搬機能を高めるために，呼吸数や心拍数が増加する．また，高所は湿度が低く，登山などで発汗もあり，**脱水状態**になりやすい．登山などで，高所順化していない場合には，酸素不足のために急性症状(**表 11-10**)が現れる．

一方，高地で生活する人や高地トレーニングでは高所順化がみられる．高所に滞在して約 3 日経過すると**エリスロポエチン***(erythropoietin)の分泌が高まる．その後，3 週間以上経過すると，**赤血球数**，ヘモグロビン濃度，ヘマトクリット値，循環血液量などが増加する(**表 11-11**)．

＊酸素分圧　空気中にはO_2が約21％含まれるので，通常吸気のO_2分圧は160 mmHgであるが，肺胞内では100 mmHgに低下して平衡になる．静脈血のO_2分圧は40 mmHg程度になる．

＊エリスロポエチン　赤血球の産生を調節する糖たんぱく質ホルモン．貧血や酸素濃度低下で，主に腎臓の傍尿細管細胞で産生される．

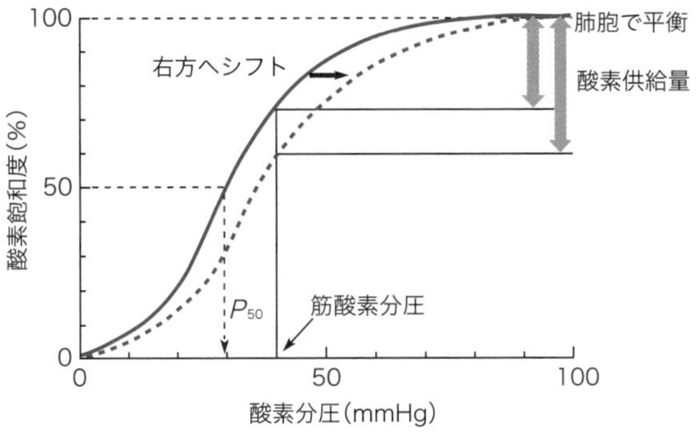

図 11-17 ヘモグロビンの酸素解離曲線

ヘモグロビンと酸素との酸素親和性(結合強度)は，酸素解離曲線で示される．50%酸素飽和度を与える酸素分圧を指標(P_{50})として酸素親和性を表す．酸素解離曲線はS字状で組織への酸素供給に効果的である．生体の酸素必要量が高まると，解離曲線は右方へシフトする．

表 11-11 平地住民(0 m)と高地住民(4,540 m)の換気量と血液性状

	平地住民	高地住民		平地住民	高地住民
換気量(L/分/m^2)	4.82	6.42	赤血球数(10^4/μL)	511	644
呼吸数(分)	14.7	17.3	白血球数(10^3/μL)	6.68	7.04
1 回呼吸量(L)	0.60	0.59	ヘマトクリット(%)	46.6	59.5
肺胞 O_2 分圧(mmHg)	104.4	50.5	ヘモグロビン(g/dL)	15.6	20.1
肺胞 CO_2 分圧(mmHg)	38.6	29.1	総ビルリビン(mg/dL)	0.76	1.28
呼吸商(RQ)	0.86	0.88	全赤血球容積(mL/kg)	37.2	61.1
循環血液量(mL/kg)	79.6	100.5	全ヘモグロビン(g/kg)	12.6	20.7
循環血漿量(mL/kg)	42.0	39.2			

高地住民は，肺胞の酸素分圧の低下にもかかわらず，換気量が高くなることにより呼吸商が低地住民とほぼ同じになっている．赤血球数やヘモグロビン濃度などの増加だけでなく，ビリルビン量の著しい増加は赤血球の代謝回転が亢進していることを示している．

［中野長久：スポーツと栄養と食品，朝倉書店，p128，1996 を参考に作成］

2) 低圧環境における栄養

低圧環境では，**食欲低下**と脱水，それに伴う体重減少が起こる．低酸素状態では，酸素を必要とするエネルギー産生系の代謝は抑制される．そのため，血中ならびに骨格筋での乳酸が著しく増加する．脂質代謝に関しては，高所トレーニングで脂肪酸の酸化が亢進することが知られている．

エネルギー源として糖質とともに脂質の供給，赤血球数増加への対応としては，たんぱく質や鉄の供給が重要である．これらの代謝に必要なビタミンB群，さらに紫外線照射による活性酸素抑制のために抗酸化作用をもつビタミン摂取にも配慮が必要である．食欲が減退しているときは，少量でも**高エネルギー・高栄養価の食事**が望ましい．

また，**水分補給**にも十分留意しなければならない．高度 5,500 m 付近で尿量を正常に保つには 4 ～ 5 L/日の水分補給が必要とされる．

3 無重力環境と栄養

筋萎縮や骨量減少などが急速に進むため，その対策が必要である

人類がはじめて宇宙飛行に成功して以来約 60 年経過し，国際宇宙ステーション(ISS)での長期滞在も可能になった．人は無重力環境でも食べ物を咀嚼・嚥下，そして消化・吸収して栄養素を代謝し，活動できることが確認された．宇宙空間に適応するため，また地球に戻って再適応するためには，他の何より食事と運動が重要である．

a 無重力環境とは

地球上で生活する私たちは，常時 1 G の重力を受けている．地球の中心から離れれば離れるほど重力は小さくなり，この極限として重力が 0 になった場合を静的無重力という．一方，高度 400 km の上空を公転している ISS 内では，すべての物体の重量を感じることができない．このような状態を動的無重力と呼ぶ．人が体験するのは，この**動的無重力(微小重力*)環境**である．

＊微小重力　地球上の重力の100万分の1 ～ 1万分の1.

b 無重力環境における生体の変化

宇宙空間では，人は体温リズムの後退や睡眠時間短縮などの生体リズムの変調をはじめ，骨，筋肉，循環器系，免疫系など，すべての生理機能において微小重力の影響を受けることが知られている．また，宇宙放射線による被爆(0.5 ～ 1.0 mSv/日)の影響もある．

1) 体重減少

短期，長期滞在にかかわらず体重減少がみられる．姿勢の制御のためにエネルギー消費量が増加するほか，複合的な要因があるという．その一因として**食欲低下**があげられる．宇宙に行った当初は宇宙酔い(めまい，嘔吐，食欲減退)で食物摂取量は減少し，その後も食欲が戻らない場合が多い．食欲低下の理由として，味覚や嗅覚の変化，消化器系の機能低下，宇宙食(加工食品)，および閉鎖環境によるストレスの関与などが考えられている．

2) 体液バランスの変化

地上でバランスを保っていた体液の一部が，無重力下では頭部方向へ移動するために，**顔のむくみや脚が細くなる現象**(バードレッグ)がみられる．このような体液シフトの結果，生体は体液が過剰であると認識して，尿の排泄量が増加するために全体液量は減少する．

血漿量は，宇宙飛行前後で 6 ～ 13％の減少，赤血球数も 2 ～ 20％減少することが明らかになっている．

3) 筋萎縮

脚骨格筋の萎縮の第一要因は，筋肉を使わないことである．長期滞在時の**筋力低下は 10 ～ 20％**と報告されている．特に，**下肢筋肉に顕著**で，地球帰還時には立つことも歩くことも困難になる．十分なエネルギーおよびたんぱく質を含む食事を摂取していても，たんぱく質分解は亢進する．尿中窒素(N)やカリウム(K)，および尿酸の排出が増加し，N や K の体内平衡は負に傾く．

4) 骨量減少と尿路結石

骨への重力負荷がないために，**骨吸収(分解)が亢進**して，骨量は減少する．カルシウムは尿中に排泄され，カルシウムバランスは負(－250 mg/日)となる．それゆえ，尿路結石のリスクも高くなる．

宇宙飛行前後で，大腿骨の骨密度は毎月約 1.5％減少する(**表 11-12**)．こ

表 11-12 無重力(宇宙)環境での骨密度および筋肉の減少

	部位	1ヵ月あたりの減少率(%)
骨密度	全身骨	0.35*± 0.25
	大腿骨(転子部)	1.56*± 0.99
	骨盤	1.35*± 0.54
	首骨	1.15*± 0.84
	腰椎	1.06*± 0.63
	下腿骨	0.34*± 0.33
	上腕骨	0.04*± 0.88
除脂肪組織(筋肉)	全身	0.57*± 0.62
	下腿	1.00*± 0.73
	上腕	0.00 ± 0.77

宇宙飛行士(16～18名)の平均値±SDである. $^{*}p < 0.01$
〔LeBlanc A et al：Bone mineral and lean tissue loss after long duration space flight. J Musculoskelet Neuron Interact 1：157-160, 2000 より引用〕

の骨密度減少は, 高齢者の骨粗鬆症と比べて約 10 倍の速度で進行する. したがって, ISS に半年間滞在すると大腿骨の骨密度は約 9％低下することになる. そのため, 骨量減少や筋萎縮の予防のために, ISS 滞在中の宇宙飛行士には 1 日約 2 時間の運動が課されている. また, 骨吸収抑制薬(ビスホスホネート製剤)の服用で, 骨量減少の予防と尿路結石の発症を低減できることが明らかになっている.

C 無重力環境における食事摂取基準

宇宙空間で活動するためのエネルギー必要量は, 基本的には地上と同じである. ISS 宇宙食供給の基準文書「ISS FOOD PLAN」の規定によると, 長期滞在する場合に必要な **1 日あたりエネルギー必要量**を次の式で示している.

男性　18～30 歳：1.7×〔15.3×体重(kg)+679〕kcal/日
　　　30～60 歳：1.7×〔11.6×体重(kg)+879〕kcal/日
女性　18～30 歳：1.6×〔14.7×体重(kg)+496〕kcal/日
　　　30～60 歳：1.6×〔 8.7×体重(kg)+829〕kcal/日

体重 70 kg(30～60 歳)の男性では 2,875 kcal/日, 体重 50 kg(30～60 歳)の女性では 2,022 kcal/日となる. 地上での食事摂取基準に比べるとやや多めである. なお, 船外活動時は 500 kcal を余分に摂取する.

栄養素については, **表 11-13** のとおりである. たんぱく質エネルギー比率は 12～15％とされており, 上限値が低い. ビタミン 13 項目, ミネラル 13 項目のほかに水分についても示されている.

4 災害時の栄養

被災状況に対応した食生活支援は, 被災者の健康維持に必須である

2011 年 3 月 11 日, 千年に一度といわれる大震災と大津波が東日本を襲い,

表 11-13　宇宙飛行士のための１日あたり栄養摂取基準（360 日以内）

栄養素等		栄養素等	
エネルギー	WHO 指針（中等度の身体活動レベル）	ナイアシン	20 mg NA 当量
たんぱく質	12 ～ 15%エネルギー	ビオチン	100 μg
糖質	50%エネルギー	パンテトン酸	5.0 mg
脂質	30 ～ 35%エネルギー	カルシウム	1000 ～ 1200 mg
水分	1.0 ～ 1.5 mL/kcal，＞2,000 mL/日	リン	1000 ～ 1200 mg
食物繊維	10 ～ 25 g	マグネシウム	350 mg（男性），280 mg（女性）
ビタミン A	1000 μg RAE 当量	ナトリウム	1500 ～ 3500 mg
ビタミン D	10 μg	カリウム	3500 mg
ビタミン E	20 mg α-トコフェロール当量	鉄	10 mg
ビタミン K	80 μg（男性），65 μg（女性）	銅	1.5 ～ 3.0 mg
ビタミン C	100 mg	マンガン	2.0 ～ 5.0 mg
ビタミン B_{12}	2.0 μg	フッ素	4.0 mg
ビタミン B^6	2.0 mg	亜鉛	15 mg
ビタミン B_1	1.5 mg	セレン	70 μg
ビタミン B_2	2.0 mg	ヨウ素	150 μg
葉酸	400 μg	クロム	100 ～ 200 μg

［松本暁子：宇宙での栄養．宇宙航空環境医 45（3）：75-97，2008 を参考に作成］

原発事故も加わり未曾有の複合大災害が発生した．この震災を契機に，災害関連の法令や指針の多くが改訂された．その後も，地震や大雨，土砂災害などが各地で起こっている．日常生活が破壊された被災者は，恐怖や不安などの**精神的ストレス**に加え，避難生活環境によりさまざまな**食生活上の問題**をかかえることになる．

ⓐ 被災者の栄養・食生活の状況

災害が発生すると，ライフライン（水道・ガス・電気など）が止まり，調理器具が使えなくなる場合が多い．この状況は大災害ほど長期化する．食事の支援は被災直後からはじまるが，これまでの支援物資の事例では，おにぎり・パンなどの主食が中心である．そのため，たんぱく質やビタミン，ミネラル，食物繊維などが不足しやすい．大災害ではその後も生鮮食品の供給は少なく，被災後１ヵ月以上経過しても，野菜の摂取不足など食事内容に改善が必要な状況が見受けられる．

被災者は，ストレスにより食欲が低下しているのに加え，冷たく硬い食べ物が多いために食物の摂取量も減少する．また，飲料水の確保も限られ，トイレの回数を減らすために，水分摂取量が減少しがちとなる．水分の摂取不足は，脱水症や便秘，急性肺血栓塞栓症（エコノミークラス症候群）の発症，慢性疾患（糖尿病，腎臓病，アレルギーなど）の悪化につながる．

ⓑ 災害時の栄養・食生活支援

1）災害時の栄養・食生活支援マニュアル

国立健康・栄養研究所と日本栄養士会は，災害時における管理栄養士・栄養士の**支援活動のながれ**（**表 11-14**），心構え，具体的な活動内容を，2011（平成 23）年４月に公表している．これには被災地状況把握シート，被災者健康

表 11-14　災害時の栄養・食生活支援のあり方

	災害発生から１日以内	３日以内	４日目〜１ヵ月	１ヵ月以降
栄養補給	・エネルギー供給 → （３日目までは，エネルギー供給が主となる）		・たんぱく質不足への対応 → ・ビタミンとミネラルの不足への対応 →	
水分補給	・飲料水の供給 →			
被災者への対応	・主食（おにぎり，パン類）を中心とした食事提供 ・代替食の提供 → 乳幼児 妊婦・授乳婦 高齢者（嚥下困難等） 食事制限のある者（アレルギー，糖尿病や腎臓病などの慢性疾患）	・炊き出しによる食事提供 → ・巡回栄養相談 →	・弁当の支給 → ・栄養教育 → （生活習慣病の一次予防や，食事づくりの指導など）	

［資料　国立健康・栄養研究所/日本栄養士会：災害時の栄養・食生活支援マニュアル，2011］

相談票，被災者栄養相談票，避難所栄養指導計画・報告票も含まれている．

さらに，日本栄養士会では2015（平成27）年９月の関東・東北豪雨の支援から，食事への配慮が必要な被災者に対応するために，離乳食，母乳代替食品，アレルギー対応食品などをそろえた**特殊栄養食品ステーション**を設置して，継続的な栄養ケアを実施している．

2）避難所等における栄養管理

厚生労働省は，東日本大震災後2011（平成23）年４月に，**食事提供の目安**として，「避難所における食事提供の計画・評価のために当面の目標とする栄養の参照量について（被災後３ヵ月まで）」をはじめて提示した．加熱調理が可能か困難かも考慮して，食品構成も示された（巻末の参考資料表18，335頁）．さらに６月には「避難所における食事提供に係る適切な栄養管理の実施について（被災後３〜６ヵ月）」が示された（**表 11-15，16**）．

その後，2016（平成28）年４月の熊本地震発生後にも，６月に被災者に対する栄養管理について同様の趣旨で被災自治体に連絡した．そのほか2016年に，「避難所等で生活している妊産婦，乳幼児の支援のポイント」をまとめて周知を図っている．

なお，ビタミン B_1，ビタミン B_2，ビタミンCに関しては，日本人の食事摂取基準（2020年版）で，「災害時等の避難所における食事提供の計画・評価

表 11-15　避難所における食事提供に係る栄養管理の留意事項

1. 避難所生活が長期化するなかで，利用者の健康・栄養状態等に配慮し，食事提供において留意すること
   - ・利用者の状況やニーズに応じた食事提供
   - ・安全かつ栄養バランスのとれた食事提供
   - ・健康栄養管理のための情報提供および環境整備
   - ・適切な栄養管理を行うための管理栄養士・栄養士の確保
2. 継続的に 1 回 100 食以上を提供する場合は，健康増進法に基づく特定給食施設における栄養管理基準(健康増進法施行規則第 9 条各号)を参考に，適切な栄養管理を実施するように努めること

［資料　厚生労働省：避難所における食事提供に係る適切な栄養管理の実施について(抜粋)，2011］

表 11-16　避難所における食事提供のための栄養の参照量(1 歳以上, 1 人 1 日あたり)

	避難所における食事提供の計画・評価のために当面の目標とする栄養の参照量 (被災後 1 ～ 3 ヵ月) 2011 年 4 月 21 日〈事務連絡〉	避難所における食事提供の評価・計画のための栄養の参照量 (被災後 3 ～ 6 ヵ月) 2011 年 6 月 14 日〈事務連絡〉
目　的	食事回数および必要な栄養量の確保	エネルギー摂取の過不足の回避と栄養不足の回避，および生活習慣病の予防や生活の質の向上に配慮し，適切な栄養管理の実施
エネルギーと栄養素		
エネルギー(kcal)	2000	1800 ～ 2000
たんぱく質(g)	55	55 以上
ビタミン B_1(mg)	1.1	0.9 以上
ビタミン B_2(mg)	1.2	1.0 以上
ビタミン C(mg)	100	80 以上
対象特性に応じて配慮が必要な栄養素		
カルシウム(mg)		思春期(特に 6 ～ 14 歳，目安量 600)
ビタミン A(μgRAE)		成長期(特に 1 ～ 5 歳，下限値 300)
鉄(mg)		月経有で貧血の既往歴のある者
ナトリウム(mg)		高血圧予防(食塩の過剰摂取に留意)

・日本人の食事摂取基準(2010 年版)で示されているエネルギーおよび各栄養素の摂取基準値をもとに，平成 17 (2005) 年国勢調査結果で得られた性・年齢階級別人口構成より，荷重平均で算出された．
・エネルギーは，身体活動レベル I と II の中間値を用いて算出された(厚生労働省：避難所における食事提供に係る適切な栄養管理の実施について(抜粋)，2011)
・熊本地震発生(2016 年 4 月) 1 ヵ月半後にも，日本人の食事摂取基準(2015 年版)で示されているエネルギーおよび各栄養素の値をもとに，平成 22 (2010) 年国勢調査結果(熊本県)で得られた性・年齢階級別の人口構成を用いて荷重平均により算出された．数値は 2011 年 6 月と同じである(厚生労働省：避難所における食事提供に係る適切な栄養管理の実施について(抜粋)，2016)

のために，当面の目標とする栄養の参照量として活用する際には留意が必要」と明記された．

被災者の生活場所は避難所だけではない．交通網や情報手段の遮断，支援物資配分の混乱などから，必要としている人に必要な食支援が困難な場合も多い．そこで，2013 年には，行政・研究機関や企業が連携し，災害時の食支援システム構築を目的として日本災害食学会も設立されている．

練習問題

以下の問題について，正しいものには○，誤っているものには×をつけなさい．

(1) ストレス応答の汎(全身)適応症候群は，警告反応期-抵抗期-疲憊期の経過をたどる．
(2) 汎(全身)適応症候群の反ショック相では，生体防御機能が低下する．
(3) 汎(全身)適応症候群の抵抗期では，副腎皮質刺激ホルモン(ACTH)の分泌は増加する．
(4) ストレス防御反応として，視床下部-下垂体後葉-副腎髄質系が重要である．
(5) ストレス状態では，血中遊離脂肪酸濃度は低下する．
(6) ストレス関連疾患とは，うつ病や適応障害などの精神疾患をいう．
(7) ストレス状態では窒素出納は負に傾くので，たんぱく質摂取量に十分留意する．
(8) ストレス状態では，ビタミンCの十分な供給が必要である．
(9) 高温環境下では，皮膚血流量は増加するが換気量は低下する．
(10) 高温環境において脱水症状になったとき，アルドステロンの分泌は増加し，バソプレシンの分泌は低下する．
(11) 大量に発汗した場合は，水だけでなくナトリウムの摂取が必要である．
(12) 熱中症とは，高温環境下でみられる熱失神，熱けいれん，熱疲労，熱射病など暑熱障害の総称である．
(13) 熱中症予防のための指標である暑さ指数は，気温(乾球温度)と湿度により決まる．
(14) 熱中症予防には，睡眠不足，過度の飲酒，朝食の欠食などを避ける．
(15) 寒冷曝露の際のふるえは，骨格筋が不随意的に起こす熱産生システムである．
(16) 低温環境下での非ふるえ熱産生は，主に白色脂肪組織で起こる．
(17) 登山では一般的に激しい脱水が起こり，骨格筋における代謝は低下する．
(18) 高所馴化すると，エリスロポエチンの分泌が抑制される．
(19) 高所では肺胞の酸素分圧は低下するが，換気量は増加する．
(20) 潜水の際には，酸素中毒や窒素酔い，減圧症に留意する必要がある．
(21) 高圧環境下でのエネルギー消費量は，1気圧下の場合と変わらない．
(22) 無重力環境では，体液が上半身に移動するために血漿や体液量は増加する．
(23) 無重力環境では，骨吸収が亢進して骨量は減少する．
(24) 災害発生時から3日以内の食生活支援は，水とエネルギー供給を主とする．
(25) 避難所生活が長期化する場合は，食事回数や必要なエネルギーと栄養素の供給に留意する．

参考資料

注)表5～14は日本人の食事摂取基準(2020年版)より引用

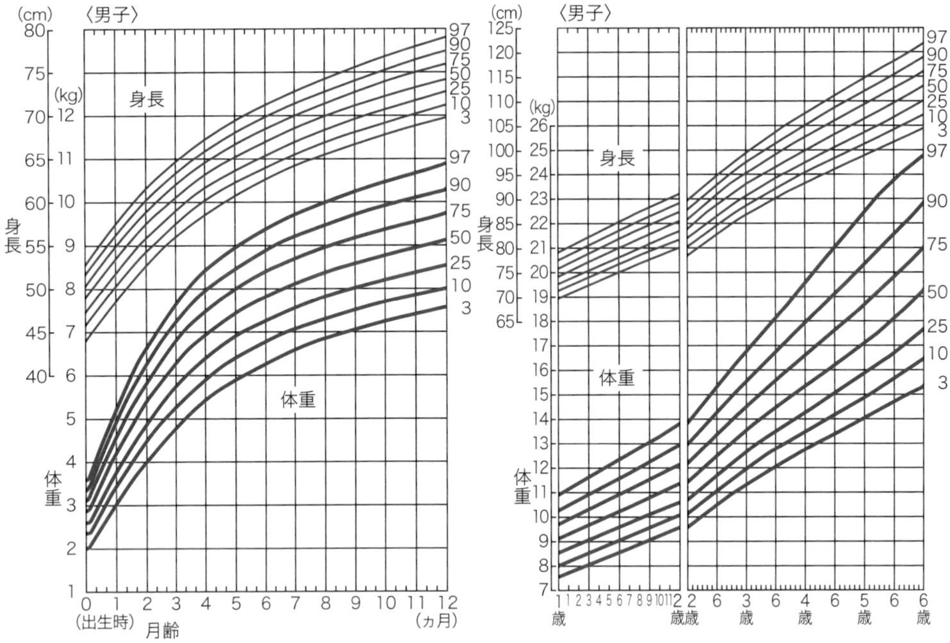

図 1A　乳幼児(男子)発育パーセンタイル曲線(2010 年調査)

[厚生労働省雇用均等・児童家庭局，平成 22(2010)年乳幼児身体発育調査報告書，2011]

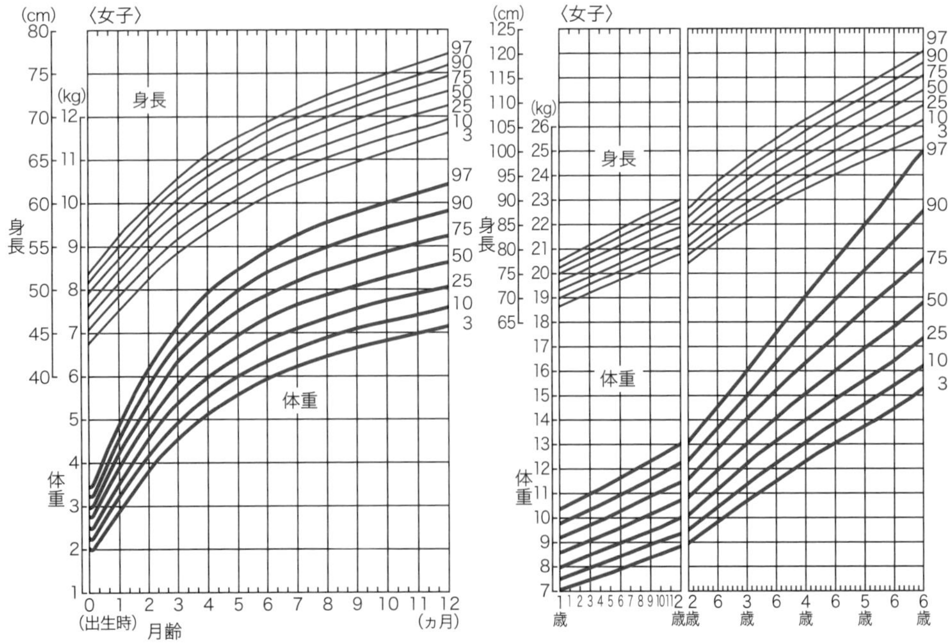

図 1B　乳幼児(女子)発育パーセンタイル曲線(2010 年調査)

[厚生労働省雇用均等・児童家庭局，平成 22(2010)年乳幼児身体発育調査報告書書，2011]

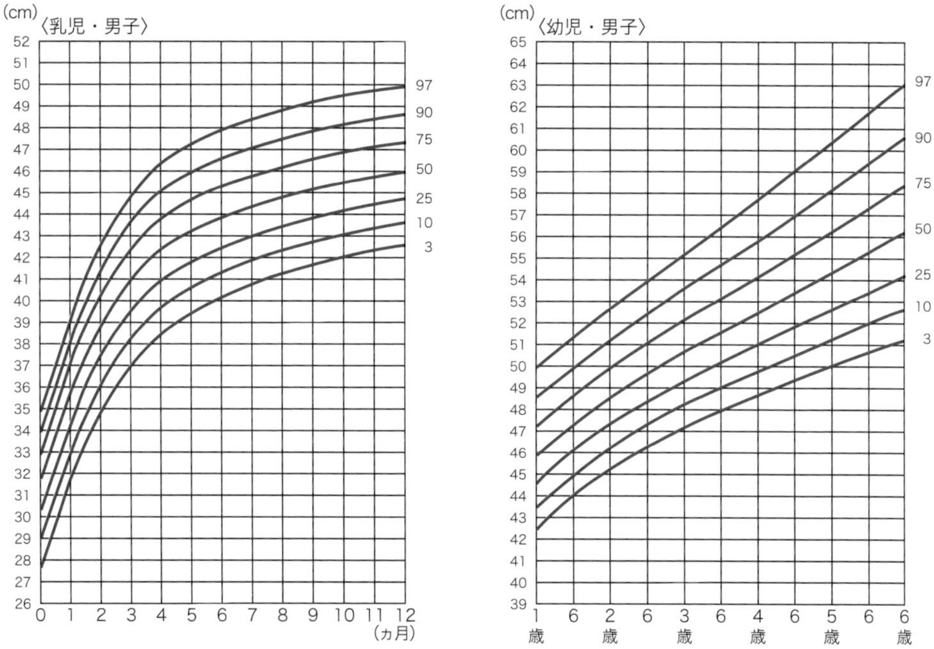

図 2A　乳幼児(男子)胸囲発育パーセンタイル曲線(2010 年調査)

[厚生労働省雇用均等・児童家庭局，平成 22(2010)年乳幼児身体発育調査報告書，2011]

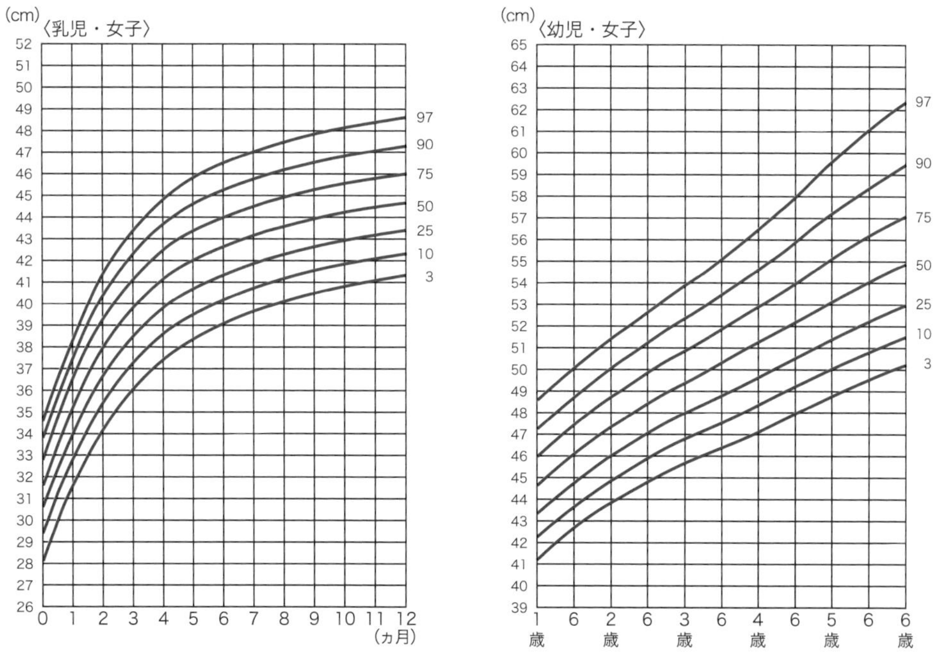

図 2B　乳幼児(女子)胸囲発育パーセンタイル曲線(2010 年調査)

[厚生労働省雇用均等・児童家庭局，平成 22(2010)年乳幼児身体発育調査報告書，2011]

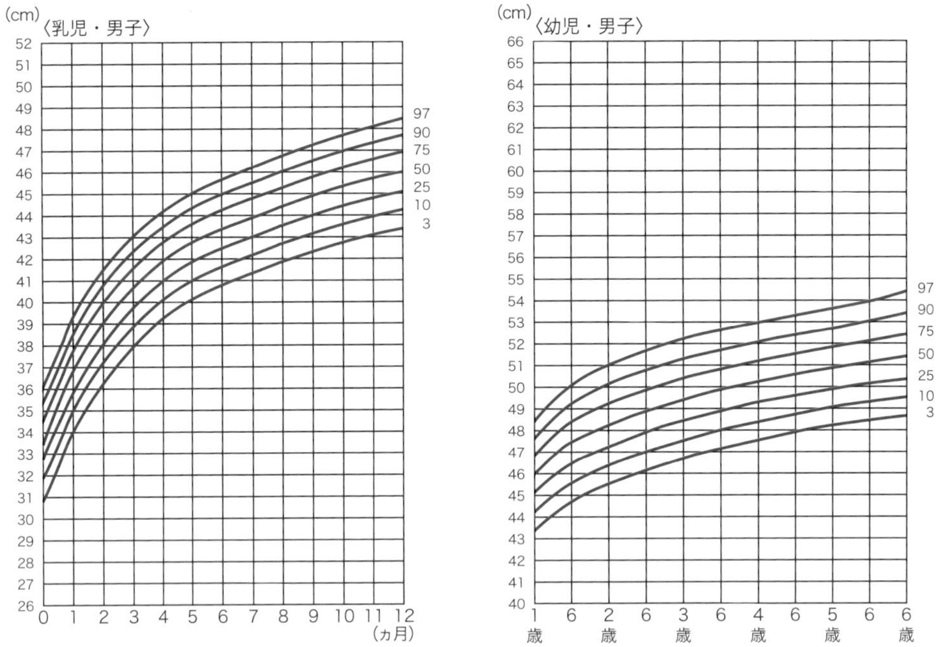

図 3A　乳幼児(男子)頭囲発育パーセンタイル曲線(2010 年調査)

[厚生労働省雇用均等・児童家庭局，平成 22(2010)年乳幼児身体発育調査報告書，2011]

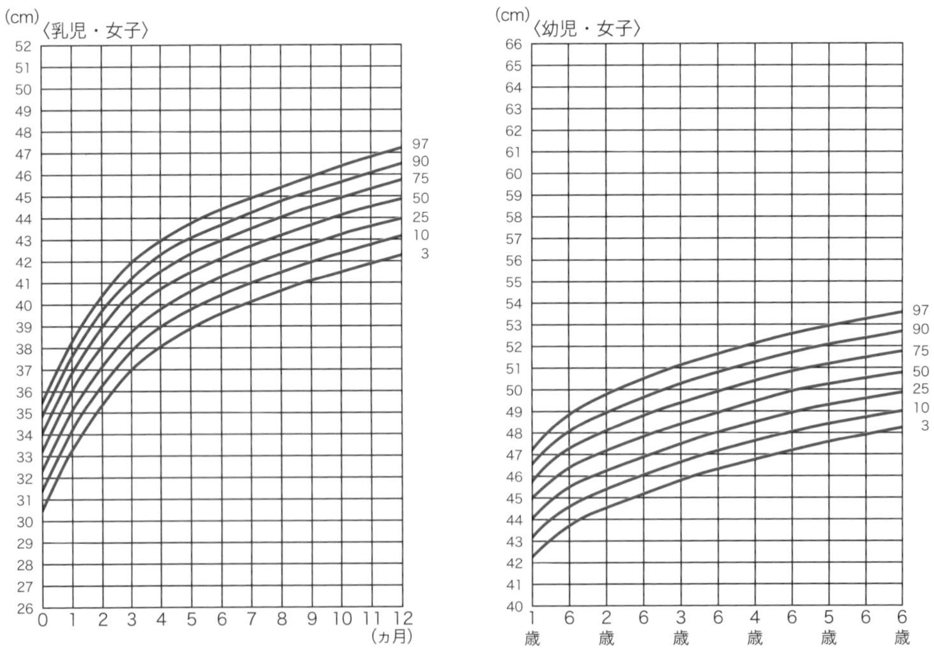

図 3B　乳幼児(女子)頭囲発育パーセンタイル曲線(2010 年調査)

[厚生労働省雇用均等・児童家庭局，平成 22(2010)年乳幼児身体発育調査報告書，2011]

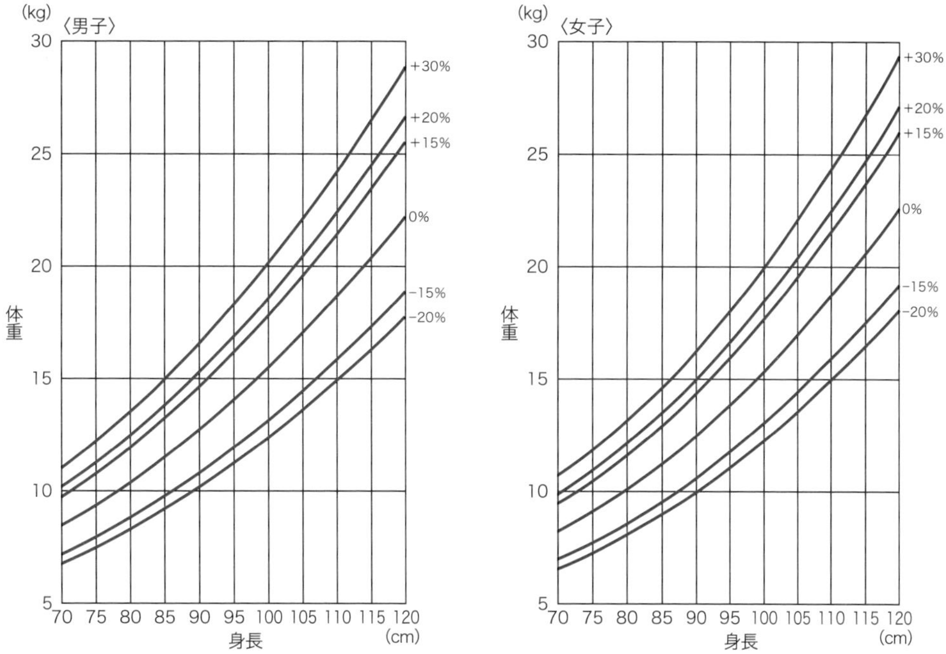

図 4　肥満度判定曲線(1 ～ 6 歳)(2000 年度乳幼児身体発育調査)

[Ito Y et al：Weight-for-height charts for Japanese children based on the year 2000 report of school health statistics research. Clin Pediatr Endocrinol 25：77-82，2016 より引用]

表 1　離乳食の進め方の目安

(1)離乳の開始

離乳の開始とは，なめらかにすりつぶした状態の食物を初めて与えた時をいう．開始時期の子どもの発達状況の目安としては，首のすわりがしっかりして寝返りができ，5 秒以上座れる，スプーンなどを口に入れても舌で押し出すことが少なくなる(哺乳反射*1 の減弱)，食べ物に興味を示すなどがあげられる．その時期は生後 5 ～ 6 か月頃が適当である．ただし，子どもの発育及び発達には個人差があるので，月齢はあくまでも目安であり，子どもの様子をよく観察しながら，親が子どもの「食べたがっているサイン」に気がつくように進められる支援が重要である．

なお，離乳の開始前の子どもにとって，最適な栄養源は乳汁(母乳又は育児用ミルク)であり，離乳の開始前に果汁やイオン飲料*2 を与えることの栄養学的な意義は認められていない．また，蜂蜜は，乳児ボツリヌス症*3 を引き起こすリスクがあるため，1 歳を過ぎるまでは与えない．

(2)離乳の進行

離乳の進行は，子どもの発育及び発達の状況に応じて食品の量や種類及び形態を調整しながら，食べる経験を通じて摂食機能を獲得し，成長していく過程である．食事を規則的に摂ることで生活リズムを整え，食べる意欲を育み，食べる楽しさを体験していくことを目標とする．食べる楽しみの経験としては，いろいろな食品の味や舌ざわりを楽しむ，手づかみにより自分で食べることを楽しむといったことだけでなく，家族等が食卓を囲み，共食を通じて食の楽しさやコミュニケーションを図る，思いやりの心を育むといった食育の観点も含めて進めていくことが重要である．

《離乳初期(生後 5 か月～ 6 か月頃)》

離乳食を飲み込むこと，その舌ざわりや味に慣れることが主目的である．離乳食は 1 日 1 回与える．母乳又は育児用ミルクは，授乳のリズムに沿って子どもの欲するままに与える．

食べ方は，口唇を閉じて，捕食や嚥下ができるようになり，口に入ったものを舌で前から後ろへ送り込むことができる．

《離乳中期(生後 7 か月～ 8 か月頃)》

生後 7 ～ 8 か月頃からは舌でつぶせる固さのものを与える．離乳食は 1 日 2 回にして生活リズムを確立していく．母乳又は育児用ミルクは離乳食の後に与え，このほかに授乳のリズムに沿って母乳は子どもの欲するままに，ミルクは 1 日に 3 回程度与える．

食べ方は，舌，顎の動きは前後から上下運動へ移行し，それに伴って口唇は左右対称に引かれるようになる．食べさせ方は，平らな離乳食用のスプーンを下唇にのせ，上唇が閉じるのを待つ．

《離乳後期(生後 9 か月～ 11 か月頃)》

歯ぐきでつぶせる固さのものを与える．離乳食は 1 日 3 回にし，食欲に応じて，離乳食の量を増やす．離乳食の後に母乳又は

（表１つづき）

育児用ミルクを与える．このほかに，授乳のリズムに沿って母乳は子どもの欲するままに，育児用ミルクは１日２回程度与える．
　食べ方は，舌で食べ物を歯ぐきの上に乗せられるようになるため，歯や歯ぐきで潰すことができるようになる．口唇は左右非対称の動きとなり，噛んでいる方向に依っていく動きがみられる．食べさせ方は，丸み（くぼみ）のある離乳食用のスプーンを下唇にのせ，上唇が閉じるのを待つ．
　手づかみ食べは，生後９か月頃から始まり，１歳過ぎの子どもの発育及び発達にとって，積極的にさせたい行動である．食べ物を触ったり，握ったりすることで，その固さや触感を体験し，食べ物への関心につながり，自らの意志で食べようとする行動につながる．子どもが手づかみ食べをすると，周りが汚れて片付けが大変，食事に時間がかかる等の理由から，手づかみ食べをさせたくないと考える親もいる．そのような場合，手づかみ食べが子どもの発育及び発達に必要である理由について情報提供することで，親が納得して子どもに手づかみ食べを働きかけることが大切である．

（3）離乳の完了
　離乳の完了とは，形のある食物をかみつぶすことができるようになり，エネルギーや栄養素の大部分が母乳又は育児用ミルク以外の食物から摂取できるようになった状態をいう．その時期は生後 12 か月から 18 か月頃である．食事は１日３回となり，その他に１日１～２回の補食を必要に応じて与える．母乳又は育児用ミルクは，子どもの離乳の進行及び完了の状況に応じて与える．なお，離乳の完了は，母乳又は育児用ミルクを飲んでいない状態を意味するものではない．
　食べ方は，手づかみ食べで前歯で噛み取る練習をして，一口量を覚え，やがて食具を使うようになって，自分で食べる準備をしていく．

（4）食品の種類と調理
ア　食品の種類と組合せ
　与える食品は，離乳の進行に応じて，食品の種類及び量を増やしていく．
　離乳の開始は，おかゆ（米）から始める．新しい食品を始める時には離乳食用のスプーンで１さじずつ与え，子どもの様子をみながら量を増やしていく．慣れてきたらじゃがいもや人参等の野菜，果物，さらに慣れたら豆腐や白身魚，固ゆでした卵黄など，種類を増やしていく．
　離乳が進むにつれ，魚は白身魚から赤身魚，青皮魚へ，卵は卵黄から全卵へと進めていく．食べやすく調理した脂肪の少ない肉類，豆類，各種野菜，海藻と種類を増やしていく．脂肪の多い肉類は少し遅らせる．野菜類には緑黄色野菜も用いる．ヨーグルト，塩分や脂肪の少ないチーズも用いてよい．牛乳を飲用として与える場合は，鉄欠乏性貧血の予防の観点から，１歳を過ぎてからが望ましい．
　離乳食に慣れ，１日２回食に進む頃には，穀類（主食），野菜（副菜）・果物，たんぱく質性食品（主菜）を組み合わせた食事とする．また，家族の食事から調味する前のものを取り分けたり，薄味のものを適宜取り入れたりして，食品の種類や調理方法が多様となるような食事内容とする．
　母乳育児の場合，生後６か月の時点で，ヘモグロビン濃度が低く，鉄欠乏を生じやすいとの報告がある．また，ビタミンＤ欠乏*4 の指摘もあることから，母乳育児を行っている場合は，適切な時期に離乳を開始し，鉄やビタミンＤの供給源となる食品を積極的に摂取するなど，進行を踏まえてそれらの食品を意識的に取り入れることが重要である．
　フォローアップミルクは母乳代替食品ではなく，離乳が順調に進んでいる場合は，摂取する必要はない．離乳が順調に進まず鉄欠乏のリスクが高い場合や，適当な体重増加が見られない場合には，医師に相談した上で，必要に応じてフォローアップミルク*5 を活用すること等を検討する．
イ　調理形態・調理方法
　離乳の進行に応じて，食べやすく調理したものを与える．子どもは細菌への抵抗力が弱いので，調理を行う際には衛生面に十分に配慮する．
　食品は，子どもが口の中で押しつぶせるように十分な固さになるよう加熱調理をする．初めは「つぶしがゆ」とし，慣れてきたら粗つぶし，つぶさないままへと進め，軟飯へと移行する．野菜類やたんぱく質性食品などは，始めはなめらかに調理し，次第に粗くしていく．離乳中期頃になると，つぶした食べ物をひとまとめにする動きを覚え始めるので，飲み込み易いようにとろみをつける工夫も必要になる．
　調味について，離乳の開始時期は，調味料は必要ない．離乳の進行に応じて，食塩，砂糖など調味料を使用する場合は，それぞれの食品のもつ味を生かしながら，薄味でおいしく調理する．油脂類も少量の使用とする．
　離乳食の作り方の提案に当たっては，その家庭の状況や調理する者の調理技術等に応じて，手軽に美味しく安価でできる具体的な提案が必要である．

（5）食物アレルギーの予防について
ア　食物アレルギーとは
　食物アレルギーとは，特定の食物を摂取した後にアレルギー反応を介して皮膚・呼吸器・消化器あるいは全身性に生じる症状のことをいう．有病者は乳児期が最も多く，加齢とともに漸減する．食物アレルギーの発症リスクに影響する因子として，遺伝的素因，皮膚バリア機能の低下，秋冬生まれ，特定の食物の摂取開始時期の遅れが指摘されている．乳児から幼児早期の主要原因食物は，鶏卵，牛乳，小麦の割合が高く，そのほとんどが小学校入学前までに治ることが多い．
　食物アレルギーによるアナフィラキシーが起こった場合，アレルギー反応により，じん麻疹などの皮膚症状，腹痛や嘔吐などの消化器症状，ゼーゼー，息苦しさなどの呼吸器症状が，複数同時にかつ急激に出現する．特にアナフィラキシーショックが起こった場合，血圧が低下し意識レベルの低下等がみられ，生命にかかわることがある．
イ　食物アレルギーへの対応
　食物アレルギーの発症を心配して，離乳の開始や特定の食物の摂取開始を遅らせても，食物アレルギーの予防効果があるという科学的根拠はないことから，生後５～６か月頃から離乳を始めるように情報提供を行う．

（表 1 つづき）

　離乳を進めるに当たり，食物アレルギーが疑われる症状がみられた場合，自己判断で対応せずに，必ず医師の診断に基づいて進めることが必要である．なお，食物アレルギーの診断がされている子どもについては，必要な栄養素等を過不足なく摂取できるよう，具体的な離乳食の提案が必要である．
　子どもに湿疹がある場合や既に食物アレルギーの診断がされている場合，または離乳開始後に発症した場合は，基本的には原因食物以外の摂取を遅らせる必要はないが，自己判断で対応することで状態が悪化する可能性も想定されるため，必ず医師の指示に基づいて行うよう情報提供を行うこと．

*1 哺乳反射は，原始反射であり，探索反射，口唇反射，吸啜反射等がある．生まれた時から備えもつ乳首を取りこむための不随意運動で，大脳の発達とともに減少し，生後 5 ～ 7 か月頃に消失する．
*2 イオン飲料の多量摂取による乳幼児のビタミン B_1 欠乏が報告されている．授乳期及び離乳期を通して基本的に摂取の必要はなく，必要な場合は，医師の指示に従うことが大切である．
*3 出典の参考資料 8 乳児ボツリヌス症について
*4 ビタミン D 欠乏によるくる病の増加が指摘されている．ビタミン D 欠乏は，ビタミン D 摂取不足のほか日光照射不足があげられる．
*5 フォローアップミルクの鉄含有量（6 商品平均 9.0 mg/100 g）は育児用ミルク（平均 6.5 mg/100 g）の約 1.4 倍である．
［厚生労働省：授乳・離乳の支援ガイド 2019 年改定版］

表 2　体格指数

体格指数	計算式	判定基準
カウプ指数	$\dfrac{体重(g)}{〔身長(cm)〕^2} \times 10$	乳幼児の体格指数で計算式は BMI と同じであるが，判定基準は 13 未満をやせすぎ，13 ～ 15 未満をやせぎみ，15 ～ 19 未満を標準，19 ～ 22 未満を太りぎみ，22 以上を太りすぎとしている．
BMI (body mass index)	$\dfrac{体重(kg)}{〔身長(m)〕^2}$	BMI は皮下脂肪とよく相関するとして，成人でもよく用いられる． 成人の場合は 18.5 ～ 25 未満で正常，25 以上で肥満
ローレル指数	$\dfrac{体重(kg)}{〔身長(cm)〕^3} \times 10^7$	学童に適用 正常　120 ～ 140，160 以上は肥満
ブローカ指数 桂氏変法	$\dfrac{体重(kg) \times 100}{身長(cm)-100}$ $\dfrac{体重(kg) \times 100}{〔身長(cm)-100〕\times 0.9}$	成人に適用 120 以上で肥満

表 3 児童福祉施設における「食事摂取基準」を活用した食事計画について

厚生労働省雇用均等・児童家庭局母子保健課長通知
（子母発 0331 第 1 号 令和 2 年 3 月 31 日）

●児童福祉施設における「食事摂取基準」を活用した食事計画の策定に当たっての留意点

(1) 子どもの性，年齢，発育・発達状況，栄養状態，生活状況等を把握・評価し，提供することが適当なエネルギー及び栄養素の量（以下「給与栄養量」という.）の目標を設定するよう努めること．なお，給与栄養量の目標は，子どもの発育・発達状況，栄養状態等の状況を踏まえ，定期的に見直すように努めること．

(2) エネルギー摂取量の計画に当たっては，参考として示される推定エネルギー必要量を用いても差し支えないが，健全な発育・発達を促すために必要なエネルギー量を摂取することが基本となることから，定期的に身長および体重を計測し，成長曲線に照らし合わせるなど，個々人の成長の過程を観察し，評価すること．

(3) たんぱく質，脂質，炭水化物の総エネルギーに占める割合（エネルギー産生栄養素バランス）については，三大栄養素が適正な割合によって構成されることが求められることから，たんぱく質については 13 ～ 20%，脂質については 20 ～ 30%，炭水化物については 50 ～ 65%の範囲を目安とすること．

(4) 1 日のうち特定の食事（例えば昼食）を提供する場合は，対象となる子どもの生活状況や栄養摂取状況を把握，評価した上で，1 日全体の食事に占める特定の食事から摂取することが適当とされる給与栄養量の割合を勘案し，その目標を設定するよう努めること．

(5) 給与栄養量が確保できるように，献立作成を行うこと．

(6) 献立作成に当たっては，季節感や地域性等を考慮し，品質が良く，幅広い種類の食品を取り入れるように努めること．また，子どもの咀嚼や嚥下機能，食具使用の発達状況等を観察し，その発達を促すことができるよう，食品の種類や調理方法に配慮するとともに，子どもの食に関する嗜好や体験が広がりかつ深まるよう，多様な食品や料理の組み合わせにも配慮すること．また，特に，小規模グループケアやグループホーム化を実施している児童養護施設や乳児院においては留意すること．

●児童福祉施設における食事計画の実施上の留意点

(1) 子どもの健全な発育・発達を目指し，子どもの身体活動等を含めた生活状況や，子どもの栄養状態，摂食量，残食量等の把握により，給与栄養量の目標の達成度を評価し，その後の食事計画の改善に努めること．

(2) 献立作成，調理，盛りつけ・配膳，喫食等各場面を通して関係する職員が多岐にわたることから，定期的に施設長を含む関係職員による情報の共有を図り，食事の計画・評価を行うこと．

(3) 日々提供される食事が子どもの心身の健全育成にとって重要であることに鑑み，施設や子どもの特性に応じて，将来を見据えた食を通じた自立支援にもつながる「食育」の実践に努めること．

(4) 食事の提供に係る業務が衛生的かつ安全に行われるよう，食事の提供に関係する職員の健康診断および定期検便，食品の衛生的取扱い並びに消毒等保健衛生に万全を期し，食中毒や感染症の発生防止に努めること．

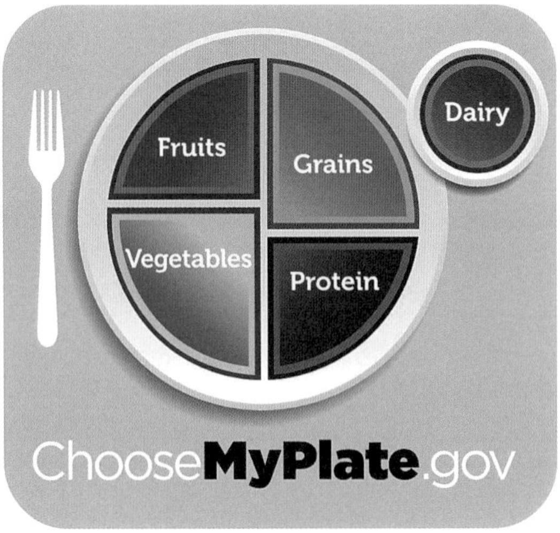

図 5 マイプレート
［アメリカ農務省，2011］

表4 食生活指針

食生活指針	食生活指針の実践
食事を楽しみましょう.	●毎日の食事で，健康寿命をのばしましょう. ●おいしい食事を，味わいながらゆっくりよく噛んで食べましょう. ●家族の団らんや人との交流を大切に，また，食事づくりに参加しましょう.
1日の食事のリズムから，健やかな生活リズムを.	●朝食で，いきいきした1日を始めましょう. ●夜食や間食はとりすぎないようにしましょう. ●飲酒はほどほどにしましょう.
適度な運動とバランスのよい食事で，適正体重の維持を.	●普段から体重を量り，食事量に気をつけましょう. ●普段から意識して身体を動かすようにしましょう. ●無理な減量はやめましょう. ●特に若年女性のやせ，高齢者の低栄養にも気をつけましょう.
主食，主菜，副菜を基本に，食事のバランスを.	●多様な食品を組み合わせましょう. ●調理方法が偏らないようにしましょう. ●手作りと外食や加工食品・調理食品を上手に組み合わせましょう.
ごはんなどの穀類をしっかりと.	●穀類を毎食とって，糖質からのエネルギー摂取を適正に保ちましょう. ●日本の気候・風土に適している米などの穀類を利用しましょう.
野菜・果物，牛乳・乳製品，豆類，魚なども組み合わせて.	●たっぷり野菜と毎日の果物で，ビタミン，ミネラル，食物繊維をとりましょう. ●牛乳・乳製品，緑黄色野菜，豆類，小魚などで，カルシウムを十分にとりましょう.
食塩は控えめに，脂肪は質と量を考えて.	●食塩の多い食品や料理を控えめにしましょう．食塩摂取量の目標値は，男性で1日8g未満，女性で7g未満とされています. ●動物，植物，魚由来の脂肪をバランスよくとりましょう. ●栄養成分表示を見て，食品や外食を選ぶ習慣を身につけましょう.
日本の食文化や地域の産物を活かし，郷土の味の継承を.	●「和食」をはじめとした日本の食文化を大切にして，日々の食生活に活かしましょう. ●地域の産物や旬の素材を使うとともに，行事食を取り入れながら，自然の恵みや四季の変化を楽しみましょう. ●食材に関する知識や調理技術を身につけましょう. ●地域や家庭で受け継がれてきた料理や作法を伝えていきましょう.
食料資源を大切に，無駄や廃棄の少ない食生活を.	●まだ食べられるのに廃棄されている食品ロスを減らしましょう. ●調理や保存を上手にして，食べ残しのない適量を心がけましょう. ●賞味期限や消費期限を考えて利用しましょう.
「食」に関する理解を深め，食生活を見直してみましょう.	●子供のころから，食生活を大切にしましょう. ●家庭や学校，地域で，食品の安全性を含めた「食」に関する知識や理解を深め，望ましい習慣を身につけましょう. ●家族や仲間と，食生活を考えたり，話し合ったりしてみましょう. ●自分たちの健康目標をつくり，よりよい食生活を目指しましょう.

［文部省（現文部科学省）決定，厚生省（現厚生労働省）決定，農林水産省決定，2000年，2016年6月一部改正］

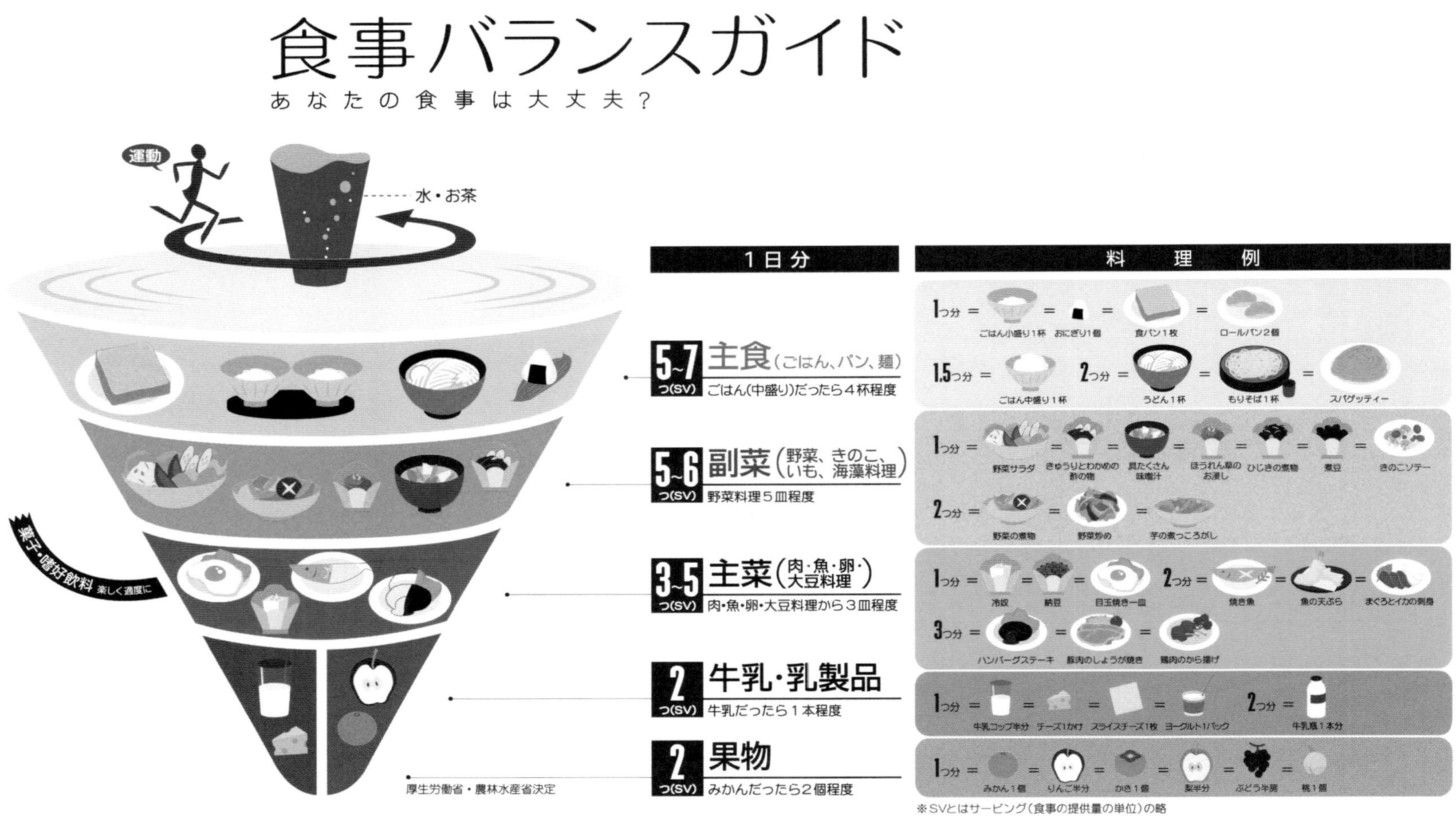

図 6A 食事バランスガイド
［厚生労働省・農林水産省，2005］

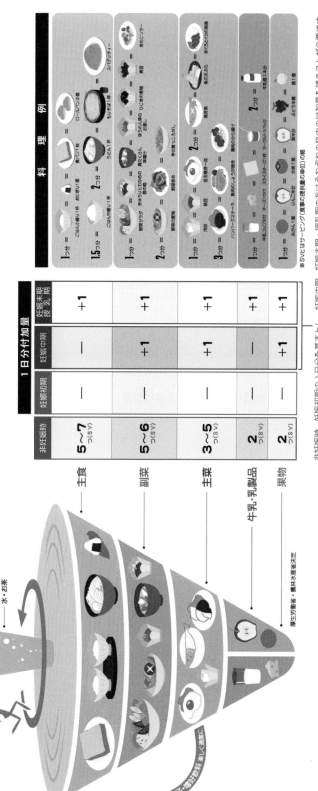

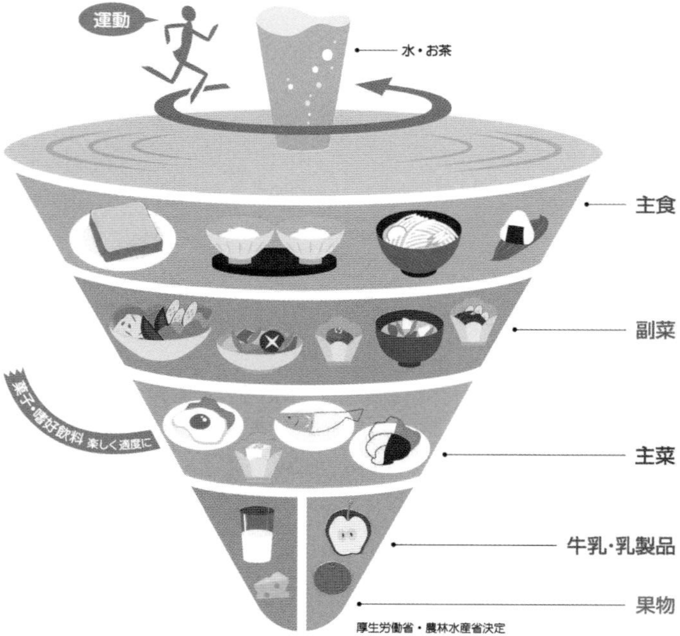

	非妊娠時	1日分付加量 妊娠初期	妊娠中期	妊娠末期 授乳期
主食	5～7 つ(SV)	—	—	+1
副菜	5～6 つ(SV)	—	+1	+1
主菜	3～5 つ(SV)	—	+1	+1
牛乳・乳製品	2 つ(SV)	—	—	+1
果物	2 つ(SV)	—	+1	+1

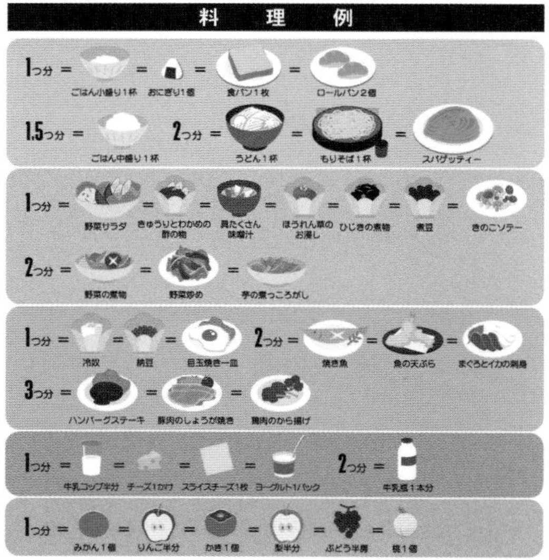

※SVとはサービング（食事の提供量の単位）の略

非妊娠時、妊娠初期の1日分を基本とし、妊娠中期、妊娠末期・授乳期の方はそれぞれの枠内の付加量を補うことが必要です。

このイラストの料理例を組み合わせるとおおよそ2,200kcal。非妊娠時・妊娠初期（20～49歳女性）の身体活動レベル「ふつう（Ⅱ）」以上の1日分の適量を示しています。

! 食塩・油脂については料理の中に使用されているものであり、「コマ」のイラストとして表現されていませんが、実際の食事選択の場面で表示される際には食塩相当量や脂質も合わせて情報提供されることが望まれます。

厚生労働省及び農林水産省が食生活指針を具体的な行動に結びつけるものとして作成・公表した「**食事バランスガイド**」(2005年) に、食事摂取基準の妊娠期・授乳期の付加量を参考に一部加筆

図6B　妊産婦のための食事バランスガイド

表 5　参照体位（参照身長，参照体重）*1

性　別	男　性		女　性*2	
年齢等	参照身長(cm)	参照体重(kg)	参照身長(cm)	参照体重(kg)
0～ 5(月)	61.5	6.3	60.1	5.9
6～11(月)	71.6	8.8	70.2	8.1
6～ 8(月)	69.8	8.4	68.3	7.8
9～11(月)	73.2	9.1	71.9	8.4
1～ 2(歳)	85.8	11.5	84.6	11.0
3～ 5(歳)	103.6	16.5	103.2	16.1
6～ 7(歳)	119.5	22.2	118.3	21.9
8～ 9(歳)	130.4	28.0	130.4	27.4
10～11(歳)	142.0	35.6	144.0	36.3
12～14(歳)	160.5	49.0	155.1	47.5
15～17(歳)	170.1	59.7	157.7	51.9
18～29(歳)	170.1	64.5	158.0	50.3
30～49(歳)	170.0	68.1	158.0	53.0
50～64(歳)	169.0	68.0	155.8	53.8
65～74(歳)	165.2	65.0	152.0	52.1
75 以上（歳）	160.8	59.6	148.0	48.8

*1 0～17 歳は，日本小児内分泌学会・日本成長学会合同標準値委員会による小児の体格評価に用いる身長，体重の標準値をもとに，年齢区分に応じて，当該月齢および年齢区分の中央時点における中央値を引用した．ただし，公表数値が年齢区分と合致しない場合は，同様の方法で算出した値を用いた．18 歳以上は，平成 28 年国民健康・栄養調査における当該の性および年齢区分における身長・体重の中央値を用いた．

*2 妊婦，授乳婦を除く．

表 6　参照体重における基礎代謝量

性　別	男　性			女　性		
年　齢	基礎代謝基準値(kcal/kg 体重/日)	参照体重(kg)	基礎代謝量(kcal/日)	基礎代謝基準値(kcal/kg 体重/日)	参照体重(kg)	基礎代謝量(kcal/日)
1～ 2(歳)	61.0	11.5	700	59.7	11.0	660
3～ 5(歳)	54.8	16.5	900	52.2	16.1	840
6～ 7(歳)	44.3	22.2	980	41.9	21.9	920
8～ 9(歳)	40.8	28.0	1,140	38.3	27.4	1,050
10～11(歳)	37.4	35.6	1,330	34.8	36.3	1,260
12～14(歳)	31.0	49.0	1,520	29.6	47.5	1,410
15～17(歳)	27.0	59.7	1,610	25.3	51.9	1,310
18～29(歳)	23.7	64.5	1,530	22.1	50.3	1,110
30～49(歳)	22.5	68.1	1,530	21.9	53.0	1,160
50～64(歳)	21.8	68.0	1,480	20.7	53.8	1,110
65～74(歳)	21.6	65.0	1,400	20.7	52.1	1,080
75 以上（歳）	21.5	59.6	1,280	20.7	48.8	1,010

表7　参考表　推定エネルギー必要量(kcal/日)

性　別	男　性			女　性		
身体活動レベル*1	Ⅰ	Ⅱ	Ⅲ	Ⅰ	Ⅱ	Ⅲ
0～　5(月)	－	550	－	－	500	－
6～　8(月)	－	650	－	－	600	－
9～11(月)	－	700	－	－	650	－
1～　2(歳)	－	950	－	－	900	－
3～　5(歳)	－	1,300	－	－	1,250	－
6～　7(歳)	1,350	1,550	1,750	1,250	1,450	1,650
8～　9(歳)	1,600	1,850	2,100	1,500	1,700	1,900
10～11(歳)	1,950	2,250	2,500	1,850	2,100	2,350
12～14(歳)	2,300	2,600	2,900	2,150	2,400	2,700
15～17(歳)	2,500	2,800	3,150	2,050	2,300	2,550
18～29(歳)	2,300	2,650	3,050	1,700	2,000	2,300
30～49(歳)	2,300	2,700	3,050	1,750	2,050	2,350
50～64(歳)	2,200	2,600	2,950	1,650	1,950	2,250
65～74(歳)	2,050	2,400	2,750	1,550	1,850	2,100
75以上(歳)*2	1,800	2,100	－	1,400	1,650	－
妊婦(付加量)*3 初期				+50	+50	+50
中期				+250	+250	+250
後期				+450	+450	+450
授乳婦(付加量)				+350	+350	+350

*1 身体活動レベルは，低い，ふつう，高いの3つのレベルとして，それぞれⅠ，Ⅱ，Ⅲで示した．
*2 レベルⅡは自立している者，レベルⅠは自宅にいてほとんど外出しない者に相当する．レベルⅠは高齢者施設で自立に近い状態で過ごしている者にも適用できる値である．
*3 妊婦個々の体格や妊娠中の体重増加量および胎児の発育状況の評価を行うことが必要である．
注1：活用に当たっては，食事摂取状況のアセスメント，体重およびBMIの把握を行い，エネルギーの過不足は，体重の変化またはBMIを用いて評価すること．
注2：身体活動レベルⅠの場合，少ないエネルギー消費量に見合った少ないエネルギー摂取量を維持することになるため，健康の保持・増進の観点からは，身体活動量を増加させる必要がある．

表8　身体活動レベル別にみた活動内容と活動時間の代表例

身体活動レベル*1	低い(Ⅰ) 1.50 (1.40～1.60)	ふつう(Ⅱ) 1.75 (1.60～1.90)	高い(Ⅲ) 2.00 (1.90～2.20)
日常生活の内容*2	生活の大部分が座位で，静的な活動が中心の場合	座位中心の仕事だが，職場内での移動や立位での作業・接客等，通勤・買い物での歩行，家事，軽いスポーツ，のいずれかを含む場合	移動や立位の多い仕事への従事者，あるいは，スポーツ等余暇における活発な運動習慣をもっている場合
中程度の強度(3.0～5.9メッツ)の身体活動の1日当たりの合計時間(時間/日)*3	1.65	2.06	2.53
仕事での1日当たりの合計歩行時間(時間/日)*3	0.25	0.54	1.00

*1 代表値．(　)内はおよその範囲．
*2 Black, et al., Ishikawa-Takata, et al. を参考に，身体活動レベル(PAL)におよぼす仕事時間中の労作の影響が大きいことを考慮して作成．
*3 Ishikawa-Takata, et al. による．

表9 アメリカ・カナダの食事摂取基準で引用されているエネルギー必要量の推定式で用いられている身体活動レベル(PAL)の係数

	非活動的	活動的(低い)	活動的(ふつう)	活動的(高い)
PAL*1	1.25(1.0～1.39)	1.5(1.4～1.59)	1.75(1.6～1.89)	2.2(1.9～2.5)
男 児	1.00	1.13	1.26	1.42
女 児	1.00	1.16	1.31	1.56
成人男性	1.00	1.11	1.25	1.48
成人女性	1.00	1.12	1.27	1.45

*1 代表値(範囲).

表10 たんぱく質の食事摂取基準

性 別	男 性				女 性			
年齢等	推定平均必要量(g/日)	推奨量(g/日)	目安量(g/日)	目標量(中央値)*1(%エネルギー)	推定平均必要量(g/日)	推奨量(g/日)	目安量(g/日)	目標量(中央値)*1(%エネルギー)
0～5(月)	–	–	10	–	–	–	10	–
6～8(月)	–	–	15	–	–	–	15	–
9～11(月)	–	–	25	–	–	–	25	–
1～2(歳)	15	20	–	13～20	15	20	–	13～20
3～5(歳)	20	25	–	13～20	20	25	–	13～20
6～7(歳)	25	30	–	13～20	25	30	–	13～20
8～9(歳)	30	40	–	13～20	30	40	–	13～20
10～11(歳)	40	45	–	13～20	40	50	–	13～20
12～14(歳)	50	60	–	13～20	45	55	–	13～20
15～17(歳)	50	65	–	13～20	45	55	–	13～20
18～29(歳)	50	65	–	13～20	40	50	–	13～20
30～49(歳)	50	65	–	13～20	40	50	–	13～20
50～64(歳)	50	65	–	14～20	40	50	–	14～20
65～74(歳)*2	50	60	–	15～20	40	50	–	15～20
75以上(歳)*2	50	60	–	15～20	40	50	–	15～20
妊婦(付加量) 初期					+0	+0	–	–*3
中期					+5	+5		–*3
後期					+20	+25		–*4
授乳婦(付加量)					+15	+20	–	–*4

*1 範囲に関しては，おおむねの値を示したものであり，弾力的に運用すること.
*2 65歳以上の高齢者について，フレイル予防を目的とした量を定めることはむずかしいが，身長・体重が参照体位に比べて小さい者や，とくに75歳以上であって加齢に伴い身体活動量が大きく低下した者など，必要エネルギー摂取量が低い者では，下限が推奨量を下回る場合がありうる．この場合でも，下限は推奨量以上とすることが望ましい.
*3 妊婦(初期・中期)の目標量は，13～20%エネルギーとした.
*4 妊婦(後期)および授乳婦の目標量は，15～20%エネルギーとした.

表 11　脂質の食事摂取基準

	脂質の総エネルギーに占める割合；脂肪エネルギー比率(%エネルギー)				飽和脂肪酸(%エネルギー)*2, *3		n-6 系脂肪酸(g/日)		n-3 系脂肪酸(g/日)	
性　別	男　性		女　性		男　性	女　性	男　性	女　性	男　性	女　性
年齢等	目安量	目標量*1	目安量	目標量*1	目標量	目標量	目安量	目安量	目安量	目安量
0～ 5(月)	50	–	50	–	–	–	4	4	0.9	0.9
6～11(月)	40	–	40	–	–	–	4	4	0.8	0.8
1～ 2(歳)	–	20～30	–	20～30	–	–	4	4	0.7	0.8
3～ 5(歳)	–	20～30	–	20～30	10 以下	10 以下	6	6	1.1	1.0
6～ 7(歳)	–	20～30	–	20～30	10 以下	10 以下	8	7	1.5	1.3
8～ 9(歳)	–	20～30	–	20～30	10 以下	10 以下	8	7	1.5	1.3
10～11(歳)	–	20～30	–	20～30	10 以下	10 以下	10	8	1.6	1.6
12～14(歳)	–	20～30	–	20～30	10 以下	10 以下	11	9	1.9	1.6
15～17(歳)	–	20～30	–	20～30	8 以下	8 以下	13	9	2.1	1.6
18～29(歳)	–	20～30	–	20～30	7 以下	7 以下	11	8	2.0	1.6
30～49(歳)	–	20～30	–	20～30	7 以下	7 以下	10	8	2.0	1.6
50～64(歳)	–	20～30	–	20～30	7 以下	7 以下	10	8	2.2	1.9
65～74(歳)	–	20～30	–	20～30	7 以下	7 以下	9	8	2.2	2.0
75 以上（歳）	–	20～30	–	20～30	7 以下	7 以下	8	7	2.1	1.8
妊　婦				20～30		7 以下		9		1.6
授乳婦				20～30		7 以下		10		1.8

*1 範囲については，おおむねの値を示したものである．
*2 飽和脂肪酸と同じく，脂質異常症および循環器疾患に関与する栄養素としてコレステロールがある．コレステロールに目標量は設定しないが，これは許容される摂取量に上限が存在しないことを保証するものではない．また，脂質異常症の重症化予防の目的からは，200 mg/日未満にとどめることが望ましい．
*3 飽和脂肪酸と同じく，冠動脈疾患に関与する栄養素としてトランス脂肪酸がある．日本人の大多数は，トランス脂肪酸に関する世界保健機関(WHO)の目標(1%エネルギー未満)を下回っており，トランス脂肪酸の摂取による健康への影響は，飽和脂肪酸の摂取によるものと比べて小さいと考えられる．ただし，脂質に偏った食事をしている者では，留意する必要がある．トランス脂肪酸は人体にとって不可欠な栄養素ではなく，健康の保持・増進を図る上で積極的な摂取は勧められないことから，その摂取量は 1%エネルギー未満にとどめることが望ましく，1%エネルギー未満でもできるだけ低くとどめることが望ましい．

表 12　炭水化物・食物繊維の食事摂取基準

	炭水化物(%エネルギー)		食物繊維(g/日)	
性　別	男　性	女　性	男　性	女　性
年齢等	目標量*1, *2	目標量*1, *2	目標量	目標量
0～ 5(月)	–	–	–	–
6～11(月)	–	–	–	–
1～ 2(歳)	50～65	50～65	–	–
3～ 5(歳)	50～65	50～65	8 以上	8 以上
6～ 7(歳)	50～65	50～65	10 以上	10 以上
8～ 9(歳)	50～65	50～65	11 以上	11 以上
10～11(歳)	50～65	50～65	13 以上	13 以上
12～14(歳)	50～65	50～65	17 以上	17 以上
15～17(歳)	50～65	50～65	19 以上	18 以上
18～29(歳)	50～65	50～65	21 以上	18 以上
30～49(歳)	50～65	50～65	21 以上	18 以上
50～64(歳)	50～65	50～65	21 以上	18 以上
65～74(歳)	50～65	50～65	20 以上	17 以上
75 以上（歳）	50～65	50～65	20 以上	17 以上
妊　婦		50～65		18 以上
授乳婦		50～65		18 以上

*1 範囲については，おおむねの値を示したものである．
*2 アルコールを含む．ただし，アルコールの摂取を勧めるものではない．

表 13 ビタミンの食事摂取基準

	ビタミン A(μgRAE/日)*1							
性 別	男 性				女 性			
年齢等	推定平均必要量*2	推奨量*2	目安量*3	耐容上限量*3	推定平均必要量*2	推奨量*2	目安量*3	耐容上限量*3
0～ 5(月)	–	–	300	600	–	–	300	600
6～11(月)	–	–	400	600	–	–	400	600
1～ 2(歳)	300	400	–	600	250	350	–	600
3～ 5(歳)	350	450	–	700	350	500	–	850
6～ 7(歳)	300	400	–	950	300	400	–	1,200
8～ 9(歳)	350	500	–	1,200	350	500	–	1,500
10～11(歳)	450	600	–	1,500	400	600	–	1,900
12～14(歳)	550	800	–	2,100	500	700	–	2,500
15～17(歳)	650	900	–	2,500	500	650	–	2,800
18～29(歳)	600	850	–	2,700	450	650	–	2,700
30～49(歳)	650	900	–	2,700	500	700	–	2,700
50～64(歳)	650	900	–	2,700	500	700	–	2,700
65～74(歳)	600	850	–	2,700	500	700	–	2,700
75 以上 (歳)	550	800	–	2,700	450	650	–	2,700
妊婦(付加量) 初期					+0	+0	–	–
中期					+0	+0	–	–
後期					+60	+80	–	–
授乳婦(付加量)					+300	+450	–	–

*1 レチノール活性当量(μgRAE)＝レチノール(μg)＋β-カロテン(μg)×1/12＋α-カロテン(μg)×1/24＋β-クリプトキサンチン(μg)×1/24＋その他のプロビタミン A カロテノイド(μg)×1/24
*2 プロビタミン A カロテノイドを含む.
*3 プロビタミン A カロテノイドを含まない.

	ビタミン D(μg/日)*1				ビタミン E(mg/日)*2				ビタミン K(μg/日)	
性 別	男 性		女 性		男 性		女 性		男 性	女 性
年齢等	目安量	耐容上限量	目安量	耐容上限量	目安量	耐容上限量	目安量	耐容上限量	目安量	目安量
0～ 5(月)	5.0	25	5.0	25	3.0	–	3.0	–	4	4
6～11(月)	5.0	25	5.0	25	4.0	–	4.0	–	7	7
1～ 2(歳)	3.0	20	3.5	20	3.0	150	3.0	150	50	60
3～ 5(歳)	3.5	30	4.0	30	4.0	200	4.0	200	60	70
6～ 7(歳)	4.5	30	5.0	30	5.0	300	5.0	300	80	90
8～ 9(歳)	5.0	40	6.0	40	5.0	350	5.0	350	90	110
10～11(歳)	6.5	60	8.0	60	5.5	450	5.5	450	110	140
12～14(歳)	8.0	80	9.5	80	6.5	650	6.0	600	140	170
15～17(歳)	9.0	90	8.5	90	7.0	750	5.5	650	160	150
18～29(歳)	8.5	100	8.5	100	6.0	850	5.0	650	150	150
30～49(歳)	8.5	100	8.5	100	6.0	900	5.5	700	150	150
50～64(歳)	8.5	100	8.5	100	7.0	850	6.0	700	150	150
65～74(歳)	8.5	100	8.5	100	7.0	850	6.5	650	150	150
75以上 (歳)	8.5	100	8.5	100	6.5	750	6.5	650	150	150
妊 婦			8.5	–			6.5	–		150
授乳婦			8.5	–			7.0	–		150

*1 日照により皮膚でビタミン D が産生されることをふまえ，フレイル予防を図る者はもとより，全年齢区分を通じて，日常生活において可能な範囲内での適度な日光浴を心がけるとともに，ビタミン D の摂取については，日照時間を考慮に入れることが重要である.
*2 α-トコフェロールについて算定した. α-トコフェロール以外のビタミン E は含んでいない.

表 13 ビタミンの食事摂取基準(つづき)

	ビタミン B_1(mg/日)*1, *2						ビタミン B_2(mg/日)*3					
性 別	男 性			女 性			男 性			女 性		
年齢等	推定平均必要量	推奨量	目安量	推定平均必要量	推奨量	目安量	推定平均必要量	推奨量	目安量	推定平均必要量	推奨量	目安量
0～ 5(月)	–	–	0.1	–	–	0.1	–	–	0.3	–	–	0.3
6～11(月)	–	–	0.2	–	–	0.2	–	–	0.4	–	–	0.4
1～ 2(歳)	0.4	0.5	–	0.4	0.5	–	0.5	0.6	–	0.5	0.5	–
3～ 5(歳)	0.6	0.7	–	0.6	0.7	–	0.7	0.8	–	0.6	0.8	–
6～ 7(歳)	0.7	0.8	–	0.7	0.8	–	0.8	0.9	–	0.7	0.9	–
8～ 9(歳)	0.8	1.0	–	0.8	0.9	–	0.9	1.1	–	0.9	1.0	–
10～11(歳)	1.0	1.2	–	0.9	1.1	–	1.1	1.4	–	1.1	1.3	–
12～14(歳)	1.2	1.4	–	1.1	1.3	–	1.3	1.6	–	1.2	1.4	–
15～17(歳)	1.3	1.5	–	1.0	1.2	–	1.4	1.7	–	1.2	1.4	–
18～29(歳)	1.2	1.4	–	0.9	1.1	–	1.3	1.6	–	1.0	1.2	–
30～49(歳)	1.2	1.4	–	0.9	1.1	–	1.3	1.6	–	1.0	1.2	–
50～64(歳)	1.1	1.3	–	0.9	1.1	–	1.2	1.5	–	1.0	1.2	–
65～74(歳)	1.1	1.3	–	0.9	1.1	–	1.2	1.5	–	1.0	1.2	–
75 以上 (歳)	1.0	1.2	–	0.8	0.9	–	1.1	1.3	–	0.9	1.0	–
妊婦(付加量)				+0.2	+0.2	–				+0.2	+0.3	–
授乳婦(付加量)				+0.2	+0.2	–				+0.5	+0.6	–

*1 チアミン塩化物塩酸塩(分子量＝337.3)の重量として示した.
*2 身体活動レベルⅡの推定エネルギー必要量を用いて算定した.
特記事項：推定平均必要量は，ビタミン B_1 の欠乏症である脚気を予防するに足る最小必要量からではなく，尿中にビタミン B_1 の排泄量が増大しはじめる摂取量(体内飽和量)から算定.
*3 身体活動レベルⅡの推定エネルギー必要量を用いて算定した.
特記事項：推定平均必要量は，ビタミン B_2 の欠乏症である口唇炎，口角炎，舌炎などの皮膚炎を予防するに足る最小量からではなく，尿中にビタミン B_2 の排泄量が増大しはじめる摂取量(体内飽和量)から算定.

	ナイアシン(mgNE/日)*1, *2								ビタミン B_6(mg/日)*5							
性 別	男 性				女 性				男 性				女 性			
年齢等	推定平均必要量	推奨量	目安量	耐容上限量*3	推定平均必要量	推奨量	目安量	耐容上限量*3	推定平均必要量	推奨量	目安量	耐容上限量*6	推定平均必要量	推奨量	目安量	耐容上限量*6
0～ 5(月)*4	–	–	2	–	–	–	2	–	–	–	0.2	–	–	–	0.2	—
6～11(月)	–	–	3	–	–	–	3	–	–	–	0.3	–	–	–	0.3	—
1～ 2(歳)	5	6	–	60(15)	4	5	–	60(15)	0.4	0.5	–	10	0.4	0.5	–	10
3～ 5(歳)	6	8	–	80(20)	6	7	–	80(20)	0.5	0.6	–	15	0.5	0.6	–	15
6～ 7(歳)	7	9	–	100(30)	7	8	–	100(30)	0.7	0.8	–	20	0.6	0.7	–	20
8～ 9(歳)	9	11	–	150(35)	8	10	–	150(35)	0.8	0.9	–	25	0.8	0.9	–	25
10～11(歳)	11	13	–	200(45)	10	10	–	150(45)	1.0	1.1	–	30	1.0	1.1	–	30
12～14(歳)	12	15	–	250(60)	12	14	–	250(60)	1.2	1.4	–	40	1.0	1.3	–	40
15～17(歳)	14	17	–	300(70)	11	13	–	250(65)	1.2	1.5	–	50	1.0	1.3	–	45
18～29(歳)	13	15	–	300(80)	9	11	–	250(65)	1.1	1.4	–	55	1.0	1.1	–	45
30～49(歳)	13	15	–	350(85)	10	12	–	250(65)	1.1	1.4	–	60	1.0	1.1	–	45
50～64(歳)	12	14	–	350(80)	9	11	–	250(65)	1.1	1.4	–	55	1.0	1.1	–	45
65～74(歳)	12	14	–	300(80)	9	11	–	250(65)	1.1	1.4	–	50	1.0	1.1	–	40
75 以上 (歳)	11	13	–	300(75)	9	10	–	250(60)	1.1	1.4	–	50	1.0	1.1	–	40
妊婦(付加量)					+0	+0	–	–					+0.2	+0.2	–	–
授乳婦(付加量)					+3	+3	–	–					+0.3	+0.3	–	–

*1 ナイアシン当量(NE)＝ナイアシン＋1/60 トリプトファンで示した.
*2 身体活動レベルⅡの推定エネルギー必要量を用いて算定した.
*3 ニコチンアミドの重量(mg/日)，( )内はニコチン酸の重量(mg/日).
*4 単位は mg/日.
*5 たんぱく質の推奨量を用いて算定した(妊婦・授乳婦の付加量は除く).
*6 ピリドキシン(分子量＝169.2)の重量として示した.

表 13 ビタミンの食事摂取基準（つづき）

	ビタミン B_{12}（μg/日）*1						葉酸（μg/日）*2							
性 別	男 性			女 性			男 性				女 性			
年齢等	推定平均必要量	推奨量	目安量	推定平均必要量	推奨量	目安量	推定平均必要量	推奨量	目安量	耐容上限量*3	推定平均必要量	推奨量	目安量	耐容上限量*3
0～5（月）	–	—	0.4	–	–	0.4	–	–	40	–	–	–	40	–
6～11（月）	–	—	0.5	–	–	0.5	–	–	60	–	–	–	60	–
1～2（歳）	0.8	0.9	–	0.8	0.9	–	80	90	–	200	90	90	–	200
3～5（歳）	0.9	1.1	–	0.9	1.1	–	90	110	–	300	90	110	–	300
6～7（歳）	1.1	1.3	–	1.1	1.3	–	110	140	–	400	110	140	–	400
8～9（歳）	1.3	1.6	–	1.3	1.6	–	130	160	–	500	130	160	–	500
10～11（歳）	1.6	1.9	–	1.6	1.9	–	160	190	–	700	160	190	–	700
12～14（歳）	2.0	2.4	–	2.0	2.4	–	200	240	–	900	200	240	–	900
15～17（歳）	2.0	2.4	–	2.0	2.4	–	220	240	–	900	200	240	–	900
18～29（歳）	2.0	2.4	–	2.0	2.4	–	200	240	–	900	200	240	–	900
30～49（歳）	2.0	2.4	–	2.0	2.4	–	200	240	–	1,000	200	240	–	1,000
50～64（歳）	2.0	2.4	–	2.0	2.4	–	200	240	–	1,000	200	240	–	1,000
65～74（歳）	2.0	2.4	–	2.0	2.4	–	200	240	–	900	200	240	–	900
75 以上（歳）	2.0	2.4	–	2.0	2.4	–	200	240	–	900	200	240	–	900
妊婦（付加量）				+0.3	+0.4	–					+200*4, *5	+240*4, *5	–	–
授乳婦（付加量）				+0.7	+0.8	–					+80	+100	–	–

*1 シアノコバラミン（分子量＝1,355.37）の重量として示した．
*2 プテロイルモノグルタミン酸（分子量＝441.40）の重量として示した．
*3 通常の食品以外の食品に含まれる葉酸（狭義の葉酸）に適用する．
*4 妊娠を計画している女性，妊娠の可能性がある女性および妊娠初期の妊婦は，胎児の神経管閉鎖障害のリスク低減のために，通常の食品以外の食品に含まれる葉酸（狭義の葉酸）を 400 μg/日摂取することが望まれる．
*5 付加量は，中期および後期にのみ設定した．

	パントテン酸（mg/日）		ビオチン（μg/日）		ビタミンC*1（mg/日）					
性 別	男 性	女 性	男 性	女 性	男 性			女 性		
年齢等	目安量	目安量	目安量	目安量	推定平均必要量	推奨量	目安量	推定平均必要量	推奨量	目安量
0～5（月）	4	4	4	4	–	–	40	–	–	40
6～11（月）	5	5	5	5	–	–	40	–	–	40
1～2（歳）	3	4	20	20	35	40	–	35	40	–
3～5（歳）	4	4	20	20	40	50	–	40	50	–
6～7（歳）	5	5	30	30	50	60	–	50	60	–
8～9（歳）	6	5	30	30	60	70	–	60	70	–
10～11（歳）	6	6	40	40	70	85	–	70	85	–
12～14（歳）	7	6	50	50	85	100	–	85	100	–
15～17（歳）	7	6	50	50	85	100	–	85	100	–
18～29（歳）	5	5	50	50	85	100	–	85	100	–
30～49（歳）	5	5	50	50	85	100	–	85	100	–
50～64（歳）	6	5	50	50	85	100	–	80	100	–
65～74（歳）	6	5	50	50	80	100	–	80	100	–
75以上（歳）	6	5	50	50	80	100	–	80	100	–
妊 婦		5		50				（付加量）+10	（付加量）+10	
授乳婦		6		50				（付加量）+40	（付加量）+45	

*1 L-アスコルビン酸（分子量＝176.12）の重量で示した．
特記事項：推定平均必要量は，ビタミンCの欠乏症である壊血病を予防するに足る最小量からではなく，心臓血管系の疾病予防効果および抗酸化作用の観点から算定．

表 14 無機質(ミネラル)の食事摂取基準

	ナトリウム(mg/日) [( )は食塩相当量(g/日)]*[1]						カリウム(mg/日)			
性 別	男 性			女 性			男 性		女 性	
年齢等	推定平均必要量	目安量	目標量	推定平均必要量	目安量	目標量	目安量	目標量	目安量	目標量
0～ 5(月)	–	100(0.3)	–	–	100(0.3)	–	400	–	400	–
6～11(月)	–	600(1.5)	–	–	600(1.5)	–	700	–	700	–
1～ 2(歳)	–	–	(3.0 未満)	–	–	(3.0 未満)	900	–	900	–
3～ 5(歳)	–	–	(3.5 未満)	–	–	(3.5 未満)	1,000	1,400 以上	1,000	1,400 以上
6～ 7(歳)	–	–	(4.5 未満)	–	–	(4.5 未満)	1,300	1,800 以上	1,200	1,800 以上
8～ 9(歳)	–	–	(5.0 未満)	–	–	(5.0 未満)	1,500	2,000 以上	1,500	2,000 以上
10～11(歳)	–	–	(6.0 未満)	–	–	(6.0 未満)	1,800	2,200 以上	1,800	2,000 以上
12～14(歳)	–	–	(7.0 未満)	–	–	(6.5 未満)	2,300	2,400 以上	1,900	2,400 以上
15～17(歳)	–	–	(7.5 未満)	–	–	(6.5 未満)	2,700	3,000 以上	2,000	2,600 以上
18～29(歳)	600(1.5)	–	(7.5 未満)	600(1.5)	–	(6.5 未満)	2,500	3,000 以上	2,000	2,600 以上
30～49(歳)	600(1.5)	–	(7.5 未満)	600(1.5)	–	(6.5 未満)	2,500	3,000 以上	2,000	2,600 以上
50～64(歳)	600(1.5)	–	(7.5 未満)	600(1.5)	–	(6.5 未満)	2,500	3,000 以上	2,000	2,600 以上
65～74(歳)	600(1.5)	–	(7.5 未満)	600(1.5)	–	(6.5 未満)	2,500	3,000 以上	2,000	2,600 以上
75 以上 (歳)	600(1.5)	–	(7.5 未満)	600(1.5)	–	(6.5 未満)	2,500	3,000 以上	2,000	2,600 以上
妊 婦				600(1.5)	–	(6.5 未満)			2,000	2,600 以上
授乳婦				600(1.5)	–	(6.5 未満)			2,200	2,600 以上

*[1] 高血圧および慢性腎臓病(CKD)の重症化予防のための食塩相当量の量は，男女とも 6.0 g/日未満とした.

	カルシウム(mg/日)								マグネシウム(mg/日)							
性 別	男 性				女 性				男 性				女 性			
年齢等	推定平均必要量	推奨量	目安量	耐容上限量	推定平均必要量	推奨量	目安量	耐容上限量	推定平均必要量	推奨量	目安量	耐容上限量*[1]	推定平均必要量	推奨量	目安量	耐容上限量*[1]
0～ 5(月)	–	–	200	–	–	–	200	–	–	–	20	–	–	–	20	–
6～11(月)	–	–	250	–	–	–	250	–	–	–	60	–	–	–	60	–
1～ 2(歳)	350	450	–	–	350	400	–	–	60	70	–	–	60	70	–	–
3～ 5(歳)	500	600	–	–	450	550	–	–	80	100	–	–	80	100	–	–
6～ 7(歳)	500	600	–	–	450	550	–	–	110	130	–	–	110	130	–	–
8～ 9(歳)	550	650	–	–	600	750	–	–	140	170	–	–	140	160	–	–
10～11(歳)	600	700	–	–	600	750	–	–	180	210	–	–	180	220	–	–
12～14(歳)	850	1,000	–	–	700	800	–	–	250	290	–	–	240	290	–	–
15～17(歳)	650	800	–	–	550	650	–	–	300	360	–	–	260	310	–	–
18～29(歳)	650	800	–	2,500	550	650	–	2,500	280	340	–	–	230	270	–	–
30～49(歳)	600	750	–	2,500	550	650	–	2,500	310	370	–	–	240	290	–	–
50～64(歳)	600	750	–	2,500	550	650	–	2,500	310	370	–	–	240	290	–	–
65～74(歳)	600	750	–	2,500	550	650	–	2,500	290	350	–	–	230	280	–	–
75 以上 (歳)	600	700	–	2,500	500	600	–	2,500	270	320	–	–	220	260	–	–
妊婦(付加量)					+0	+0	–	–					+30	+40	–	–
授乳婦(付加量)					+0	+0	–	–					+0	+0	–	–

*[1] 通常の食品以外からの摂取量の耐容上限量は，成人の場合 350 mg/日，小児では 5 mg/kg 体重/日とした．それ以外の通常の食品からの摂取の場合，耐容上限量は設定しない.

表 14　無機質（ミネラル）の食事摂取基準（つづき）

	リン(mg/日)				鉄(mg/日)									
性別	男性		女性		男性				女性					
									月経なし		月経あり			
年齢等	目安量	耐容上限量	目安量	耐容上限量	推定平均必要量	推奨量	目安量	耐容上限量	推定平均必要量	推奨量	推定平均必要量	推奨量	目安量	耐容上限量
0～5(月)	120	–	120	–	–	–	0.5	–	–	–	–	–	0.5	–
6～11(月)	260	–	260	–	3.5	5.0	–	–	3.5	4.5	–	–	–	–
1～2(歳)	500	–	500	–	3.0	4.5	–	25	3.0	4.5	–	–	–	20
3～5(歳)	700	–	700	–	4.0	5.5	–	25	4.0	5.5	–	–	–	25
6～7(歳)	900	–	800	–	5.0	5.5	–	30	4.5	5.5	–	–	–	30
8～9(歳)	1,000	–	1,000	–	6.0	7.0	–	35	6.0	7.5	–	–	–	35
10～11(歳)	1,100	–	1,000	–	7.0	8.5	–	35	7.0	8.5	10.0	12.0	–	35
12～14(歳)	1,200	–	1,000	–	8.0	10.0	–	40	7.0	8.5	10.0	12.0	–	40
15～17(歳)	1,200	–	900	–	8.0	10.0	–	50	5.5	7.0	8.5	10.5	–	40
18～29(歳)	1,000	3,000	800	3,000	6.5	7.5	–	50	5.5	6.5	8.5	10.5	–	40
30～49(歳)	1,000	3,000	800	3,000	6.5	7.5	–	50	5.5	6.5	9.0	10.5	–	40
50～64(歳)	1,000	3,000	800	3,000	6.5	7.5	–	50	5.5	6.5	9.0	11.0	–	40
65～74(歳)	1,000	3,000	800	3,000	6.0	7.5	–	50	5.0	6.0	–	–	–	40
75以上(歳)	1,000	3,000	800	3,000	6.0	7.0	–	50	5.0	6.0	–	–	–	40
妊婦　初期			} 800	} –					(付加量)+2.0	(付加量)+2.5	–	–	–	–
中期・後期									(付加量)+8.0	(付加量)+9.5	–	–	–	–
授乳婦			800	–					(付加量)+2.0	(付加量)+2.5	–	–	–	–

	亜鉛(mg/日)								銅(mg/日)							
性別	男性				女性				男性				女性			
年齢等	推定平均必要量	推奨量	目安量	耐容上限量	推定平均必要量	推奨量	目安量	耐容上限量	推定平均必要量	推奨量	目安量	耐容上限量	推定平均必要量	推奨量	目安量	耐容上限量
0～5(月)	–	–	2	–	–	–	2	–	–	–	0.3	–	–	–	0.3	–
6～11(月)	–	–	3	–	–	–	3	–	–	–	0.3	–	–	–	0.3	–
1～2(歳)	3	3	–	–	2	3	–	–	0.3	0.3	–	–	0.2	0.3	–	–
3～5(歳)	3	4	–	–	3	3	–	–	0.3	0.4	–	–	0.3	0.3	–	–
6～7(歳)	4	5	–	–	3	4	–	–	0.4	0.4	–	–	0.4	0.4	–	–
8～9(歳)	5	6	–	–	4	5	–	–	0.4	0.5	–	–	0.4	0.5	–	–
10～11(歳)	6	7	–	–	5	6	–	–	0.5	0.6	–	–	0.5	0.6	–	–
12～14(歳)	9	10	–	–	7	8	–	–	0.7	0.8	–	–	0.6	0.8	–	–
15～17(歳)	10	12	–	–	7	8	–	–	0.8	0.9	–	–	0.6	0.7	–	–
18～29(歳)	9	11	–	40	7	8	–	35	0.7	0.9	–	7	0.6	0.7	–	7
30～49(歳)	9	11	–	45	7	8	–	35	0.7	0.9	–	7	0.6	0.7	–	7
50～64(歳)	9	11	–	45	7	8	–	35	0.7	0.9	–	7	0.6	0.7	–	7
65～74(歳)	9	11	–	40	7	8	–	35	0.7	0.9	–	7	0.6	0.7	–	7
75以上(歳)	9	10	–	40	6	8	–	30	0.7	0.8	–	7	0.6	0.7	–	7
妊婦(付加量)					+1	+2	–	–					+0.1	+0.1	–	–
授乳婦(付加量)					+3	+4	–	–					+0.5	+0.6	–	–

表 14　無機質（ミネラル）の食事摂取基準（つづき）

	マンガン（mg/日）			
性別	男性		女性	
年齢等	目安量	耐容上限量	目安量	耐容上限量
0～5（月）	0.01	–	0.01	–
6～11（月）	0.5	–	0.5	–
1～2（歳）	1.5	–	1.5	–
3～5（歳）	1.5	–	1.5	–
6～7（歳）	2.0	–	2.0	–
8～9（歳）	2.5	–	2.5	–
10～11（歳）	3.0	–	3.0	–
12～14（歳）	4.0	–	4.0	–
15～17（歳）	4.5	–	3.5	–
18～29（歳）	4.0	11	3.5	11
30～49（歳）	4.0	11	3.5	11
50～64（歳）	4.0	11	3.5	11
65～74（歳）	4.0	11	3.5	11
75以上（歳）	4.0	11	3.5	11
妊婦			3.5	–
授乳婦			3.5	–

	ヨウ素（μg/日）							
性別	男性				女性			
年齢等	推定平均必要量	推奨量	目安量	耐容上限量	推定平均必要量	推奨量	目安量	耐容上限量
0～5（月）	–	–	100	250	–	–	100	250
6～11（月）	–	–	130	250	–	–	130	250
1～2（歳）	35	50	–	300	35	50	–	300
3～5（歳）	45	60	–	400	45	60	–	400
6～7（歳）	55	75	–	550	55	75	–	550
8～9（歳）	65	90	–	700	65	90	–	700
10～11（歳）	80	110	–	900	80	110	–	900
12～14（歳）	95	140	–	2,000	95	140	–	2,000
15～17（歳）	100	140	–	3,000	100	140	–	3,000
18～29（歳）	95	130	–	3,000	95	130	–	3,000
30～49（歳）	95	130	–	3,000	95	130	–	3,000
50～64（歳）	95	130	–	3,000	95	130	–	3,000
65～74（歳）	95	130	–	3,000	95	130	–	3,000
75以上（歳）	95	130	–	3,000	95	130	–	3,000
妊婦					（付加量）+75	（付加量）+110	–	–*1
授乳婦					（付加量）+100	（付加量）+140	–	–*1

	セレン（μg/日）							
性別	男性				女性			
年齢等	推定平均必要量	推奨量	目安量	耐容上限量	推定平均必要量	推奨量	目安量	耐容上限量
0～5（月）	–	–	15	–	–	–	15	–
6～11（月）	–	–	15	–	–	–	15	–
1～2（歳）	10	10	–	100	10	10	–	100
3～5（歳）	10	15	–	100	10	10	–	100
6～7（歳）	15	15	–	150	15	15	–	150
8～9（歳）	15	20	–	200	15	20	–	200
10～11（歳）	20	25	–	250	20	25	–	250
12～14（歳）	25	30	–	350	25	30	–	300
15～17（歳）	30	35	–	400	20	25	–	350
18～29（歳）	25	30	–	450	20	25	–	350
30～49（歳）	25	30	–	450	20	25	–	350
50～64（歳）	25	30	–	450	20	25	–	350
65～74（歳）	25	30	–	450	20	25	–	350
75以上（歳）	25	30	–	400	20	25	–	350
妊婦					（付加量）+5	（付加量）+5	–	–
授乳婦					（付加量）+15	（付加量）+20	–	–

*1 妊婦および授乳婦の耐容上限量は 2,000 μg/日とした.

	クロム（μg/日）				モリブデン（μg/日）							
性別	男性		女性		男性				女性			
年齢等	目安量	耐容上限量	目安量	耐容上限量	推定平均必要量	推奨量	目安量	耐容上限量	推定平均必要量	推奨量	目安量	耐容上限量
0～5（月）	0.8	–	0.8	–	–	–	2	–	–	–	2	–
6～11（月）	1.0	–	1.0	–	–	–	5	–	–	–	5	–
1～2（歳）	–	–	–	–	10	10	–	–	10	10	–	–
3～5（歳）	–	–	–	–	10	10	–	–	10	10	–	–
6～7（歳）	–	–	–	–	10	15	–	–	10	15	–	–
8～9（歳）	–	–	–	–	15	20	–	–	15	15	–	–
10～11（歳）	–	–	–	–	15	20	–	–	15	20	–	–
12～14（歳）	–	–	–	–	20	25	–	–	20	25	–	–
15～17（歳）	–	–	–	–	25	30	–	–	20	25	–	–
18～29（歳）	10	500	10	500	20	30	–	600	20	25	–	500
30～49（歳）	10	500	10	500	25	30	–	600	20	25	–	500
50～64（歳）	10	500	10	500	25	30	–	600	20	25	–	500
65～74（歳）	10	500	10	500	20	30	–	600	20	25	–	500
75以上（歳）	10	500	1.0	500	20	25	–	600	20	25	–	500
妊婦			10	–					+0	+0	–	–
授乳婦			10	–					+3	+3	–	–

表 15 日常生活活動と運動強度の目安

メッツ	活動内容
a. 3 メッツ以上の生活活動(身体活動量の基準値の計算に含むもの)	
3.0	普通歩行(平地, 67 m/分, 幼い子ども・犬を連れて, 買い物など), 釣り(2.5(船で座って)～6.0(渓流フィッシング), 屋内の掃除, 家財道具の片付け, 大工仕事, 梱包, ギター:ロック(立位), 車の荷物の積み下ろし, 階段を下りる, 子どもの世話(立位)
3.3	歩行(平地, 81 m/分, 通勤時など), カーペット掃き, フロア掃き
3.5	モップ, 掃除機, 箱詰め作業, 軽い荷物運び
3.5	電気関係の仕事:配管工事
3.8	やや速歩(平地, やや速めに=94 m/分), 床磨き, 風呂掃除
4.0	速歩(平地, 95～100 m/分程度), 自転車に乗る:16 km/時未満, レジャー, 通勤, 子どもと遊ぶ・動物の世話(徒歩/走る, 中強度), 屋根の雪下ろし, ドラム, 車椅子を押す, 子どもと遊ぶ(歩く/走る, 中強度)
4.5	苗木の植栽, 庭の草むしり, 耕作, 農作業:家畜に餌を与える
5.0	子どもと遊ぶ・動物の世話(歩く/走る, 活発に), かなり速歩(平地, 速く=107 m/分)
5.5	芝刈り(電動芝刈り機を使って, 歩きながら)
6.0	家具, 家財道具の移動・運搬, スコップで雪かきをする
8.0	運搬(重い負荷), 農作業:干し草をまとめる, 納屋の掃除, 養鶏, 活発な活動, 階段を上がる
9.0	荷物を運ぶ:上の階へ運ぶ
b. 3 メッツ以上の運動(運動量の基準値の計算に含むもの)	
3.0	自転車エルゴメーター:50 ワット, とても軽い活動, ウェイトトレーニング(軽・中等度), ボーリング, フリスビー, バレーボール
3.5	体操(家で. 軽・中等度), ゴルフ(カートを使って. 待ち時間を除く)
3.8	やや速歩(平地, やや速めに=94 m/分)
4.0	速歩(平地, 95～100 m/分程度), 水中運動, 水中で柔軟体操, 卓球, 太極拳, アクアビクス, 水中体操
4.5	バドミントン, ゴルフ(クラブを自分で運ぶ. 待ち時間を除く)
4.8	バレエ, モダン, ツイスト, ジャズ, タップ
5.0	ソフトボールまたは野球, 子どもの遊び(石蹴り, ドッジボール, 遊戯具, ビー玉遊びなど), かなり速歩(平地, 速く=107 m/分)
5.5	自転車エルゴメーター:100 ワット, 軽い運動
6.0	ウェイトトレーニング(高強度, パワーリフティング, ボディビル), 美容体操, ジャズダンス, ジョギングと歩行の組み合わせ(ジョギングは 10 分以下), バスケットボール, スイミング:ゆっくりしたストローク
6.5	エアロビクス
7.0	ジョギング, サッカー, テニス, 水泳:背泳, スケート, スキー
7.5	山を登る:約 1～2 kg の荷物を背負って
8.0	サイクリング(約 20 km/時), ランニング:134 m/分, 水泳:クロール, ゆっくり(約 45 m/分), 軽度～中強度
10.0	ランニング:161 m/分, 柔道, 柔術, 空手, キックボクシング, テコンドー, ラグビー, 水泳:平泳ぎ
11.0	水泳:バタフライ, 水泳:クロール, 速い(約 70 m/分), 活発な活動
15.0	ランニング:階段を上がる
c. 3 メッツ未満の活動(身体活動・運動量の基準値の計算に含めないもの)	
1.0	静かに座って(あるいは寝転がって)テレビ・音楽観賞, リクライニング, 車に乗る
1.2	静かに立つ
1.3	本や新聞等を読む(座位)
1.5	座位での会話, 電話, 読書, 食事, 運転, 軽いオフィスワーク, 編み物・手芸, タイプ, 動物の世話(座位, 軽度), 入浴(座位)
1.8	立位での会話, 電話, 読書, 手芸
2.0	料理や食材の準備(立位, 座位), 洗濯物を洗う, しまう, 荷作り(立位), ギター:クラシックやフォーク(座位), 着替え, 会話をしながら食事をする, または食事のみ(立位), 身の回り(歯磨き, 手伝い, 髭剃りなど), シャワーを浴びる, タオルで拭く(立位), ゆっくりした歩行(平地, 散歩または家の中, 非常に遅い=54 m/分未満)
2.3	皿洗い(立位), アイロンがけ, 服・洗濯物の片付け, カジノ, ギャンブル, コピー(立位), 立ち仕事(店員, 工場など)
2.5	ストレッチング*, ヨガ*, 掃除:軽い(ごみ掃除, 整頓, リネンの交換, ごみ捨て), 盛り付け, テーブルセッティング, 料理や食材の準備・片付け(歩行), 植物への水やり, 子どもと遊ぶ(座位, 軽い), 子ども・動物の世話, ピアノ, オルガン, 農作業:収穫機の運転, 干し草の刈り取り, 灌漑の仕事, 軽い活動, キャッチボール*(フットボール, 野球), スクーター, オートバイ, 子どもを乗せたベビーカーを押すまたは子どもと歩く, ゆっくりした歩行(平地, 遅い=54 m/分)
2.8	子どもと遊ぶ(立位, 軽度), 動物の世話(徒歩/走る, 軽度)

*印は運動に, その他の活動は身体活動に該当する.

注 1) 同一活動に複数の値が存在する場合は, 競技より余暇活動時の値とするなど, 頻度の多いと考えられる値を掲載してある.

2) それぞれの値は, 当該活動中の値であり, 休憩中などは含まない.

表 16　2000 年シドニーオリンピック日本代表選手の形態計測結果

競技種目名			身長(cm)			体重(kg)			体脂肪率(%)			除脂肪体重(kg)		
		人数	X ±SD	MAX	MIN	X ±SD	MAX	MIN	X ±SD	MAX	MIN	X SD	MAX	MIN
男子														
陸上競技	短距離・ハードル	12	176.6±3.9	185.0	170.7	70.1±4.0	80.3	65.8	11.4±1.0	13.2	9.5	62.1±3.4	69.7	58.2
	長距離・散歩	6	177.2±6.4	186.5	169.3	62.8±5.8	70.3	52.2	11.6±1.5	14.0	9.7	55.5±4.7	50.9	46.3
	跳躍	5	180.7±3.5	185.0	174.5	72.7±5.7	80.4	65.4	11.8±1.2	13.0	9.9	65.6±3.6	70.4	60.2
	投擲	1	187.1			94.1			10.7			84.0		
水泳	競泳	9	177.2±2.9	180.9	172.3	89.0±3.7	74.3	63.0	15.3±1.3	17.4	13.8	58.5±3.1	63.7	53.7
	飛込	1	168.0			64.0			12.1			56.3		
サッカー		57	178.1±4.9	192.0	168.0	72.6±4.2	83.6	52.0	13.0±1.6	16.1	9.4	63.1±3.8	72.7	53.0
テニス		2	175.9±2.8	178.7	173.1	75.6±3.6	79.1	72.0	13.0±0.1	13.1	12.9	65.7±3.2	68.9	62.5
ボート		12	182.1±3.0	186.9	177.0	73.5±1.6	75.3	70.0	13.7±1.7	17.7	11.3	53.4±2.3	66.8	59.3
ボクシング	Ba.,Fe.	2	166.4±2.0	168.3	154.4	50.8±1.7	52.4	59.1	14.4±0.8	15.2	13.5	52.0±0.9	52.9	51.1
バレーボール		12	190.5±10.1	200.0	173.9	83.8±7.6	94.0	68.0	13.9±1.7	17.2	12.1	72.2±7.0	82.1	59.3
体操	体操競技	7	166.5±5.0	170.5	155.5	65.3±4.3	72.2	57.5	10.5±0.3	11.1	10.1	58.4±3.9	64.8	51.6
	トランポリン	1	161.8			63.5			13.7			54.8		
レスリング	54～58 kg	3	150.8±0.9	161.9	159.6	62.5±2.2	65.4	60.0	11.9±0.4	12.4	11.3	55.1±1.7	57.3	53.2
	63～69 kg	5	168.6±4.1	175.0	162.7	70.7±3.4	77.1	68.1	13.0±2.1	16.7	10.7	61.5±3.3	66.9	57.1
	75～85 kg	2	174.5±5.1	179.5	169.4	85.1±4.1	89.2	81.0	13.5±0.9	14.4	12.6	73.7±4.3	78.0	69.4
セーリング		6	176.9±5.5	183.8	166.5	76.6±9.5	92.0	67.0	15.0±1.6	17.6	13.1	65.1±8.5	80.0	56.9
ｳｪｲﾄﾘﾌﾃｨﾝｸﾞ	56～62 kg	3	153.7±4.8	158.1	147.0	61.0±2.2	64.1	59.2	13.3±1.8	15.5	11.2	52.9±2.9	56.9	50.4
	69 kg	1	165.5			74.1			14.7			63.2		
	105 kg～	1	157.0			110.8			25.4			82.6		
自転車競技	トラック	5	178.5±5.0	182.3	168.6	76.7±8.5	84.7	60.2	13.7±1.8	15.8	11.2	66.1±6.5	71.3	53.5
	ロード	2	170.6±4.0	174.5	155.5	60.9±6.9	57.7	64.0	12.4±0.4	12.9	12.0	53.3±5.3	59.6	47.0
卓球		4	158.7±2.8	172.0	165.2	57.1±4.6	74.4	62.0	15.2±2.8	18.8	11.2	56.8±2.7	60.4	52.9
馬術		9	171.5±5.6	178.5	163.4	63.5±5.6	70.7	51.0	15.3±2.6	19.4	10.2	63.6±3.5	57.7	45.8
フェンシング		2	172.3±2.1	174.4	170.2	65.3±4.5	69.8	60.8	11.9±1.0	12.9	10.8	57.6±4.5	62.2	53.0
柔道	60～66 kg	2	167.8±4.1	172.0	163.8	65.8±3.0	68.7	62.8	10.6±0.7	11.3	9.9	58.7±2.2	60.9	56.6
	73～81 kg	2	175.1±1.5	175.5	173.6	82.0±3.6	85.5	78.4	14.0±2.5	16.4	11.5	70.4±1.0	71.4	69.4
	90 kg～	3	183.6±4.5	190.0	179.9	112.6±17.6	137.0	96.1	21.7±5.0	28.1	15.8	87.3±7.9	98.5	80.9
バドミントン		2	175.4±1.1	176.5	174.3	70.3±5.2	75.4	65.1	14.1±3.3	17.4	10.9	60.1±2.1	62.3	58.0
射撃	ライフル射撃	4	173.3±2.2	175.5	170.7	74.7±8.4	89.0	68.2	17.8±2.5	20.5	14.0	61.3±5.8	70.8	56.5
カヌー		1	178.0			78.0			16.4			65.2		
アーチェリー		3	172.3±3.0	176.5	169.8	72.2±6.8	81.3	54.8	18.3±3.6	22.5	13.8	58.9±5.2	66.2	54.6
野球		36	176.7±5.8	188.4	162.8	77.7±8.1	96.9	59.1	16.2±3.4	25.5	10.2	64.9±6.0	73.0	51.3
テコンドー		1	173.8			51.7			10.6			55.2		
トライアスロン		3	168.9±4.1	172.5	163.2	62.6±4.6	68.6	57.3	11.7±0.4	12.1	11.1	55.3±4.0	50.3	50.6
女子														
陸上競技	短距離・ハードル	1	171.9			67.0			17.0			55.6		
	長距離	5	158.9±3.7	164.1	151.7	45.1±2.8	48.9	40.5	13.7±1.9	16.4	10.4	38.9±2.4	42.7	35.0
	跳躍	2	173.2±0.2	173.3	173.0	55.0±0.8	55.8	54.2	15.9±0.1	15.0	15.8	46.2±0.7	47.0	45.5
水泳	競泳	12	157.2±4.6	176.5	161.3	59.4±4.7	66.3	49.7	19.3±2.0	24.3	15.2	47.9±4.0	53.9	39.2
	シンクロ	9	164.5±3.7	171.0	159.0	56.7±3.1	63.2	52.1	18.6±1.8	22.2	15.9	46.1±2.5	51.6	42.4
テニス		4	163.3±3.5	168.6	160.0	57.5±3.4	60.4	51.8	20.4±1.5	22.5	18.7	45.7±2.3	47.9	42.1
ボート		4	166.8±3.3	172.4	163.9	58.2±1.4	60.2	56.4	19.5±0.3	20.0	19.1	46.8±1.3	48.7	45.1
バレーボール		11	172.9±7.8	184.2	157.7	65.3±5.7	74.2	55.3	18.7±3.2	26.2	12.6	53.0±3.4	58.9	46.5
ビーチバレー		7	171.3±4.3	176.0	163.5	62.8±5.7	72.1	55.0	19.9±2.6	24.5	15.8	60.2±3.2	54.5	45.7
体操	体操競技	3	145.7±4.5	152.0	141.6	36.9±5.9	43.0	29.0	12.9±1.1	14.4	11.7	32.1±5.2	38.0	25.3
	新体操	10	166.7±3.1	171.0	163.0	51.9±5.4	64.8	44.1	16.2±3.5	22.2	11.8	43.3±2.9	50.4	38.8
	トランポリン	1	158.5			49.8			17.2			41.2		
セーリング		3	154.8±4.2	159.7	149.5	58.5±8.3	88.8	48.5	23.3±4.7	29.8	19.0	44.6±4.4	48.3	38.3
ｳｪｲﾄﾘﾌﾃｨﾝｸﾞ		3	153.7±3.9	156.9	148.2	56.8±3.8	59.9	51.5	17.8±1.3	18.7	16.0	46.7±3.6	50.3	41.9
自転車競技	トラック	1	162.5			51.8			15.4			43.8		
	ロード	2	150.2±5.7	166.8	154.6	52.9±0.1	53.0	52.8	18.2			43.2		
卓球		5	159.1±5.5	167.5	150.3	55.5±3.3	61.6	62.0	19.3±0.9	20.7	18.4	44.8±2.8	50.3	42.1
馬術		2	160.3±0.7	151.0	159.6	51.5±0.9	52.3	50.6	16.0			42.5		
フェンシング		2	159.9±0.9	160.8	159.0	53.4±1.2	54.5	52.2	18.9±1.2	20.0	17.7	43.3±1.6	44.8	41.7
柔道	48～52 kg	2	151.9±5.6	157.5	145.3	54.5±2.9	67.5	51.7	17.5±1.7	19.2	15.8	45.1±3.3	48.4	41.8
	57～63 kg	2	150.8±0.3	161.0	160.5	66.8±2.3	69.0	64.5	19.5±1.8	21.3	17.8	53.7±0.6	64.3	63.0
	70 kg～	3	163.4±4.1	169.2	159.9	83.2±13.7	102.0	69.8	27.8±5.6	35.3	21.9	59.3±4.9	56.0	54.5
ソフトボール		21	165.1±6.8	180.9	149.2	56.1±5.9	84.1	50.0	22.9±4.1	33.6	18.3	50.7±3.8	57.0	40.8
バドミントン		7	156.0±7.4	182.1	158.8	62.8±8.6	78.7	51.0	21.0±4.6	27.5	14.5	49.3±4.9	59.5	42.6
射撃	ライフル射撃	3	160.1±3.2	164.6	157.5	55.1±5.9	53.3	45.5	24.9±5.8	33.1	20.7	41.0±3.1	44.0	36.7
	クレー射撃	2	159.4±0.8	150.2	158.5	58.5±1.4	59.8	57.1	23.1±1.8	24.9	21.3	44.9±0.0	44.9	44.9
カヌー		1	161.1			61.2			18.2			50.1		
アーチェリー		2	164.1±1.4	165.5	162.7	73.3±12.0	85.3	61.3	33.8±9.2	43.1	24.6	47.4±1.2	48.5	46.2
テコンドー		1	169.3			56.0			16.5			55.1		
トライアスロン		5	162.5±2.7	155.5	158.1	52.3±1.8	54.5	50.1	14.0±0.5	14.7	13.0	45.0±1.3	46.6	43.6

[JOC：第 27 回オリンピック競技大会(2000 年シドニー)日本代表選手体力測定報告書，p38-48，2001]

表 17　健康づくりのための睡眠指針 2014―睡眠 12 箇条―

第 1 条　良い睡眠で，からだもこころも健康に.
・良い睡眠で，からだの健康づくり
・良い睡眠で，こころの健康づくり
・良い睡眠で，事故防止

第 2 条　適度な運動，しっかり朝食，ねむりとめざめのメリハリを.
・定期的な運動や規則正しい食生活は良い睡眠をもたらす
・朝食はからだとこころのめざめに重要
・睡眠薬代わりの寝酒は睡眠を悪くする
・就寝前の喫煙やカフェイン摂取を避ける

第 3 条　良い睡眠は，生活習慣病予防につながります.
・睡眠不足や不眠は生活習慣病の危険を高める
・睡眠時無呼吸は生活習慣病の原因になる
・肥満は睡眠時無呼吸のもと

第 4 条　睡眠による休養感は，こころの健康に重要です.
・眠れない，睡眠による休養感が得られない場合，こころの SOS の場合あり
・睡眠による休養感がなく，日中もつらい場合，うつ病の可能性も

第 5 条　年齢や季節に応じて，ひるまの眠気で困らない程度の睡眠を.
・必要な睡眠時間は人それぞれ
・睡眠時間は加齢で徐々に短縮
・年をとると朝型化 男性でより顕著
・日中の眠気で困らない程度の自然な睡眠が一番

第 6 条　良い睡眠のためには，環境づくりも重要です.
・自分にあったリラックス法が眠りへの心身の準備となる
・自分の睡眠に適した環境づくり

第 7 条　若年世代は夜更かし避けて，体内時計のリズムを保つ.
・子どもには規則正しい生活を
・休日に遅くまで寝床で過ごすと夜型化を促進
・朝目が覚めたら日光を取り入れる
・夜更かしは睡眠を悪くする

第 8 条　勤労世代の疲労回復・能率アップに，毎日十分な睡眠を.
・日中の眠気が睡眠不足のサイン
・睡眠不足は結果的に仕事の能率を低下させる
・睡眠不足が蓄積すると回復に時間がかかる
・午後の短い昼寝で眠気をやり過ごし能率改善

第 9 条　熟年世代は朝晩メリハリ，ひるまに適度な運動で良い睡眠.
・寝床で長く過ごしすぎると熟睡感が減る
・年齢にあった睡眠時間を大きく超えない習慣を
・適度な運動は睡眠を促進

第 10 条　眠くなってから寝床に入り，起きる時刻は遅らせない.
・眠たくなってから寝床に就く，就床時刻にこだわりすぎない
・眠ろうとする意気込みが頭を冴えさせ寝つきを悪くする
・眠りが浅いときは，むしろ積極的に遅寝・早起きに

第 11 条　いつもと違う睡眠には，要注意.
・睡眠中の激しいいびき・呼吸停止，手足のぴくつき・むずむず感や歯ぎしりは要注意
・眠っても日中の眠気や居眠りで困っている場合は専門家に相談

第 12 条　眠れない，その苦しみをかかえずに，専門家に相談を.
・専門家に相談することが第一歩
・薬剤は専門家の指示で使用

［厚生労働省健康局，2014 年 3 月］

表 18　避難所における食品構成具体例（被災後 3 ヵ月までの栄養参照量による）

<table>
<tr><th rowspan="2">食品群</th><th colspan="2">パターン 1（加熱調理が困難な場合）</th><th colspan="2">パターン 2（加熱調理が可能な場合）</th></tr>
<tr><th>1 日あたりの回数*</th><th>食品例および 1 回あたりの量の目安</th><th>1 日あたりの回数*</th><th>食品例および 1 回あたりの量の目安</th></tr>
<tr><td>穀類</td><td>3 回</td><td>●ロールパン 2 個
●コンビニおにぎり 2 個
●強化米入りご飯 1 杯</td><td>3 回</td><td>●ロールパン 2 個
●おにぎり 2 個
●強化米入りご飯 1 杯</td></tr>
<tr><td rowspan="2">芋・野菜類</td><td rowspan="2">3 回</td><td>●さつまいも煮レトルト 3 枚
●干し芋 2 枚</td><td rowspan="2">3 回</td><td rowspan="2">●下記のうち 1 品
肉入り野菜たっぷり汁物 1 杯
肉入り野菜煮物（ひじきや切干大根等乾物利用も可）1 皿
レトルトカレー 1 パック
レトルトシチュー 1 パック
牛丼 1 パック
●野菜煮物 1 パック（100 g）
●生野菜（トマト 1 個など）</td></tr>
<tr><td>●野菜ジュース（200 mL）1 缶
●トマト 1 個ときゅうり 1 本</td></tr>
<tr><td rowspan="4">魚介・肉・卵・豆類</td><td rowspan="4">3 回</td><td>●魚の缶詰 1/2 缶
●魚肉ソーセージ 1 本</td><td rowspan="4">3 回</td><td>●魚の缶詰 1/2 缶
●魚肉ソーセージ 1 本</td></tr>
<tr><td>●ハム 2 枚</td><td>●（カレー，シチュー，牛丼，芋・野菜の汁物，煮物）に含まれる</td></tr>
<tr><td>–</td><td>●卵 1 個</td></tr>
<tr><td>●豆缶詰 1/2 缶
●レトルトパック 1/2 パック
●納豆 1 パック</td><td>●豆缶詰 1/2 缶
●レトルトパック 1/2 パック
●納豆 1 パック</td></tr>
<tr><td>乳類</td><td>1 回</td><td>●牛乳（200 mL）1 本
●ヨーグルト 1 パック＋プロセスチーズ 1 つ</td><td>1 回</td><td>●牛乳（200 mL）1 本
●ヨーグルト 1 パック＋プロセスチーズ 1 つ</td></tr>
<tr><td>果実類</td><td>1 回</td><td>●果汁 100%ジュース（200 mL）1 缶
●果物缶詰 1 カップ程度
●りんご，バナナ，みかんなど 1 ～ 2 個</td><td>1 回</td><td>●果汁 100%ジュース（200 mL）1 缶
●果物缶詰 1 カップ程度
●りんご，バナナ，みかんなど 1 ～ 2 個</td></tr>
</table>

水（水分）を積極的に摂取するように留意する．
*「1 日あたりの回数」を基本に「食品例」の●を選択する．
たとえば，穀類で「1 日あたりの回数」が 3 回であれば，朝：●ロールパン 2 個，昼：●コンビニおにぎり 2 個，夕：●コンビニおにぎり 2 個，といった選択をする．
［（独）国立健康・栄養研究所，厚生労働科学研究「日本人の食事摂取基準の改定と活用に資する総合的研究」活用研究班，2011］

参考図書

第1章

1) 平成8年度厚生省老人保健事業推進等補助金研究「高齢者の栄養管理サービスに関する研究報告書」，1997
2) 中村丁次：栄養–評価と治療 15：9-14，1998
3) 鈴木志保子：スポーツ栄養マネジメントの確立と実際．日栄養士会誌 52：4-8，2009
4) 健康づくりと競技力向上のためのスポーツ栄養マネジメント，鈴木志保子(著)，日本医療企画，12-59頁，2011
5) 鈴木志保子：スポーツ栄養マネジメントの構築．栄養学誌 70：275-282，2012
6) 厚生労働省：健康づくりのための運動基準 2006 〜身体活動・運動・体力〜報告書，2006
7) 文部科学省：食に関する指導の手引き—第二次改訂版—，第6章 個別的な相談指導の進め方，2019
8) 管理栄養士技術ガイド，中村丁次ほか(編)，文光堂，2008
9) 望月弘彦：総論 身体計測の方法，日静脈経腸栄養会誌 32：1137-1141，2017
10) Lacey K, Pritchtt E : Nutrition care process and model : ADA adopts road map to quality care and outcomes, management. J Am Diet Assoc 103 (8) : 1061-1072, 2003
11) Nakamura T et al : Provide dietitians the key elements needed to implement evidence-based dietetics practice in their practice, Workshop, Abstract Book of 15th International Congress of Dietetics, p9, 2008

第2章

1) 栄養学の歴史，島薗順雄(著)，朝倉書店，1989
2) 厚生労働省食事摂取基準策定検討会：「日本人の食事摂取基準(2020年版)」策定検討会報告書[https://www.mhlw.go.jp/content/10904750/000586553.pdf (最終アクセス 2020年7月30日)]
3) Tsugane S et al : Under- and overweight impact on mortality among middle-aged Japanese men and women : a 10-y follow-up of JPHC study cohort i. Int J Obesity 26 : 529-537, 2002
4) Tamakoshi A et al : BMI and all-cause mortality among Japanese older adults : findings from the Japan collaborative cohort study. Obesity 18 : 362-369, 2010

第3章

1) リハビリテーションのための人間発達学，第2版，大城昌平(編)，メディカルプレス，2014
2) 福岡秀興：胎児期の低栄養と成人病(生活習慣病)の発症．栄養誌 68 (1)：3-7，2010
3) 佐田文宏：DOHaD の視点に立った生涯にわたるヘルスケア．小児保健研 73 (6)：755-769，2014
4) 瀧本秀美：ライフサイクルチェーンにおける女性のやせの問題．肥満研究 24 (1)：6-10，2018
5) スポーツ庁：平成29年度体力・運動能力調査報告書[https://www.mext.go.jp/sports/b_menu/toukei/chousa04/tairyoku/kekka/k_detail/1409822.htm (最終アクセス 2020年7月30日)]
6) 厚生労働省：平成29年国民健康・栄養調査結果の概要[https://www.mhlw.go.jp/content/10904750/000351576.pdf(最終アクセス 2020年7月30日)]
7) 石川みどり：ライフコースを見据えた栄養の課題と解決のための戦略とその枠組み．保健医療科学 66 (6)：612-619, 2017
8) 小児臨床栄養学，第2版，日本小児栄養消化器肝臓学会(編)，診断と治療社，2018

9) 厚生労働省：楽しく食べる子どもに：食から始まる健やかガイド「食を通じた子どもの健全育成(いわゆる「食育」の視点から)のあり方に関する検討会」報告書，2004 [https://www.mhlw.go.jp/shingi/2004/02/s0219-4.html (最終アクセス 2020 年 7 月 30 日)]

第 4 章

1) Institute of Medicine : Weight gain during pregnancy : reexamining the guidelines, National Academy Press, 2009
2) 厚生労働省：妊産婦のための食生活指針，2006
3) 日本産科婦人科学会，日本産婦人科医会：産婦人科診療ガイドライン 産科編 2017，日本産科婦人科学会，2017
4) 妊娠高血圧症候群の診療指針 2015—Best Practice Guide，日本妊娠高血圧学会(編)，メジカルビュー社，2015
5) Kuemmer HP, Brendel K : Clinical Pharmacology in Pregnancy, Academic Press, 1984
6) 母乳育児支援講座，第 2 版，水野克己(著)，南山堂，2017
7) The U.S. Department of Health and Human Services, Health Resources and Services Administration (HRSA)，Maternal and Child Health Bureau [https://www.womenshealth.gov/files/documents/bcfb_business-case-for-breastfeeding-for-business-managers.pdf(最終アクセス 2020 年 7 月 30 日)]
8) Mennella JA et al : Learning to like vegetables during breastfeeding : a randomized clinical trial of lactating mothers and infants. Am J Clin Nutr 106 : 67-76, 2017

第 5 章

1) 栄養・健康科学シリーズ 栄養学各論，岩崎良文ほか(編)，第 3 版，南江堂，2000
2) 乳幼児の摂食指導—お母さんの疑問に答える，白井美惠(編著)，医歯薬出版，2000
3) 新生児・未熟児栄養管理マニュアル，Neonatal Care'96 秋季増刊，板橋家頭夫(編)，メディカ出版，1996
4) エビデンスに基づく早産児の栄養管理，Jones E ほか(著)，板橋家頭夫(監訳)，メジカルビュー社，2007
5) 授乳・離乳の支援ガイド実践の手引き，柳澤正義(監)，母子衛生研究会(編)，2008
6) 新生児栄養学—発達生理から栄養まで，板橋家頭夫(編)，メジカルビュー社，2014

第 6 章

1) 小児の口腔機能発達評価マニュアル，日本歯科医学会(編)，2018

第 7 章

1) 小児肥満症診療ガイドライン 2017，日本肥満学会(編)，ライフサイエンス出版，2017
2) 日本人小児 TW2 骨年齢—骨成熟評価マニュアルとアトラス，日本成長学会/日本小児内分泌学会「骨年齢委員会」(編)，メディカルレビュー社，2018
3) 小児臨床栄養学，第 2 版，日本小児栄養消化器肝臓学会(編)，診断と治療社，2018
4) 成長曲線活用の実際—成長曲線に基づく児童生徒等の健康管理の手引き，日本学校保健会成長曲線普及推進委員会(編)，2018

第 8 章

1) 総務省統計局：人口推計(平成 28 年 10 月 1 日現在)結果の要約[http://www.stat.go.jp/data/jinsui/2016np/(最終アクセス 2020 年 7 月 30 日)]
2) 厚生労働省：平成 26 年版厚生労働白書[https://www.mhlw.go.jp/wp/hakusyo/kousei/14/backdata/1-2-3-07.html(最終アクセス 2020 年 7 月 30 日)]
3) 厚生労働省：平成 29 年 国民健康・栄養調査結果の概要[https://www.mhlw.go.jp/content/10904750/000351576.pdf(最終アクセス 2020 年 7 月 30 日)]
4) 総務省統計局：労働力調査(基本集計)平成 30 年(2018 年)平均(速報)結果の要約[https://www.stat.go.jp/data/roudou/sokuhou/nen/ft/pdf/index1.pdf (最終アクセス 2020 年 2 月 20 日)]
5) 厚生労働省食事摂取基準策定検討会：「日本人の食事摂取基準(2020 年版)」策定検討

会報告書[https://www.mhlw.go.jp/content/10904750/000586553.pdf (最終アクセス 2020 年 7 月 30 日)]
6) 厚生労働省：平成 29 年(2017)人口動態統計月報年計(概数)の概況[https://www.mhlw.go.jp/toukei/saikin/hw/jinkou/geppo/nengai17/dl/gaikyou29-190626.pdf (最終アクセス 2020 年 7 月 30 日)]
7) Chiu M et al : Deriving ethnic-specific BMI cutoff points for assessing diabetes risk. Diabetes Care 34(8) : 1741-1748, 2011
8) 高血圧治療ガイドライン 2019，日本高血圧学会高血圧治療ガイドライン作成委員会(編)，ライフサイエンス出版，2019
9) 動脈硬化性疾患予防のための脂質異常症診療ガイド 2018 年版，日本動脈硬化学会(編)，杏林舎，2018
10) 慢性腎臓病に対する食事療法基準 2014 年版，日本腎臓学会(編)，東京医学社，2014
11) 高尿酸血症・痛風の治療ガイドライン，第 3 版，日本痛風・核酸代謝学会ガイドライン改訂委員会(編)，診断と治療社，2018
12) 2011 年度合同研究班報告 虚血性心疾患の一次予防ガイドライン(2012 年改訂版)[http://www.j-circ.or.jp/guideline/pdf/JCS2012_shimamoto_h.pdf (最終アクセス 2020 年 7 月 30 日)]
13) NIPPON DATA80. Research Group : Risk assessment chart for death from cardiovascular disease based on a 19-year follow-up study of a Japanese representative population. Circ J 70 (10) : 1249-1255, 2006
14) 脳卒中治療ガイドライン 2015〔追補 2019〕，脳卒中合同ガイドライン委員会(編)[https://www.jsts.gr.jp/img/guideline2015_tuiho2019_10.pdf (最終アクセス 2020 年 7 月 30 日)]
15) 国立がん研究センター：がん情報サービス 最新がん統計[https://ganjoho.jp/reg_stat/statistics/stat/summary.html(最終アクセス 2020 年 7 月 30 日)]
16) 厚生労働省：平成 28 年歯科疾患実態調査の結果(概要) [https://www.mhlw.go.jp/toukei/list/62-28.html(最終アクセス 2020 年 7 月 30 日)]
17) 骨粗鬆症の予防と治療ガイドライン 2015 年版，骨粗鬆症の予防と治療ガイドライン作成委員会(編)，日本骨粗鬆症学会，2015
18) 厚生労働省：食生活指針の解説要領[https://www.mhlw.go.jp/file/06-Seisakujouhou-10900000-Kenkoukyoku/0000132167.pdf(最終アクセス 2020 年 7 月 30 日)]
19) 厚生労働省：「健康づくりのための身体活動基準 2013」及び「健康づくりのための身体活動指針(アクティブガイド)」概要について[https://www.mhlw.go.jp/stf/houdou/2r9852000002xple.html(最終アクセス 2020 年 7 月 30 日)]

第 9 章

1) 高齢者の疾病と栄養改善へのストラテジー——エビデンスに基づく対策とチーム医療のために，齋藤 昇ほか(編著)，第一出版，2003
2) 新老年学，第 3 版，大内尉義ほか(編)，折茂 肇(編集顧問)，東京大学出版会，2010
3) スリーステップ栄養アセスメントを用いた在宅高齢者食事ケアガイド，在宅チーム医療栄養管理研究会(監)，第一出版，蓮村幸兌ほか(編)，2006
4) 栄養指導・教育マニュアル，第 4 版，中原澄男(監)，南山堂，2006
5) 老年病研修マニュアル，折茂 肇(編)，メジカルビュー社，1995
6) 細谷憲政ほか：日本人の新身体計測基準値(JARD 2001)．栄養-評価と治療 19(suppl) : 14-19，2002
7) 日本人のからだ—健康・身体データ集，鈴木隆雄(著)，朝倉書店，1996
8) オステオポローシス—診断と治療，藤田拓男(編)，骨粗鬆症財団，1993
9) 最新栄養学—専門領域の最新情報，第 9 版，木村修一ほか(監訳)，建帛社，2008
10) サクセスフルエイジング—老化を理解するために，東京都老人総合研究所(編)，ワールドプランニング，1998
11) 高齢者の食と栄養管理，渡邊 孟ほか(編著)，建帛社，2001

12) 高齢者の食生活と栄養，柴田　博ほか(編著)，光生館，1994
13) 高齢者の生活習慣病の診察の実際，井藤英喜ほか(編)，メジカルビュー社，2004
14) 木村修一ほか：長寿食のサイエンス，サイエンスフォーラム，2000
15) Geriatreic Nutrition—A Comprehensive Review, Morley JE et al (eds), Raven Press, 1990
16) Imai S : The NAD World : a new systemic regulatory network for metabolism and aging—Sirt1, systemic NAD biosynthesis, and their importance. Cell Biochem Biophys 53 : 65-74, 2009

第10章

1) アスリートのための栄養・食事ガイド，第２版，小林修平ほか(編著)，第一出版，2010
2) 運動生理学，第２版，岸　恭一ほか(編)，講談社サイエンティフィク，2011
3) 競技力向上のスポーツ栄養学，トレーニング科学研究会(編)，朝倉書店，2001
4) スポーツ栄養学，樋口　満(編著)，市村出版，2001
5) スポーツ医科学，中野昭一(編)，杏林書院，1999
6) 女性スポーツの医学，目崎　登(著)，文光堂，1997
7) 運動生理学，小林修平(編著)，光生館，1990
8) スポーツ栄養の科学的基礎，Brouns F(著)，樋口　満(監訳)，杏林書院，1997
9) 勝つためのスポーツ栄養学—東ドイツの科学的栄養補給，Donath R ほか(著)，奥恒行ほか(訳)，南江堂，1990
10) トレーニングの科学的基礎—現場に通じるトレーニング科学のテキスト，宮下充正(著)，ブックハウス・エイチディ，1993

第11章

1) ブレインサイエンスシリーズ 13-脳とストレス—ストレスにたちむかう脳，平野鉄雄ほか(著)，大村　裕ほか(編)，共立出版，1997
2) 伊野美幸ほか：ホルモンの分子生物学 5-ストレスとホルモン，日本比較内分泌学会(編)，学会出版センター，1997
3) 粟生修司ほか：脳機能と栄養，横越英彦(編)，幸書房，2004
4) 環境生理学，吉野正敏ほか(著)，本間研一ほか(編著)，北海道大学出版会，2007
5) ブレインサイエンスシリーズ 23-脳と体温—暑熱・寒冷環境との戦い，彼末一之ほか(著)，大村　裕ほか(編)，共立出版，2000
6) 森本武利ほか：体温 II—体温調節システムとその適応，井上芳光ほか(編)，ナップ，2010
7) ここまでわかった燃える褐色脂肪の不思議，小笠原準悦ほか(著)，斉藤昌之ほか(編)，ナップ，2013
8) 高所—運動生理学的基礎と応用，森谷敏夫ほか(著)，宮村実晴(編)，ナップ，2000
9) 宇宙食—人間は宇宙で何を食べてきたのか，田島　眞(著)，共立出版，2015
10) 井上好美ほか：アセスメントに基づいた被災地における栄養支援—サプリメントの活用を含めて，足立香代子ほか(監)，第一出版，2011
11) 災害時の栄養・食糧問題，板倉弘重ほか(編)，日本栄養・食糧学会(監)，建帛社，2011
12) 服部佳功ほか：災害時における食とその備蓄—東日本大震災を振り返って，首都圏直下型地震に備える，新潟大学地域連携フードサイエンスセンター（編)，建帛社，2014

練習問題解答

第1章　栄養ケア・マネジメント(p.23)

1. ×(健康の保持・増進や，体力の保持・増進を目的とした栄養管理もある)
2. ×(非侵襲的で簡便に実施できる方法で得られるデータを指標として設定する)
3. ○
4. ×「栄養補給計画」「栄養教育計画」「多領域による栄養ケア」の3つ)
5. ○
6. ×(問診は栄養アセスメントに含まれる)
7. ○
8. ○
9. ×(活用できる)
10. ×(Ploblems(問題)，Etiology(要因)，Sign/Symptoms(症状・徴候))
11. ×(必要量の亢進もありうる)
12. ○
13. ×(食事バランスによってはエネルギー摂取過剰とビタミン・ミネラル摂取不足は同時に起こりうる)
14. ○
15. ○
16. ×(誰が見ても理解できるように記される必要がある)
17. ×(ケース目標とする)
18. ○
19. ○
20. ○
21. ×(栄養ケア(業務)の改善のためにフィードバックすることが不可欠)
22. ×(ストラクチャー評価)

第2章　食事摂取基準の基礎的理解(p.58)

1. ×(軽度の疾患で特に食事制限等が必要でない人には適用でき，また必要な人でもその疾患の治療ガイドラインを優先的に利用した上で補助的に用いることが勧められている)
2. ×(まずは健康の保持・増進(健全な成長を含む)を優先すべきであり，それが達成された上で，数年～数十年後の生活習慣病の予防を考慮した目標量を考える)
3. ×(耐容上限量その他の指標は，習慣的な摂取量について決められている)
4. ○
5. ×(体重の変化やBMIを用いる)
6. ×(日本人の食事摂取基準(2020年版)では小児，成人，高齢者とも同じ値が用いられている(全年齢区分で同一のたんぱく質維持必要量(0.66g/kg体重/日)を用いて算定)
7. ×(発症予防のための目標量はなく，重症化予防のための数値が示されている)
8. ×(レチノールの摂りすぎはビタミンA過剰になることがあるが，カロテノイドでは報告はない)
9. ○
10. ○
11. ×(ヨウ素はこんぶに多く含まれており，日本人では不足者は少ない)
12. ○

第3章　成長・発達，加齢/ライフサイクル(p.68)

1. ○
2. ×(妊娠初期から約2歳まで)
3. ×(胎児期)
4. ○
5. ×(ゲノムDNAやヒストンたんぱく質の化学修飾)
6. ×(「成長」は「身体」が大きくなることを指し，「発達」は「機能」が高まることを指す．両者を合わせて「発育」と呼ばれることが多い)
7. ○
8. ○
9. ×(「加齢」は小児期を含めて年齢が大きくなることを指す．一方「老化」は，成人期以降に「加齢」により機能が衰えることを指す)

第4章　妊娠期，授乳期(p.101)

1. ○
2. ×(排卵された卵子は卵管内で受精し，子宮腔内に着床する)
3. ×(妊娠糖尿病を発症すると，児の出生体重が4kg以上の巨大児となるリスクが高まる)
4. ○
5. ×(胎児は胎盤を通じて栄養の供給を受けている)
6. ×(妊娠前と比べ40%程度増加する)
7. ○
8. ○
9. ×(喫煙は低出生体重児出産のリスクを高める)
10. ○
11. ○
12. ×(過去に巨大児を分娩した妊婦では，潜在的な耐糖能異常が疑われる)
13. ○
14. ○
15. ○
16. ○
17. ×(追加する)
18. ○
19. ×(人工乳はカゼインを多く含むので鉄の吸収率が低下する．したがって，この分を含めて鉄の付加は必要となる．この場合，鉄の付加を含む育児用調製乳や鉄を含む離乳食を摂取することになる)
20. ×(離乳は乳児が固形栄養を摂取するようになることをいう．重湯やスープ，ジュースなど液体の摂取は離乳あるいは離乳準備と無関係であり，離乳に含めない)
21. ×(乳質，すなわち組成成分の内容も異なる．初乳中にはタウリンやビタミンDなどが成乳に比較して多く含まれている)
22. ×(母乳中では乳清たんぱくが全体の60%で，カゼインは40%であり，牛乳ではカゼインは80%と多い)
23. ○
24. ×(授乳期間中は食事摂取量の増多にかかわらず母親の骨量の減少は止められない．すなわち，食事摂取基準

の付加量の考え方はなくなった．しかし，この骨量減少は授乳終了後6ヵ月以内に改善される）

25. ○
26. ×（45 mg/日）
27. ○
28. ×（付加はしない）
29. ○

第5章 新生児期，乳児期（p.132）

1. ○（低出生体重児とは，在胎週数にかかわらず出生体重が2,500 g未満で出生した児を意味する．在胎22週以上37週未満で出生した児は早産児と呼ばれる）
2. ○（新生児期は尿濃縮力が低く，容易に脱水になりやすい．生後半年でその機能は成熟する）
3. ×（新生児ではふるえによる熱産生はない．褐色脂肪による効率的な熱産生や啼泣・体動によって熱が産生される）
4. ×（出生時低レベルのペプシンは生後2日目には出生時の4倍近くになり，2歳で成人レベルになる）
5. ×（新生児では胆汁酸プールが少なく，膵臓からのリパーゼ活性も低いため，脂肪の消化能力は低い．しかし，母乳中に含まれている母乳胆汁酸活性リパーゼや胃から分泌されるリパーゼなどの代償機構によって約80％の脂肪が吸収される）
6. ×（はちみつは乳児ボツリヌス症を引き起こすリスクがあり，1歳をすぎるまで与えない）
7. ×（離乳準備として重湯や果汁を与える栄養学的意義はない）
8. ×（健康な母乳栄養児では黄疸が1ヵ月以上持続することがあるので常に病的とは限らない．しかし，病的黄疸についても念頭におき経過を観察する必要がある）
9. ×（母乳栄養児では腸管細菌叢がビフィズス菌優位となるために，ビタミンKが産生されにくく，人工栄養児に比べて本症の発生頻度が高くなる）
10. ×（乳糖は母乳の糖質の95％を占め，牛乳より多く含む）
11. ○（新生児期は細胞外液の割合が高く，生理的体重減少の原因となる）
12. ×（母乳には分泌型IgAを多く含むが胎盤は通過できない．胎盤を通過する免疫グロブリンはIgGである）
13. ×（リノール酸やアラキドン酸はn-6系，α-リノレン酸やDHAはn-3系の多価不飽和脂肪酸である）
14. ×（カウプ指数は生後9ヵ月頃まで増加するが，以後低下する）
15. ×（母乳のたんぱく質含量は初乳で高い）
16. ×（人工乳のたんぱく質含量は母乳より高く，肥満のリスクともされている）
17. ×（母乳の乳清たんぱく質はα-ラクトアルブミンである）
18. ×（離乳食は生後5～6ヵ月頃から開始する）
19. ×（たんぱく加水分解乳やペプチドミルクがアレルギー疾患を予防するというエビデンスはない）
20. ○（通常，体重は約3 kg→約9 kg，身長は約50 cm→約75 cmに増加する）

第6章 幼児期（p.160）

1. ○
2. ×（乳児期には1年間で体重が6～6.5 kg，身長は約25 cm伸びるのに対し，幼児期では体重が年間2～2.5 kgの増加，身長も年間7～12 cmの伸びにとどまる）
3. ×（出生時には頭囲の方が大きく，1歳時にはほぼ同じとなる）
4. ○
5. ○
6. ×（腎血流量，糸球体濾過率は2歳頃には成人とほぼ同じになる）
7. ×（出生直後は好中球優位であるが，幼児期にはリンパ球優位となり，その後再び好中球優位となる）
8. ×（幼児期の間食は栄養面から食事の一部として与え，心の発達としつけ，栄養教育としての意義もある）
9. ×（食事の一部として位置づけることができるので，1～2歳児において3食とミルクが十分にとれているときには必ずしも必要はなく，3～5歳児でも3食が十分にとれているときには牛乳や果物程度の軽いものでよい）
10. ○（身長は体重に比べて栄養状態の影響は受けにくい．やせや肥満はいずれも標準体重をもとに評価される）
11. ○（低年齢児ほど体重あたりの水分必要量が大きく，成人に比べて乳児では3倍，幼児では2倍である）
12. ○
13. ○（幼児期では脂肪エネルギー比は高めでよい）
14. ×（体重あたりの推定エネルギー必要量およびたんぱく質推奨量は低年齢児ほど高い）
15. ×（脂溶性ビタミンには耐容上限量が定められた）

第7章 学童期，思春期（p.186）

1. ×（神経型である）
2. ○
3. ×（肥満度が用いられている）
4. ×（肥満に伴う健康障害を改善させることである）
5. ×（「勤勉性」対「劣等感」である）
6. ○
7. ×（タナー段階や身長の成長速度曲線を用いる）
8. ○
9. ×（腹部肥満を必須とするが，必ずしも腹部CTは必要ない）
10. ○
11. ×（女子の方が男子より早い）
12. ○
13. ×（サプリメント投与は無効である）
14. ×（プロポーションの異常があるのは，骨系統疾患による低身長の場合である）
15. ×（小児の場合も，成人と同様に本態性高血圧の方が多い）
16. ×（小児期の糖尿病の約7割は2型糖尿病である）
17. ○
18. ×（喫煙経験者も飲酒経験者も減少している）
19. ×（基礎代謝×身体活動レベル＋エネルギー蓄積量で算出する）
20. ×（貯蔵鉄が減少した後，最後に組織鉄が減少する）

第8章 成人期（p.216）

1. ○
2. ×（2017（平成29）年の40歳代の死因の第1位は悪性新生物である．30歳代の第1位は自殺である）

3. ○
4. ×(日本人の女性の閉経の平均年齢は50～51歳である)
5. ○
6. ○
7. ×(日本人の食事摂取基準(2020年版)では，BMIの目標を18～49歳では18.5～24.9 kg/m^2，50～64歳では20.0～24.9 kg/m^{2}としている)
8. ×(飽和脂肪酸の摂取をエネルギー比率7%以下となるようにする)
9. ○
10. ○
11. ×(メタボリックシンドロームの診断基準には，腹囲，トリグリセリド値，HDLコレステロール値，血圧，空腹時血糖などが含まれる)
12. ○
13. ×(日本高血圧学会では1日6g未満の食塩の摂取を推奨している)
14. ○
15. ×(高尿酸血症は男性に多く，その患者数は近年増加しているが，女性の患者数は横ばいである)
16. ×(80歳になっても自分の歯が20本以上ある人の割合は年々増加している)
17. ○
18. ○
19. ×(疾病の一次予防とは，疾病を未然に予防することであり，食事や運動などの生活習慣の改善により生活習慣病を予防することは一次予防にあたる)
20. ×(「健康づくりのための身体活動基準2013」における身体活動とは，運動と生活活動の両方を合わせたものを指す)

第9章 高齢期(p.248)
1. ×(自宅内である)
2. ○
3. ×(しっかりした小さな食塊を形成するため，使用に注意を要する食品である)
4. ○
5. ○
6. ×(飲水量の不足である)
7. ×(後頭部，肩甲骨，腰部，踵部である)
8. ×(問題文は骨粗鬆症に対する説明文である．ロコモティブシンドロームとは，運動器(骨格，関節，骨格筋，腱，靱帯)の障害による要介護状態および要介護のリスクが高い状態と定義されている)
9. ○
10. ×(4人に1人の割合である)
11. ×(成人のそれよりも高い)
12. ×(食物摂取量は少なくたんぱく質・エネルギー低栄養状態(PEM)にあるといわれている)
13. ○
14. ○
15. ×(体脂肪量はあまり変化しない．その結果，体脂肪率は上昇する)
16. ×(動作能力は低下するが，言語性能力はほとんど加齢低下しない)
17. ×(75歳以上を後期高齢者，65～74歳を前期高齢者としている)

第10章 運動・スポーツと栄養(p.280)
1. ×(トレーニングを積んだ選手ほどスポーツ心臓をもつが，活動時の最大心拍数に変わりはない)
2. ×(ストレスホルモンは分泌されるが，毎日続けるとトレーニング効果となり，分泌量も少なくなる)
3. ○(一定強度の運動は骨量の増加につながることが知られているが，栄養素の不適切な摂取は骨量増加に妨げとなることから，運動と同時に適切な栄養素摂取も必要である)
4. ×(体力の増加は血中脂質代謝と直接的に関係しない)
5. ×(試合前食事法としてカーボローディング法はよく知られているが，体水分の蓄積から必ずしも試合前の最善な方法ではない．事前に検討が必要である)
6. ○(季節にかかわらず，身体活動時は水分が失われていることに注意が必要である．熱放散機構として，輻射・伝導・対流があるが，暑熱環境下ではこのどれもがはたらかない．唯一，発汗がはたらく．脱水は運動能力の低下につながることから，これを予防し，体水分量を保持する必要がある)
7. ×(暑熱環境は環境温だけでなく，高い湿度によってももたらされる．身体は6月の梅雨時がもっとも暑さに慣れないので，トレーニング量や強度を軽くして暑さに慣れる必要がある(暑熱馴化))
8. ×(試合前日に縁起を担いで，豚カツを食べる選手もいるようだが，油ものは消化管に負担が大きいことから，極力避ける方がよい)
9. ×(ストレス解消に食事を位置づけることこそが大切で，食事づくりや食べることがストレスとならないよう，支援が必要である．栄養補助食品で必要栄養素を摂るとする考えは基本的に誤りである)
10. ○(選手の栄養アセスメントには食事記録(食事調査を含む)，身体計測，血液検査が必要で，どれが欠けても十分とはいえない．ただし，体重を管理することは適正なエネルギー摂取状況の評価に有用である)
11. ×(貧血検査項目は末梢血液一般検査項目に加え，フェリチンや血清鉄，トランスフェリンなどがある．日常的にヘモグロビンや赤血球数を測っておくと早期発見につながる)
12. ×(疲労骨折予防には1ヵ所に負担がかかる運動を避け，全身性の運動が勧められる)
13. ×(力の発揮には筋量を増やすことがまず大切である)
14. ×(クレアチンは体内で合成されるため，サプリメントの使用は肝臓への負担が心配されている．少なくともクレアチンの長期使用に関する安全性に関するデータはないので，使用にあたっては注意する)
15. ×(エネルギー供給系は身体活動強度と継続時間で決まり，「勝つため」と「健康づくり」では基本的に同じである)

第11章 環境と栄養(p.309)
1. ○
2. ×(反ショック相では，ショック状態から立ち直るための生体防御機能が高まり，防御反応体制が整う時期であ

る）

3. ○

4. ×（内分泌系として，視床下部-下垂体前葉-副腎皮質（HPA）系が重要である）

5. ×（エネルギー代謝が亢進して，体内の貯蔵脂肪もエネルギー源として供給されるので，遊離脂肪酸は血液中に放出され，遊離脂肪酸濃度は高くなる）

6. ×（ストレスが発病や病状に関与する疾患すべてをストレス関連疾患と称し，大きく心身症と精神疾患に分けている）

7. ○

8. ○（ビタミンCは，副腎皮質ホルモンの生成，酵素的ヒドロキシル化反応に必須である．また，免疫賦活作用も有する）

9. ×（換気量も増加させて，呼気からの水分蒸散を増加させる）

10. ×（アルドステロンは腎臓における Na^{+} の再吸収を促進して水分の体内貯留を促し，バソプレシンの分泌も増加して水分の再吸収を促進する）

11. ○

12. ○

13. ×（暑さ指数は湿球黒球温度（WBGT）で，気温，湿度，陽射し，輻射熱，風の要素を総合的に評価したものである）

14. ○

15. ○

16. ×（非ふるえ熱産生には内臓諸器官や骨格筋もかかわっているが，主要部位は褐色脂肪組織である）

17. ×（低酸素状態なので，酸素を必要とするエネルギー産生系の代謝は抑制される．骨格筋では乳酸が著しく増加するので，代謝は亢進する）

18. ×（高所は低圧環境で，3日程度滞在するとエリスロポエチンの分泌が増加して，その後に赤血球数が増加，ヘモグロビン濃度なども上昇する）

19. ○

20. ○

21. ×（高圧環境は水中などの低温環境でもあるため熱損失は大きく，エネルギー消費量は増加する）

22. ×（上半身の体液量が増加することにより，循環血液量も増加したと生体は認識して，バソプレシンの分泌が抑制される．その結果，尿量が増加して血漿や体液量は減少する）

23. ○（骨への重力負荷がないため，カルシウムは尿中に排泄されてカルシウムバランスは負となる）

24. ○

25. ○

索　引

和文索引

あ

い

う

え

お

か

す

せ

欧文索引

健康・栄養科学シリーズ
応用栄養学（改訂第7版）

2005年9月15日　第1版第1刷発行 2015年3月31日　第5版第1刷発行 2019年1月31日　第5版第5刷発行 2020年3月30日　第6版第1刷発行 2020年11月5日　第7版第1刷発行 2023年3月20日　第7版第2刷発行	監修者　国立研究開発法人 医薬基盤・健康・栄養研究所 編集者　渡邊令子，伊藤節子，瀧本秀美 発行者　小立健太 発行所　株式会社　南　江　堂 〠113-8410　東京都文京区本郷三丁目42番6号 ☎（出版）03-3811-7236（営業）03-3811-7239 ホームページ　https://www.nankodo.co.jp/ 印刷・製本　大日本印刷

Applied Nutritional Sciences

定価は表紙に表示してあります．
落丁・乱丁の場合はお取り換えいたします．
ご意見・お問い合わせはホームページまでお寄せください．

Printed and Bound in Japan
ISBN 978-4-524-22904-8